H. Stefan
F. Allmer

Praxis der Pflegediagnosen

Unter Mitarbeit von
E. Achtsnit-Ruggenthaler,
J. Eberl, C. Gärtner-Horvath,
U. Geissler, R. Hansmann,
E. Jedelsky, R. Keihsler,
A. Matzka-Dojder,
A. Michalek, R. Pandzic,
G. Pichler, W. Riel,
D. Tomacek

SpringerWienNewYork

Harald Stefan
Dipl. psych. Gesundheits- und Krankenpfleger,
akad. Leiter des Pflegedienstes (Pflegemanager),
PKH Baumgartner Höhe, Wien

Franz Allmer
Dipl. Gesundheits- und Krankenpfleger,
akad. Leiter des Pflegedienstes (Pflegemanager),
Neurologisches Krankenhaus Rosenhügel, Wien

Printed in Austria

Datenkonvertierung: Herbert Hutz, A-1210 Wien
Druck: Druckerei Theiss GmbH, A-9400 Wolfsberg
Graphisches Konzept: Ecke Bonk

Gedruckt auf säurefreiem, chlorfrei gebleichtem Papier TCF
SPIN: 10725628

Mit 4 Beilagen

Die Deutsche Bibliothek – CIP-Einheitsaufnahme:

Stefan Harald:
Praxis der Pflegediagnose / H. Stefan ; F. Allmer. –
Wien ; New York : Springer, 1999

ISBN 3-211-83244-0

ISBN 3-211-83244-0 Springer-Verlag Wien New York

Vorwort

Pflegediagnosen in der Gesundheits- und Krankenpflege dienen der systematischen Erfassung und Beurteilung von Patientenreaktionen auf Gesundheitsprobleme. Sie sind ein hilfreiches Instrument, die pflegerischen Aufgabenbereiche und Interventionsmöglichkeiten zu ordnen und klärend darzustellen. Durch eine Vereinheitlichung der Fachsprache erleichtern sie die Kommunikation der Pflegenden sowohl auf nationaler als auch auf internationaler Ebene und ermöglichen ein nachvollziehbares vergleichbares Handeln. Pflegediagnosen sichern nicht automatisch einen positiven Beziehungsprozeß zwischen pflegebedürftigen Menschen und Pflegepersonen, können diesen aber bei verantwortungsvoller Anwendung unterstützen.

Der korrekte Umgang mit den Pflegediagnosen wird in Zukunft eine wesentliche Grundlage für die moderne Pflegequalitätssicherung und Pflegedokumentation darstellen. Die Systematisierung der Pflege soll damit erleichtert und eine Objektivierung der konkreten Leistungserbringung ermöglicht werden. Bei professioneller Anwendung sind Pflegediagnosen zwar nicht alleiniger Indikator für gute Pflegequalität, tragen aber wesentlich zur Qualitätssicherung bei.

Richtige diagnostische Entscheidungen und eine qualitativ hochwertige Pflege beeinflussen natürlich auch die Motivation der Pflegenden und tragen erheblich zur Arbeitszufriedenheit bei. Professionelles Handeln fördert den Respekt und die Anerkennung sowohl seitens der Pflegeempfänger als auch seitens der anderen im Gesundheitswesen tätigen Berufsgruppen. Durch professionelle Pflegequalitätssicherung wird es zukünftig auch möglich sein, sich berufspolitisch besser darzustellen und das breite Feld der Pflegeinterventionen klarer abzugrenzen als bisher. Wichtig dabei ist, Abgrenzung nicht im Sinne von Ausgrenzung zu verstehen. Es soll durch mehr Klarheit über das, was wir als Pflegepersonen tun und was Pflege bedeutet, ein konfliktärmeres Zusammenarbeiten innerhalb der eigenen Profession und mit anderen Berufsgruppen im Gesundheitsbereich ermöglicht werden.

Pflegediagnosen sind weiters ein interessantes Feld für die Pflegeforschung. Wissenschaftlich fundiertes Pflegewissen erleichtert die „professionelle Kommunikation" und fördert den vom Österreichischen Gesundheits- und Krankenpflegegesetz im § 14 angesprochenen eigenständigen pflegerischen Veranwortungsbereich.

Mit der Einführung der Pflegediagnosen und der dafür notwendigen strukturellen und organisatorischen Anpassungen wie z. B. im Bereich der Ablauforganisation werden an die Pflegefachkräfte in Zukunft neue Anforderungen gestellt. Die Pflegediagnostik bekommt allerdings erst dann den gewünschten Stellenwert als Qualitätssicherungsinstrument, wenn seitens der Pflegedienstleitungen und Krankenhausträgerorganisationen die geeigneten Bedingungen (z. B. Personalentwicklungsmaßnahmen) geschaffen werden. Am Beispiel „Entwicklung der Pflegediagnosen im Bereich des Wiener Krankenanstaltenverbundes" läßt sich ableiten, wie wichtig der „Dienstgeberimpuls" sein kann. Die Teilnehmer des I. Universitätslehrgangs für leitendes Krankenpflegepersonal der Grund- und Integrativwissenschaftlichen Fakultät der Universität Wien wurden seitens der Direktion Kranken- und Altenpflege des Wiener Krankenanstaltenverbundes von Frau Direktor Charlotte Staudinger beauftragt, sich im Rahmen eines umfassenden Projekts mit der Erstellung von Pflegequalitäts- Standards zu beschäftigen. Im Zusammenhang mit dieser Projektarbeit entstand das vorliegende Handbuch für Pflegediagnostik.

Ausgehend von den Pflegediagnosen der NANDA (North American Nursing Diagnosis Association), die als Standard auf diesem Gebiet gelten, liegt damit nun eine Arbeitsgrundlage vor, in der alle wesentlichen pflegediagnostischen Problemstellungen erfaßt und pflegeprozeßorientiert aufbereitet sind. Das Buch soll die Grundlage zur Diskussion, Erprobung und Einführung von Pflegediagnosen in die Praxis bieten. Dazu wurde ein derzeit im europäischen Raum einzigartiger pflegediagnosenorientierter Anamnesebogen entwickelt. Dieser leitet von den Ergebnissen der Pflegeanamnese direkt zu den Pflegediagnosen über – entsprechend den ersten beiden Schritten im Pflegeprozeß. Die auf den Pflegediagnosen aufbauende Beschreibung der notwendigen Pflegemaßnahmen und Pflegeziele erleichtert das korrekte Vorgehen und sichert eine einheitliche Durchführung der Pflegeinterventionen.

Bei allen personenbezogenen Bezeichnungen gilt die gewählte Form für beide Geschlechter. Zur klaren, verständlichen und für den Leser gut lesbaren sprachlichen Gestaltung wird im gesamten Text die männliche Form für alle personenbezogenen Bezeichnungen verwendet. In den Ausführungen werden Patienten, Mitarbeiter, Pflegepersonen und andere immer auch als Patientinnen, Mitarbeiterinnen usw. betrachtet.

Wien, Oktober 1998 *H. Stefan, F. Allmer*

Zum Zeichen der Anerkennung bedanken wir uns für die Unterstützung unserer Arbeit bei folgenden Personen und Gruppen:

Fr. Gen. O. Charlotte Staudinger, Direktion Kranken- und Altenpflege des Wiener Krankenanstaltenverbundes, für das Ermöglichen dieser Arbeit.

Herbert A. Rosenberger, Krankenpflegemanager, für seine Anregungen und die Power, mit welcher er uns zur vorliegenden Arbeit beflügelt hat und für die Projektberatung.

Harald Mathe, Dr. Psychologie (Organisationspsychologe), für die einleitenden Worte „Die Umsetzung der Pflegequalitätsstandards und pflegediagnosen in die Praxis" und die Projektberatung

Eva Münker-Kramer, Mag. Psychologie (Organisationspsychologin), für den Beitrag in diesem Buch „Organisationsentwicklung" und die Projektberatung

Kurt Schalek, Student, für die Textbearbeitung

Herta Balluch, Lucia Schenk und Otto Schrenk, LehrerInnen für Gesundheits- und Krankenpflege an der Akademie für Fort- und Weiterbildungen am Wiener AKH

Marion Botland, Lehrerin für Gesundheits- und Krankenpflege der Schule für Kinder- und Jugendlichenpflege im Wiener AKH

Unser besonderer Dank gilt den Mitarbeitern der Stationen des Wiener Krankenanstaltenverbundes, die uns beim Probelauf des pflegediagnosenorientierten Anamnesebogens unterstützt haben.

Ferner danken wir unseren Familien für ihre Unterstützung und ihr Verständnis, welches uns entgegengebracht wurde.

Inhaltsverzeichnis

Aktivität und Ruhe

Alleinsein und soziale Interaktion

Abwendung von Gefahren

Autorinnen und Autoren

Stefan Harald, Projektleiter, Dipl. psych. Gesundheits- und Krankenpfleger, akademischer Leiter des Pflegedienstes (Pflegemanager), Oberpfleger und Direktionsassistent im psychiatrischen Krankenhaus Baumgartner Höhe, Wien.

Allmer Franz, stellvertretender Projektleiter, Dipl. Gesundheits- und Krankenpfleger, akademischer Leiter des Pflegedienstes (Pflegemanager), stellvertretender Direktor des Pflegedienstes und Oberpfleger im neurologischen Krankenhaus Rosenhügel, Wien.

Achtsnit-Ruggenthaler Emma, Dipl. Gesundheits- und Krankenschwester, akademische Leiterin des Pflegedienstes (Pflegemanagerin), Stationsschwester im Pflegeheim Baumgarten, Wien.

Eberl Josef, Dipl. psych. Gesundheits- und Krankenpfleger, akademischer Leiter des Pflegedienstes (Pflegemanager), Lehrer für Gesundheits- und Krankenpflege an der Schule für psychiatrische Gesundheits- und Krankenpflege am Therapiezentrum Ybbs, allgemein beeideter gerichtlicher Sachverständiger für Gesundheits- und Krankenpflege.

Gärtner-Horvath Christine, Dipl. Gesundheits- und Krankenschwester, akademische Leiterin des Pflegedienstes (Pflegemanagerin), Oberschwester im Bereich Hauskrankenpflege, Wien.

Geissler Ursula, Dipl. Gesundheits- und Krankenschwester, akademische Leiterin des Pflegedienstes (Pflegemanagerin), stellvertretende Direktorin des Pflegedienstes und Oberschwester im neurologischen Krankenhaus Maria-Theresien-Schlössel, Wien.

Hansmann Renate, Dipl. Gesundheits- und Krankenschwester, akademische Leiterin des Pflegedienstes (Pflegemanagerin), Oberschwester im Krankenhaus Lainz, Wien.

Jedelsky Elisabeth, Dipl. Gesundheits- und Krankenschwester, akademische Leiterin des Pflegedienstes (Pflegemanagerin), Oberschwester im Kaiserin-Elisabeth-Spital, Wien.

Keihsler Renate, Dipl. Gesundheits- und Krankenschwester, akademische Leiterin des Pflegedienstes (Pflegemanagerin), Direktorin des Pflegedienstes im Geriatriezentrum am Wienerwald, Wien.

Matzka-Dojder Anica, Dipl. Gesundheits- und Krankenschwester, akademische Leiterin des Pflegedienstes (Pflegemanagerin), Oberschwester im Pflegeheim Baumgarten, Wien.

Michalek Anneliese, Dipl. Gesundheits- und Krankenschwester, akademische Leiterin des Pflegedienstes (Pflegemanagerin), Stationsschwester im Krankenhaus Rudolfstiftung, Wien.

Pandzic Ruza, Dipl. Gesundheits- und Krankenschwester akademische Leiterin des Pflegedienstes (Pflegemanagerin), Stationsschwester im Sozialmedizinischen Zentrum Ost – Donauspital, Wien.

Pichler Günter, Dipl. psych. Gesundheits- und Krankenpfleger, akademischer Leiter des Pflegedienstes (Pflegemanager), Direktor des Pflegedienstes im Pflegeheim Liesing, Wien.

Riel Waltraud, Dipl. Gesundheits- und Krankenschwester, akademische Leiterin des Pflegedienstes (Pflegemanagerin), Oberschwester im Sozialmedizinischen Zentrum Ost – Donauspital, Wien.

Tomacek Dagmar, Dipl. Gesundheits- und Krankenschwester, akademische Leiterin des Pflegedienstes (Pflegemanagerin), Oberschwester im Kaiser-Franz-Joseph-Spital, Wien.

Kontaktadressen

STEFAN Harald
Psychiatrisches Krankenhaus Baumgartner Höhe, Pflegedirektion
Baumgartner Höhe 1, A-1145 Wien

ALLMER Franz
Neurologisches Krankenhaus Rosenhügel, Pav. B
Riedelgasse 5, A-1130 Wien

Hinweis:

Pflegediagnosen sind ein neues Instrument in der Pflege und unterliegen einer ständigen Weiterentwicklung. Wir bitten Sie, uns Anregungen und Ergänzungsvorschläge zuzusenden.

Anmerkung der Autoren:

Die Autoren des vorliegenden Buches sind Gründungsmitglieder des Vereins *„SEPP – Sytematische Entwicklung professioneller Pflege“.*

Zweck: Der Verein, dessen Tätigkeit nicht auf Gewinn gerichtet ist, bezweckt die Professionalisierung der Gesundheits- und Krankenpflege in Österreich sowie die Information über und die Verbreitung von Pflegediagnosen und deren praktische Anwendung. Seine Tätigkeit dient ausschließlich und unmittelbar in gemeinnütziger Weise der Förderung der in seinen Statuten angeführten Zwecke im Bundesgebiet. Das Autorenhonorar wird gänzlich dem Verein überlassen und wird im Sinne des Vereinszwecks verwendet.

Die Umsetzung der Pflegequalitätsstandards und Pflegediagnosen in die Praxis

Die vom GuKG (Gesundheits- und Krankenpflegegesetz 1997) für jeden Patienten geforderte, möglichst lückenlose Durchführung von Pflegeanamnese, Pflegediagnose, Pflegeplanung, die sich darauf gründenden Pflegemaßnahmen und schlußendlich die Pflegeevaluation ist natürlich nicht sofort, sondern nur innerhalb eines angemessenen Zeitraumes ab Inkrafttreten des Gesetzes umsetzbar. Zu groß sind die dazu notwendigen fachlichen, personellen und ablauforganisatorischen Veränderungsprozesse.

Aus organisationspsychologischer Sicht muß bei Umstellungen mit derart weitreichenden Auswirkungen selbst bei präzisen Planungen und großen Anstrengungen mit einem Zeitrahmen von bis zu zehn Jahren gerechnet werden.

Die Ansatzpunkte liegen einerseits in einer starken Veränderung der Ausbildung, wie dies im GuKG bereits vorgegeben wird. Pflegepersonen, die nach den neuen beträchtlich geänderten Ausbildungsrichtlinien unterrichtet wurden, werden aber frühestens im Jahr 2001 diplomieren.

Andererseits entsteht für derzeit tätige Krankenpflegepersonen ein enormer Fortbildungsbedarf. Viele Tausende Mitarbeiter aus unterschiedlichsten Institutionen müssen nicht nur mit den Grundlagen der Pflegeanamnese und der Pflegediagnose, sondern auch den nicht unerheblichen Detailproblemen der konkreten Anwendung vertraut gemacht werden.

Dieses Buch kann sicherlich einen wichtigen Beitrag dazu leisten, sich mit den Grundlagen der Pflegeanamnese und der Pflegediagnose vertraut zu machen, eine geschärfte Wahrnehmung für Pflegequalitätsstandards zu entwickeln und es wird als Nachschlagewerk wahrscheinlich bald unverzichtbar werden.

Dennoch besteht die Notwendigkeit an konkreten Fallbeispielen in Gruppenarbeit die exakte Durchführung zu üben, abweichende Ergebnisse zu diskutieren und damit die notwendigen Fertigkeiten zur Anwendung zu erwerben, um dann in Teams zu vergleichbaren Ergebnissen zu kommen. Denn eine der Voraussetzungen von Teamarbeit ist das Vertrauen in die hohe Qualifikation aller Kollegen, die es erst ermöglicht, Einschätzungen von anderen prinzipiell akzeptieren zu können.

Von der zeitlichen Abfolge der Umsetzung erscheint einerseits eine Top-down-Strategie, andererseits ein Multiplikatorenkonzept auf Stationsebene am sinnvollsten.

Top-down-Strategie würde bedeuten, daß auf den höchsten hierarchischen Ebenen begonnen wird und danach Stufe für Stufe hierarchisch abwärts trainiert wird. Top-down vor allem deswegen, da Führungskräfte die genaue Vorgehensweise kennen, sie unterstützen, die Einhaltung kontrollieren und in Streitfragen auf der Grundlage eines hohen, fachlich fundierten Wissens vermittelnd eingreifen können müssen.

Multiplikatorenkonzept würde bedeuten, daß parallel dazu in Teams in einem ersten Schritt ausgewählte Einzelpersonen trainiert werden, die ihr Wissen weitergeben und in den Anfangsphasen eine Art Expertenrolle einnehmen. Ist eine genügend große Zahl von Personen in der Organisationseinheit dann mit der genauen Durchführung vertraut, entsteht eine nicht mehr aufzuhaltende Eigendynamik, die schließlich dazu führt, daß in einem absehbaren Zeitraum alle Pflegepersonen fachlich kompetent mit diesem Instrument umgehen können.

Um das Ziel zu erreichen, allen Mitarbeitern im Pflegebereich die erforderlichen Kenntnisse und Fertigkeiten zu vermitteln und Reibungsverluste möglichst zu verhindern, ist eine präzise Planung, die sowohl kurz-, mittel- als auch langfristige Aspekte umfaßt, unabdingbar. Diese Planung muß unter Gesichtspunkten sowohl der Personal- als auch der Organisationsentwicklung erfolgen.

Dieser Plan sollte eine operationalisierbare Zielplanung, eine präzise Zeitplanung, die Finanzplanung, die Personalplanung, die Planung der Organisation der Durchführung und die Maßnahmenplanung zur begleitenden Kontrolle umfassen.

Jeder Mitarbeiter sollte wissen, wann und in welchem Umfang er mit der entsprechenden einschlägigen Fortbildung, die von seinem Dienst- oder Arbeitgeber organisiert und finanziert wird, rechnen kann. Erst dieses Wissen ermöglicht dem Mitarbeiter eine bessere persönliche Planung, wofür und in welchem Umfang er selbst Vorsorge treffen muß, sich das vom Gesetz geforderte Wissen anzueignen.

Denn der Begriff der „Eigenverantwortlichkeit" für die Tätigkeit von

Angehörigen des gehobenen Dienstes für Gesundheits- und Krankenpflege verpflichtet jedes Mitglied der Berufsgruppe sich den vom Gesetz geforderten Wissensstand anzueignen, unabhängig davon, inwieweit ihm dies von Dienst- oder Arbeitgebern ermöglicht wird.

1. Einführung

Im Rahmen der Auseinandersetzung mit der Thematik wurde beschlossen, das Handbuch anhand der NANDA-Pflegediagnosen (*N*orth-*A*merican-*N*ursing-*D*iagnosis-*A*ssociation) zu erstellen. Die Begründung hierfür waren, da NANDA-Pflegediagnosen international bekannt sind, da sie häufig Verwendung finden und seit 25 Jahren ständig weiterentwickelt werden. Pflegeleistungen können damit national und international verglichen werden. Eine gemeinsame Fachsprache erleichtert die Kommunikation innerhalb der Pflege und den nationalen und internationalen Vergleich.

Nach der Definition der NANDA ist eine Pflegediagnose die klinische Beurteilung der Reaktionen von Einzelpersonen, Familien oder sozialen Gemeinschaften auf aktuelle oder potentielle Probleme der Gesundheit oder im Lebensprozeß. Pflegediagnosen liefern die Grundlage zur Wahl von Pflegehandlungen und zum Erreichen erwarteter Pflegeziele, für welche die Pflegeperson die Verantwortung übernimmt.

Die NANDA-Taxonomie ordnet die Pflegediagnosen neun Verhaltensmustern zu. Wir teilen sie den acht physiologischen Grundbedürfnissen des Menschen nach dem Modell der Orem'schen Selbstpflegebedürfnisse (Luft, Wasser, Nahrung, Ausscheidung, Aktivität und Ruhe, Alleinsein und soziale Interaktion, Abwendung von Gefahren und Integrität der Person) zu.

Als ersten Schritt hat das Projektteam den pflegediagnosenorientierten Anamnesebogen entwickelt. Dieser wurde nach den allgemeinen Selbstfürsorgebedürfnissen des Orem'schen Pflegemodells strukturiert, jedoch ohne weitere Bindung an dieses.

Er kommt in allen Fachbereichen (Kinder-, Erwachsenen- und Hauskrankenpflege), unabhängig von der Verweildauer (Kurz- und Langzeitpflege) zur Anwendung und ist dabei an kein bestimmtes Pflegemodell gebunden.

In einem zweiten Schritt wurden die Ziel- und Maßnahmenpläne für die Pflegediagnosen nach NANDA (derzeit 135), aus der vorliegenden Literatur bearbeitet. Dies deshalb, weil die vorliegenden Übersetzungen unsere gesetzlichen Gegebenheiten nicht berücksichtigen und häufig schwer verständlich formuliert sind.

Ziel des Projektteams ist es, damit einheitliche Richtlinien und Voraussetzungen zu schaffen für:

- ein transparentes Pflegeangebot;
- eine standardisierte Auswahl von Pflegemaßnahmen;

- die Evaluation der Pflege;
- die Pflegequalitätssicherung;
- die Integration des Ressourcenansatzes von seiten des Patienten und seiner Angehörigen;
- eine professionellere Kommunikation in der Pflege bei der Problem-, Ziel- und Maßnahmenformulierung;
- die Sicherung der Pflegekontinuität;
- die Pflege des ganzen Patienten, um wegzukommen von der Behandlung der Anzeichen und Symptome medizinischer Störungen;
- die weitere Professionalisierung des Pflegeberufes, denn Pflegediagnosen machen klar, was Pflegekräfte tun, und sie verdeutlichen, was die Pflege von anderen Berufsgruppen im Gesundheitswesen unterscheidet;
- eine bessere rechtliche Absicherung von Patienten und Pflegekräften;
- die Pflegeleistungserfassung per EDV;
- die Sicherung der Einnahmen (Pflege-Budget) des Pflegebereiches;
- die Pflegeforschung und -wissenschaft durch eine einheitliche Sprache;
- einen Überblick über die eigenständigen Aufgaben des Pflegeberufes.

Mit dem pflegediagnosenorientierten Anamnesebogen und dem Handbuch für Pflegediagnosen wird ermöglicht, die Anforderungen des österreichischen Bundesgesetzes für Gesundheits- und Krankenpflege, gültig seit 1. 9. 1997, § 5 Abs. 1–3 (Berufspflichten): Pflegedokumentation und § 14: Eigenverantwortlicher Tätigkeitsbereich, zu erfüllen.

Pflegedokumentation

§ 5 (1) Angehörige der Gesundheits- und Krankenpflegeberufe haben bei Ausübung ihres Berufes die von ihnen gesetzten gesundheits- und krankenpflegerischen Maßnahmen zu dokumentieren.

(2) Die Dokumentation hat insbesondere die Pflegeanamnese, die Pflegediagnose, die Pflegeplanung und die Pflegemaßnahmen zu enthalten.

(3) Den betroffenen Patienten, Klienten oder pflegebedürftigen Menschen oder deren gesetzlichen Vertretern ist auf Verlangen Einsicht in die Pflegedokumentation zu gewähren.

Eigenverantwortlicher Tätigkeitsbereich

§ 14 (1) Die Ausübung des gehobenen Dienstes für Gesundheits- und Krankenpflege umfaßt die eigenverantwortliche Diagnostik, Planung, Organisation, Durchführung und Kontrolle aller pflegerischen Maßnahmen im intra- und extramuralen Bereich (Pflegeprozeß), die Gesundheitsförderung und -beratung im Rahmen der Pflege, die Pflegeforschung sowie die Durchführung administrativer Aufgaben im Rahmen der Pflege.

(2) Der eigenverantwortliche Tätigkeitsbereich umfaßt insbesondere:

1. Erhebung der Pflegebedürfnisse und des Grades der Pflegeabhängigkeit des Patienten oder Klienten sowie Feststellung und Beurteilung der zur Deckung dieser Bedürfnisse zur Verfügung stehenden Ressourcen (Pflegeanamnese).
2. Feststellung der Pflegebedürfnisse (Pflegediagnose),
3. Planung der Pflege, Festlegung von pflegerischen Zielen und Entscheidung über zu treffende pflegerische Maßnahmen (Pflegeplanung),
4. Durchführung der Pflegemaßnahmen,
5. Auswertung der Resultate der Pflegemaßnahmen (Pflegeevaluation),
6. Information über Krankheitsvorbeugung und Anwendung von gesundheitsfördernden Maßnahmen,
7. Psychosoziale Betreuung,
8. Dokumentation des Pflegeprozesses,
9. Organisation der Pflege,
10. Anleitung und Überwachung des Hilfspersonals,
11. Anleitung und Begleitung der Schüler im Rahmen der Ausbildung und
12. Mitwirkung an der Pflegeforschung.

1.1 Historische Entwicklung der Pflegediagnosen und des Pflegeprozesses

Im folgenden werden die Entwicklung des Pflegeprozesses und die Entwicklung der Pflegediagnosen gemeinsam betrachtet, da sie unserer Meinung nach gemeinsam behandelt werden müssen.

R. Louise McManus beschreibt 1950 in der Veröffentlichung „Assumptions of the Functions of Nursing" (Annahmen über die Aufgaben der Krankenpflege) erstmals Diagnosen als Aufgaben der Krankenpflege.

Virginia Frey nennt und beschreibt 1953 in einer amerikanischen Pflegefachzeitschrift den Begriff *Pflegediagnose.*
Die Formulierung einer Pflegediagnose und die Entwicklung eines individuellen Pflegeplanes beschreibt Frey als die Hauptaufgabe bei der Entwicklung eines kreativen Ansatzes in der Pflege.

Lydia Hall beschreibt 1955 in einem Artikel in der Zeitschrift „Public Health News": „Quality of nursing Care: An Address to the New Jersey Leage for Nursing" (Pflegequalität: Vortrag für den Krankenpflegeverband von New Jersey) erstmals den Pflegeprozeß.

In den darauffolgenden 20 Jahren taucht der Begriff der Pflegediagnose nur sporadisch auf. Dieser Umstand begründet sich teilweise darin, daß der Begriff Diagnose mit der medizinischen Diagnose assoziiert wurde.

Helen Yura und *Mary Walsh* veröffentlichen 1967 das erste Buch über den Pflegeprozeß in vier Stufen: „The Nursing Process: Assessing, Planning, Implementing, Evaluating (Der Pflegeprozeß: Einschätzen, Planen, Umsetzen, Auswerten)".

Faye Abdellah beschreibt 1960 in einer Veröffentlichung „Patient Centered Approach to Nursing" (Patientenorientierter Pflegeansatz) als erste Pflegeprobleme wie folgt:

> *Ein Zustand mit dem ein Patient, eine Familie konfrontiert ist und dem zu begegnen eine Krankenpflegeperson den Patienten, die Familie durch die Ausführung ihrer professionellen Funktionen unterstützen kann.*

1973 erfolgt die erste Konferenz der *American Nursing Association – ANA* (Amerikanische Krankenpflegegesellschaft) zur Klassifikation von Pflegediagnosen. Es werden von der ANA die „Standards of Nursing Practice" (Standards der Pflegepraxis) herausgegeben.

Pflegediagnosen werden als autonomer Teil der Krankenpflege anerkannt.

Gebbie und *Lavin* definieren auf der Konferenz den Begriff der Pflegediagnosen wie folgt:

> *Die Pflegediagnose ist die Beurteilung oder das Ergebnis einer pflegerischen Einschätzung.*

Ab diesem Zeitpunkt findet der Begriff der Pflegediagnosen vielfach Erwähnung in der amerikanischen Pflegefachliteratur.

Mary Mundinger und *Grace Jauron* sind 1975 die ersten, die Pflegediagnosen von der Einschätzung trennen und von fünf Stufen des Pflegeprozesses ausgehen:

Assessement → Diagnose → Planning → Implementing → Evalulating (Einschätzung → Pflegediagnose → Planung → Umsetzung → Auswertung)

Sie veröffentlichen ihre Arbeit in dem Artikel „Developing a Nursing Diagnosis" (Eine Pflegediagnose entwickeln) in der Zeitschrift „Nursing Outlook" (Zweite Konferenz der ANA).

Auf der 1977 stattfindenden dritten Konferenz zur Klassifizierung von Pflegediagnosen, werden von Pflegetheoretikern Rahmenbedingungen zur Klassifizierung von Pflegediagnosen erarbeitet.

1982 findet die fünfte Konferenz über die Klassifikation der Pflegediagnosen statt. Pflegetheoretiker empfehlen eine Taxonomie. Es wird offiziell die NANDA *(North American Nursing Diagnosis Association)* – Nordamerikanische Gesellschaft für Pflegediagnosen gegründet.

Heute arbeitet die NANDA mit der ANA und anderen internationalen Fachorganisationen zusammen, um Diagnosen zu entwickeln, zu überprüfen und neue Diagnosen zu klassifizieren.

Definitionen des Begriffes „Pflegediagnose"

Shoemaker 1984:

> *„Eine Pflegediagnose stellt eine klinische Beurteilung über ein Individuum, eine Familie oder eine Gemeinde dar, die aus einem bewußten, systematischen Prozeß der Informationssammlung und Datenanalyse abgeleitet wurde. Sie bietet die Basis für die Verordnung einer Behandlung, für die eine Pflegeperson verantwortlich ist. Sie wird genau und präzise zum Ausdruck gebracht und schließt die Ätiologie eines Zustandes mit ein, falls diese bekannt ist (Shoemaker, 1984)."*

Erste internationale Pflegediagnosenkonferenz in Calgary, Kanada 1987.
Die ANA unterstützt die NANDA als die für die Klassifizierung von Pflegediagnosen zuständige Organisation.

Marjory Gordon 1987:

> *„Eine Pflegediagnose ist eine Aussage, die ein aktuelles oder potentielles gesundheitliches Problem beschreibt, das zu behandeln Krankenpflegepersonen berechtigt und befähigt sind".*

Carpenito 1988:

„Eine Pflegediagnose ist eine Aussage, die die menschliche Reaktion (Gesundheitszustand, oder aktuelle/potentielle veränderte Interaktionsmuster) eines Individuums oder einer Gruppe beschreibt, die zu identifizieren die Krankenpflegeperson legitimiert ist und für die die Krankenpflegeperson die eindeutige, pflegerische Intervention zur Aufrechterhaltung des Gesundheitszustandes oder zur Verminderung, Ausschaltung oder Vorbeugung von Veränderungen verordnen kann."

Alfaro 1990:

„Eine Pflegediagnose stellt eine klinische Beurteilung der Reaktionen eines Individuums, einer Familie oder einer Gemeinde auf aktuelle oder potentielle Gesundheitsprobleme/Lebensprozesse dar. Pflegediagnosen bilden die Grundlage für die Auswahl von pflegerischen Interventionen, um die aufgestellten Ziele und erwünschten Pflegeergebnisse zu erreichen, für welche die Pflegeperson verantwortlich ist."

Diese Vielzahl von konkurrierenden unterschiedlichen Definitionen machte es notwendig, eine allgemein gültige Definition auf der neunten NANDA-Konferenz 1990 zu verabschieden.

NANDA 1990:

Eine Pflegediagnose ist die klinische Beurteilung der Reaktionen von Einzelpersonen, Familien oder sozialen Gemeinschaften auf aktuelle oder potentielle Probleme der Gesundheit oder im Lebensprozeß. Pflegediagnosen liefern die Grundlagen zur Wahl von Pflegehandlungen und zum Erreichen erwarteter Pflegeziele, für welche die Pflegeperson die Verantwortung übernimmt.

Diese Definition steht auch im Einklang mit der Definition von Krankenpflege, welche die ANA 1980 verabschiedete:

„Pflege ist die Diagnose und Behandlung menschlicher Reaktionen auf aktuelle und potentielle Gesundheitsprobleme."

Auf der neunten NANDA-Konferenz wird die Taxonomie 1 veröffentlicht.

Die *Joint Commission on Accreditation of Healthcare Organizations* (JCAHO – Gemeinsame Kommission der Gesundheitsorganisationen) nimmt das Konzept der Pflegediagnosen in ihre überarbeiteten Richtlinien der Pflegestandards auf.

Die Standards der JCAHO schreiben vor, daß sich die Pflege eines jeden Patienten auf Pflegediagnosen (oder Patientenprobleme), die von einer diplomierten/examinierten Pflegekraft festgelegt wurden, stützen muß.

Die ANA veröffentlicht ihre überarbeiteten „Standards of Clinical Nursing Practice" (Standards der klinischen Pflegepraxis). In diesen Standards werden die Pflegediagnosen als eigener Schritt im Pflegeprozeß beschrieben.

Dorothea Orem beschreibt 1991 die Pflegediagnostik als das Suchen nach und das Sammeln von Informationen über die Selbstpflegefähigkeit eines Patienten, seines Selbstpflegebedarfs und des Verhältnisses zwischen diesen beiden. Im weiteren hält Orem fest, daß durch Pflegediagnostik festgestellt werden kann, ob und inwieweit der Patient Unterstützung braucht. Konkret meint Orem, daß sich die Pflegediagnostik auf zwei Fragestellungen bezieht:

1. Worin besteht der gegenwärtige und zukünftige Selbstpflegebedarf des Patienten.
2. Welche Fähigkeiten besitzt der Patient, um diesen Selbstpflegebedarf zu decken.

Auf der 7. Konferenz der NANDA wurde ein Klassifizierungssystem (Taxonomie 1) gutgeheißen und in der 9. Konferenz überprüft.

Diese Taxonomie stellt eine Zuordnung der Pflegediagnosen zu neun menschlichen Verhaltensmustern dar:

- Austauschen
- In Beziehung treten
- Sich bewegen
- Wahrnehmen
- Wissen
- Fühlen
- Kommunizieren
- Wählen
- Wertschätzen

Um den Krankenpflegepersonen Anamnese und Diagnosestellung zu erleichtern, haben die Autoren verschiedenster Fachbücher Zuordnungen nach der Maslowschen Hierarchie der Bedürfnisse (physisch, psychisch, geistig), nach den von Orem benannten allgemeinen Selbstfürsorgebedürfnissen (Luft, Wasser, Nahrung, Ausscheidung, Aktivität und Ruhe, Alleinsein und soziale Interaktion, Abwendung von Gefahren, Integrität der Person) und anderen vorgenommen.

Dies ist auch ein Versuch, Klarheit und Ordnung zu schaffen, um in

Zukunft mit dem Computer arbeiten zu können und nationale und internationale Vergleiche zu ermöglichen.

Zu jeder von der NANDA anerkannten Pflegediagnose gehören die Definition, entsprechende mögliche Faktoren/Risikofaktoren und Merkmale (Zeichen und Symptome).

Entwicklung in Europa

ENDA – European Nursing Diagnosis Association

Im Herbst 1993 haben sich 15 europäische Nationen zu einer europäischen Pflegediagnosenvereinigung zusammengeschlossen.

ACENDIO – Association for Common European Nursing Diagnosis, Interventions and Outcomes. Präsidentin dieser Vereinigung ist die aus Wales stammende June Clark.

Die europäische Vereinigung für Pflegediagnosen wurde im Mai 1995 in Brüssel gegründet, mit dem Ziel, eine Klassifikation der europäischen Pflegediagnosen zu erarbeiten.

1.2 Pflegediagnosen und Menschenbilder

Durch Pflegediagnosen entsteht eine klarere Identifikation und Abgrenzung des Wissensgebietes der Pflege, eine größere Verantwortung der Pflege sowie eine vermehrte Professionalität und Autonomie (vgl. L. J. Carpenito, 1993, S. 3). Die Begründungen für die Entwicklung eines Klassifikationssystems für pflegerische Problemstellungen in Form von Pflegediagnosen sind, Möglichkeiten zu schaffen, den Wirkungsbereich der Pflege abzugrenzen, systematisch zu erfassen und zu beforschen. Eine wichtige Voraussetzung für eine „Profession Pflege" liegt in der Entwicklung einer wissenschaftlich fundierten Basis für die Auszubildenden und die Berufsausübenden.

Professionalisierungsbemühungen der Pflege sind derzeit stark spürbar – sowohl international als auch national: *„Die zunehmende Professionalisierung der Pflege erfordert die Entwicklung einer eigenen Berufssprache, die eigene Berufsfelder und Zuständigkeiten benennt, für die mit definierten Handlungen professionelle Verantwortung zu übernehmen ist und die professionelle Leistungen gesellschaftlich sichtbar machen kann"* (Höhmann, Werkstattheft Pflegediagnosen, 1995, S. 14).

„Professionalisierung ist nicht als Produkt zu verstehen, sondern als ein Prozeß, der nie sein Ende findet!"

Für den professionell Pflegenden ist es notwendig, bei seiner Tätigkeit von einem entsprechenden Menschenbild auszugehen. Dieses entwickelt sich im Laufe der persönlichen Geschichte eines Menschen und unterliegt einer ständigen Wechselwirkung zur Umgebung. Das Menschenbild ist ein Teil der Persönlichkeit und ist mit der Adoleszenz größtenteils abgeschlossen. Da der Mensch jedoch bis in das hohe Alter die Fähigkeit besitzt, zu denken und zu lernen und sich dadurch zu verändern, besteht die Möglichkeit, bei Nichtübereinstimmung des persönlichen Menschenbildes mit dem Erlebten und Erfahrenen, es zu rechtfertigen oder seine eigenen Vorstellungen entsprechend zu ändern.

Ein Menschenbild ist unausgesprochen vorhanden. Es wird in der Beobachtung, Bewertung und Behandlung von Menschen unausgesprochen, aber spürbar angewandt. Erst wenn über das eigentliche Tun und Handeln Rechenschaft abzulegen ist, entsteht eine Situation des vertieften Reflektierens über das eigene Menschenbild.

Ein Menschenbild umfaßt eine Reihe individueller, mehr oder weniger zusammenhängender Werte, die alle Aspekte des menschlichen Seins und seiner Funktionen betreffen. Ein Wert kann als Vorstellung über das, was zulässig und was unzulässig ist, beschrieben werden. Aus der Gesamtheit der Werte vom Menschsein, wie z. B. Freiheit, Individualität, Verantwortung u. a., werden Normen und Richtlinien für das Verhalten aufgestellt. Werte und Normen beeinflussen einander gegenseitig und bestimmen so das Menschenbild. Somit wird deutlich, daß zwischen Werten, Normen und Menschenbild eine Wechselbeziehung besteht. Es zeigt sich unmißverständlich, daß das Menschenbild bewußt oder unbewußt auf die Beziehung zwischen Patienten und Pflegenden einwirken muß. Man entwickelt mehr oder weniger selbsttätig das Bild von Menschen, auch wenn dies unbewußt geschieht.

1.2.1 Holismus oder Ganzheitlichkeit

Holismus kommt aus dem Griechischen und bedeutet: ganz, unversehrt, heil.

In der Philosophie des Holismus wird der Mensch in seiner Ganzheitlichkeit gesehen. Holismus besagt, daß das Ganze mehr ist als die Summe seiner Teile und daß es nicht ohne Verlust auf seine Teile reduziert werden kann.

Der ganzheitliche Ansatz ist aus der Pflege nicht mehr wegzudenken.

Innerhalb des ganzheitlichen Menschenbildes wird von der Voraussetzung ausgegangen,

- daß der Mensch in seinem Ganzen oder seiner Gesamtheit betrachtet werden muß, – als körperliche und geistige Einheit samt seiner Einbettung in sein soziokulturelles Umfeld. Es können zwar Teilbereiche des menschlichen Funktionierens betrachtet werden, es muß aber immer ein Bezug zur Ganzheit des Menschen hergestellt werden.
- daß jeder Mensch seine Individualität behalten muß,
- daß der Mensch über die Möglichkeit verfügt, in seinen Fähigkeiten zu wachsen.

Diese pflegerische Basisphilosophie, bestehend aus Menschenbild, Sichtweise von Gesundheit und Krankheit und allgemeiner Sichtweise von Pflege, hat Auswirkungen auf die Qualität der Ausübung des Krankenpflegeberufes.

Im Unterschied zu herkömmlichen medizinischen Handlungen, die vorwiegend krankheitsorientiert sind, orientieren sich Pflegehandlungen in erster Linie an der Reaktion des Menschen auf seine Krankheit. Als oberstes Prinzip für den Pflegenden ergibt sich daraus, sein fachliches Handeln stets auf die Einhaltung eines positiven Menschenbildes zu hinterfragen und sein persönliches Verhalten dementsprechend anzupassen oder zu korrigieren.

Ein positives Menschenbild ermöglicht professionelle Pflege, die von Achtung und Respekt für den Menschen geprägt ist.

1.3 Der Begriff Pflegeanamnese

Die Pflegeanamnese als Ausgangspunkt des Pflegeprozesses dient zur Informationssammlung, um Probleme, Ressourcen und Bedürfnisse des Patienten einschätzen zu können. Sie ist Voraussetzung für die Realisierung des Pflegeprozesses und dient dazu, das Fundament für eine optimale klinische Pflegepraxis zu legen. Alle folgenden Schritte im Pflegeprozeß sowie die Qualität der Pflege insgesamt hängen von der Nachvollziehbarkeit und Verläßlichkeit der Situationseinschätzung ab.

Die Qualität der Situationseinschätzung wiederum hängt neben der Fähigkeit, mit dem nötigen fachlichen Hintergrundwissen den Patienten zu beobachten, die Daten zu analysieren und zu interpretieren, auch weitgehend von der Fähigkeit ab, mit dem Patienten zu kommunizieren. Die Pflegeanamnese soll nicht nur als Frage- und Antwortspiel gesehen werden, sondern als sinnvoller Dialog. Um den Patienten zu ermutigen, sich zu öffnen, müssen Einfühlungsvermögen, Objektivität und kulturelle Unterschiede berücksichtigt werden.

Die Hauptinformationsquelle über den Gesundheitszustand des Patienten, die Pflegeanamnese, kann physiologische, psychologische, kulturelle, psychosoziale und spirituelle Daten enthalten. Die Pflegeanamnese zeichnet sich durch ihre ganzheitliche Betrachtungsweise der Reaktionen des Menschen auf Gesundheitsprobleme (und/oder Probleme im Lebensprozeß) aus. Während die medizinische Anamnese dazu dient, die Diagnose und Behandlung der Krankheit festzulegen, zielt die Datenerhebung der Pflegeanamnese auf die Planung der Gesundheitsfürsorge und Pflege, auf die Einschätzung der Auswirkung der Krankheit auf den Patienten und seine Familie, auf die Beurteilung der notwendigen Gesundheitserziehung und Aufklärung und auf die Vorbereitung der Entlassung ab.

Es gibt verschiedene Vordrucke für die Erhebung der Pflegeanamnese. Sie enthalten logisch strukturierte Fragebögen und besondere Spalten für die Antworten des Patienten. Sie unterscheiden sich hauptsächlich darin, daß die einen mehr medizinisch orientiert, die anderen mehr in der Pflegepraxis verwurzelt sind. Die Anwendung eines Pflegerahmenmodells ist zur Entwicklung einer Pflegediagnose hilfreich.

Aus verschiedenen Definitionen kann folgende Arbeitsdefinition für den Begriff „Pflegeanamnese" abgeleitet werden:

> Die Pflegeanamnese ist *das Hauptinstrument,* Patientenprobleme, Patientenbedürfnisse und Ressourcen des Patienten innerhalb eines bestimmten Zeitraumes zu erfassen und einzuschätzen. Sie soll physiologische, psychologische, kulturelle und psychosoziale Daten enthalten. Sie ist Teil des Pflegeprozesses und dient als Grundlage für die Erstellung von Pflegediagnosen. Die Erhebung der Pflegeanamnese zielt ab auf die Planung der Gesundheitsfürsorge und Pflege, auf die Einschätzung der Auswirkung der Krankheit auf den Patienten und seine Familie, auf die Beurteilung der notwendigen Gesundheitserziehung und Aufklärung und auf die Vorbereitung der Entlassung.

(Arbeitsdefinition des 1. Universitätslehrganges für leitendes Pflegepersonal, Wien 1996/98)

1.3.1 Pflegeanamnese und Eigenverantwortlichkeit

Die Pflegeanamnese gehört zum eigenverantwortlichen Tätigkeitsbereich des gehobenen Dienstes für Gesundheits- u. Krankenpflege. Die rechtliche Definition der Eigenverantwortlichkeit wird im GuKG (zu § 14) dargestellt:

> *„Der rechtliche Begriff der Eigenverantwortlichkeit bedeutet die fachliche Weisungsfreiheit jedes zur Berufsausübung berechtigten Angehörigen des gehobenen Dienstes für Gesundheits- u. Krankenpflege im Rahmen seines Berufsbildes, unbeschadet allfälliger grundlegender Anordnungen im Rahmen der Organisation des Pflegedienstes.*
> *Mit dem Wort ‚eigenverantwortlich' wird aber auch zum Ausdruck gebracht, daß Angehörige des gehobenen Dienstes für Gesundheits- u. Krankenpflege für den Schaden, den sie infolge nicht fachgemäßer Behandlung verursacht haben, selbst haften"* (vgl. Fassbinder/Lust, GuKG [1997], S. 42).

Durch den rechtlichen Begriff der Eigenverantwortlichkeit ist zu erwarten, daß zukünftig auch Krankenpflegepersonen mit Schadensersatzklagen von Patienten konfrontiert werden, zum Beispiel wegen nicht fachgemäßer Pflegehandlungen, wegen falscher Pflegemaßnahmen oder aber auch wegen nicht erkannter Pflegebedürfnisse.

In diesem Zusammenhang gewinnt die Bedeutung der Qualität, Aussagekraft und Nachvollziehbarkeit der Pflegeanamnese eine zusätzliche rechtliche Dimension, denn bei Schadensersatzklagen wird sicher nur ein in sich schlüssiger, nachvollziehbar dokumentierter Pflegeprozeß gute Beweiskraft haben.

1.4 Der pflegediagnosenorientierte Anamnesebogen

1.4.1 Anwendung des pflegediagnosenorientierten Anamnesebogens

Die Pflegeanamnese ist *einmalig*, zu Beginn des Krankenhausaufenthaltes des Patienten innerhalb von 48 Stunden, zu erheben. (Eine Ausweitung dieses Zeitraumes ist in begründeten Fällen möglich.) Die Pflegeanamnese ist in erster Linie mit dem Patienten zu erheben! Sollte der Zustand des Patienten dies nicht erlauben, wird die Pflegeanamnese mit Bezugspersonen des Patienten durchgeführt. Ist die Kommunikation weder mit dem Patienten noch mit seinen Bezugspersonen möglich, stützen sich die Pflegenden auf ihre Beobachtungen.

Der pflegediagnosenorientierte Anamnesebogen belegt den *pflegerischen Aufnahmezustand* des Patienten. Er ist Bestandteil der Krankengeschichte (Patientendokumentation) und als Dokument zu werten. Er wird im nachhinein nicht mehr verändert. Laufende Veränderungen sind in der Pflegeplanung und im Pflegebericht zu dokumentieren oder anhand eines eigenen Pflegstatusblattes festzuhalten.

Der nun vorliegende Anamnesebogen ist analog den allgemeinen Selbstfürsorgebedürfnissen nach dem Pflegemodell „OREM" strukturiert: Luft, Wasser, Nahrung, Aktivität und Ruhe, Alleinsein und soziale Interaktion, Abwendung von Gefahren, Integrität der Person. Diese Strukturierung beabsichtigt weder eine Bindung an, noch ist sie Voraussetzung für ein bestimmtes Pflegemodell.

Die Besonderheit dieses einzigartigen Instrumentes zur Erhebung der Pflegeanamnese liegt darin, daß durch die Gliederung in eine linke Spalte (= Pflegeanamnese) und in eine rechte Spalte (= Pflegediagnosen) der Brückenschlag zu den Pflegediagnosen erleichtert wird. Durch diese Gegenüberstellung und durch die thematische Gliederung sind beim korrekten Erstellen der Pflegediagnosen weniger Anstrengungen notwendig, als bei der unorganisierten Informationssammlung und einem anschließenden Vergleich mit der Liste von (derzeit) ca. 135 NANDA-Pflegediagnosen.

Der pflegediagnosenorientierte Anamnesebogen soll nicht nur den Schritt von der Informationssammlung zu den Pflegediagnosen erleichtern. Er soll auch helfen, eine umfassende Erhebung der Pflegeanamnese zu gewährleisten, um physische, psychische, kulturelle und psychosoziale Parameter in den Diagnoseprozeß miteinzubeziehen. Durch das Abfragen aller, durch den Bogen vorgegebenen Bereiche, wird ermöglicht, diagnostische Fehler zu vermindern, welche durch unterschiedliche praktische Erfahrung oder durch die Tagesverfassung der Pflegepersonen auftreten können.

Der pflegediagnosenorientierte Anamnesebogen umfaßt alle derzeit ins Deutsche übersetzten NANDA-Pflegediagnosen und deckt somit ein breites Spektrum der Pflege ab.

Er wurde an 19 Stationen unterschiedlicher Fachbereiche einem Praxistest unterzogen. Diese Evaluation hat bestätigt, daß der Einsatz in allen Fachbereichen möglich ist.

1.4.2 Inhaltlicher Aufbau des pflegediagnosenorientierten Anamnesebogens

Am Anfang des pflegediagnosenorientierten Anamnesebogens befindet sich rechts oben das **„Quick- Infofeld“** für *pflegerelevante* Informationen, die rasch ersichtlich sein sollen, wie z. B. Körpergewicht, Sehhilfen, Zahnprothesen, Hörgerät, sonstige mitgebrachte Hilfsmittel, mobile Krankenpflege, soziale Dienste, Bezugspersonen usw.

Links oben befindet sich Raum für die Patientenklebeetikette.

Unter der Patientenklebeetikette bestätigt die Pflegeperson mit ihrem Namen und ihrer Unterschrift die Erhebung der Pflegeanamnese und trägt auch das Datum der Erhebung ein.

PATIENTEN- KLEBEETIKETTE	**Gewicht** .... **Größe** .... **Religion:** .... **Zahnersatz** ○ OK ○ UK **Sehhilfe:** ○ Brille ○ Kontaktlinsen **Hörgerät:** ○ rechts ○ links **Depositen:** ○ ja ○ nein **Sonst.Hilfen** .... **Allergie** .... **Mobile Krankenpflege** .... **Soziale Dienste** .... **Verständigung an: Name:** .... **Tel.** .... **Adresse** .... **Sonstiges:** ....
Pflegeanamnese erhoben am: .... (Datum) **von:** .... (Name) .... (Unterschrift)	

Linke Spalte – Pflegeanamnese:

Hier werden die Angaben des Patienten eingetragen. Gibt der Patient an, keine Probleme zu diesem Themenbereich zu haben, erübrigt sich eine weitere Fragestellung.

Gibt der Patient aber Probleme an, wird detailliert weitergefragt, und die Angaben des Patienten werden (in konzentrierter Form, die sich auf das Wesentliche beschränkt) eingetragen.

Es wird auch erhoben, ob der Patient zu dieser Problemsituation bereits selbständig Maßnahmen trifft, die seinen Zustand lindern bzw. die ihm nach seiner Erfahrung bisher geholfen haben (Selbsthilfemaßnahmen und Hilfsmittel).

Unter Beobachtungen der Pflegenden/Ressourcen des Patienten besteht die Möglichkeit, Angaben des Patienten (subjektiv) und Beobachtungen der Pflegenden (objektiv) zu erfassen.

Diese Differenzierung ist nötig, insbesondere dann, wenn die Angaben des Patienten mit den Beobachtungen der Pflegenden nicht übereinstimmen (z. B. gibt der Patient an, keine Probleme mit der

Atmung zu haben, die Pflegenden beobachteten aber, daß der Patient zyanotisch und kurzatmig ist, rasselnde Atemgeräusche hat und daß er den Hustenreiz mit schmerzverzerrtem Gesicht unterdrückt).

Ebenso können hier zusätzlich Ressourcen des Patienten festgehalten werden.

Der Raum für die Eintragungen ist allerdings relativ begrenzt gehalten. Dies ist beabsichtigt, damit sich die Eintragungen – klar und kurz – auf das Wesentliche konzentrieren. Sollte aber trotzdem zuwenig Platz für Eintragungen sein, können freie Flächen am Anamnesebogen genutzt werden (kreatives Handhaben der Freiflächen dieses Arbeitsinstrumentes)!

Hier eine Darstellung am Beispiel des Themenbereiches „Luft":

Begründung aktueller Pflegediagnosen durch **Ä**tiologie u. **S**ymptome (= Ä+S: ...); Hoch-Risiko-Pflegediagnosen mit **R**isiko**F**aktoren (= RF: ...)

LUFT

Probleme mit der Atmung O Nichtraucher O Raucher

O Nein O Ja Welche:

Seit wann aufgetreten:

Wie aufgetreten: O in Ruhe O bei Belastung

Selbsthilfemaßnahmen und Hilfsmittel:

Tracheostoma: O ohne Kanüle O mit Kanüle O ohne Cuff O mit Cuff

Beobachtungen der Pflegenden:

Veränderung der Oxygenierung

1.5.1.1. Gasaustausch beeinträchtigt – Ä + S: O

1.5.1.2. Freihalten der Atemwege ungenügend – Ä + S: O

1.5.1.3. Atemvorgang ungenügend – Ä + S: O

1.5.1.3.1. Spontanatmung ungenügend – Ä + S: O

1.5.1.3.2. Entwöhnung v. Respirator, gestörte Reaktion – Ä + S: O

Rechte Spalte – Pflegediagnosen:

In der rechten Spalte stehen – zum jeweiligen Themenbereich gehörend, die entsprechenden Pflegediagnosen, die es aufgrund der Angaben des Patienten und/oder aufgrund der Beobachtung der Pflegenden herauszufinden gilt.

Das Erstellen der Pflegediagnosen erfolgt folgendermaßen:

Nach der Informationssammlung mit dem Patienten werden die Erhebungsdaten aus der Pflegeanamnese interpretiert und einer Analyse unterzogen. Erst durch den Interpretations- und Analysevorgang (diagnostischer Prozeß) können die entsprechenden Pflegediagnosen gestellt werden.

Die Untermauerung der Pflegediagnosen erfolgt durch das Hinzufügen ätiologischer Faktoren (oder Ursachen) und der Beschreibung von Symptomen (Zeichen), die mit der Pflegediagnose in Beziehung stehen (in Verbindung mit [i/V/m]/im Zusammenhang mit [i/Z/m]). Die pflegerelevanten ätiologischen Faktoren sind für die Pflegeplanung unbedingt notwendig, da sie in der Zusammenschau mit den Symptomen die Grundlage zur Auswahl der Pflegemaßnahmen stellen! Die ätiologischen Aussagen sollen jene Ursachen oder Zustände beschreiben, die von pflegerischen Handlungen beeinflußt werden können und sollen keinesfalls eine Wiederholung der medizinischen Diagnose sein.

Somit ist auf einer Seite die Verbindung zwischen Pflegeanamnese und Pflegediagnosen gegeben – es ist nachvollziehbar, warum welche Pflegediagnosen gestellt wurden. Die Überleitung in die Pflegeplanung erfolgt ebenso nachvollziehbar. Es ist ersichtlich, aufgrund welcher Symptome und pflegerelevanten Ursachen welche Pflegemaßnahmen ausgewählt wurden.

Jede Pflegediagnose ist mit einem Zahlencode versehen. Dieser Klassifikationscode ist von der NANDA vorgegeben (NANDA-Taxonomie) und kann in Zukunft eine EDV-unterstützte Erfassung erleichtern und ermöglicht eine nationale, aber auch internationale Vergleichbarkeit der Pflege.

1.4.3 Umgang mit dem pflegediagnosenorientierten Anamnesebogen

Die Fragen an den Patienten im Pflegeanamneseteil sind kurz und prägnant formuliert. Die Formulierungen der Fragen zu den einzelnen Themenbereichen sind als Gedächtnisstütze zur Abfrage für die Pflegenden gedacht. Die Fragestellung an den Patienten sollte nicht checklistemäßig und im Telegrammstil erfolgen, sondern individuell dem Patienten angepaßt werden. Nur so kann eine Vertrauensbasis hergestellt und nur so kann auch sichergestellt werden, daß der Patient die Fragen versteht und er dazu die richtigen Angaben macht.

Jede Pflegeperson muß sich mit viel Fingerspitzengefühl auf ihr Gesprächsgegenüber einlassen. Richtiges Zuhören will gelernt und geübt sein. Diese Erfahrung machten die Pflegepraktiker im Probelauf mit dem Anamnesebogen. Kenntnisse der klientenzentrierten Gesprächsführung sind bei der Erhebung der Pflegeanamnese von Vorteil.

Ganzheitlichkeit und Tabuthema Sexualität

Sexualität der Patienten im Krankenhaus und in der Geriatrie ist bisher immer noch ein Tabuthema! Oftmals haben Patienten bei Problemen im sexuellen Bereich große Hemmungen, darüber zu sprechen.

Vielerorts wird es von den Pflegenden – ebenfalls wegen Hemmungen – unterlassen, diesen Bereich anzusprechen. Zum Begriff der ganzheitlichen Pflege gehört auch dieses Thema. Sexualität wird hier deshalb behandelt, weil sie als eigener Punkt im pflegediagnosenorientierten Anamnesebogen enthalten ist und die Praxis gezeigt hat, daß Pflegende enorme Probleme hatten, diesen Bereich anzusprechen! Professionell zu pflegen bedeutet unter anderem, dem Patienten Gelegenheit zu geben, darüber zu reden – vorausgesetzt, er möchte das. Der Patient sollte nicht als asexuelles Wesen betrachtet werden.

1.5 Bedeutung und Begriffsbildung der Pflegediagnosen

1.5.1 Wozu Pflegediagnosen?

Pflegediagnosen dienen als Grundlagen für die weitere Professionalisierung im Pflegebereich. Pflegeforschung, einheitlicher Wissensstand, einheitliche Ausbildung und Steigerung der Handlungsautonomie sind ohne gemeinsamer Fachsprache kaum erfüllbar.

Pflegediagnosen dienen der Strukturierung pflegerischen Wissens mittels eines Klassifikationssystems (Siehe Taxonomie 1 der NANDA-Pflegediagnosen). Dieses hilft, *wissenschaftlich fundiertes Pflegewissen* zu entwickeln und zu beschreiben.

Pflegediagnosen ermöglichen eine *gemeinsame, übereinstimmende Fachsprache* der Pflege. Pflegeprobleme können einheitlich benannt und beschrieben werden. Es muß sichergestellt werden, daß alle Pflegenden vom „gleichen" reden: in der Ausbildung, in der Praxis, im Management, beim Kostenträger, beim Patienten, bei der *Qualitätskontrolle* und natürlich in der *Pflegeforschung!*

Pflegediagnosen werden zur Gestaltung von Curricula verwendet; tragen zu einer *einheitlicheren Ausbildung* bei und stellen eine Möglichkeit dar, den Gegenstand *pflegewissenschaftlicher Betrachtung* genauer zu benennen.

Mit Pflegediagnosen läßt sich das *eigenständige Berufsbild* der Pflege untermauern, denn sie beschreiben Patientensituationen, die ein *eigenverantwortliches Handeln* einer Pflegeperson erforderlich machen. Damit wird die Abgrenzung zu anderen Berufsgruppen im Gesundheitswesen darstellbar.

Pflegediagnosen tragen dazu bei, Pflegeleistungen im Gesundheitswesen transparent und vergleichbar zu machen.

Pflegediagnosen sind Voraussetzung für ein *einheitliches Berufsbild,* durch

- ein transparentes Pflegeangebot:
  Pflegediagnosen schaffen eine klare Identifikation und Abgrenzung des Wissensgebietes der Pflege. Mit Pflegediagnosen wird es den Pflegepersonen möglich, das eigene Tätigkeitsfeld systematisch zu organisieren, die Leistungen der Krankenpflege exakt zu beschreiben und dies durch eine klare und in sich schlüssige Pflegedokumentation zu belegen. Eine allgemein gültige Kommunikations- und Informationsbasis wird geschaffen. Pflegediagnosen sind ein wertvolles Instrument zur Objektivierung und Nachweisbarkeit von Pflegeleistungen, denn Pflegende werden künftig Patienten, deren Angehörige, Kollegen, Ärzte, Krankenhausträger und politische Entscheidungsträger von der Notwendigkeit und/oder dem Erfolg pflegerischer Maßnahmen überzeugen müssen.

- eine standardisierte Auswahl von Pflegemaßnahmen:
  Pflegediagnosen verhelfen durch eine einheitliche Fachsprache oder Terminologie zu einer gezielteren Informationssammlung. Eine übereinstimmende Fachsprache erleichtert die Pflegeplanung und die mündliche Informationsweitergabe. Das bedeutet, einem definierten Zustand wird ein in der Berufsgruppe festgelegter Begriff zugeordnet, der eine *bestimmte, einheitliche, pflegetherapeutische Behandlungsmethode* zur Folge hat. Die Auswahl von Pflegemaßnahmen erfolgt nicht mehr aufgrund von Tradition, Erfahrung, Ritualen und Intuition, sondern Pflegepersonen können auf standardisierte, anerkannte und überprüfte Ziel- und Maßnahmenpläne zurückgreifen. Damit wird Pflege begründbar, transparent, nachvollziehbar und vergleichbar. Die Anerkennung und Sicherheit der Pflegepersonen wächst durch ein gesteigertes Selbstwertgefühl und die weiterentwickelte Selbständigkeit. Pflegende verstehen sich künftig als Angehörige eines personenbezogenen, *wissenschaftlich untermauerten Dienstleistungsberufes.*

- die Sicherung der Pflegekontinuität:
  Der Patient erhält die Gewißheit, effektive und konstante Pflege zu erfahren, da Pflegediagnosen eine exakte und *vereinheitlichte Pflegedokumentation* möglich machen. Die Patientensituation wird intensiver und strukturierter analysiert und die Pflege genauer an seine individuelle Situation angepaßt. Pflegemitarbeiter orientieren sich in der Durchführung der Pflegemaßnahmen an einer einheitlichen Vorgehensweise. Kontinuität wird u. a. durch eine gute Dokumentation und Patientenübergabe erreicht.

- die ganzheitliche Pflege des Patienten, um wegzukommen von der ausschließlichen Behandlung/Pflege der Anzeichen und Symptome medizinischer Störungen:
  Pflegediagnosen ermöglichen die Betreuung des Patienten aufgrund seiner Reaktionen auf aktuelle oder potentielle Gesundheitsprobleme oder Lebensprozesse. Darüber hinaus bieten Pflegediagnosen (mit einem entsprechend strukturierten Anamnesebogen) die Möglichkeit, den Patienten in seiner Ganzheit „physiologisch, psychologisch, soziokulturell und spirituell zu erfassen und pflegetherapeutisch zu behandeln. Eine möglichst ganzheitliche Pflege unterstützt einerseits den Patienten auf seinem Weg zur Selbständigkeit und andererseits die Pflegenden auf ihrem Weg zu einem *professionelleren Berufsbild.*

- die Integration des Ressourcenansatzes von seiten des Patienten und seiner Angehörigen (Förderung der Selbstpflegefähigkeit):
  Pflegediagnosen dienen der Strukturierung von pflegerischem Wissen sowie der Festlegung von Zuständigkeiten. Umfang und Notwendigkeit von Pflegeleistungen werden von Pflegenden durch Pflegediagnosen beschrieben und nicht von Pflegelaien (Patienten, deren Angehörige oder andere Berufsgruppen) bestimmt. Ressourcen von Patienten, aber auch von deren Angehörigen werden leichter einforderbar! Tradierte Rituale können abgebaut werden und die Pflegenden haben mehr Zeit für tatsächlich notwendige Pflegehandlungen!

- eine professionellere Kommunikation in der Pflege bei der Problem-, Ziel- und Maßnahmenformulierung:
  Eine *eindeutige Fachsprache* der Pflege ist Voraussetzung für die dringend erforderliche Professionalisierung des Pflegeberufes. Wenn es gelingt, die Pflegediagnosen in den Pflegealltag zu integrieren, dann steht dem Pflegeberuf ein Instrument zur Verfügung, mit dem Wissen, Kompetenz, Angebot, Leistungen, Qualität und Kosten vergleichbar und für Pflegepersonen, Patienten und Kostenträger transparent werden.

Pflegediagnosen sind Voraussetzung für weitere Entwicklungen, durch

- die Pflegeleistungserfassung per EDV:
  Pflegediagnosen beschreiben Patientenzustände, die eine Pflegemaßnahme von Pflegepersonen erfordert. Beide sind taxonomisch geordnet und können per EDV gut erfaßt werden. Die Taxonomie der Pflegemaßnahmen liegt allerdings noch nicht in deutscher Übersetzung vor.
- Es stehen Softwareprogramme zur Verfügung, die, nach Erfahrungen aus den USA, den Zeitaufwand für Dokumentation um mindestens eine halbe Stunde pro Pflegeperson und Schicht verkürzen. Schon 1992 stimmte der Kongreß der ANA der Pflegeinformatik als eigene Fachrichtung der Pflege zu, um diese Disziplin weiterzuentwickeln. Weitreichende Konsequenzen für die Pflegepraxis sind bei landesweit (oder weltweit) vereinheitlichter Dokumentation vorstellbar. Denkbar ist ein genaueres Verständnis dessen, *was Pflegepersonen tun,* was sie *zur Gesundheitspflege beitragen* und *mit welchen Kosten dies verbunden* ist.
- die Sicherung der Einnahmen (Pflege-Budget) des Pflegebereiches:
  Die eindeutige Fachsprache durch Pflegediagnosen, die eindeutige Zuordnung von Pflegemaßnahmen zu Pflegediagnosen und deren Erfassung per EDV ermöglichen, Fallpauschalen zu kalkulieren und Pflege leistungsbezogen abzurechnen. Pflegediagnosen können zukünftig in die Leistungsorientierte Krankenhausfinanzierung (LKF) oder andere Finanzierungssysteme eingebunden werden.
- *Pflegeforschung und Evaluation*
  Ohne eine akzeptierte Vereinheitlichung der verwendeten Termini kann eine *empirische Überprüfung* der Erfolge der Pflege im Rahmen der *Pflegeforschung* nicht durchgeführt werden. Mit Hilfe von Pflegediagnosen und standardisierten Ziel- und Maßnahmenplänen können sowohl die Pflegenden wie auch deren Vorgesetzte bei Pflegebesprechungen oder Pflegevisiten den Pflegeerfolg überprüfen. Frühzeitig erkannter Erfolg, aber auch rechtzeitig erkannte Fehler tragen wesentlich zur Genesung der Patienten und Motivation der Pflegepersonen bei. Die *Qualität der Pflege* kann optimiert werden, indem Effektivität (Wirksamkeit) und Effizienz (Wirtschaftlichkeit) gesteigert und ein einheitlicher Wissensbestand der Pflege entwickelt wird.

Pflegediagnosen beschreiben also Reaktionen auf Gesundheitsprobleme, auf welche Pflegende eigenverantwortlich einwirken: vorbeugend, beeinflussend oder fördernd. Pflegediagnosen sind somit Grundlage für

- die Entwicklung der Profession Pflege
- die Begriffsentwicklung in der Pflege
- die klinischen Entscheidungen in der Pflege
- die klinische Ergebnisqualität in der Pflege
- die Dokumentation in der Pflege
- eine einheitliche Fachsprache in der Pflege.

1.5.2 Definition der NANDA-Pflegediagnosen

1.5.2.1 Diagnose

Der Begriff *Diagnose* kommt aus dem Griechischen und bedeutet *unterscheiden!*
Laut dem Großen Brockhaus: „Unterscheidung", „Erkenntnis", „Erkennung".

Damit ist der Begriff als neutral anzusehen und nicht einer bestimmten Berufsgruppe vorbehalten. Er wird auch von vielen technischen Berufen verwendet.

Diagnostizieren bedeutet, die erlernbare Kunst des Erkennens von Zeichen, Symptomen, Faktoren und Ursachen bzw. die erlernbare Kunst des Beurteilens einer Ursache, einer Situation oder eines Problems auszuüben.

1.5.2.2. Definition der Pflegediagnose nach NANDA 1990

Eine Pflegediagnose ist die klinische Beurteilung der Reaktionen von Einzelpersonen, Familien oder sozialen Gemeinschaften auf aktuelle oder potentielle Probleme der Gesundheit oder im Lebensprozeß.
Pflegediagnosen liefern die Grundlage zur Auswahl von Pflegehandlungen und zum Erreichen erwarteter Pflegeziele, für welche die Pflegeperson die Verantwortung übernimmt.

In dieser Definition sind 3 Kernpunkte enthalten:

- Pflegepersonen beurteilen die Reaktionen des Patienten auf Gesundheitsprobleme oder Lebensprozesse
- Pflegepersonen wählen Maßnahmen aus, die sich auf menschliche Reaktionen richten, die in der Pflegediagnose beschrieben werden.
- Pflegepersonen sind für die Ergebnisse beim Patienten verantwortlich, welche aus den Pflegediagnosen abgeleitet werden.

1.5.2.3 Unterscheidungsformen der NANDA-Pflegediagnosen

Aktuelle Diagnosen beschreiben die gegenwärtigen Reaktionen des Patienten auf Gesundheitsprobleme oder Lebensprozesse. Sie werden von definierten Merkmalen begleitet, die die Diagnose bestätigen.

Hoch-Risiko-Diagnosen beschreiben ungesunde Reaktionen, die sich bei einem anfälligen Patienten entwickeln können. Risikodiagnosen werden durch das Vorhandensein von Risikofaktoren gestellt – Umweltfaktoren, physiologische, psychologische, genetische oder chemische Faktoren, welche die Anfälligkeit des Patienten auf ein gesundheitsschädigendes Ereignis erhöhen.

Gesundheitsdiagnosen beschreiben die Fähigkeiten und Ressourcen des Patienten, die er einsetzen kann, um sein Wohlbefinden zu verbessern.

Syndromdiagnosen bestehen aus einem Bündel von aktuellen und Hoch-Risiko-Diagnosen, die sie aufgrund einer bestimmten Situation oder eines bestimmten Ereignisses in sich vereinigen.

1.5.2.4 Zusammensetzung der NANDA-Pflegediagnosen anhand dreier Beispiele

Aktuelle Pflegediagnosen sind dreiteilig (PÄS) und bestehen aus dem *P*roblem, den Ursachen (*Ä*tiologie) und den Merkmalen (*S*ymptomen)

Problem oder Titel Bestimmungswort	**Körperliche Mobilität beeinträchtigt** in Verbindung mit (i/Z/m)
Ätiologie (Ursache, Umstände) Lokalisation	**neuromuskulären Schadens – Schwäche linke obere und untere Extremität** gekennzeichnet durch
Symptom	**verminderte Muskelkraft**

Hoch-Risiko-Pflegediagnosen sind zweiteilig und bestehen aus Problem und Risikofaktoren

Problem oder Titel	**Flüssigkeitsdefizit, hohes Risiko** In Verbindung mit (i/Z/m)
Risikofaktor	**Übermäßiger Verlust, z.B. bei Verbrennung**

Syndrompflegediagnosen bestehen aus einem Bündel von aktuellen und Hoch-Risiko-Diagnosen,

Inaktivitätssyndrom, hohes Risiko	
PD: Hautzustand, beeinträchtigt, hohes Risiko	PD: Atemfunktion, verändert, hohes Risiko
PD: Obstipationsgefahr	PD: Infektionsgefahr
PD: Gewebedurchblutung, verändert, hohes Risiko	PD: Körperlichen Mobilität, beeinträchtigt, hohes Risiko
PD: Aktivitätsintoleranz, hohes Risiko	PD: Verletzungsgefahr
PD: Machtlosigkeit	PD: Körperbildstörung
PD: Sinneswahrnehmung, verändert, hohes Risiko	

1.5.2.5 Bestimmungswörter der NANDA für Pflegediagnosen

Diese Tabelle enthält die von der *NANDA* empfohlenen Bestimmungswörter für *Pflegediagnosen.* Das Studium dieser Liste hilft, sich mit der Terminologie der Pflegediagnosen vertraut zu machen!

Bestimmungswort	*Definition*
Akut	Ernst, aber von kurzer Dauer
Beeinträchtigt	Verschlechtert, geschwächt, beschädigt, herabgesetzt, verschlimmert
Chronisch	Lang anhaltend, gewohnheitsmäßig
Dezimiert	Ganz oder teilweise leer, erschöpft
Dysfunktional	Abnormal, unvollkommenes Funktionieren
Exzessiv	Menge oder Anzahl größer als notwendig, erwünscht oder nützlich
Gesteigert	Form, Anzahl oder Menge vergrößert
Gestört	Erregt, unterbrochen, Schwankungen nach oben oder unten
Herabgesetzt	Geringere Größe, Menge oder Maß
Intermittierend	Endet oder beginnt in bestimmten Abständen, periodisch oder zyklisch

Bestimmungswort	*Definition*
Mangelhaft	Größe, Menge oder Maß ungenügend, fehlerhaft, unvollständig
Möglichkeit zu erhöhtem	Etwas größer oder besser zu machen (bei Gesundheitsverhalten)
Ungenügend	Bringt nicht den gewünschten Effekt hervor
Verändert	Abweichend von der Grundlinie

1.5.2.6 Warum Pflegediagnosen nach NANDA?

- Sie sind weit verbreitet und werden häufig verwendet
- Sie werden seit nunmehr 25 Jahren ständig weiterentwickelt
- Sie sind international anerkannt
- Sie ermöglichen einen nationalen und internationalen Vergleich
- Leistungsbezogene Fallpauschalen sind darauf aufgebaut

1.5.3 Unterscheidung zwischen Pflegediagnosen und medizinischen Diagnosen

Die Pflegediagnosen

- bezeichnen menschliche Reaktionen auf aktuelle oder potentielle Gesundheitsprobleme oder Lebensprozesse
- beschreiben die Familie oder Gemeinschaften als Funktionseinheit, z. B. *Familienbeziehung gestört, Elterliche Pflege verändert, soziale Interaktion beeinträchtigt*
- können sich stündlich, täglich, monatlich ändern – wann immer sich das Reaktionsmuster des Patienten ändert
- beziehen sich auf das Verhalten des Patienten und die physiologischen Reaktionen auf Gesundheitsprobleme oder Lebensprozesse. Manche Pflegediagnosen beschreiben physiologische Probleme, die Pflegekräfte selbständig oder in Zusammenarbeit mit Ärzten behandeln, z. B. *Flüssigkeitsdefizit – hohes Risiko, Atemvorgang – ungenügend*
- fallen in die rechtliche Zuständigkeit der Pflege, der pflegerischen Arbeit.

Die medizinischen Diagnosen

- sind Bezeichnungen für Krankheiten und Organstörungen
- bleiben gleich, bis die Krankheit oder Störung geheilt ist
- beziehen sich auf pathophysiologische Veränderungen im Körper
- fallen in die rechtliche Zuständigkeit der Ärzte, der medizinischen Arbeit.

1.6. Der diagnostische Prozeß

Pflegepersonen müssen sich bewußt werden, daß sie mit dem „Eigenverantwortlichen Tätigkeitsbereich", § 14 GuKG, die fachliche Weisungsfreiheit (Autonomie) erhalten haben, aber dadurch auch mehr Verantwortung als bisher tragen. D. h., sie haften für den Schaden, den sie infolge nicht fachgemäßer Behandlung verursachen. Dieser Bereich beinhaltet also die alleinige Verantwortung für alle erhobenen, geplanten, durchgeführten, aber auch für alle unterlassenen Pflegehandlungen.

Der diagnostische Prozeß beschreibt die Analyse, Interpretation und Synthese, also die klinische Beurteilung von Daten der Pflegeanamnese und hat das Produkt Pflegediagnose zur Folge. Er befaßt sich also mit den ersten beiden Schritten im Pflegeprozeß.

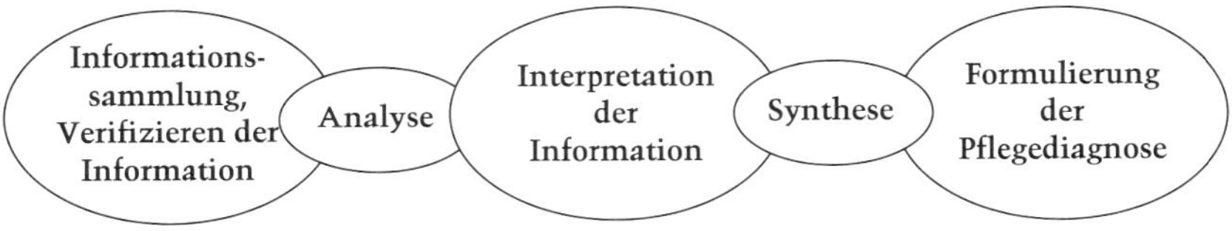

Der diagnostische Prozeß

Je genauer, spezifischer und kompletter die Pflegeanamnese durchgeführt wird, um so besser kann in den nachfolgenden Schritten des Pflegeprozesses damit gearbeitet werden. Stärken und Ressourcen des Patienten und seiner Bezugspersonen sollen ebenso Berücksichtigung finden wie seine Probleme. Eine möglichst ganzheitliche, sichere, effiziente und patientenorientierte Pflege kann nur auf eine umfassende Pflegeanamnese und korrekt erstellte Pflegediagnosen, d. h. auf einem qualitativ hochwertigen diagnostischen Prozeß, aufgebaut werden.

1.6.1. Filtern von Patientendaten

Nach Abschluß der Anamnese werden im Rahmen des diagnostischen Prozesses ...

- die Daten ausgewertet/überprüft
- die Daten organisiert/strukturiert
- Muster identifiziert/erste Eindrücke gesammelt
- die Daten dokumentiert und weitergegeben
- durch Analyse und Synthese diagnostische Hypothesen gebildet
- und die definitiven Pflegediagnosen formuliert.

Folgende Fragen können helfen, schnell die nötigen Daten herauszufiltern:

- Welche Anzeichen und Symptome hat der Patient?
- Welche Aufnahmebefunde sind für den Patienten abnorm?
- Wie beeinträchtigt bestimmtes Verhalten die Befindlichkeit des Patienten?
- Welche Stärken oder Schwächen hat der Patient, die seinen Gesundheitsstatus beeinflussen?
- Versteht er seine Krankheit und die Behandlung?
- Wie beeinflußt die Umgebung die Gesundheit des Patienten?
- Wie reagiert der Patient auf sein Gesundheitsproblem? Will er seinen Gesundheitszustand ändern?
- Wie ist das Verhältnis des Patienten zu seiner Familie? Wie ist seine Beziehung zu seiner anderen Umgebung?
- Können die von mir festgestellten Probleme des Patienten mit Pflegemaßnahmen beeinflußt werden?
- Muß ich für meine Diagnosen noch weitere Informationen einholen?

Drei Arten von Problemen können zu Fehlern bei der Erstellung von Pflegediagnosen führen

- Ungenaue Datenerhebung
- Ungenaue Dateninterpretation
- Fehlendes Wissen über oder mangelnde Erfahrung mit Pflegediagnosen.

1.6.2 Auswertung der Patientendaten

- Seien Sie unvoreingenommen, und machen Sie sich Ihre Vorurteile bewußt.
- Probieren Sie verschiedene Möglichkeiten der Dateninterpretation aus (diagnostische Hypothesen).
- Entwickeln Sie verschiedene Pflegediagnosen, und prüfen Sie, welche am besten zu den erhobenen Daten paßt. Vergleichen Sie ähnliche Pflegediagnosen und deren Definitionen, Ursachen, Merkmale und Risikofaktoren mit den Problemen, Merkmalen und Symptomen des Patienten. Damit begründen Sie die Pflegediagnose. Erstellen Sie Pflegediagnosen nicht nur aufgrund Ihrer Intuition, sondern anhand von Beweisen. Sind diese (noch) nicht erkennbar, dann beschreiben Sie die Pflegediagnose als Verdachtsdiagnose und erhöhen Sie gegebenenfalls die Häufigkeit und

Intensität Ihrer Überwachung, um rechtzeitig Merkmale und Symptome zu erfassen.
- Informieren Sie sich über Gesundheitsprobleme, die bei der Gruppe von Patienten, mit der Sie arbeiten, häufig auftreten. Lesen Sie Krankenpflegefachzeitschriften, besonders solche, die sich mit klinischen Problemen im Zusammenhang mit Pflegediagnosen beschäftigen.
- Fragen Sie den Patienten, worin seiner Meinung nach sein Problem besteht (Patientenverifikation).
- Besprechen Sie sich mit anderen Pflegepersonen, und fragen Sie nach deren Analyse der Patientendaten.

Bedenken Sie, daß bei manchen Pflegediagnosen für die Planung der Maßnahmen und/oder deren Durchführung andere Berufsgruppen im Gesundheitswesen eingebunden werden müssen. Entscheidend dafür ist der Zuständigkeitsbereich/Kompetenzbereich der jeweiligen Berufsgruppe (Pflege, Mediziner, Therapeuten).

1.6.3 Formulieren von Pflegediagnosen

- *Aktuelle Pflegediagnosen (dreiteilig)*
  Verwenden Sie zur Beschreibung der Pflegediagnose das PÄS-Format (Problem – Ätiologie – Symptom/Merkmal).
  Um das Problem mit der Ätiologie oder den „verwandten" Faktoren zu verknüpfen, verwenden Sie die Formulierung „in Verbindung mit" (i/V/m) oder „im Zusammenhang mit" (i/Z/m) und „gekennzeichnet durch", um die Pflegediagnose mit Symptomen und Merkmalen zu begründen.
  Beispiel: Beeinträchtigte verbale Kommunikation in Verbindung mit Sprachbarrieren, gekennzeichnet durch die Unfähigkeit, Deutsch zu sprechen oder zu verstehen, und durch die Verwendung der Muttersprache.

- *Hoch-Risiko-Diagnose (zweiteilig)*
  Verwenden Sie zur Beschreibung der Pflegediagnose das PR-Format (Problem – Risikofaktor).
  Um das potentielle Problem mit den Risikofaktoren zu verknüpfen, verwenden Sie die Formulierung „in Verbindung mit" (i/V/m).
  Beispiel: Gewebeschädigung, hohes Risiko, in Verbindung mit Bettlägrigkeit.

- *Gesundheitspflegediagnosen (einteilig)*
  Um das zu verbessernde Verhalten/Gebiet zu beschreiben, ver-

wenden Sie die Formulierung „Möglichkeit für gesteigerte(s)" vor der Bezeichnung.
Beispiel: Möglichkeit für gesteigerte elterliche Pflege.

- *Syndrompflegediagnosen (einteilig)*
  Benennen Sie eine der drei Syndrompflegediagnosen.
  Beispiel: Inaktivitätssyndrom, Vergewaltigungssyndrom.
- *Verdachtspflegediagnosen,* diagnostische Hypothese *(einteilig oder zweiteilig)*
  Benennen Sie das mögliche Problem und, wenn möglich, die Ursache, die sie veranlaßt, die Pflegediagnose zu vermuten.
  Beispiel: Möglichkeit eines veränderten Sexualverhaltens in Verbindung mit einer Mastektomie.

Stellen Sie sicher, daß Pflegediagnosen die Pflegemaßnahmen bestimmen

Pflegediagnosen müssen möglichst so beschrieben werden, daß sie die Pflegemaßnahmen begründen. Falls jemand die Pflegediagnose überprüft, sollte sie die Frage „Was kann die Pflege dagegen tun?" beantworten.

Richtig: Freihalten der Atemwege ungenügend, in Verbindung mit (i/V/m) vermehrtem dickflüssigem Sekret und Schmerzen beim Husten.

Falsch: Freihalten der Atemwege ungenügend, in Verbindung (i/V/m) mit Pneumonie.

Regel: Beschreiben Sie die Pflegediagnosen so, daß der zweite Teil, die „verwandten" (Risiko-)Faktoren die Pflegemaßnahmen bestimmen. Wenn dies nicht möglich ist, dann stellen Sie sicher, daß das Problem die Pflegemaßnahmen bestimmt.

Verwenden Sie die Terminologie der Pflegediagnosen korrekt

- Falls nötig verwenden Sie qualitative oder quantitative Adjektive (Bestimmungswörter) zum genauen Beschreiben der Pflegediagnosen (siehe Bestimmungswörter der NANDA).
  Beispiel: Schlucken – *beeinträchtigt,* Atemvorgang – *ungenügend*
- Wenn die NANDA „spezifizieren" vorschlägt, sollten Sie die Pflegediagnose genauer beschreiben, um sie klarzustellen.
  Beispiel: Hautdefekt bestehend – *rechte Ferse*
- Wenn die Pflegediagnose Wissensdefizit gestellt wird, beschreiben Sie nach einem Doppelpunkt das fehlende Wissen.
  Beispiel: Wissensdefizit: *Durchführung einer Insulininjektion.*

Welche Fehler können beim Schreiben von Pflegediagnosen auftreten?

Folgende Tips können helfen, Fehler, die beim Schreiben von Pflegediagnosen häufig gemacht werden, zu erkennen und zu vermeiden.

	FALSCH	RICHTIG
Nennen sie kein Problem, das von Pflegemaßnahmen nicht beeinflußt werden kann. Konzentrieren Sie sich auf Probleme, die pflegerischem Handeln zugänglich sind!	Unterschenkelamputation aufgrund von Diabetes mellitus	Hautdefekt, hohes Risiko, in Verbindung mit einem Wissensdefizit: Stumpfpflege und Umgang mit der Prothese
Nennen Sie nicht eine Pflegemaßnahme anstatt einer Pflegediagnose. Beschreiben Sie die Reaktion des Patienten auf ein Gesundheitsproblem oder einen Lebensprozeß!	Regelmäßige Katheterisierung aufgrund von Inkontinenz	Reflexinkontinenz in Verbindung mit einer neuromuskulären Beeinträchtigung
Definieren Sie eine angemessene emotionale Reaktion nicht als ungesund. Konzentrieren Sie sich vielmehr auf damit zusammenhängende Probleme, die Einfluß auf die Bewältigungsform des Patienten haben!	Wut aufgrund der Diabetesdiagnose	Kooperationsbereitschaft fehlend, in Verbindung mit der Notwendigkeit, eine Diabetesdiät einzuhalten
Achten Sie darauf, daß Ihre eigenen Vorurteile und Wertmaßstäbe nicht verdecken, wie der Patient selbst seinen Gesundheitszustand wahrnimmt. Diagnosen, die sich aus subjektiven Daten ableiten, sollten vom Patienten bestätigt werden!	Soziale Isolation, weil er sich weigert, sich besuchen zu lassen	Vielleicht ist überhaupt keine Diagnose nötig. Der Patient möchte z. B. während seiner Krankheit alleine sein
Schreiben Sie keine rechtlich bedenklichen Formulierungen!	Ungenügendes Freihalten der Atemwege aufgrund von Schwierigkeiten mit dem Absauggerät	Freihalten der Atemwege, ungenügend, in Verbindung mit dickem, zähem Sekret, das nicht ausgehustet werden kann

	FALSCH	RICHTIG
Schreiben Sie keine Tautologien (bei der die Bezeichnung und die Ätiologie gleich sind). Die Ätiologie soll die umweltbedingten, physiologischen, psychologischen, sozialen und spirituellen Faktoren benennen, die zur Entwicklung oder Fortdauer der Diagnose beitragen!	Störung der Schlafgewohnheiten aufgrund von häufigem Erwachen	Schlafgewohnheiten, gestört, in Verbindung mit der ungewohnten Umgebung
Nennen Sie nicht ein Pflegeproblem anstatt eines Patientenproblems!	Schwierigkeiten beim Absaugen aufgrund von dickem Sekret	Freihalten der Atemwege, ungenügend, in Ver bindung mit zähem Trachealsekret
Stellen Sie die beiden Teile der Diagnose nicht um!	Versteht die Diabetesdiät nicht, aufgrund fehlender Kooperationsbereitschaft	Kooperationsbereitschaft fehlend, in Verbindung mit Unverständnis gegenüber der Diabetesdiät

(Vgl. Ruth Probst et al., Der Pflegeprozeß in der Praxis, Verlag Hans Huber, Bern 1997, Seite 89)

Pflegediagnosen sind also

- keine diagnostische Maßnahme
- kein Problem mit Geräten oder Gegenständen
- kein Problem einer Pflegeperson mit einem Patienten
- kein Pflegeziel
- keine Pflegemaßnahme, keine medizinische Diagnose oder Behandlung!

2. Pflegediagnosen, Pflegeziele, Pflegemaßnahmen

Pflegediagnose 1.5.1.1. nach der NANDA-Taxonomie

Gasaustausch, beeinträchtigt

Thematische Gliederung: ***Luft***

Definition

Störung des Sauerstoff- oder Kohlendioxidaustausches in den Lungen oder auf zellulärer Ebene.

Mögliche Ursachen

- Gestörtes Verhältnis zwischen Ventilation und Perfusion
- Veränderter Blutstrom (z. B. Lungenembolie, Lungenödem, erhöhter Gefäßwiderstand)
- Alveolär-kapilläre Veränderungen an den Membranen (z. B. akutes respiratorisches Distreßsyndrom [ARDS]), chronische Zustände wie Pneumokoniose, Asbestose/Silikose
- Veränderte Sauerstoffzufuhr (z. B. Höhenkrankheit)
- Veränderte Sauerstoffbindungskapazität des Blutes (z. B. bei Sichelzell-/anderer Anämie, Kohlenmonoxydvergiftung)

Merkmale

aus der Sicht des Patienten

- Dyspnoe
- Gefühl von unmittelbarer Bedrohung (Angst zu ersticken, keine Luft mehr zu bekommen)
- Unruhe
- Unfähigkeit, Sekret auszuhusten
- Reizbarkeit
- Müdigkeit

Anmerkung

Im Falle einer Diagnosenstellung – Weiterleiten zur ärztlichen Einschätzung. (Ein beeinträchtigter Gasaustausch stellt nach Carpenito [1997] keinen Zustand dar, den Pflegepersonen unabhängig behandeln können. Aber Pflegende können die funktionellen Verhaltensmuster behandeln, die ein beeinträchtigter Gasaustausch beeinflußt, wie z. B. Aktivität, Schlaf, Ernährung und Sexualität. Von daher beschreibt Aktivitätsintoleranz, beeinflußt durch unzureichende Sauerstoffversorgung, treffender den pflegerischen Handlungsschwerpunkt.

aus der Sicht der Pflegeperson

- ❑ Verwirrtheit
- ❑ Unruhe
- ❑ Unfähigkeit, Sekret auszuhusten
- ❑ Hypoxie
- ❑ Somnolenz
- ❑ Reizbarkeit
- ❑ Hyperkapnie
- ❑ Veränderte Hautfarbe (Röte, Blässe, Zyanose)
- ❑ Veränderte Vitalzeichen (Tachycardie)

Patientenbezogene Pflegeziele

1. Der Patient zeigt eine verbesserte Ventilation und ausreichende Sauerstoffversorgung des Gewebes.
2. Der Patient weist keine Symptome eines beeinträchtigten Gasaustausches auf (belegt durch arterielle Blutgase im Rahmen der normalen Werte des Patienten).
3. Der Patient spricht aus, die ursächlichen Faktoren und entsprechende Maßnahmen zu verstehen.
4. Der Patient beteiligt sich im Rahmen der Möglichkeiten/der Situation an der Behandlung (z. B. wirksames Aushusten, Sauerstofftherapie, Inhalation, etc).
5. Der Patient zeigt eine normale Atemfrequenz und -muster.

Maßnahmen

I. Ermitteln der ursächlichen/begünstigenden Faktoren

Beachten Sie, ob ursächliche/begünstigende Umstände vorhanden sind (vgl. *PD 1.5.1.2 Freihalten der Atemwege, ungenügend; PD 1.5.1.3. Atemvorgang ungenügend*).

II. Ermitteln des Ausmaßes der Beeinträchtigung

1. Beobachten Sie Atemfrequenz, Gebrauch der Atemhilfsmuskulatur und typische Zyanosegebiete (Nagelbett, Lippen oder generell aschgraue Farbe).
2. Ermitteln Sie den Bewußtseinszustand. Achten Sie auf Zeichen der Somnolenz und Klagen über Kopfschmerzen.
3. Überwachen Sie Vitalzeichen und Herzrhythmus.
4. Ermitteln Sie die Aktivitätstoleranz und die Selbstpflegefähigkeit.

5. Ermitteln Sie die Auswirkung der Krankheit auf das Selbstwertgefühl/Körperbild.

III. Förderung des Wiedererlangens der optimalen Funktionsfähigkeit und die Verhütung von Komplikationen

1. Halten Sie die Atemwege frei, erhöhen Sie den Kopfteil des Bettes, lagern Sie den Patienten korrekt. Falls angezeigt, saugen Sie Sekret ab und sorgen Sie für Hilfsmittel, um die Atmung zu erleichtern.
2. Sorgen Sie für optimale Ausdehnung des Brustkorbes und Abfluß des Sekretes durch häufigen Lagewechsel. Fordern Sie den Patienten auf, tief durchzuatmen und auszuhusten.
3. Sorgen Sie, nach ärztlicher Anordnung, für Sauerstoffzufuhr, wenn es aufgrund von Laborresultaten und Symptomen des Patienten angezeigt ist.
4. Sorgen Sie in Absprache mit dem Arzt für eine ausreichende Flüssigkeitszufuhr, um die Mobilisation der Sekrete zu erleichtern, achten Sie auf Zeichen der Überwässerung.
5. Bei Gabe von Beruhigungsmitteln achten Sie auf eine Atemdepression.
6. Sorgen Sie für angemessene Ruhe- und Aktivitätsphasen entsprechend den Möglichkeiten des Patienten. Sorgen Sie für eine ruhige, erholsame Umgebung.
7. Unterstützen Sie den Patienten, indem Sie seine Fragen und Sorgen anhören.
8. Verabreichen Sie verordnete Medikamente und überwachen Sie deren Wirkungen und Nebenwirkungen.
9. Unterstützen Sie den Patienten bei diagnostischen und therapeutischen Maßnahmen.
10. Bei Gebrauch von Respiratoren überwachen Sie die Beatmung.
11. Sorgen Sie nach Möglichkeit dafür, daß der Patient den Kontakt mit bekannten Allergenen vermeidet.
12. Helfen Sie bei atemstimulierenden Einreibungen (ASE) mit.

IV. Förderung des Wohlbefindens

1. Beraten Sie den Patienten über Risikofaktoren, besonders im Zusammenhang mit Umwelt- und Arbeitsbedingungen.
2. Besprechen Sie die Auswirkungen des Rauchens im Zusammenhang mit der Erkrankung.
3. Ermutigen Sie den Patienten und Bezugspersonen, das Rauchen aufzugeben und an Entwöhnungsprogrammen teilzunehmen.
4. Regen Sie bei Bedarf Entspannungsübungen und streßreduzierende Techniken an.

5. Betonen Sie die Notwendigkeit angemessener Ruhe, ermutigen Sie den Patienten aber gleichzeitig zur Aktivität im Rahmen seiner Möglichkeiten.
6. Vermitteln Sie, wenn erforderlich, die Abklärung für den beruflichen Wiedereinstieg bzw. Umschulung.
7. Sorgen Sie bei Bedarf für Sauerstofftherapie und Sicherheit zu Hause.
8. Informieren Sie den Patienten über Beratungsstellung und Selbsthilfegruppen.

Pflegediagnose 1.5.1.2. nach der NANDA Taxonomie

Freihalten der Atemwege, ungenügend

Thematische Gliederung: ***Luft***

Definition
Ein Zustand, bei dem ein Patient unfähig ist, Sekrete oder Hindernisse des Respirationstraktes zu entfernen, um die Atemwege freizuhalten.

Mögliche Ursachen

- Tracheobronchiale Infektion, Obstruktion, erhöhte Sekretion
- Verminderte Kraft/Müdigkeit (verminderte Muskeltätigkeit des Respirationstraktes bei Sedierung, Analgesie, Erschöpfung, Immobilität)
- Veränderte Wahrnehmung, veränderter Bewußtseinszustand, kognitive Einschränkungen
- Trauma
- Schmerzen

Merkmale

aus der Sicht des Patienten

- Äußerungen des Patienten über Probleme bei der Atmung
- Furcht
- Erschöpfung

aus der Sicht der Pflegeperson

- Abnormale Atemgeräusche; Rasselgeräusche, Pfeifen, Giemen, Stridor
- Veränderungen der Atmung (Tiefe, Rhythmus, Frequenz)
- Tachypoe, Dyspnoe, Apnoe
- Husten, mit oder ohne Sputum
- Zyanose
- Furcht, Unruhe
- Gebrauch der Atemhilfsmuskulatur
- Erstickungsanfälle
- Vermehrte, zähflüssige Sekretion

Patientenbezogene Pflegeziele

1. Der Patient hat freie Atemwege.
2. Der Patient hustet effektiv ab und hat keine auffälligen Atemgeräusche.
3. Der Patient zeigt verminderte Sekretansammlung in einem Maß, daß normale und freie Atmung möglich ist.
4. Der Patient kennt und führt Abhusttechniken durch, um das Freihalten der Atemwege zu verbessern.
5. Der Patient beteiligt sich im Rahmen seiner Möglichkeiten und Situation an der Behandlung.
6. Der Patient erkennt mögliche Komplikationen und ergreift entsprechende Maßnahmen.
7. Der Patient kennt erforderliche präventive Maßnahmen, um die Atemwege freizuhalten.

Maßnahmen

I. Ausreichendes Offenhalten der Atemwege

1. Ermitteln Sie ursächliche/begünstigende Faktoren.
2. Lagern Sie den Kopf den individuellen Bedürfnissen und dem Zustand des Patienten entsprechend.
3. Saugen Sie bei Bedarf den Nasen-Rachenraum ab, um die Atemwege freizuhalten.
4. Setzen Sie mit Vorsicht einen oralen Tubus (Guedel-Tubus) ein, wenn die anatomische Lage der Zunge nicht beibehalten werden kann.
5. Assistieren Sie bei Maßnahmen, die zum Eröffnen/Offenhalten der Atemwege dienen (z. B. Bronchoskopie, Tracheostomie).
6. Halten Sie die Umgebung entsprechend der individuellen Situation allergenfrei (z. B. kein Staub, kein Daunenkissen, kein Rauch).

II. Mobilisieren des Sekretes

1. Fördern Sie den Auswurf des Sekretes durch Stützen des Thorax und Gegendruck auf die Wunde.
2. Verabreichen Sie nach ärztlicher Anordnung Schmerzmittel, um das Aushusten zu erleichtern. (Achtung: Überdosierung kann die Atmung und das Aushusten vermindern!).
3. Geben Sie Expektorantien/Bronchodilatatoren nach ärztlicher Verordnung.
4. Beachten Sie die Flüssigkeitszufuhr nach Absprache mit dem Arzt (Flüssigkeitsbilanz). Überwachen Sie den Patienten auf Zeichen/

Symptome der Herzinsuffizienz, wie Pfeifen, Ödeme, Gewichtszunahme.

5. Fördern Sie das Trinken von warmen, anstatt von kalten Getränken.
6. Sorgen Sie, falls nötig, für eine zusätzliche Befeuchtung.
7. Sorgen Sie für ausreichende Belüftung, Lagedrainage und Abklopfen.
8. Leiten Sie den Patienten bei Atemtherapien an. (Intermittent Positive Pressure Breathing [IPPB], Spirometer).
9. Informieren Sie über Nebenwirkungen und Beeinträchtigung aufgrund des Rauchens (Wiederaufbau der Flimmerhaare).
10. Fördern Sie in Zusammenarbeit mit anderen Berufsgruppen die körperliche Mobilität.

III. Ermitteln von Veränderungen und Komplikationen

1. Erheben Sie in vereinbarten Zeiträumen einen Atemstatus (Atemgeräusche, Frequenz, Atembewegung, Atemtiefe, Rhythmus, Zyanose, Sekretbildung).
2. Überwachen Sie die Vitalzeichen (Blutdruck und Puls).
3. Achten Sie auf Zeichen der Atemnot (Erhöhung der Atemfrequenz, Unruhe/Furcht, Einsatz der Atemhilfsmuskulatur).
4. Beurteilen Sie Veränderungen der Schlafgewohnheiten, Schläfrigkeit während des Tages.
5. Beobachten Sie die Wirkung der medikamentösen Therapie und/oder das Auftreten von Nebenwirkungen (Antibiotika, Steroide, Expektorantien, Bronchodilatatoren, Sedativa).
6. Beobachten Sie Zeichen/Symptome einer Infektion (Fieber, Atemnot, Veränderungen der Farbe, Menge und Beschaffenheit des Sputums). Entnehmen Sie eine angeordnete Sputumprobe möglichst vor Beginn der Antibiotikatherapie.
7. Informieren Sie sich regelmäßig über arterielle Blutgasanalysen/Röntgenbilder.
8. Erkennen und dokumentieren Sie Zeichen einer Besserung.

IV. Förderung des Wohlbefindens

1. Ermitteln Sie den Wissensstand des Patienten über begünstigende Ursachen, Behandlung, spezifische Medikamente und therapeutische Maßnahmen.
2. Informieren Sie den Patienten über die Notwendigkeit, das Sputum auszuhusten und auszuspucken, anstatt zu schlucken, um Veränderungen der Farbe und Menge zu beobachten.
3. Demonstrieren Sie die Lippenbremse oder Zwerchfellatmung.

4. Instruieren Sie präoperativ Atemübungen, Aushusten, den Einsatz von Apparaten (Spirometer), die angewendet werden müssen.
5. Informieren Sie über den Gebrauch von nächtlichen Atmungshilfen für die Behandlung der Schlaf-Apnoe (CPAP).

Pflegediagnose 1.5.1.3. nach der NANDA Taxonomie

Atemvorgang, ungenügend

Thematische Gliederung: ***Luft***

> **Definition**
> Der Zustand, bei dem der Inspirations- und/oder Exspirationsvorgang eines Patienten zu einer ungenügenden Füllung oder Entleerung der Lunge führt.

Mögliche Ursachen

- Neuromuskuläre/muskuloskelettäre Beeinträchtigung
- Angst
- Schmerz
- Wahrnehmungs-/Bewußtseinsstörung
- Verminderte Kraft/Müdigkeit
- Ineffektiver Husten
- Tracheobronchiale Infektion
- Veränderung des normalen O_2/CO_2-Verhältnisses, z. B. O_2-Therapie bei chronisch obstruktiver Lungenerkrankung (COPD).
- Herz-Kreislaufstörung
- langjähriges Rauchen

Merkmale

aus der Sicht des Patienten

- Kurzatmigkeit

aus der Sicht der Pflegeperson

- Dyspnoe
- Fremitus
- Husten
- Veränderungen der Atemtiefe
- Nasenflügelatmung, Gebrauch der Atemhilfsmuskulatur
- Atmen mit der Lippenbremse, verlängerte Exspirationsphase
- Einnahme der 3-Punkte-Stellung/Kutscherstellung
- Zyanose, abnorme arterielle Blutgaswerte
- Verminderte Vitalkapazität
- Tachykardie
- Fieber

Patientenbezogene Pflegeziele

1. Der Patient atmet normal und wirksam.
2. Der Patient zeigt normale Blutgaswerte und O_2-Sättigung.
3. Der Patient spricht aus, sich der ursächlichen Faktoren bewußt zu sein.
4. Der Patient zeigt angepaßte Bewältigungsformen und Veränderungen in der Lebensweise.

Maßnahmen

I. Ermitteln der ursächlichen/begünstigenden Faktoren

1. Beobachten Sie den Patienten, um die Art der Atemgeräusche und das Vorhandensein von Sekreten festzustellen.
2. Beobachten Sie die Art des Atemvorganges: Tachypnoe, Cheyne-Stokes-Atmung, andere abweichende Atemmuster.
3. Informieren Sie sich über den Schweregrad der akuten/chronischen Erkrankung, um den Atemvorgang zu beurteilen.
4. Achten Sie auf Körperreaktionen; Kribbeln in den Fingern könnte durch Hyperventilation verursacht werden.
5. Ermitteln Sie begleitende Schmerzen/Unwohlsein.
6. Informieren Sie sich über die Laborwerte: Blutgaswerte (Sauerstoffsättigung, CO_2-Retention), und die Atemfunktion (Vitalkapazität/Atemzugsvolumen).

II. Schaffen von Erleichterung durch Beeinflussung der ursächlichen Faktoren

1. Verabreichen Sie Sauerstoff nach ärztlicher Anordnung.
2. Saugen Sie bei Bedarf ab (Mundhöhle und Nasen-Rachenraum).
3. Helfen Sie bei der Bronchoskopie oder beim Einlegen einer Thoraxdrainage mit.
4. Erhöhen Sie den Kopfteil des Bettes, um einem Reflux vorzubeugen und damit der Patient besser durchatmen kann.
5. Unterstützen Sie den Patienten beim Atemvorgang durch Anleiten zu langsameren/tieferen Atemzügen und dem Gebrauch der Lippenbremse.
6. Bewahren Sie Ruhe beim Umgang mit den Patienten/Bezugsperson(en).
7. Unterstützen Sie den Patienten bei der Anwendung von Entspannungstechniken.
8. Befassen Sie sich mit der eventuell vorhandener Furcht/Angst des Patienten (vgl. *PD 9.3.2. Furcht; PD 9.3.1 . Angst*).

9. Lassen Sie den Patienten bei Hyperventilation in einen Sack atmen.
10. Sorgen Sie für Schmerzlinderung, wenn der Schmerz eine Ursache des ungenügenden Atemvorganges ist (vgl. *PD 9.1.1.1. Schmerzen, chronisch; PD 9.1.1. Schmerzen*).
11. Leisten Sie, wenn notwendig, Gegendruck auf den Brustkorb, um das Aushusten zu erleichtern.
12. Ermutigen Sie den Patienten, eine möglichst bequeme Haltung einzunehmen.
13. Verabreichen Sie auf ärztliche Anordnung Medikamente, um vertieftes Atmen und Aushusten zu erleichtern.
14. Achten Sie darauf, daß der Patient sich nicht überißt bzw. blähende Nahrungsmittel zu sich nimmt, die zu einer Verdauungsstörung führen können.
15. Mobilisieren Sie den Patienten nach den individuellen Möglichkeiten.
16. Lagern Sie den Patienten häufig um, wenn Immobilität eine Ursache des ungenügenden Atemvorganges ist.
17. Sorgen Sie für den Gebrauch von Apparaten (Spirometer), um die Atmung zu vertiefen.
18. Überwachen Sie Respirator/Zwerchfellstimulator, Schaukelbett, Apnoe-Monitor usw., wenn neuromuskuläre Beeinträchtigungen vorhanden sind.
19. Wenden Sie Einreibungen zur basalen Stimulation der Atemmuskulatur an.

III. Fördern des Wohlbefindens

1. Überprüfen Sie Ursachen und mögliche Bewältigungsstrategien, demonstrieren und unterrichten Sie richtiges Aushusten und tiefes Atmen.
2. Zeigen Sie, wie die Atemfrequenz bewußt kontrolliert werden kann.
3. Optimieren Sie die Bemühungen durch gute Haltung und wirksamen Einsatz der Hilfsmuskulatur.
4. Leiten Sie den Patienten an, Atemübungen zu erlernen: Zwerchfell-, Bauchatmung und Lippenbremse, Einatmen durch die Nase, Ausatmen durch den Mund.
5. Empfehlen Sie kräftesparende Techniken, und planen Sie Pausen bei Aktivitäten ein.
6. Instruieren und überprüfen Sie die korrekte und sichere Anwendung der Sauerstofftherapie zu Hause.

7. Ermutigen Sie den Patienten zu ausreichenden Ruhepausen zwischen den Selbstpflegeaktivitäten.
8. Sprechen Sie über den Zusammenhang zwischen Rauchen (aktiv und passiv) und Atemfunktion.
9. Informieren Sie über Selbsthilfegruppen.

Pflegediagnose 1.5.1.3.1. nach der NANDA Taxonomie

Spontanatmung, ungenügend

Thematische Gliederung: *Luft*

Definition
Ein Zustand, in dem der Patient eine lebenssichernde Atmung durch verminderte Energiereserven nicht aufrechterhalten kann.

Mögliche Ursachen

- Stoffwechselfaktoren
- Erschöpfung der Atemmuskulatur

Merkmale

aus der Sicht des Patienten

- Dyspnoe
- Furcht

aus der Sicht der Pflegeperson

- Erhöhte Stoffwechselrate
- Vermehrte körperliche Unruhe
- Vermehrter Einsatz der Atemhilfsmuskulatur
- Verminderung des Atemzugvolumen
- Tachykardie
- Erniedrigter PO_2
- Erhöhter PCO_2
- Beeinträchtigte Kooperation
- Niedrige Sauerstoffsättigung

Patientenbezogene Pflegeziele

1. Der Patient erlangt wieder/hält mit Hilfe der künstlichen Beatmung ein wirksames Atemmuster aufrecht, ohne Atelektasen/Betätigung der Atemhilfsmuskulatur, Zyanose und weitere Zeichen einer Hypoxie. Die Werte der arteriellen Blutgasanalyse/SO_2 sind im Normbereich.
2. Der Patient arbeitet an der Entwöhnung vom Respirator mit.
3. Die Pflegeperson gewährleistet die notwendige Überwachung und

Unterstützung, um die selbständige Atemfunktion wieder zu erlangen und/oder aufrechtzuerhalten.

Maßnahmen

I. Ermitteln des Ausmaßes der Beeinträchtigung

1. Ermitteln Sie das Atemmuster bei Spontanatmung. Beobachten Sie Atemfrequenz, Atemtiefe, Symmetrie der Brustkorbbewegungen, Betätigung der Atemhilfsmuskulatur.
2. Horchen Sie die Atemgeräusche ab. Beobachten Sie, wo diese vorhanden/nicht vorhanden sind und ob sie gleichmäßig oder unregelmäßig sind.
3. Informieren Sie sich über arterielle Blutgaswerte, eventuell vorhandene Lungenfunktionswerte oder die jeweiligen Parameter am Respirator (Volumina und Drücke).
4. Informieren Sie sich über die Röntgenbefunde.
5. Überwachen und dokumentieren Sie die Wirkung der Atemtherapie (z. B. Bronchodilatatoren, Sauerstoffzufuhr, atemphysikalische Therapie).

II. Überwachen der Beatmung

1. Korrektes Aufrüsten und anschließende Funktionskontrolle des Respirators, *bevor* der Patient angeschlossen wird.
2. Beobachten Sie das Atemmuster. Achten Sie auf die Atemfrequenz, unterscheiden Sie zwischen Spontanatemzügen und kontrollierter Beatmung durch den Respirator.
3. Verabreichen Sie Sedativa nach Anordnung (z. B. um die Atemzugfrequenz in einer für den Patienten physiologischen Höhe zu halten; um Atemarbeit/Energieverbrauch zu reduzieren).
4. Stellen Sie sicher, daß die Atemzüge des Patienten mit dem Respirator synchron sind (bei spezifischer Beatmungseinstellung).
5. Führen Sie die Bronchialtoilette entsprechend den geltenden Richtlinien durch.
6. Überprüfen Sie den Cuffdruck des endotrachealen Tubus regelmäßig.
7. Vermeiden Sie die Verlegung bzw. Abknicken des Tubus, und kontrollieren Sie die korrekte Lage durch Abhorchen bzw. Markierung in cm (Zahn, Lippe). Saugen Sie bei Bedarf ab.
8. Kontrollieren Sie die Funktionsfähigkeit der Alarmvorrichtungen des Respirators. Liegt eine Fehlfunktion vor, die nicht behoben werden kann, tauschen Sie den Respirator und führen Sie die Beatmung mittels Beatmungsbeutel manuell durch. Vergewissern Sie

sich, daß die Warnsignale auch im Stationszimmer gehört werden können.

9. Führen Sie regelmäßige Kontrollen der am Respirator eingestellten Parameter durch. Passen Sie diese nach ärztlicher Anordnung an.
10. Überprüfen Sie ständig die Parameter des Respirators (AZV, MV, Frequenz, O_2, Beatmungsdrücke), um auf eventuelle Veränderungen der diversen Parameter (z. B. Abfall des MV durch undichten Cuff, loser Beatmungsschlauch usw.) rasch reagieren zu können.
11. Achten Sie auf Befeuchtung und Anwärmung der Inspirationsluft; halten Sie die Befeuchtung zur Verflüssigung der Sekrete aufrecht.
12. Horchen Sie regelmäßig die Atemgeräusche ab. Achten Sie auf rasselnde und brodelnde Geräusche, die sich auch bei Husten/Absaugen nicht beheben lassen und auf mögliche Komplikationen (Atelektasen, Pneumonie, akuter Bronchospasmus, Lungenödem) hinweisen können.
13. Saugen Sie bei Bedarf ab, um Sekretansammlungen zu entfernen.
14. Beobachten Sie Veränderungen der Thoraxsymmetrie, die auf eine falsche Lage des Tubus und Auftreten eines Barotraumas hinweisen können.
15. Bewahren Sie einen Beatmungsbeutel in Reichweite auf. Führen Sie, wenn angezeigt, die manuelle Beatmung durch (Patient wird z. B. für das Absaugen oder zur Störungssuche bei technischen Problemen vom Respirator abgehängt).

III. Vorbereiten/assistieren bei der Entwöhnung vom Respirator

1. Ermitteln Sie die körperliche/psychische Bereitschaft des Patienten zur Entwöhnung.
2. Erklären Sie dem Patienten Vorgehen/Methoden, individuellen Plan und Erwartungen der Entwöhnung.
3. Erhöhen Sie den Kopfteil des Bettes, um z. B. einem Reflux vorzubeugen und damit der Patient besser durchatmen kann.
4. Unterstützen Sie den Patienten durch physikalische Therapie und patientenadaptiertes Entwöhnen, die „Atemkontrolle" zu übernehmen.
5. Üben Sie mit dem Patienten langsam und tief durchzuatmen, die Bauchatmung/Lippenbremse einzusetzen, eine bequeme Haltung einzunehmen und Entspannungstechniken anzuwenden, um die Atemfunktion auf ein Höchstmaß zu verbessern.

6. Unterstützen Sie den Patienten beim Einüben wirksamer Hustentechnik zur Sekretlösung/-entfernung.
7. Sorgen Sie für eine ruhige Umgebung. Schenken Sie dem Patienten ihre volle Aufmerksamkeit.
8. Beziehen Sie die Familie und Bezugspersonen mit ein.
9. Sorgen Sie für Beschäftigungsmöglichkeiten zur Abwechslung. Ermutigen Sie den Patienten fortlaufend und erkennen Sie seine Leistungen an (Lob).

IV. Vorbereiten zur Entlassung mit dem Respirator, wenn angezeigt

1. Erstellen Sie einen Entlassungsplan (z. B. Rückkehr nach Hause, kurzfristiger/längerfristiger Aufenthalt in der Langzeitpflege).
2. Ermitteln Sie die spezifischen Bedürfnisse bezüglich Geräteanschaffung in Absprache mit dem Arzt und der Firma.
3. Überprüfen Sie die Anordnung der Räume unter Berücksichtigung der Zimmergröße und Zugänge, des Standortes von Möbeln und der elektrischen Anschlüsse. Empfehlen Sie entsprechende Veränderungen.
4. Organisieren Sie Nichtrauchertafeln, die angebracht werden müssen. Informieren Sie die Bezugspersonen darüber, nicht zu rauchen (Brand-/Explosionsgefahr durch Sauerstoff).
5. Weisen Sie die Angehörigen/Bezugspersonen auf die Gefahren einer eventuell vorhandenen Sauerstoffbombe hin.
6. Stellen Sie Ressourcen für die Gerätebeschaffung fest, und organisieren Sie die Lieferung vor der Entlassung des Patienten.
7. Bieten Sie aktuelle Literatur zur korrekten Bedienung, Wartung und Sicherheit des Respirators an.
8. Instruieren Sie den Patienten/Bezugspersonen bezüglich Bronchialtoilette und Kanülenpflege.
9. Sorgen Sie für genügend Übungsgelegenheiten.
10. Geben Sie positive Rückmeldungen und Anerkennung für den Einsatz der Bezugspersonen.
11. Erstellen Sie eine Liste mit Namen und Telefonnummern ausgewählter Kontaktpersonen.
12. Informieren Sie über Zeichen/Symptome, die eine sofortige medizinische Intervention erfordern.

V. Förderung des Wohlbefindens

1. Besprechen Sie die Auswirkungen spezifischer Aktivitäten auf den Atemzustand. Bieten Sie Problemlösungsmöglichkeiten zur Entwöhnung an.

2. Lassen Sie den Patienten an einem Programm zur Stärkung der Atemmuskeln und zur Förderung der Kondition teilnehmen.
3. Schützen Sie den Patienten vor Infektionsquellen.
4. Informieren Sie über Selbsthilfegruppen.
5. Empfehlen Sie den Bezugspersonen sich Erholungszeiten zu gönnen und das persönliche Wohlbefinden nicht zu vernachlässigen.

Pflegediagnose 1.5.1.3.2. nach der NANDA Taxonomie

Entwöhnung vom Respirator, gestörte Reaktion

Thematische Gliederung: ***Luft***

> **Definition**
> Der Zustand, bei dem sich der Patient nicht an das erniedrigte Leistungsniveau der künstlichen Beatmung anpassen kann, was den Entwöhnungsprozeß stört und hinauszögert.

Mögliche Ursachen

physische

- Ungenügendes Freihalten der Atemwege (z. B. zähflüssiges oder vermehrtes Bronchialsekret)
- Unzureichende Kalorienzufuhr
- Schmerzen oder Mißbehagen
- Zentrale Dämpfung (z. B. Sedierung)
- Muskelschwäche, Unfähigkeit zur Kontrolle der Atemmuskulatur
- Zwerchfellhochstand (z. B. Adipositas)

psychische

- Wissensdefizit bezüglich Entwöhnungsprozeß und Rolle des Patienten (Fehlen der Aufklärung bzw. Information)
- Verminderte Motivation
- Erniedrigtes Selbstwertgefühl
- Mäßige, ausgeprägte Angst
- Furcht
- Hoffnungslosigkeit
- Machtlosigkeit
- Ungenügendes Vertrauen in die Pflegeperson

situative

- Nicht angemessenes Tempo bei der Entwöhnung
- Ungenügende soziale Unterstützung
- Ungünstiges Umfeld; laute, unruhige Umgebung; negative Ereignisse im Zimmer; ungünstiges Verhältnis von Pflegeperson(en)/ Patientenanzahl, längere Abwesenheit der Pflegeperson

- Patient wird länger als eine Woche beatmet
- Mehrere erfolglose Entwöhnungsversuche

Merkmale

Auf das erniedrigte Leistungsniveau der künstlichen Beatmung hat der Patient eine

Geringfügige Störung

aus der Sicht des Patienten

- Das Gefühl erhöhten Sauerstoffbedarfs und zunehmender Atemnot wird geäußert
- Erkundigungen über möglichen Gerätedefekt

aus der Sicht der Pflegeperson

- Unruhe
- Geringfügig erhöhte Atemfrequenz im Vergleich zur Ausgangsfrequenz
- Erhöhte Konzentration auf die Atmung

Mäßige Störung

aus der Sicht des Patienten

- Furcht
- Angst
- Gefühl der Atemnot

aus der Sicht der Pflegeperson

- Beginnende instabile Herz-Kreislauf-Situation, erhöhter Blutdruck (Hypertonie), erhöhte Pulsfrequenz (Tachykardie)
- psychomotorische Unruhe
- gesteigerte Atemfrequenz
- Abnahme des Atemvolumens
- Unfähigkeit, auf Anleitungen zu reagieren
- Unfähigkeit zu kooperieren
- Schweißsekretion
- Weit geöffnete Augen
- Sekretretention
- Veränderungen der Hautfarbe (blaß)
- Sauerstoffsättigungsabfall
- Leichte Betätigung der Atemhilfsmuskulatur (Schaukelatmung)

Ausgeprägte Störung

aus der Sicht der Pflegeperson

- Erregung
- Verschlechterung der arteriellen Blutgase im Vergleich zu den Ausgangswerten
- Hypertonie
- Tachykardie
- Ausgeprägte Schweißsekretion
- Maximale Betätigung der Atemhilfsmuskulatur
- Paradoxe Atmung
- Keine Koordination von Spontanatmung und Beatmung
- Verminderter Bewußtseinszustand
- Abnorme Atemgeräusche, hörbare Bronchialsekrete
- Zyanose
- Herzrhythmusstörungen (Extrasystole, Bradykardie)

Patientenbezogene Pflegeziele

1. Der Patient nimmt aktiv am Entwöhnungsprozeß teil.
2. Der Patient erlangt wieder eigenständige Atmung mit arteriellen Blutgasen im Normalbereich, ohne Anzeichen respiratorischen Versagens.
3. Der Patent zeigt zunehmende Aktivitätstoleranz/nimmt im Rahmen der eigenen Fähigkeiten an der Pflege teil.

Maßnahmen

I. Ermitteln der ursächlichen/begünstigenden Faktoren und des Ausmaßes der Störung

1. Ermitteln Sie körperliche Faktoren, die mit der Entwöhnung zusammenhängen, z. B. Stabilität der Vitalzeichen, Flüssigkeitshaushalt, Auftreten von Fieber/Schmerzen, Nahrungszufuhr und Muskelkraft.
2. Ermitteln Sie die Kooperationsmöglichkeiten des Patienten (Vorhandensein von Angst, Furcht).
3. Achten Sie, inwieweit der Patient die Entwöhnung versteht, welche Erwartungen und Sorgen vorhanden sind.
4. Informieren Sie sich über die Laborbefunde (rote Blutkörperchen oder Haemoglobin).
5. Überprüfen Sie den Ernährungszustand (stabile Stoffwechselsituation).

6. Informieren Sie sich über die Thoraxröntgenbefunde und arterielle Blutgasanalysen.

II. Unterstützen des Entwöhnungsprozesses

1. Beziehen Sie, wenn möglich, die Ernährungsberatung mit ein, um die Patientenkost so anzupassen, daß eine Überproduktion von CO_2, welches das Atemzentrum beeinflussen könnte, verhindert wird.
2. Erklären Sie den Enwöhnungsmodus z. B. SIMV-Beatmung, CPAP (Continous Positive Airway Pressure), ASB (Assisted Spotaneous Breathing).
3. Informieren Sie den Patienten über das gemeinsame Ziel.
4. Sorgen Sie für ungestörte Schlaf-/Ruhephasen. Achten Sie auf die Vermeidung von stark beanspruchenden therapeutischen Maßnahmen/Situationen oder unnötiger Aktivitäten.
5. Berücksichtigen Sie die sedative Wirkung diverser Medikamente während des Entwöhnungsversuches.
6. Sorgen Sie für ein möglichst ruhiges Umfeld.
7. Sorgen Sie für Beschäftigungsmöglichkeiten (z. B. Fernsehen), um von der Atmung abzulenken.
8. Beobachten Sie Reaktionen auf Aktivität/Pflege während der Entwöhnung. Machen Sie entsprechende Einschränkungen, um einen möglichen Mißerfolg im Zusammenhang mit dem erhöhten Sauerstoffbedarf zu verhüten.
9. Achten Sie regelmäßig auf die Atemgeräusche, und saugen Sie bei Bedarf ab.
10. Erkennen Sie die Leistung des Patienten an, und ermutigen Sie ihn fortlaufend.
11. Unterbrechen Sie die Entwöhnung regelmäßig, um dem Patienten Ruhephasen zu ermöglichen. Entwöhnen Sie vorzugsweise am Tag, um einen Schlaf-Wach-Rhythmus zu erzielen.

III. Fördern des Wohlbefindens

1. Besprechen Sie die Auswirkungen spezifischer Aktivitäten auf den Atemzustand. Bieten Sie Problemlösungsvorschläge zur Entwöhnung an.
2. Unterstützen Sie die Stärkung der Atemmuskulatur durch eine patientenspezifische physikalische Therapie.
3. Schützen Sie den Patienten vor Infektionen durch Einhaltung der Hygienerichtlinien.

Pflegediagnose 1.4.1.1. nach der NANDA Taxonomie

Gewebedurchblutung, verändert: zerebrale Kardiopulmonale, renale, gastrointestinale, periphere

Thematische Gliederung: ***Wasser***

> **Definition**
> Der Zustand, bei dem ein Patient eine Abnahme der Nährstoff- und Sauerstoffversorgung auf zellulärer Ebene erlebt, bedingt durch ein Defizit der kapillären Blutversorgung.

Mögliche Ursachen

- Unterbrechung des Blutstroms – arteriell, venös
- Stoffwechselaustauschstörungen
- Hypovolämie, Hypervolämie

Merkmale

aus der Sicht des Patienten

- Claudicatio
- Stenocardie
- Herzklopfen

aus der Sicht der Pflegeperson

- Verminderter/nicht tastbarer Puls

Peripher

- Blässe bei Hochlagerung, verzögerte Farbveränderung bei anschließender Tieflage
- In Tieflage: blau und marmoriert
- Hauttemperatur: kalte Extremitäten
- Hautqualität: wächsern, haarlos, juckend
- Blutdruckveränderungen in den Extremitäten
- Abnorme Strömungsgeräusche
- Langsam wachsende, trockene, verdickte, brüchige Nägel
- Verzögerte Wundheilung
- Rundliche Narben mit atrophierter Haut

- Gangrän
- Ödeme der Extremitäten
- Verminderte Druck-, Temperatur- und Schmerzempfindlichkeit
- Reizbarkeit, Angst
- Muskelschwund oder -schwäche

Zerebral

- Unruhe, Angst
- Veränderte Bewußtseinslage
- Gedächtniseinschränkung
- Veränderte Verhaltensmuster, neuropsychologische Störungen
- Verändertes Denkmuster
- Schwindel
- Schluckstörung
- Sehstörung
- Kopfschmerzen
- Übelkeit und Erbrechen
- Licht- und Wärmeempfindlichkeit
- Anfälle
- Tinnitus
- Schwäche oder Lähmung einer Körperseite, Sensibilitätsstörung

Renal

- Verminderte Urinausscheidung, konzentrierter Harn
- Ödembildung
- Hypertonie
- Veränderte Laborwerte
- Atemnot
- Schwäche
- Gewichtszunahme

Gastrointestinal

- Schmerz
- Übelkeit/Erbrechen
- Veränderte Darmgeräusche
- Geblähtes Abdomen
- okkultes Blut

Kardiopulmonal

- Rhythmusstörungen
- verändertes EKG, BGA, Laborwerte
- Brustschmerzen in Ruhe/Aktivität
- Rasselgeräusche der Lunge

- Zyanose
- schwacher peripherer Puls
- Müdigkeit
- Hypotension
- Blasse Haut und Schleimhäute
- Ödeme
- abnorme Strömungsgeräusche
- Atemnot
- Veränderte Hämodynamik
- Angst, Unruhe
- Kardiopulmonaler Schockzustand

Patientenbezogene Pflegeziele

1. Der Patient erkennt die ursächlichen Faktoren.
2. Der Patient erkennt erforderliche Änderungen der Lebensgewohnheiten.
3. Der Patient anerkennt die medizinische Behandlung, die Diät, die Medikation und die Aktivitäten, welche zu einer verbesserten Gewebedurchblutung führen.
4. Der Patient kennt und beschreibt Faktoren, welche eine Benachrichtigung der Pflegepersonen und des Arztes erfordern.
5. Der Patient zeigt Verhaltensweisen und Veränderungen seiner Lebensgewohnheiten, um den Kreislauf zu verbessern (z. B. Rauchentwöhnung, Entspannungstechniken, Übungs-/Ernährungsprogramm).
6. Der Patient weist eine angemessene, erhöhte Durchblutung auf (z. B. warme/trockene Haut; gut fühlbaren peripheren Puls; Vitalzeichen im normalen Bereich des Patienten; wach und orientiert; ausgewogene Zufuhr und Ausfuhr; keine Ödeme, ist frei von Schmerzen und hat kein Mißbehagen).

Maßnahmen

I. Ermitteln der ursächlichen/begünstigenden Faktoren

1. Ermitteln Sie Ursachen, die einen Bezug zur individuellen Situation haben: z. B. Thrombose-/Embolierisiko, Frakturen. Beachten Sie zusätzlich, daß gewisse Zustände sämtliche Körpersysteme beeinflussen (z. B. endokrine Störungen, Tumore und Sepsis).
2. Beachten Sie Veränderungen des Bewußtseinszustandes, Vitalzeichen, Orthostase, Zeichen von Elektrolytverschiebungen.
3. Beachten Sie Zeichen einer Infektion, vor allem bei geschwächtem Immunsystem.

4. Beachten Sie Zeichen einer Lungenembolie: plötzlich auftretende Thoraxschmerzen, Zyanose, Atemnot, blutiges Sputum, Schwitzen, Hypoxie, Angst, Unruhe.

II. Ermitteln des Ausmaßes der Schädigung und Organbeteiligung

Gastrointestinal

1. Achten Sie auf Klagen über Übelkeit/Erbrechen und Lokalisation/Art der Schmerzen.
2. Horchen Sie die Darmgeräusche ab. Messen Sie den Bauchumfang, beobachten Sie Veränderungen des Stuhls, Blutnachweis.
3. Beobachten Sie Symptome eines akuten Abdomens.

Zerebral

1. Ermitteln Sie Veränderungen des Sehvermögens, neuropsychologische Veränderungen, senso-motorische Veränderungen, Kopfschmerzen, Schwindel, verändertes Bewußtsein.
2. Beachten Sie kurze/intermittierende Phasen der Desorientierung/Ohnmacht in der Vorgeschichte.

Kardiopulmonal

1. Überwachen Sie den Patienten auf cardiale Veränderungen.
2. Beachten Sie auslösende Ursachen, Veränderungen bei den Schmerzepisoden.
3. Beachten Sie Veränderungen bei der Atmung.
4. Überwachen Sie das Ausmaß von Ödemen (Gewichtskontrolle).

Renal

1. Messen Sie die Urinausscheidung. (Eine Oligurie kann ein Frühzeichen einer verminderten Durchblutung sein.)
2. Beobachten Sie die Bewußtseinslage (kann bei erhöhten Harnstoff-/Kreatinin-Werten verändert sein).
3. Kontrollieren Sie Blutdruck und Puls. (Eine verminderte glomeruläre Filtrationsrate kann die Reninausschüttung und den Blutdruck erhöhen.)
4. Überwachen Sie das Ausmaß von Ödemen und einer möglichen Gewichtszunahme.

Peripher

1. Beachten Sie frühere Schmerzerfahrungen/Merkmale der Schmerzen (z. B. im Ruhezustand/bei Aktivität, Temperatur-/Farbveränderungen, Parästhesien, Zeitpunkt [Tag/Nacht], wärmebedingt usw.).

2. Messen Sie bei Bedarf den Umfang der Extremitäten.
3. Beurteilen Sie bei den unteren Extremitäten die Hautbeschaffenheit, ob Ödeme, Ulzerationen vorhanden sind.
4. Beobachten Sie die kapilläre Nachfüllung, Vorhandensein/Fehlen und Qualität der Pulse.
5. Kontrollieren Sie, ob Druckschmerzen in der Wade, oder Fußsohlenschmerzen, Schwellung, Rötung und Temperaturerhöhung der betroffenen Extremität vorhanden sind, was auf eine Thrombose hindeuten kann.
6. Achten Sie auf Zeichen eines Schocks/Sepsis.

III. Reduzierung/Korrigieren der ursächlichen Faktoren auf ein Minimum; Heraufsetzung der Gewebedurchblutung auf ein Maximum.

Gastrointestinal

1. Sorgen Sie für eine gastrointestinale Entlastung, und überwachen Sie die Verluste.
2. Sorgen Sie für leichtverdauliche Nahrung/Flüssigkeit in kleineren Portionen, wenn der Patient dies verträgt.
3. Empfehlen Sie eine Ruhepause nach den Mahlzeiten, um die Blutzufuhr zum Magen auf ein Maximum zu steigern.
4. Bereiten Sie den Patienten auf eine Operation vor, wenn dies angezeigt ist. (Es kann sich um einen chirurgischen Notfall handeln, z.B. Resektion, Bypaßoperation, mesenteriale Endarteretomie usw.)

Zerebral

1. Erhöhen Sie den Kopfteil des Bettes, und halten Sie den Kopf/Hals gerade oder in einer entsprechenden Position, um die Zirkulation zu fördern (Hirndruckmonitoring).
2. Verabreichen Sie verordnete Medikamente, z. B. Steroide/Diuretika, die angewendet werden, um die Ödeme zu vermindern; Antikoagulantien usw.
3. Leisten Sie Mithilfe/überwachen Sie die Hypothermie, die evtl. eingesetzt wird, um den Stoffwechsel und den Sauerstoffbedarf herabzusetzen.
4. Bereiten Sie den Patienten auf eine Operation vor, wenn es angezeigt ist, z. B. Endarterektomie der Carotis.

Kardiopulmonal

1. Kontrollieren Sie die Vitalzeichen und Atemgeräusche.
2. Sorgen Sie für eine ruhige, entspannte Atmosphäre.
3. Informieren Sie den Patienten zu Vorsichtsmaßnahmen bei Akti-

vitäten, welche die Herzbelastung zusätzlich steigern (z. B. Pressen beim Stuhlgang). Prüfen Sie die Möglichkeiten, eine Verstopfung zu vermeiden.
4. Verabreichen Sie verordnete Medikamente (z. B. Antiarrhythmika, Fibrinolytika usw.)
5. Beachten Sie Zeichen einer Ischämie als Folge von Medikamentennebenwirkungen.
6. Mobilisieren/reaktivieren Sie den Patienten nach einem Stufenplan (WHO-Frühmobilisationsschema).

Renal

1. Kontrollieren Sie die Ausscheidung. (Erstellen Sie evtl. eine Zwischenbilanz.)
2. Überwachen Sie die Vitalzeichen, achten Sie auf bestehende Schmerzen, Aussehen des Urins und das spezifische Gewicht des Urins.
3. Kontrollieren und dokumentieren Sie das Körpergewicht.
4. Verabreichen Sie verordnete Medikamente.
5. Beachten Sie Diätvorschriften. Sorgen Sie für eine ausreichende Kalorienzufuhr, um die körperlichen Bedürfnisse zu erfüllen.
6. Geben Sie dem Patienten/Bezugspersonen psychische Unterstützung. Ein Fortschreiten der Krankheit und die daraus folgende Therapie (Dialyse) können von längerfristiger Dauer sein.

Peripher

1. Führen Sie aktive Bewegungsübungen und passives Durchbewegen durch.
2. Fördern Sie eine Frühmobilisation.
3. Informieren Sie den Patienten darüber, daß längeres Sitzen/Stehen, übereinandergeschlagene Beine und einengende Bekleidung die Durchblutung beeinträchtigt.
4. Lagern Sie die Beine beim Sitzen hoch und vermeiden Sie einen zu starken Hüftknick und das Beugen der Knie.
5. Achten Sie auf tiefe Lagerung der Knie im Bett. Erhöhen Sie bei Bedarf das Fußende des Bettes (Thromboseprophylaxe).
6. Verwenden Sie bei Bedarf einen Bettbogen.
7. Benutzen Sie Stützstrümpfe/elastische Binden, um den venösen Rückfluß zu fördern und eine venöse Stauung zu vermeiden.
8. Seien Sie beim Gebrauch von Wärmeflaschen oder Heizkissen vorsichtig; das Gewebe hat aufgrund der Ischämie eine verminderte Sensibilität (Wärme kann ebenfalls den Stoffwechsel des schon gefährdeten Gewebes erhöhen).
9. Achten Sie auf Zeichen einer Blutung während der Behandlung mit Fibrinolytika.

10. Ermutigen Sie den Patienten, das Rauchen einzuschränken/aufzugeben.
11. Sorgen Sie für eine Weichlagerung zum Schutz der Extremitäten.
12. Erhöhen Sie evtl. den Kopfteil des Bettes bei arterieller Durchblutungsstörung, um den Blutfluß durch die Schwerkraft zu erhöhen (Fußende tiefer stellen).
13. Leisten Sie Mithilfe bei medizinischen Behandlungsmethoden zur Verbesserung der Durchblutung, und bereiten Sie den Patienten darauf vor (z. B. eine Sympathektomie, Venentransplantation).
14. Überwachen Sie den Patienten nach einer Operation engmaschig.
15. Verabreichen Sie verordnete Medikamente. (Anmerkung: aufgrund der verminderten Gewebedurchblutung können Medikamentenwirkung, Halbwertszeit und toxischer Bereich verändert sein!)
16. Vermeiden Sie es, bei Emboliegefahr die Beine zu massieren.
17. Kontrollieren Sie die Durchblutung ober-/unterhalb von Gipsverbänden, und erhöhen Sie die Extremität, um Ödeme zu vermindern.

IV. Förderung des Wohlbefindens

1. Besprechen Sie mit dem Patienten die Pflege der betroffenen Extremitäten, Körper- und Fußpflege bei eingeschränkter Durchblutung.
2. Besprechen Sie mit dem Patienten, daß er die Selbstkontrolle der betroffenen Extremitäten täglich durchführt (auf Verletzungen und Druckstellen achten).
3. Informieren Sie den Patienten über die prä- und postoperativen Maßnahmen.
4. Besprechen Sie notwendige Veränderungen der Lebensgewohnheiten, und helfen Sie dem Patienten die Krankheitsbewältigung in die Aktivitäten des täglichen Lebens zu integrieren.
5. Informieren Sie den Patienten, daß er lange Autofahrten und länger dauernde Flugreisen vermeiden sollte.
6. Informieren Sie den Patienten über Veränderungen/Einschränkungen in der Ernährung.
7. Informieren Sie den Patienten, daß bei Durchblutungsstörungen Ganzkörpermassagen kontraindiziert sind.
8. Besprechen Sie mit dem Patienten Sicherheitsmaßnahmen bei Antikoagulation (z. B. dem Gebrauch eines elektrischen Rasierapparates).
9. Besprechen Sie mit dem Patienten die Risikofaktoren der Arteriosklerose.

10. Ermutigen Sie den Patienten, das Rauchen aufzugeben.
11. Ermutigen Sie den Patienten, Entspannungstechniken/-übungen anzuwenden, um Spannungszustände zu lösen.
12. Raten Sie dem Patienten, sich bei Kälte warm anzukleiden, Kleidung aus Naturfasern zu benutzen, die wirksamer isolieren.
13. Ermutigen Sie den Patienten über seine Gefühle in bezug auf die Prognose/längerfristige Folgen seines Zustandes zu sprechen.
14. Informieren Sie über spezielle Hilfsorganisationen, Beratungsstellen.

Pflegediagnose 1.4.1.2.1. nach der NANDA Taxonomie

Flüssigkeitsüberschuß

Thematische Gliederung: ***Wasser***

Definition
Der Zustand, bei dem ein Patient eine Zunahme der Flüssigkeitsansammlung und Ödeme erlebt.

Mögliche Ursachen

- Gefährdeter Regulationsmechanismus (z. B. verminderte Plasmaeiweiße bei Mangelernährung, Fisteln mit eiweißreichen Verlusten, Brandwunden, Organversagen)
- Erhöhte Flüssigkeitseinnahme
- Erhöhte Salzeinnahme
- Medikamentöse Therapien, hormonelle Umstellungen

Merkmale

aus der Sicht des Patienten

- Kurzatmigkeit, unterschiedliche Probleme bei der Atmung (höchste Atemnot)
- Angst

aus der Sicht der Pflegeperson

- Ödeme (Aszites, Anasarka, Extremitäten)
- Rapide Gewichtszunahme
- Einfuhr größer als Ausfuhr
- Lungenstauung (Thorax-Röntgenbild)
- Abnormale Atemgeräusche: Rasselgeräusche
- Änderung des Atemmusters
- Änderung der Bewußtseinslage; Unruhe, Stimmungsschwankungen
- Blutdruckveränderung, Änderung des zentralvenösen Drucks
- Straffe, glänzende Haut
- Änderungen des Pulmonalarteriendrucks
- Veränderung der Harnausscheidung (Farbe, Menge, Geruch, Gewicht)
- Veränderte Laborwerte (Hämoglobin, Hämatokrit, E-lyte)

Patientenbezogene Pflegeziele

1. Der Patient zeigt ein stabilisiertes Flüssigkeitsvolumen, mit ausgeglichener Bilanz, Vitalzeichen innerhalb der normalen Werte des Patienten, stabiles Gewicht und keine Ödeme.
2. Die Ödeme nehmen ab, und das Gewicht stabilisiert sich.
3. Der Patient kennt die verursachenden Faktoren und hält sich an Essens- und Flüssigkeitseinschränkungen.
4. Der Patient zeigt durch sein Verhalten, daß er den Flüssigkeitszustand überwachen und einen erneuten Flüssigkeitsüberschuß vermindern kann.
5. Der Patient erkennt Zeichen und Symptome, welche eine medizinische Therapie erforderlich machen.

Maßnahmen

I. Ermitteln der ursächlichen/begünstigenden Faktoren

1. Achten Sie auf die Menge und Häufigkeit der Flüssigkeitszufuhr: oral, intravenös.
2. Achten Sie auf den Diätplan, unter der Berücksichtigung von angeordneten Medikamenten und Infusionen.
3. Achten Sie auf Risikofaktoren (z. B. Herzversagen, zerebrale Verletzungen, Nieren-/Nebenniereninsuffizienz, psychogene Polydipsie, akuter Streß, chirurgische Eingriffe/Narkosen, übermäßige oder zu rasch einlaufende Infusionen, Abnahme oder Verlust von Serumeiweißen).
4. Erfassen Sie Diät- und Trinkverhalten.

II. Beurteilen des Flüssigkeitsüberschusses

1. Führen Sie Gewichtskontrollen durch, und vergleichen Sie die Ergebnisse mit früheren Angaben.
2. Überwachen Sie die invasiven Vitalparameter nach ärztlicher Anordnung.
3. Auskultieren Sie die Lungen; achten Sie auf Rasselgeräusche.
4. Beachten Sie das Auftreten einer Dyspnoe (bei Anstrengung, nächtlich usw.).
5. Stellen Sie fest, ob gestaute Halsvenen/hepatikojugolarer Reflux vorhanden sind.
6. Achten Sie auf Ödeme: geschwollene Augenlider, lageabhängige Ödeme (Knöchel/Füße nach Gehen oder Sitzen, Steißbein und Unterseite der Oberschenkel beim Liegen), Anasarka.
7. Messen Sie den Bauchumfang, falls erforderlich.

8. Beobachten Sie den Ausscheidungsrhythmus und die Menge beim Urinieren (z. B. Nykturie, Oligurie).
9. Erkennen Sie die Bewußtseinslage, Persönlichkeitsveränderungen.
10. Beurteilen Sie den Appetit; achten Sie auf Übelkeit.
11. Beobachten Sie die Haut und Schleimhäute (Dekubitusgefährdung).
12. Beachten Sie Fieber (erhöhtes Infektionsrisiko).
13. Informieren Sie sich über die Laborwerte: (Hb, Hkt, Eiweiße und Elektrolyte, spezifisches Gewicht des Urins/Osmolalität/Natriumausscheidung) und Thoraxröntgenaufnahme.

III. Fördern der Flüssigkeitsausscheidung

1. Überwachen Sie bei Indikation die Salz- und Flüssigkeitszufuhr.
2. Führen Sie eine genaue Flüssigkeitsbilanzierung.
3. Führen Sie tägliche Gewichtskontrollen durch.
4. Verabreichen Sie Medikamente laut ärztlicher Anordnung.
5. Führen Sie einen Lagewechsel nach Stationsstandard durch.
6. Führen Sie eine Hochlagerung von ödematösen Extremitäten durch.
7. Achten Sie auf Sicherheitsmaßnahmen bei verwirrten Patienten.
8. Helfen Sie bei ärztlichen Untersuchungen/Therapien (z. B. Pleurapunktion, Dialyse) mit.

IV. Bewahren der Unversehrtheit der Haut und Schleimhäute

1. Vgl. *PD 1.6.2.1.1. Mundschleimhaut, verändert; PD 1.6.2.1.2.2. Hautdefekt, hohes Risiko.*

V. Förderung des Wohlbefindens

1. Überwachen Sie die Diätvorschriften und die Art des Salzersatzes (z. B. Zitronensaft oder Gewürze, wie beispielsweise Oregano).
2. Besprechen Sie die Wichtigkeit der Flüssigkeitseinschränkungen, und informieren Sie über Nahrungsmittel, die einen hohen oder versteckten Wasseranteil haben.
3. Besprechen Sie die Zusammenhänge zwischen Restriktionen, der angeordneten Therapie und den aufgetretenen Veränderungen.
4. Konsultieren Sie bei Bedarf die Diätberatung.
5. Informieren Sie über Maßnahmen, welche die Beschwerden bei eingeschränkter Flüssigkeitszufuhr mindern (Mundpflege, Kaugummi usw.).
6. Achten Sie auf die Medikamenteneinnahme und eventuelle Nebenwirkungen.

7. Informieren Sie über die Notwendigkeit von häufigem Lagewechsel.
8. Informieren Sie den Patienten über Zeichen und Symptome, die eine Benachrichtigung des Arztes erfordern.

Pflegediagnose 1.4.1.2.2.1. nach der NANDA Taxonomie

Flüssigkeitsdefizit, aktiver Verlust

Thematische Gliederung: ***Wasser***

Definition
Der Zustand, bei dem ein Patient eine intravasale, intrazelluläre oder interstitielle Dehydratation erlebt. (Übermäßiger Verlust bei mangelhafter Substitution.)

Mögliche Ursachen

- Aktiver Verlust (z. B. bei Verbrennungen, Drainagen, abdominalem Tumor, Blutung, Durchfall, Fisteln, Anwendung von hyperosmotischen Röntgenkontrastmitteln)

Merkmale

aus der Sicht des Patienten

- Durstgefühl
- Schwäche, Kopfschmerzen
- Mundtrockenheit
- Müdigkeit

aus der Sicht der Pflegeperson

- Verminderte Ausscheidung des Urins
- Ausfuhr größer als Einfuhr
- Verminderte Venenfüllung
- Erhöhtes Serumnatrium
- Konzentrierter Urin
- Plötzlicher Gewichtsverlust
- Eindickung des Blutes
- Hypotonie (orthostatisch)
- Durst
- Erhöhter Puls, erhöhte Körpertemperatur, erhöhte Atemfrequenz
- Verminderter Hautturgor
- Verminderter Pulsfüllungsdruck
- Veränderter Bewußtseinszustand (Benommenheit, mentale Veränderung)
- Trockene Haut/Schleimhäute
- Schwäche

Patientenbezogene Pflegeziele

1. Der Patient weist eine verbesserte Flüssigkeitsbilanz auf und dies ist gekennzeichnet durch ausreichende Urinausscheidung bei normalem spezifischem Gewicht, stabilen Vitalzeichen, durch feuchte Schleimhäute, guten Hautturgor, prompte kapilläre Rückfüllung.
2. Der Patient kennt und versteht die ursächlichen Faktoren und den Zweck der therapeutischen Maßnahmen.
3. Der Patient zeigt durch sein Verhalten, daß er seine Flüssigkeitsaufnahme überwacht und wenn nötig korrigiert.
4. Der Patient nimmt ausreichend oral Flüssigkeit auf.

Maßnahmen

I. Ermitteln der ursächlichen/begünstigenden Faktoren

1. Informieren Sie sich über medizinische Diagnosen und andere Ursachen, die auf ein Defizit des Flüssigkeitsvolumens hinweisen (z. B. Colitis ulcerosa, Verbrennungen, Leberzirrhose, abdominales Karzinom; andere Faktoren, wie z. B. Laryngektomie/Tracheostomie, Wunddrainagen/Fisteln oder Absauggeräte, Wassermangel/Flüssigkeitseinschränkungen, Bewußtseinstrübung, Erbrechen, Blutungen, Dialyse, heißes/feuchtes Klima, ausgedehnte körperliche Betätigung, erhöhte Koffein-/Alkohol-/Zuckerzufuhr, hochosmolare Sondenernährung).

II. Beurteilen des Ausmaßes des Flüssigkeitsdefizites

1. Kontrollieren Sie Vitalzeichen, Qualität des peripheren Pulses.
2. Beobachten Sie körperliche Zeichen (z. B. konzentrierten Urin, trockene Schleimhäute, verzögerte kapilläre Rückfüllung, schlechter Hautturgor, Verwirrung).
3. Informieren Sie sich über die Laborresultate (z. B. Hb/Hkt, Elektrolyte, Gesamteiweiß/Albumin, Harnstoff/Kreatinin).

III. Korrigieren/Ersetzen der Verluste, um die pathophysiologischen Mechanismen rückgängig zu machen.

1. Helfen Sie bei therapeutischen Maßnahmen mit, die den Blutverlust stoppen mit (z. B. Magenspülung mit Wasser oder kalter Kochsalzlösung, Verabreichung von Medikamenten und Vorbereitung für den chirurgischen Eingriff).
2. Setzen Sie laut ärztlicher Anordnung den Flüssigkeitsbedarf für 24 Stunden, sowie die Art der Zufuhr fest.
3. Stellen Sie Getränke in Reichweite des Patienten, und ermutigen Sie ihn zur regelmäßigen Einnahme.

4. Sorgen Sie für eine genaue Flüssigkeitsbilanzierung, und bestimmen Sie täglich das Körpergewicht. Kontrollieren Sie das spezifische Gewicht des Urins (1005–1010 mg/l).
5. Überwachen Sie die Vitalzeichen sowie die blutigen Druckmessungen (z. B. ZVD, PAP/PCWP = Zentralvenöser Druck, Pulmonalarteriendruck, Wedge-Druck)
6. Verabreichen Sie laut ärztlicher Anordnung Infusionsflüssigkeiten, und sorgen Sie laut ärztlicher Anordnung für Flüssigkeit durch enterale Ernährung. Passen Sie Konzentration und Häufigkeit den Bedürfnissen des Patienten an.
7. Sorgen Sie für adäquate Hautpflege.
8. Sorgen Sie für Mundpflege bei bestehender Flüssigkeitskarenz.
9. Sorgen Sie für Augenpflege, um zu verhindern, daß die Augen durch Austrocknung Schaden erleiden.
10. Führen Sie häufigen Lagewechsel durch.
11. Verabreichen Sie nach ärztlicher Anordnung Medikamente (z. B. Antiemetika oder Antidiarrhoika).
12. Sorgen Sie für Sicherheitsmaßnahmen, falls der Patient verwirrt ist.
13. Erhöhen Sie die Luftfeuchtigkeit und halten Sie die Umgebungstemperatur um 28–29° Celsius, wenn ausgedehnte Verbrennungen vorliegen.
14. Vgl. *PD 1.3.1.2. Durchfall.*

IV. Förderung des Wohlbefindens

1. Besprechen Sie Ursachen, die mit dem Auftreten des Flüssigkeitsdefizites zusammenhängen.
2. Leiten Sie den Patienten/Bezugsperson(en) an, wie die Flüssigkeitsbilanz ausgerechnet wird.
3. Stellen Sie fest, welche Maßnahmen der Patient treffen könnte, um den Flüssigkeitsmangel zu beheben.
4. Empfehlen Sie den Konsum von Kaffee, Alkohol und Zucker einzuschränken.
5. Achten Sie auf die Medikamenteneinnahme und eventuelle Nebenwirkungen.
6. Informieren Sie den Patienten über Zeichen/Symptome, die eine weitere Beurteilung und Nachkontrolle erfordern.

Pflegediagnose 1.4.1.2.2.1. nach der NANDA Taxonomie

Flüssigkeitsdefizit, Stoffwechselstörung

Thematische Gliederung: ***Wasser***

Definition

Der Zustand, bei dem ein Patient eine intravasale, intrazelluläre oder interstitielle Dehydratation erlebt. (Übermäßiger Verlust aufgrund einer Stoffwechselstörung bei ungenügender Substitution.)

Die NANDA hat die Pflegediagnosen Flüßigkeitsdefizit – Stoffwechselstörung und aktiver Verlust 1996 zusammengefaßt. Aufgrund unterschiedlicher Ursachen und Maßnahmen bearbeiten wir diese Pflegediagnosen weiterhin getrennt.

Mögliche Ursachen

- Versagen der regulatorischen Mechanismen (z. B. Erkrankung der Nebenniere, Erholungsphase bei akutem Nierenversagen, unkontrollierter Diabetes mellitus/insipidus)

Merkmale

aus der Sicht des Patienten

- Klagen über Müdigkeit, Nervösität
- Durst

aus der Sicht der Pflegeperson

- Erhöhte Urinausscheidung
- Schwach konzentrierter Urin
- Plötzlicher Gewichtsverlust
- Verminderte Venenfüllung
- Eindickung des Blutes
- Verändertes Serumnatrium (Laborparameter)
- Hypotonie (orthostatisch)
- Durst
- Erhöhter Puls
- Verminderter Hautturgor
- Verminderter Pulsfüllungsdruck
- Veränderter Bewußtseinszustand
- Erhöhte Körpertemperatur

- Trockene Haut/Schleimhäute
- Schwäche
- Ödeme/mögliche Gewichtszunahme

Patientenbezogene Pflegeziele

1. Der Patient weist eine verbesserte Flüssigkeitsbilanz auf, gekennzeichnet durch: ausreichende Urinausscheidung, stabile Vitalzeichen, feuchte Schleimhäute, guten Hautturgor, Rückgang von Ödemen.
2. Der Patient kennt und versteht die ursächlichen Faktoren und den Zweck der therapeutischen Maßnahmen.
3. Der Patient zeigt durch sein Verhalten, daß er seine Flüssigkeitsaufnahme überwacht und, wenn nötig, korrigiert.
4. Der Patient zeigt kontrollierten Umgang mit seinem Körpergewicht.

Maßnahmen

I. Ermitteln der ursächlichen/begünstigenden Faktoren

1. Informieren Sie sich über medizinische Diagnosen und andere Ursachen, die auf ein Flüssigkeitsdefizit hinweisen (z. B. chronisches Nierenversagen mit Natriumverlust, diuretische Therapie, zunehmende respiratorische Verluste, bedingt durch eine Azidose; erhöhter Stoffwechsel, verursacht durch Fieber).

II. Beurteilen des Ausmaßes des Flüssigkeitsdefizits

1. Kontrollieren Sie die Vitalzeichen und die Qualität des peripheren Pulses.
2. Achten Sie auf Körperzeichen (z. B. trockene Schleimhäute, schlechten Hautturgor, Ödeme, Verwirrung, Harnausscheidung).
3. Informieren Sie sich über Laborresultate (z. B. Hämoglobin/ Hämatokrit, Elektrolyte, Gesamteiweiß/Albumin).

III. Hilfeleistung bei therapeutischen Maßnahmen

1. Führen Sie laut Anordnung den Flüssigkeitsbedarf für 24 Stunden zu.
2. Informieren Sie sich über Vorlieben von Flüssigkeiten und Nahrungsmitteln mit hohem Wasseranteil.
3. Verabreichen sie nach ärztlicher Verordnung Infusionsflüssigkeiten.
4. Sorgen Sie für eine genaue Flüssigkeitsbilanzierung, und bestim-

men Sie täglich das Körpergewicht. Überwachen Sie das spezifische Gewicht des Harns.

5. Messen Sie den Bauchumfang z. B. bei Aszites.
6. Überwachen Sie nach ärztlicher Anordnung die Vitalzeichen (liegend, sitzend, stehend) und blutige Druckmessungen (z. B. ZVD, PAP/PCWP [Zentralvenöser Druck], Pulmonalarterieller Druck, Wedge-Druck).
7. Achten Sie auf die Hautpflege (vgl. *PD 1.6.2.1.2.2. Hautdefekt, hohes Risiko*)
8. Sorgen Sie für häufige Mundpflege.
9. Sorgen Sie für Augenpflege, um zu verhindern, daß die Augen durch Austrocknung Schaden erleiden.
10. Sorgen Sie für Lagewechsel laut Standard.
11. Achten Sie auf Sicherheitsmaßnahmen bei verwirrten Patienten.
12. Achten Sie auf eine angemessene Raumtemperatur.
13. Leisten Sie bei hohem Fieber Mithilfe, um die Körpertemperatur zu senken und den Stoffwechsel herabzusetzen (vgl. *PD 1.2.2.3. Körpertemperatur, erhöht*).

IV. Förderung des Wohlbefindens

1. Besprechen Sie mit dem Patienten Faktoren, die mit dem Auftreten des Flüssigkeitsdefizites zusammenhängen.
2. Leiten Sie den Patienten/Bezugsperson(en) an, wie die Flüssigkeitsbilanz errechnet und aufgezeichnet wird.
3. Stellen Sie fest, welche Maßnahmen der Patient treffen könnte, um den Flüssigkeitsmangel zu beheben.
4. Achten Sie auf Medikamenteneinnahmen und eventuelle Nebenwirkungen.
5. Informieren Sie den Patienten über Zeichen und Symptome, die eine weitere Beurteilung und eine Nachkontrolle erforderlich machen.

Pflegediagnose 1.4.1.2.2.2. nach der NANDA Taxonomie

Flüssigkeitsdefizit, hohes Risiko

Thematische Gliederung: ***Wasser***

Definition
Der Zustand, bei dem ein Patient der erhöhten Gefahr eines (intravasalen, intrazellulären oder interstitiellen) Flüssigkeitsverlustes ausgesetzt ist.

Risikofaktoren

- Altersextreme und Gewicht, Außentemperatur, Faktoren, die den Flüssigkeitsbedarf eines Menschen beeinflussen. (Fieber, trockene und heiße Umgebung, erhöhter Stoffwechsel, Genußmittel).
- Erhöhte Flüssigkeitsausscheidung auf normalem Weg (z. B. bei Durchfall, Erbrechen).
- Flüssigkeitsverlust auf ungewöhnlichem Weg (aufgrund von Drainagen, Sonden, Fisteln).
- Körperliche oder psychische Veränderungen, die den Zugang zu Flüssigkeiten, deren Einnahme oder Absorption beeinflussen (körperliche Immobilität, Bewußtlosigkeit)
- Wissensdefizit bezüglich Flüssigkeitsbedarf
- Medikamente (z. B. Diuretika, Sedativa)

Anmerkung

Eine potentielle Diagnose kann nicht durch Zeichen und Symptome belegt werden, da das Problem nicht aufgetreten ist und die Pflegemaßnahmen die Prävention bezwecken.

Patientenbezogene Pflegeziele

1. Der Patient kennt individuelle Risikofaktoren und geeignete Maßnahmen.
2. Der Patient zeigt Verhaltensänderungen, die einem Flüssigkeitsdefizit vorbeugen.
3. Der Patient entwickelt keine Zeichen einer Dehydratation.
4. Der Patient hat eine ausgeglichene Flüssigkeitsbilanz (Ein- und Ausfuhr).

Maßnahmen

I. Ermitteln der ursächlichen/begünstigenden Faktoren

1. Achten Sie auf Alter, Bewußtseinszustand, Geisteszustand des Patienten.
2. Führen Sie Gewichtskontrollen durch, und erheben Sie frühere Angaben.
3. Ermitteln Sie andere ursächliche Faktoren (z. B. Mobilität, Fieber, Medikamente, Sedierung).

II. Vorbeugen eines Flüssigkeitsdefizites

1. Ermitteln Sie individuelle Bedürfnisse, und planen Sie entsprechende Maßnahmen (Wunschgetränke).
2. Fördern Sie eine vermehrte orale Flüssigkeitsaufnahme.
3. Stellen Sie Getränke in Reichweite des Patienten.
4. Sorgen Sie laut ärztlicher Anordnung für zusätzliche Flüssigkeiten (Sondenernährung, Infusionen).
5. Kontrollieren Sie die Flüssigkeitsbilanz, und achten Sie auf Flüssigkeitsverlust durch die Haut, Schleimhäute.
6. Kontrollieren Sie regelmäßig das Gewicht.
7. Erfassen Sie Veränderungen der Vitalzeichen (z. B. orthostatische Hypotonie, Tachykardie, Fieber).
8. Beurteilen Sie den Hautturgor und die Mundschleimhaut.
9. Informieren Sie sich über die Laborparameter (Hb/Hkt, Elektrolyte, Harnstoff/Kreatinin usw.).
10. Verabreichen Sie verordnete Medikamente und achten Sie auf deren Nebenwirkung.

III. Fördern des Wohlbefindens

1. Besprechen Sie individuelle Risikofaktoren und spezifische Maßnahmen.
2. Fordern Sie den Patienten auf, eine Ein- und Ausfuhrbilanz zu führen.
3. Vgl.
   PD 1.4.1.2.2.1. Flüssigkeitsdefizit, aktiver Verlust;
   PD 1.4.1.2.2.1. Flüssigkeitsdefizit, Stoffwechselstörung.

Pflegediagnose 1.1.2.1. nach der NANDA Taxonomie

Nahrungsaufnahme, verändert, mehr als der Körperbedarf

Thematische Gliederung: ***Nahrung***

Definition
Der Zustand, bei dem ein Patient mehr Nahrung zuführt, als für den Körperbedarf notwendig ist.

Mögliche Ursachen

- Übermäßige Zufuhr im Vergleich zum Körperbedarf

Merkmale

aus der Sicht des Patienten

- Aussagen über gestörtes Eßverhalten:
  - Nahrungsaufnahme in Verbindung mit anderen Aktivitäten
  - Essen als Reaktion auf äußere auslösende Momente (z. B. Tageszeit, soziale Situation)
  - Konzentrierte Nahrungszufuhr am Abend
  - Essen als Reaktion auf innere auslösende Momente außer Hunger (z. B. Angst)
- Sitzende Lebensweise (Bewegungsmangel)
- Übertriebene Sorge, zuwenig Essen zu erhalten

aus der Sicht der Pflegeperson

- Gewicht 20% über dem Ideal, unter Berücksichtigung von Größe und Körperbau
- Trizeps-Hautfalte dicker als 15 mm bei Männern und 25 mm bei Frauen
- Beobachtetes gestörtes Eßverhalten (vgl. aus Sicht des Patienten)

Patientenbezogene Pflegeziele

1. Der Patient spricht über eine realistische Wahrnehmung in bezug auf sein Körpergewicht (in Übereinstimmung mit dem psychischen und physischen Selbstbild).

2. Der Patient zeigt, daß er sich selbst annimmt, anstatt ein idealisiertes Bild anzustreben.
3. Der Patient erkennt Verhaltensweisen, die im Zusammenhang mit einer Gewichtszunahme oder Überernährung stehen.
4. Der Patient erkennt negative Selbstbeeinflussung und weiß, wie diese zum übermäßigen Nahrungsmittelkonsum führen kann.
5. Der Patient zeigt eine Veränderung der Eßgewohnheiten, Nahrungsmittelmenge und -qualität.
6. Der Patient hält die individuelle Diät und das Gymnastikprogramm ein.
7. Der Patient erreicht das erwünschte Körpergewicht bei gleichzeitigem bestmöglichem Gesundheitszustand.

Maßnahmen

I. Ermitteln der ursächlichen/begünstigenden Faktoren

1. Ermitteln Sie den Wissenstand des Patienten über gesunde Ernährung.
2. Ermitteln Sie die Einkaufsgewohnheiten des Patienten.
3. Ermitteln Sie die Bewegungsgewohnheiten des Patienten.
4. Ermitteln Sie, welchen Stellenwert das Essens für den Patienten hat.
5. Erheben Sie, welche Nahrungsmittel/Flüssigkeiten eingenommen werden (Essenszeiten und -gewohnheiten; Aktivität/Ort; allein oder mit andere(n) und Gefühle vor und nach dem Essen).
5. Berechnen Sie die Gesamtkalorienzufuhr.
6. Ermitteln Sie frühere Eßgewohnheiten.
7. Ermitteln Sie, ob negative Rückmeldungen von Bezugspersonen kommen.

II. Festlegen eines Programmes zur Gewichtsreduktion

1. Dokumentieren Sie Größe, Gewicht, Körperbau, Geschlecht und Alter des Patienten.
2. Bestimmen Sie den Kalorienbedarf aufgrund der körperlichen Faktoren und des Aktivitätszustandes.
3. Unterstützen und beraten Sie den Patienten, welche Diät er unter Kontrolle befolgen will.
4. Unterstützen Sie die Ernährungsberatung beim Erstellen/Evaluieren des Diätprogrammes (gemeinsam mit der Diätassistenz).
5. Sprechen Sie über die Eigenwahrnehmung des Patienten, auch über den Gewinn, den das Dicksein für den Patienten bringt. Beachten Sie kulturelle Gepflogenheiten, die der Ernährung, der Nahrungszufuhr und einer massigen Körperstatur einen hohen Stellenwert

einräumen. Erfassen Sie die positiven/negativen Selbstbeeinflussungsmöglichkeiten des Betroffenen.

6. Versuchen Sie herauszufinden, inwieweit die Vorstellungen über das Körperbild mit der Realität übereinstimmen.
7. Ermitteln Sie die Motivationsfaktoren des Patienten für eine Gewichtsreduktion (z. B. eigene Zufriedenheit oder Anerkennung durch andere Personen). Erarbeiten Sie mit dem Patienten realistische Anreize für seine Situation (z. B. Annahme der eigenen Person, Verbesserung des Gesundheitszustandes).
8. Setzen Sie Ziele für eine realistische wöchentliche Gewichtsreduktion fest.
9. Überprüfen Sie die Eßgewohnheiten, und stellen Sie fest, welche Veränderungen notwendig sind.
10. Planen Sie außergewöhnliche Ereignisse ein (Geburtstage, Feiertage), damit die Kalorien umverteilt/reduziert werden können und eine Teilnahme möglich wird.
11. Besprechen Sie, wie man Gefühle der Entbehrung vermeiden kann, indem man sich gelegentlich etwas gönnt und dies bei der Diätplanung mitberücksichtigt.
12. Betonen Sie, wie wichtig ausreichende Flüssigkeitszufuhr ist.
13. Empfehlen Sie dem Patienten, nach Wunsch an einem Beschäftigungsprogramm im Rahmen seiner körperlichen Möglichkeiten teilzunehmen.
14. Überprüfen Sie die Einnahme der individuellen, medikamentösen Therapie laut ärztlicher Anordnung (z. B. Appetithemmer, Hormontherapie, Vitamin-/Mineralstoffzusätze).
15. Geben Sie positive Bestätigung/Unterstützung bei Bemühungen und effektivem Gewichtsverlust.

III. Förderung des Wohlbefindens

1. Erörtern Sie die Wichtigkeit einer individuellen, ausgewogenen Ernährung.
2. Unterstützen Sie den Patienten, hochwertige Nahrungsmittel einzukaufen, die für ihn erschwinglich sind.
3. Entwickeln Sie einen Plan zur Änderung der Eßgewohnheiten.
4. Beraten Sie über die Möglichkeiten, während des Essens Streß/Anspannung zu vermeiden.
5. Empfehlen Sie Abwechslung und Mäßigung bei der Ernährung, um Eintönigkeit zu vermeiden.
6. Ermitteln Sie, welche Ereignisse zu impulsivem Essen führen. Besprechen Sie Möglichkeiten, damit fertig zu werden, anstatt zu essen.

7. Empfehlen Sie dem Patienten, sich nur einmal pro Woche zu wiegen, zur gleichen Zeit/mit den gleichen Kleidern, und die Daten auf einer Tabelle festzuhalten. Kontrollieren Sie, wenn möglich, das Körperfett (das ist eine genauere Meßmethode).
8. Besprechen Sie die Höhen und Tiefen einer Gewichtsreduktion: das Erreichen eines Plateaus, den Stillstand (bei dem kein Gewicht abgenommen wird), hormonelle Einflußfaktoren usw.
9. Empfehlen Sie dem Patienten, sich selbst beim Erreichen der erzielten Gewichtsreduktion mit neuen Kleidern zu belohnen und die alten nicht als „Sicherheit" im Falle einer erneuten Gewichtszunahme aufzubewahren. Dies fördert eine positive Haltung hinsichtlich einer endgültigen Veränderung.
10. Integrieren Sie so oft wie möglich Bezugspersonen in den Behandlungsplan.
11. Informieren Sie über Selbsthilfegruppen (z. B. Weight Watchers).
12. Vgl. *PD 7.1.1. Körperbild, Störung.*

Pflegediagnose 1.1.2.2. nach der NANDA Taxonomie

Nahrungsaufnahme, verändert, weniger als der Körperbedarf

Thematische Gliederung: ***Nahrung***

Definition
Der Zustand, bei dem ein Patient nicht genügend Nahrung zuführt, um den körperlichen Bedarf zu decken, und dies zu ungesundem Gewichtsverlust führt.

Mögliche Ursachen

- Unvermögen, Nahrung zu sich zu nehmen, zu verdauen oder Nährstoffe zu resorbieren, aufgrund von biologischen, psychologischen oder ökonomischen Faktoren
- Ungenügende Nahrungsmenge, um den körperlichen Bedarf zu decken

Merkmale

aus der Sicht des Patienten

- Mitteilung über ungenügende Nahrungszufuhr von weniger als dem täglichen Bedarf
- Mitteilung oder offenkundiges Nichtvorhandensein von Nahrungsmitteln
- Abneigung gegen das Essen
- Mitteilung über veränderten Geschmackssinn
- Völlegefühl unmittelbar nach der Nahrungsaufnahme
- Abdominale Schmerzen im Zusammenhang mit oder ohne pathologische Umstände
- Abdominale Krämpfe
- Fehlendes Interesse am Essen
- Bekannte Verdauungsstörungen
- Fehlen von Informationen; Fehlinformationen; irrtümliche Annahmen
- Ausbleiben der Menstruation

aus der Sicht der Pflegeperson

- ❑ Gewichtsverlust bei genügender Nahrungsaufnahme
- ❑ Körpergewicht 20% oder mehr unter dem Idealgewicht (in bezug auf Größe und Körperbau)
- ❑ Muskelschwäche beim Schlucken oder Kauen
- ❑ Schmerzhafte, entzündete Mundhöhle
- ❑ Kapilläre Brüchigkeit
- ❑ Durchfall und/oder Fettstühle
- ❑ Hyperaktive Darmgeräusche
- ❑ Wahrgenommene Unfähigkeit, Nahrung zu sich zu nehmen
- ❑ Blasse Bindehaut und Schleimhäute
- ❑ Schwacher Muskeltonus
- ❑ Ausgeprägter Haarausfall
- ❑ Verminderte subkutane Fett-/Muskelmasse
- ❑ Desorientiertheit, Verwirrtheit

Patientenbezogene Pflegeziele

1. Der Patient hat nachvollziehbar eine gesteigerte orale Nahrungsaufnahme.
2. Der Patient weist eine kontinuierliche Gewichtszunahme auf.
3. Der Patient weist eine Normalisierung der Laborwerte und fehlende Zeichen von Unterernährung auf (wie bei den Merkmalen beschrieben).
4. Der Patient versteht die bekannten ursächlichen Faktoren.
5. Der Patient zeigt Verhaltensänderungen, um das angemessene Gewicht wiederzuerlangen und/oder beizubehalten.

Maßnahmen

I. Ermitteln der ursächlichen/begünstigenden Faktoren

1. Ermitteln Sie Ursachen, welche die Aufnahme und/oder Verdauung von Nahrungsmitteln verhindern können. (Kau-, Schluckvermögen, Geschmackssinn, Sitz der Zahnprothese, mechanische Blockaden usw.)
2. Ermitteln Sie, inwieweit die fehlende Nahrungsaufnahme mit der körperlichen Immobilität in Zusammenhang steht (Unfähigkeit an Nahrung zu kommen – außer Reichweite, körperliche Einschränkungen, etc.)
3. Achten Sie auf Nahrungsmittelunverträglichkeiten oder Abneigungen.
4. Ermitteln Sie gemeinsam mit dem Arzt Wechselwirkungen von:

Medikamenten, Nebenwirkungen von Krankheiten, Allergien, Gebrauch von Abführmitteln, Diurethika.
5. Ermitteln Sie psychologische Faktoren, kulturelle Einstellungen und Einflüsse (Trauer, Religion).
6. Berücksichtigen Sie psychologische Hintergründe, und beachten Sie das Körperbild.
7. Beachten Sie Gebißmängel, geschwollene Speicheldrüsen und Klagen über ständige Halsschmerzen usw.

II. Ermitteln und Einschätzen des Defizits

1. Bestimmen Sie Alter, Gewicht, Körperbau, Kraft, Aktivitäts-/Ruhezustand usw.
2. Halten Sie die gesamte tägliche Kalorienzufuhr fest. Notieren Sie Zufuhr, die Zeiten und das Verhaltensmuster in bezug auf das Essen.
3. Informieren Sie sich über etwaige Laborwerte.
4. Leisten Sie Mithilfe bei diagnostischen Untersuchungen.
5. Erkennen Sie, welche Patienten der Gefahr einer Unterernährung ausgesetzt sind (z. B. bei hypermetabolischen Zuständen, eingeschränkter Zufuhr, früheren Mangelzuständen).

III. Festsetzen eines Diätplanes, der den individuellen Bedürfnissen entspricht, gemeinsam mit Arzt und Diätassistent

1. Unterstützen Sie den Behandlungsplan, um die zugrundeliegenden Ursachen positiv zu beeinflussen (z. B. Karzinom, Malabsorptionssyndrom, Anorexie).
2. Sorgen Sie für entsprechend angepaßte Ernährung: kleine Zwischenmahlzeiten (leicht verdaulicher Imbiß zu jeder Stunde), weiche Kost, flüssige Sondenernährung, appetitanregende Mittel (z. B. Wein) falls angemessen, Zusatznährstoffe nach Anordnung des Arztes.
3. Verabreichen Sie Medikamente nach Anordnung des Arztes.
4. Stellen Sie fest, ob der Patient mehr Kalorien beim Frühstück bevorzugt/verträgt.
5. Verwenden Sie Mittel zur Geschmacksverbesserung (z. B. Zitrone und Kräuter) bei eingeschränkter Salzzufuhr.
6. Empfehlen Sie die Verwendung von Zucker/Honig in Getränken, bei guter Verträglichkeit von Kohlehydraten.
7. Berücksichtigen Sie die Wünsche und persönliche Vorlieben des Patienten, seine „Essenskultur".
8. Vermeiden Sie Nahrungsmittel, die entsprechend den individuellen Umständen Unverträglichkeiten/erhöhte Magenmotilität ver-

ursachen (z. B. blähende, heiße/kalte oder scharfe Nahrungsmittel, koffeinhaltige Getränke, Milchprodukte usw.).
9. Schränken Sie Ballaststoffe ein, die eine zu frühe Sättigung bewirken können.
10. Schaffen Sie eine angenehme, erholsame Umgebung, wenn möglich auch in Gesellschaft.
11. Achten Sie darauf unangenehme Gerüche/Anblicke, die eine negative Auswirkung auf Appetit/Essen haben könnten, zu vermeiden.
12. Sorgen Sie für Mundpflege vor/nach den Mahlzeiten und bei Bedarf.
13. Geben Sie positive Rückmeldungen nach der Nahrungszufuhr.
14. Empfehlen Sie Lutschtabletten usw., um bei Mundtrockenheit den Speichelfluß zu fördern.
15. Fördern Sie die ausreichende Flüssigkeitszufuhr. (Eventuell schränken Sie die Flüssigkeitszufuhr eine Stunde vor den Mahlzeiten ein, um die Möglichkeit eines verfrühten Sättigungsgefühls auszuschließen.)
16. Bestimmen Sie wöchentlich und bei Bedarf das Gewicht.
17. Entwickeln Sie bei einem mechanischen Problem (verdrahtete Kiefer, Schlaganfall) gemeinsam mit dem Ergotherapeuten individuelle Strategien.
18. Erstellen Sie gemeinsam mit dem Arzt und Diätassistenten ein kontrolliertes Ernährungsprogramm (z. B. Essensdauer, restliches Essen wird püriert und mittels Magensonde zugeführt), um Komplikationen der Unterernährung zu vermeiden, vor allem beim Problem der Anorexia nervosa oder Bulimie. (Ein Spitalsaufenthalt ist möglicherweise notwendig, um ein kontrolliertes Umfeld zu gewährleisten.)
19. Erstellen Sie ein individuelles Ernährungsprogramm unter Einbeziehung des Patienten und der Bezugspersonen.

IV. Förderung des Wohlbefindens

1. Informieren Sie über die Wichtigkeit einer ausgewogenen Ernährung.
2. Planen Sie eine kontinuierliche, realistische Gewichtszunahme.
3. Bestimmen Sie wöchentlich das Gewicht, und dokumentieren Sie das Resultat.
4. Konsultieren Sie bei Bedarf die Ernährungsberatung und vermitteln sie Informationsgespräche zwischen Patient und Bezugspersonen.
5. Entwickeln Sie ein regelmäßiges Gymnastikprogramm/streßabbauendes Programm in Zusammenarbeit mit der Physiotherapie.

6. Überwachen Sie die medikamentöse Therapie auf Nebenwirkungen, und achten Sie auf Interaktionen mit anderen selbstverordneten, rezeptfreien Medikamenten. Geben Sie diese Informationen an den Arzt weiter.
7. Besprechen Sie die medizinische Verordnung, und geben Sie bei Bedarf Information/Hilfestellung.
8. Helfen Sie dem Patienten, Ressourcen zu erkennen und zu benutzen (z. B. Lebensmittelgutscheine, Budgetberatung und/oder weitere Unterstützungsangebote).
9. Verweisen Sie bei Bedarf auf Mundhygiene und/oder Zahnarzt, Beratungsstellen/psychiatrische Pflege, Familientherapie.
10. Verstärken Sie bei einem chirurgischen Eingriff die Information und Beratung auf prä- und postoperative Ernährung.
11. Leiten Sie bei Bedarf den Patienten und die Bezugspersonen an, die Nahrung zu zerkleinern und/oder Sondenkost zuzuführen.
12. Verweisen Sie, wenn nötig, auf die Hauskrankenpflege.

Pflegediagnose 1.1.2.3. nach der NANDA Taxonomie

Überernährung, hohes Risiko

Thematische Gliederung: ***Nahrung***

Definition
Der Zustand, bei dem ein Patient Gefahr läuft, sich mehr Nahrung zuzuführen, als sein Stoffwechsel benötigt.

Risikofaktoren

- Beschriebenes/beobachtetes Übergewicht bei einem oder beiden Elternteilen
- Beschleunigtes Wachstum im Verhältnis zu statistischen Daten bei Säuglingen oder Kindern (Adoleszenz)
- Aussage über die Einnahme von fester Nahrung als Hauptnahrung vor dem fünften Lebensmonat
- Beschriebenes/beobachtetes höheres Basisgewicht zu Beginn jeder Schwangerschaft.
- Gestörtes Eßverhalten:
  Gleichzeitiges Essen während anderer Aktivitäten
  Essen als Reaktion auf innere auslösende Momente außer Hunger (z. B. Angst)
  Essen als Reaktion auf äußere auslösende Momente (z. B. Tageszeit, soziale Situation)
  Nahrungszufuhr hauptsächlich am Ende des Tages
  Beobachtung, daß Essen als Belohnung oder Trost verwendet wird

Anmerkung

Eine potentielle Diagnose kann nicht durch Zeichen und Symptome belegt werden, da das Problem nicht aufgetreten ist und die Pflegemaßnahmen die Prävention bezwecken.

Patientenbezogene Pflegeziele

1. Der Patient beschreibt die Beziehung zwischen Gewicht und seinen Aktivitäten.
2. Der Patient erkennt, wie die Lebensweise/Kultur die Fettleibigkeit fördert.

3. Der Patient zeigt Verhaltensweisen, Änderungen des Lebensstils, um die Risikofaktoren herabzusetzen.
4. Der Patient erkennt die Verantwortung für das eigene Handeln an und versteht, weshalb er in streßbeladenen Situationen „agieren statt reagieren" soll.
5. Der Patient hält sein Körpergewicht.

Maßnahmen

I. Ermitteln der Risikofaktoren

1. Beachten Sie angeführte Risikofaktoren.
2. Ermitteln Sie die Bewegungsaktivitäten im Zusammenhang mit dem Alter.
3. Bestimmen Sie die Gewichtszunahme gemäß den statistischen Daten bei Säuglingen/Kindern.
4. Informieren Sie sich über Laborwerte (z. B. bei endokriner/metabolischer Störung).
5. Bestimmen Sie Gewichtsverlauf, Lebensumstände, kulturelle Faktoren, die für eine Gewichtszunahme ausschlaggebend sein können. Achten Sie auf die sozioökonomischen Verhältnisse.
6. Erheben Sie den Zusammenhang zwischen Eßverhalten und Risikofaktoren.
7. Stellen Sie den Zusammenhang von Hunger und Sättigungsgefühl beim Patienten fest. (Der Verlauf unterscheidet sich bei denjenigen Personen, die für eine Gewichtszunahme prädisponiert sind. Das Auslassen von Mahlzeiten senkt den Grundumsatz.)
8. Beachten Sie frühere Gewichtsreduktionsversuche/Art der Diätkuren. Stellen Sie fest, ob eine „Yo-Yo"-Gewichtsreduktion oder Bulimie eine Rolle spielt.
9. Erkennen Sie Persönlichkeitsmerkmale, die auf eine Neigung zu Übergewicht hindeuten können: z. B. sture Denkweise, externe Kontrollerwartung, negative Selbstbeeinflussung, Unzufriedenheit mit dem Leben.
10. Stellen Sie fest, welche psychologische Bedeutung das Essen für den Patienten hat.
11. Hören Sie auf Sorgen des Patienten, und ermitteln Sie seine Motivation, eine Gewichtszunahme zu vermeiden.

II. Unterstützen des Patienten beim Planen eines präventiven Programmes zur Vermeidung einer Gewichtszunahme

1. Informieren Sie den Patienten über den Ausgleich von Kalorienzufuhr und Energieverbrauch.

2. Unterstützen Sie den Patienten bei der Entwicklung neuer Eßgewohnheiten (z. B. langsam und nur bei Hungergefühl essen).
3. Planen Sie mit dem Patienten ein Langzeitprogramm für Bewegung und Entspannung.
4. Unterstützen Sie den Patienten, Strategien zur Verminderung von streßbeladenem Denken/Handeln zu entwickeln.

III. Fördern des Wohlbefindens

1. Überprüfen Sie die individuellen Risikofaktoren und geben Sie Informationen, die den Patienten in seiner Motivation und Entscheidungsfindung unterstützen.
2. Informieren Sie über eine Ernährungsberatung für spezielle Diät/Ernährungsfragen (Diätassistent).
3. Beraten Sie den Patienten über ein geeignetes Übungsprogramm (Sport, Wandern etc.).
4. Informieren Sie unerfahrene Mütter über die Ernährung von Säuglingen.
5. Ermutigen Sie den Patienten, ein aktives Leben zu führen und Essen/Diät unter Kontrolle zu halten.
6. Unterstützen Sie den Patienten, zu lernen, den eigenen Körper wahrzunehmen und Hungergefühle richtig zu erkennen.
7. Finden Sie gemeinsam mit dem Patienten Lösungen zur Selbstkontrolle.
8. Informieren Sie über Therapiemöglichkeiten, Selbsthilfegruppen (z. B. Weight Watchers).

Pflegediagnose 1.6.2.1.1. nach der NANDA Taxonomie

Mundschleimhaut, verändert

Thematische Gliederung: ***Nahrung***

Definition

Der Zustand, bei dem ein Patient eine pathologische Veränderung der Mundschleimhaut aufweist.

Mögliche Ursachen

- Erkrankungen der Mundhöhle (Entzündungen, Tumore usw.)
- Austrocknung (Dehydratation)
- Traumata: chemisch (saure Nahrungsmittel, Medikamente, Alkohol, schädliche Substanzen), mechanisch (schlechtsitzender Zahnersatz, Sonden), Operation in der Mundhöhle, thermisch, Bestrahlung
- Mangelnde Mundhygiene
- überwiegend Mundatmung
- Ernährungsmangel (Nahrungskarenz)
- Soorinfektion
- Verminderte oder keine Speichelproduktion
- Wirkungen und Nebenwirkungen von Medikamenten

Merkmale

aus der Sicht des Patienten

- Mundtrockenheit
- Schmerzen in der Mundhöhle

aus der Sicht der Pflegeperson

- Kein oder verminderter Speichelfluß
- Belegte Zunge
- Stomatitis
- Zahnfleischbluten
- Zahnkaries
- Bläschenbildung
- Ödeme
- Verletzungen (orale Läsionen, Geschwüre usw.)
- Beläge
- Mundgeruch

Patientenbezogene Pflegeziele

1. Der Patient spricht aus, mögliche Ursachen zu verstehen.
2. Der Patient erkennt spezielle Maßnahmen, die eine intakte Mundschleimhaut fördern.
3. Der Patient führt eine optimale Mundhygiene durch.
4. Der Patient führt Maßnahmen/Methoden zur Wiederherstellung und Aufrechterhaltung einer intakten Mundschleimhaut durch.
5. Der Patient berichtet über eine Verminderung der Krankheitszeichen und Beschwerden bzw. Beschwerdefreiheit.

Maßnahmen

I. Ermitteln der Selbstpflegefähigkeit (Ressourcen)

1. Ermitteln Sie, inwieweit der Patient fähig ist, sich selbst zu versorgen.
2. Ermitteln Sie die Gewohnheiten des Patienten in bezug auf die Mundhygiene.

II. Ermitteln der ursächlichen/begünstigenden Faktoren

1. Achten Sie auf die medizinischen Diagnosen, die zu einer Mundschleimhautveränderung führen.
2. Ermitteln Sie den Ernährungszustand/Flüssigkeitszufuhr.
3. Beachten Sie den Nikotin-/Alkoholkonsum.
4. Achten Sie auf den Zahnstatus.
5. Ermitteln Sie den Medikamentengebrauch und mögliche Nebenwirkungen.
6. Stellen Sie fest, ob Allergien auf Nahrungsmittel/Medikamente oder andere Substanzen bestehen.
7. Überprüfen Sie die Mundhygiene: Häufigkeit und Methode (Bürste, Zahnseide, Munddusche); Professionelle Zahnhygiene.

III. Wiederherstellung und Aufrechterhaltung einer gesunden Mundschleimhaut

1. Inspizieren Sie die Mundhöhle regelmäßig auf Läsionen und/oder Blutungen.
2. Fördern Sie die Einnahme von geeigneten Flüssigkeiten, um einer Austrocknung vorzubeugen.
3. Sorgen Sie bei Bedarf für eine erhöhte Luftfeuchtigkeit.
4. Meiden Sie scharf gewürzte Nahrungsmittel/Flüssigkeiten, extreme Temperaturen. Unter Umständen ist eine weiche oder pürierte Kost erforderlich.

5. Meiden Sie Alkohol, Rauchen/Tabakkauen, das zu weiteren Schleimhautreizungen führen kann.
6. Stimulieren Sie den Speichelfluß durch das Verwenden von Kaugummi, Lutschbonbons.
7. Verwenden Sie künstlichen Speichel, und sorgen Sie für regelmäßige Lippenpflege.
8. Sorgen Sie für regelmäßige Mund- und Zahnpflege.
9. Verwenden Sie Zitronenstäbchen mit Vorsicht; sie können reizen, wenn die Schleimhaut verletzt ist.
10. Verabreichen Sie verordnete Medikamente, und überwachen Sie deren Wirkung und Nebenwirkungen.
11. Wechseln Sie regelmäßig die Lage des endotrachealen Tubus.
12. Sorgen Sie für ausreichende Nahrungszufuhr bei Mangelernährung.

IV. Förderung des Wohlbefindens

1. Informieren Sie über spezielle Mundpflege, die während und nach Krankheiten/Verletzungen erforderlich ist.
2. Stellen Sie fest, ob spezielle Geräte notwendig sind, um die Mundpflege selbständig durchführen zu können, und instruieren Sie ihre Handhabung.
3. Stellen Sie fest, welche Auswirkung der Zustand auf das Selbstwertgefühl/Körperbild hat, achten Sie dabei auf Rückzug von den gewohnten sozialen Aktivitäten, aus Beziehungen und/oder auf Zeichen von Machtlosigkeit.
4. Beachten Sie Äußerungen über Sorgen bezüglich des Aussehens, und verhelfen Sie dem Patienten zu genauen Informationen über Behandlungsmöglichkeiten/Resultate.
5. Überprüfen Sie den Informationsstand über die medikamentöse Therapie und deren Handhabung.
6. Fördern Sie Gewohnheiten, welche die Gesundheit positiv beeinflussen. Eine veränderte Immunabwehr kann Auswirkungen auf die Mundschleimhaut haben.
7. Sorgen Sie für Informationen über Ernährung, um Mangelzustände auszugleichen, Reizungen zu vermindern, Paradontose und Zahnkaries vorzubeugen.
8. Empfehlen Sie regelmäßige Zahnkontrollen und professionelle Zahnhygiene.

Pflegediagnose 6.5.1.1. nach der NANDA Taxonomie

Schlucken, beeinträchtigt

Thematische Gliederung: ***Nahrung***

> **Definition**
> Der Zustand eines Patienten, bei dem das willentliche Schlucken von Flüssigkeiten und/oder festen Nahrungsmitteln beeinträchtigt ist.

Mögliche Ursachen

- Neuromuskuläre Störung (z. B. verminderter oder fehlender Schluckreflex, verminderte Kraft oder Exkursion der Muskeln des Kauvorganges [und Schluckvorganges], sensorische Störung, verminderte Empfindung in der Mundhöhle [Lokalanästhesien], Facialisparese)
- Mechanische Obstruktion (z. B. Ödeme, trachealer Tubus, Tumor)
- Müdigkeit
- Bewußtseinseinschränkung
- Schmerzen im Mund- und Rachenbereich
- Gerötete, gereizte Mund- und Rachenhöhle

Merkmale

aus der Sicht des Patienten

- Der Patient gibt eine veränderte Wahrnehmung bezüglich des Schluckvorganges an.

aus der Sicht der Pflegeperson

- Beobachtete Schluckschwierigkeiten (z. B. Nahrungsmittelansammlung in der Mundhöhle, Husten/Würgen), Schleimansammlungen, Schluckstörungen – wiederholtes Schlucken, nasale Regurgitation
- Nachweis von Aspiration (schaumiger Schleim)
- Facialisparese, Kauschwierigkeiten

Patientenbezogene Pflegeziele

1. Der Patient spricht aus, die ursächlichen/begünstigenden Faktoren zu verstehen.

2. Der Patient erkennt individuell geeignete Maßnahmen/Handlungen, um das Schlucken zu fördern und einer Aspiration vorzubeugen.
3. Der Patient und seine Bezugspersonen wenden geeignete Essenstechniken, entsprechend der individuellen Situation, an.
4. Der Patient kann ohne Husten und Würgen feste Nahrung und Flüssigkeiten vom Mund zum Magen befördern.
5. Der Patient wendet korrekte Notfallsmaßnahmen beim Auftreten eines Würgereizes an.
6. Der Patient hat eine ausgewogene Nahrungs- und Flüssigkeitszufuhr.

Maßnahmen

I. Ermitteln des Ausmaßes der Störung und der ursächlichen/begünstigenden Faktoren

1. Ermitteln Sie Faktoren, die eine Aspiration bewirken/die Atemwege beeinträchtigen.
2. Ermitteln Sie, ob ein Schluckreflex vorhanden ist.
3. Beurteilen Sie das Schluckvermögen (z. B. Schluckversuch mit Joghurt).
4. Ermitteln Sie Kraft der Kaumuskulatur.
5. Inspizieren Sie die Mundhöhle auf Schleimhautveränderungen (Ödeme, Entzündungszeichen) und ob die Mundhygiene angemessen ist.
6. Achten Sie auf den korrekten Sitz der Prothese.
7. Ermitteln Sie die sensorische Wahrnehmung, die Orientierung, die Konzentration und die motorische Koordination des Patienten.

II. Vorbeugen einer Aspiration und Aufrechterhalten von offenen Atemwegen

1. Lagern Sie den Oberkörper bei der Einnahme der Mahlzeiten bis ca. 30 Min. danach in 90°-Position.
2. Lagern Sie den Patienten auf die nicht betroffene Seite, und lassen Sie den Patienten die Zunge benutzen, um das Essen einzunehmen, wenn nur eine Seite des Mundes betroffen ist (z. B. bei Hemiplegie).
3. Saugen Sie bei Bedarf Schleim und Rückstände aus der Mundhöhle ab.

III. Fördern der Flüssigkeits- und Kalorienzufuhr, entsprechend den individuellen körperlichen Bedürfnissen

1. Kontrollieren Sie Zufuhr, Ausfuhr und Körpergewicht, um zu beurteilen, ob die Flüssigkeits- und Kalorienzufuhr angemessen ist.
2. Fördern Sie eine Ruhepause vor dem Essen, um die Müdigkeit auf ein Mindestmaß herabzusetzen.
3. Geben Sie bei Bedarf, nach ärztlicher Anordnung, Schmerzmittel vor dem Essen, um das Wohlbefinden zu erhöhen. Achten Sie auf Zeichen der Bewußtseinsbeeinträchtigung.
4. Ermöglichen Sie dem Patienten die Mundpflege vor und nach dem Essen.
5. Lenken Sie die Konzentration auf das Essen, indem mögliche, störende Umwelteinflüsse während dieser Zeit vermieden werden.
6. Ermitteln Sie, welche Lieblingsspeisen der Patient vorzieht, und berücksichtigen Sie diese.
7. Sorgen Sie für warme oder kalte (nicht lauwarme) Speisen und Getränke, welche die Rezeptoren stimulieren.
8. Sorgen Sie für einen langsamen oralen Kostaufbau, und führen Sie ein Schlucktraining durch.
9. Sorgen Sie für eine Konsistenz des Essens, die am leichtesten geschluckt werden kann (z. B. gelatinehaltige Desserts, Pudding, Cremes, Yoghurt), ziehen Sie bei Bedarf die Diätassistentin bei. Beachten Sie: dünnflüssige Nahrungsmittel sind sehr schwierig zu schlucken.
10. Achten Sie darauf, keine Nahrungsmittel zu verabreichen, die den Speichel eindicken können (z. B. Milchprodukte und Schokolade).
11. Servieren Sie das Essen auf ansprechende, appetitliche Art.
12. Verabreichen Sie dem Patienten nur Speisen einer Konsistenz.
13. Räumen Sie genügend Zeit zum Essen ein.
14. Bleiben Sie während des Essens beim Patienten.
15. Achten Sie darauf, daß der Patient während der Essenseingabe nicht ermüdet oder frustriert wird. Passen Sie sich der Eßkultur und dem Tempo des Patienten an.
16. Plazieren Sie das Essen in der Mitte der Mundhöhle. Geben Sie dem Patienten angemessene Bissen, um den Schluckreflex auszulösen.
17. Instruieren Sie, wenn angezeigt, den Patienten, das Essen auf der nicht betroffenen Seite zu kauen.
18. Geben Sie Hinweise, um die Konzentration und das Ausführen des Schluckvorganges zu verbessern. Erinnern Sie z. B. den Patienten bei Bedarf daran zu kauen/schlucken.

19. Massieren Sie die laryngopharyngeale Muskulatur sanft, um das Schlucken zu stimulieren.
20. Geben Sie positive Rückmeldungen bei Bemühungen des Patienten.
21. Vermeiden Sie das „Hinunterspülen“ von Nahrung mit Getränken (Aspirationsgefahr!).
22. Achten Sie nach dem Essen darauf, daß der Patient keine Essensreste im Mund behält.
23. Verabreichen Sie Sondenkost/parenterale Ernährung, nach ärztlicher Anordnung.

IV. Förderung des Wohlbefindens

1. Konsultieren Sie die Diätassistentin, um einen optimalen Diätplan zu erstellen.
2. Besprechen Sie mit dem Patienten und dem Arzt die Verabreichung der Medikamente (flüssige Medikamente, zermörsern).
3. Leiten Sie den Patienten und/oder Bezugspersonen an, spezielle Eßtechniken und Schluckübungen anzuwenden.
4. Instruieren Sie den Patienten und/oder Pflegepersonen über Notfallsmaßnahmen bei einem Erstickungsanfall.
5. Ermutigen Sie den Patienten, mit Übungen zur Stärkung und Erhaltung der Kau- und Schluckmuskulatur fortzufahren.
6. Erstellen Sie eine Tabelle für regelmäßige Gewichtskontrollen.

Pflegediagnose 6.5.1.2. nach der NANDA Taxonomie

Stillen, unwirksam

Thematische Gliederung: ***Nahrung***

Definition
Der Zustand, bei dem eine Mutter, ein Neugeborenes oder Kind Unzufriedenheit oder Schwierigkeiten beim Stillvorgang erleben.

Mögliche Ursachen

- Frühgeburt, Anomalie des Säuglings, Anomalien der Mutterbrust
- Vorangegangene Brustoperation
- Früherer Mißerfolg beim Stillen
- Säugling erhält zusätzliche Nahrung mit dem Fläschchen
- Geringer Saugreflex des Säuglings
- Fehlende Unterstützung vom Partner/Familie
- Wissensdefizit
- Unterbrechen des Stillens (durch Krankheit der Mutter oder des Säuglings)
- Angst oder Ambivalenz der Mutter
- schmerzhafte Brustwarzen/Schwellung der Brust/Rhagaden

Merkmale

aus der Sicht des Patienten

- Nicht zufriedenstellender Stillvorgang
- Anhaltend wunde Brustwarzen in der ersten Woche des Stillens
- Ungenügendes Entleeren der Brüste beim Stillen
- Gefühl unzureichender Milchzufuhr

aus der Sicht der Pflegeperson

- Erkennbare Zeichen einer unangemessenen Nahrungsaufnahme des Säuglings (Abnormer Gewichtsverlust)
- Unfähigkeit des Säuglings, die Brustwarze zu fassen.
- Keine beobachtbaren Zeichen einer Oxytozinausschüttung
- Unterbrochenes Saugen des Säuglings an der Brust.
- Der Säugling ist unruhig und weint innerhalb der ersten Stunde nach dem Stillen und ist nicht zu beruhigen.
- Der Säugling schreit und sträubt sich gegen das Anlegen.

Mutterbezogene Pflegeziele

1. Die Mutter spricht aus, die ursächlichen/begünstigenden Faktoren zu verstehen.
2. Die Mutter demonstriert adäquate Stilltechniken zur Verbesserung/Erleichterung des Stillens.
3. Die Mutter und der Säugling führen den Stillvorgang erfolgreich durch.
4. Die Mutter erreicht einen zufriedenstellenden Stillvorgang, indem der Säugling den anfänglichen Gewichtsverlust ausgleicht und die Gewichtszunahme im Normbereich ist.

Maßnahmen

I. Ermitteln der ursächlichen/begünstigenden Faktoren auf seiten der Mutter

1. Ermitteln Sie, welche Kenntnisse die Mutter über das Stillen hat und welche Informationen sie erhalten hat.
2. Ermutigen Sie die Mutter, über gegenwärtige/frühere Stillerfahrungen zu sprechen.
3. Beachten Sie das Aussehen der Brust/Brustwarzen, um eine merkliche Asymmetrie der Brüste, deutliche Hohl- oder Flachwarzen festzustellen.
4. Ermitteln Sie, ob es sich um primäre Stillschwierigkeiten handelt (z. B. Prolaktinmangel, ungenügendes Brustdrüsengewebe, Brustoperationen) oder ob die Stillschwierigkeiten sekundär auftreten (z. B. wunde Brustwarzen, Hemmung des Milchflußreflexes).
5. Beachten Sie in der Vorgeschichte der Mutter Schwangerschaftsverlauf, Wehen und Entbindung (normale Geburt oder Kaiserschnitt), andere vor kurzem durchgeführte oder gegenwärtige chirurgische Eingriffe, medizinische Probleme (z. B. Diabetes mellitus, Epilepsie, Herzkrankheiten oder Behinderungen).
6. Stellen Sie fest, welche Unterstützungssysteme die Mutter hat: Bezugspersonen, Familienvater, Freunde.
7. Achten Sie auf die Gefühle der Mutter (z. B. Furcht/Angst, Ambivalenz, Depression).

II. Ermitteln der ursächlichen/begünstigende Faktoren des Säuglings

1. Erkennen Sie Schwierigkeiten beim Saugen (wie bei den möglichen Ursachen/Merkmalen aufgelistet).
2. Achten Sie darauf, ob der Säugling eine Frühgeburt ist und/oder ob er eine Anomalie aufweist.

3. Überprüfen Sie den Stillrhythmus. Achten Sie auf einen erhöhten Nahrungsbedarf des Säuglings oder auf zusätzliche Verabreichung von Flaschenernährung.
4. Achten Sie auf Zeichen einer ungenügenden Nahrungszufuhr (z. B. der Säugling nuckelt mit minimalen oder nicht hörbaren Schluckgeräuschen an der Brust. Der Säugling sträubt sich gegen das Anlegen und weint. Achten Sie auf genügende Urinausscheidung, Stühle, Gewicht.
5. Achten Sie auf die Zufriedenheit des Säuglings nach dem Stillen.
6. Beachten Sie die Zusammenhänge zwischen der Einnahme von bestimmten Nahrungsmittel durch die Mutter und aufgetretenen Koliken beim Säugling.

III. Unterstützen der Mutter, die Fertigkeit für erfolgreiches Stillen zu erwerben.

1. Unterstützen Sie die Mutter psychisch. Geben Sie während des Spitalaufenthalts bei jeder Stillmahlzeit direkte Instruktionen.
2. Informieren Sie die Mutter, daß Kinder bei Hunger auch andere Verhaltensweisen als Weinen zeigen können (z. B. Fingersaugen).
3. Instruieren Sie die Mutter, daß sie dem Säugling nach dem Aufwachen die Brust anbietet und nicht wartet, bis dieser schreit.
4. Wechseln Sie die Stillposition um die Empfindlichkeit der Brustwarzen zu reduzieren.
5. Entfernen Sie den Säugling von der Brust bei Unterbrechen des Saugens.
6. Geben Sie positive Rückmeldung nach erfolgreichem Stillvorgang.
7. Empfehlen Sie der Mutter, das Zufüttern von Flaschennahrung und den Gebrauch von Schnuller zu meiden.
8. Informieren Sie über den Gebrauch einer elektrischen Milchpumpe.
9. Fordern Sie die Mutter auf, häufige Ruhepausen einzuschalten, die Haushaltspflichten/Kinderpflege sinnvoll einzuteilen.
10. Empfehlen Sie, das Rauchen, die Einnahme von Koffein, Alkohol, Medikamenten, übermäßigem Zucker zu meiden oder einzuschränken.
11. Fordern Sie die Mutter auf, Stillschwierigkeiten rechtzeitig anzugeben.

IV. Gewöhnung des Säuglings an das Stillen

1. Steigern Sie den Körperkontakt.
2. Geben Sie dem Säugling Gelegenheit zum Üben.

3. Drücken Sie mit der Hand kleine Mengen von Muttermilch in den Mund des Säuglings.
4. Lassen Sie die Mutter die Brust nach Bedarf nach dem Stillen abpumpen, um den Milchfluß zu fördern (in Ausnahmefällen).
5. Verabreichen Sie Flaschennahrung nur nach Anordnung.
6. Ermitteln Sie spezielle Maßnahmen bei einem Säugling mit einer Gaumenspalte.

V. Fördern des Wohlbefindens

1. Bei ambulanten Geburten sorgen Sie für Informationen von außen (Hebamme und Kinderärzte, soziale Dienste).
2. Besprechen Sie schon vor der Geburt mit der Mutter die Wichtigkeit einer angepaßten Ernährung/Zufuhr von Flüssigkeit, Vitaminen, Mineralstoffen, Spurenelementen (Stillvorbereitungskurs).
3. Sprechen Sie spezielle Probleme an (z. B. Schwierigkeiten beim Saugen, Frühgeburt).
4. Verweisen Sie auf Hilfsgruppen (z. B. je nach Bedarf die Mütterberatung, Stillberatung, La-Leche-Liga, Elterngruppen, Kurse für Streßabbau oder andere Ressourcen an sozialen Einrichtungen).

Pflegediagnose 6.5.1.2.1. nach der NANDA Taxonomie

Stillen, unterbrochen

Thematische Gliederung: ***Nahrung***

> **Definition**
> Der Zustand, bei dem der Stillvorgang aufgrund von Problemen der Mutter oder des Neugeborenen unterbrochen wird.

Mögliche Ursachen

- Krankheit der Mutter oder des Kindes
- Frühgeburt
- Kontraindikationen des Stillens (z. B. Drogen-/Medikamentenkonsum, Infektionen/AIDS).
- Situation, die eine sofortige Entwöhnung des Säuglings erfordert

Merkmale

aus der Sicht der Mutter

- Säugling erhält keine oder zuwenig Nahrung von der Brust.
- Mutter äußert den Wunsch, ihr Kind (so bald wie möglich) mit eigener Muttermilch zu versorgen und die Milchbildung aufrechtzuerhalten.
- Fehlende Kenntnisse bezüglich Abpumpen

aus der Sicht der Pflegeperson

- Trennung von Mutter und Kind

Mutterbezogene Pflegeziele

1. Die Mutter spricht aus, den Grund für den Stillabbruch zu verstehen.
2. Die Mutter erkennt und wendet Methoden an, um die Milchbildung bis zur Wiederaufnahme des Stillens aufrechtzuerhalten.
3. Die Mutter kann die Milch abpumpen und entsprechend lagern.
4. Die Mutter erreicht ein für beide zufriedenstellendes Stillen, wonach der Säugling zufrieden ist und eine angemessene Gewichtszunahme vorweist.
5. Die Mutter erzielt Entwöhnung und Abstillen nach Wunsch.

Maßnahmen

I. Ermitteln der ursächlichen/begünstigenden Faktoren

1. Bringen Sie in Erfahrung, welche Kenntnisse und welche Instruktionen die Mutter über das Stillen erhalten hat.
2. Ermutigen Sie die Mutter, über gegenwärtige oder frühere Stillerfahrungen zu sprechen.
3. Informieren Sie sich über Aufgaben, Pflichten und zeitlich festgelegte Aktivitäten der Mutter (Pflege der Kinder, Arbeit).
4. Beachten Sie Kontraindikationen des Stillens (z. B. Krankheit der Mutter, Drogen-/Medikamentenkonsum), Wunsch/Notwendigkeit abzustillen.
5. Informieren Sie sich über die Haltung der Mutter zum Stillen (kulturelle Gepflogenheiten/Konflikte).

II. Unterstützen der Mutter das Stillen nach Wunsch/ Notwendigkeit aufrechtzuerhalten oder zu beenden

1. Ermutigen Sie die Mutter, ihre Gefühle und Ängste mitzuteilen.
2. Unterstützen Sie die Mutter psychisch.
3. Demonstrieren Sie den Gebrauch einer Handpumpe und/oder einer elektrischen Milchpumpe.
4. Empfehlen Sie, das Rauchen, die Einnahme von Koffein, Alkohol, Medikamenten, übermäßigen Zuckerkonsum einzuschränken oder zu meiden.
5. Sorgen Sie für Informationen über das Vorgehen beim Abstillen (z. B. das Tragen eines gutsitzenden und angepaßten Büstenhalters). Informieren Sie über die Einnahme von Medikamenten für das Abstillen laut Anordnung des Arztes.

III. Fördern einer wirkungsvollen Ernährung des Säugling

1. Informieren Sie über die Wichtigkeit der richtigen Aufbewahrung der Muttermilch.
2. Besprechen Sie die korrekte Anwendung und Wahl der Zusatznahrung.
3. Erkennen Sie Vorsichtsmaßnahmen (z. B. richtige Flußgeschwindigkeit der Flaschennahrung aus dem Sauger, mehrmaliges Unterbrechen und Zeit zum Aufstoßen lassen).
4. Sorgen Sie für eine geeignete Intimsphäre und eine ruhige Umgebung beim Stillen/Abpumpen.
5. Geben Sie positive Rückmeldungen nach dem erfolgreichen Stillen oder nach dem Durchführen erlernter Tätigkeiten.

IV. Förderung des Wohlbefindens

1. Ermutigen Sie die Mutter, genügend Ruhephasen einzuplanen.
2. Instruieren Sie die Mutter zu angemessener Nahrungs- und Flüssigkeitszufuhr.
3. Erkennen Sie weitere Möglichkeiten, um die Bindung zum Kind zu unterstützen und zu stärken (z. B. Beruhigung, Trost, spielerische Aktivitäten).
4. Verweisen Sie auf Hilfsgruppen (z. B. La-Leche-Liga).
5. Sorgen Sie für Literatur zur weiteren Information.

Pflegediagnose 6.5.1.3. nach der NANDA Taxonomie

Stillen, erfolgreich (Lernbedarf)

Thematische Gliederung: ***Nahrung***

Definition
Der Zustand, in dem eine Mutter Zufriedenheit mit der Erfahrung des Stillens erlebt und der Säugling genug Nahrung durch den Stillvorgang erhält.

Autorennotiz

Diese Pflegediagnose ist eine Gesundheitsdiagnose und beinhaltet keine möglichen Ursachen, sondern Voraussetzungen!

Voraussetzungen

- ❑ Grundlegende Kenntnisse über das Stillen
- ❑ Normaler Aufbau der Brust
- ❑ Normaler Aufbau des Oraltraktes beim Neugeborenen
- ❑ Gestationsalter des Neugeboren (mehr als 28 Wochen)
- ❑ Hilfsmöglichkeiten
- ❑ Zuversicht und Selbstvertrauen der Mutter

Merkmale

aus der Sicht der Mutter

- ❑ Äußerungen der Mutter über Zufriedenheit mit dem Stillvorgang

aus der Sicht der Pflegeperson

- ❑ Die Mutter ist fähig, das Neugeborene so anzulegen, daß es saugen kann.
- ❑ Das Neugeborene ist nach dem Stillen zufrieden.
- ❑ Ordentliches und anhaltendes Saugen und Schlucken des Neugeborenen an der Brust.
- ❑ Ausreichende Gewichtszunahme des Säuglings.
- ❑ Einsetzen der Milchsekretion.
- ❑ Bereitwilligkeit des Säuglings, gestillt zu werden.

Mutterbezogene Ziele

1. Die Mutter spricht aus, den Vorgang des Stillens zu verstehen.
2. Die Mutter beherrscht wirksame Stilltechniken.
3. Die Mutter erhält Anteilnahme und Unterstützung durch die Familie.

Maßnahmen

I. Ermitteln des individuellen Lernbedarfs

1. Stellen Sie fest, welche Kenntnisse und Erfahrungen die Mutter mit dem Stillen hat.
2. Kontrollieren Sie die Wirksamkeit des Stillens.
3. Ermitteln Sie, welche Unterstützungsmöglichkeiten die Mutter/Familie hat.

II. Fördern der Fertigkeit des Stillens

1. Legen Sie das Kind innerhalb der ersten Stunde nach der Geburt an die Brust.
2. Instruieren Sie, wie das Kind gehalten und angelegt werden muß. Zeigen Sie verschiedene Positionen.
3. Helfen Sie der Mutter beim ersten Anlegen an die Brust.
4. Lassen Sie das Kind bei der Mutter, um eine individuelle Stilldauer und Häufigkeit der Stillmahlzeiten zu ermöglichen.

III. Fördern des Wohlbefindens

1. Sorgen Sie bei ambulanter Geburt für entsprechende Informationen über Hebamme und Kinderarzt.
2. Ermutigen Sie die Mutter und andere Familienangehörige, ihre Gefühle und Sorgen zu äußern, und hören Sie ihnen aktiv zu, um Hintergründe von Problemen zu ermitteln.
3. Verweisen Sie bei Bedarf auf Hilfsgruppen, wie z. B. La-Leche-Liga.
4. Vgl. *PD 6.5.1.2. Stillen, unwirksam.*

Pflegediagnose 6.5.1.4. nach der NANDA Taxonomie

Nahrungsaufnahme des Säuglings, beeinträchtigt

Thematische Gliederung: ***Nahrung***

Definition
Der Zustand, bei dem der Säugling eine eingeschränkte Fähigkeit zu saugen oder eine eingeschränkte Koordinationsfähigkeit für den Saug-Schluck-Vorgang zeigt.

Mögliche Ursachen

- Frühgeburt
- Neurologische Störung/bedingte Beeinträchtigung
- Orale Überempfindlichkeit
- Längerfristige Nahrungskarenz
- Anatomische Anomalie

Merkmale

aus der Sicht der Mutter

- Die Mutter gibt an, daß der Säugling nicht fähig ist, mit dem Saugen einzusetzen oder wirksam zu saugen.

aus der Sicht der Pflegeperson

- Unfähigkeit, mit dem Saugen einzusetzen oder wirksam zu saugen
- Unfähigkeit, das Saugen, Schlucken und Atmen zu koordinieren

Säuglingsbezogene Pflegeziele

1. Die Eltern beherrschen Fütterungstechniken, welche eine angemessene Nahrungsaufnahme des Säuglings gewährleisten.
2. Der Säugling verliert nicht mehr als 10% des Geburtsgewichtes in der ersten Woche.
3. Der Säugling aspiriert nicht.
4. Der Säugling weist eine dem Alter angemessene Gewichtszunahme auf.
5. Der Säugling weist eine angemessene Ausfuhr auf, gekennzeichnet durch eine angemessene Anzahl nasser Windeln pro Tag.

Maßnahmen

I. Ermitteln der begünstigenden Faktoren/Ausmaß der eingeschränkten Funktion

1. Ermitteln Sie den Saug- und Schluckreflex des Säuglings.
2. Beobachten Sie das Verhalten von Mutter und Säugling während des Anlegens.
3. Ermitteln Sie das Entwicklungsstadium, Mißbildungen (z. B. Lippen-/Gaumenspalte), mechanische Hindernisse (z. B. endotrachealer Tubus, Beatmungsgerät).
4. Ermitteln Sie den Bewußtseinszustand, neurologische Schäden, epileptisches Geschehen, Auftreten von Schmerzen.
5. Achten Sie auf die Wirkung und Zeiteinteilung bei der Verabreichung von Medikamenten.
6. Kontrollieren Sie Geburts- und momentane Gewichts- und Längenmaße.
7. Ermitteln Sie Streßzeichen bei der Nahrungszufuhr (z. B. Tachypnoe, Zyanose, Müdigkeit/Lethargie).
8. Ermitteln Sie, ob Verhaltensweisen auftreten, die nach der Nahrungsaufnahme auf ungestillten Hunger hindeuten.
9. Erfassen Sie Unsicherheiten und Angst der Eltern, beim Auftreten von Problemen bei der Nahrungsaufnahme.

II. Fördern einer angemessenen Nahrungsaufnahme beim Säugling

1. Wählen Sie geeignete Methoden zur Nahrungsaufnahme (spezielle Sauger, Magensonde) entsprechend den Bedürfnissen des Säuglings.
2. Instruieren Sie die Mutter (Eltern) in geeigneten Techniken bei der Verabreichung einer Mahlzeit. Achten Sie auf die korrekte Lagerung des Säuglings.
3. Geben Sie der Mutter Informationen über das Anlegen, die Zeitdauer.
4. Betonen Sie die Wichtigkeit einer ruhigen/entspannten Atmosphäre bei einer Mahlzeit.
5. Passen Sie die Häufigkeit der Mahlzeiten und die Nahrungsmenge den Reaktionen des Säuglings an, achten Sie auf Aufstoßen.
6. Verabreichen Sie feste Zusatznahrung laut ärztlicher Anordnung.
7. Wählen Sie, wenn erforderlich, abwechselnde Verfahren bei der Nahrungszufuhr (Sauger, Sonde), entsprechend den Fähigkeiten des Säuglings.
8. Führen Sie eine tägliche Gewichtskontrolle des Säuglings durch (gleiche Waage, gleiche Zeit)

III. Fördern des Wohlbefindens

1. Informieren Sie die Mutter (Eltern) über Methoden der Nahrungsaufnahme, um eine Aspiration zu vermeiden. Informieren Sie die Mutter über die Vorgehensweise bei Aspiration!
2. Geben Sie den Eltern positive Rückmeldungen bei erfolgreichen Fütterungstechniken.
3. Besprechen Sie mit den Eltern die erwarteten Ziele in bezug auf Wachstum und Entwicklung des Säuglings im Zusammenhang mit dem Kalorienbedarf.
4. Raten Sie der Mutter, regelmäßig das Gewicht des Säuglings zu kontrollieren.
5. Informieren Sie über Kurse, die von sozialen Einrichtungen angeboten werden (z. B. Erste Hilfe, ...).
6. Unterstützen Sie die Eltern bei der Planung der häuslichen Versorgung.

Pflegediagnose 1.3.1.1. nach der NANDA Taxonomie

Verstopfung

Thematische Gliederung: ***Ausscheidung***

Definition
Ein Zustand, bei dem ein Patient eine Veränderung der normalen Stuhlgewohnheiten erfährt, die durch Abnahme der Entleerungshäufigkeit und/oder Ausscheiden von hartem, trockenem Stuhl gekennzeichnet ist.

Mögliche Ursachen

- Neuromuskuläre/muskuloskelettäre Beeinträchtigung
- Körperliche Inaktivität
- Flüssigkeitsmangel
- schwache Beckenboden-/Bauchmuskulatur
- Gastrointestinale obstruktive Veränderungen (z. B. stenosierende Prozesse)
- Schmerzen beim Stuhlgang
- Diagnostische Eingriffe
- Schwangerschaft
- Medikamentös bedingte Veränderungen der Peristaltik
- Stoffwechselerkrankung (z. B. Hypothyreose)
- Psychosomatische Erkrankungen

Merkmale

aus der Sicht des Patienten

- Abnahme der gewohnten Entleerungshäufigkeit (in den letzten drei Wochen)
- Äußerungen über abdominales oder rektales Druck- oder Völlegefühl
- Verminderung der gewohnten Stuhlmenge
- Übelkeit

aus der Sicht der Pflegeperson

- Hart geformter Stuhl
- Pressen beim Stuhlgang
- Palpierbare Masse

- Verminderte Darmgeräusche
- Geblähtes Abdomen, abdominales Völlegefühl
- Bauch-/Rückenschmerzen
- Kopfschmerzen
- Interferenz mit dem Alltag oder wechselseitige Beeinflussung zwischen Störung und Alltag
- Appetitstörungen
- Gebrauch von Laxantien

Patientenbezogene Pflegeziele

1. Der Patient erlangt/kehrt zu normalen Stuhlgewohnheiten zurück.
2. Der Patient berichtet, die Faktoren und entsprechenden Maßnahmen/Lösungen bezüglich seiner individuellen Situation zu verstehen.
3. Der Patient ändert seine Lebensweise so, daß die Ursachen für sein Stuhlproblem beseitigt sind.
4. Der Patient setzt schmerzfrei Stuhl ab.

Maßnahmen

I. Bestimmen normaler Stuhlgewohnheiten

1. Ermitteln Sie die normalen Stuhlgewohnheiten und die Zeitspanne der Ausscheidungsprobleme.
2. Beachten Sie Faktoren, welche die Darmaktivität normalerweise stimulieren, und stellen Sie diesbezügliche Störungen fest.

II. Ermitteln der gegenwärtigen Stuhlgewohnheiten

1. Beobachten Sie Farbe, Geruch, Beschaffenheit, Menge und Häufigkeit der Stuhlentleerung.
2. Hören Sie den Darm auf vorhandene Geräusche ab.

III. Erkennen der ursächlichen/begünstigenden Faktoren

1. Überprüfen Sie die Ernährungsgewohnheiten.
2. Registrieren Sie die Flüssigkeitszufuhr.
3. Beachten Sie belastende Umstände (z. B. persönliche Beziehungen, berufliche Faktoren, finanzielle Probleme, Zeitmangel, fehlende Privatsphäre).
4. Ermitteln Sie den Gebrauch von Medikamenten und/oder deren Nebenwirkungen (z. B. Sedativa, Antazida, Eisen, Kontrastmittel, Steroide).
5. Beachten Sie den vorhandenen Aktivitäts/Mobilitätsgrad.

6. Beurteilen Sie Schmerzen beim Stuhlgang; kontrollieren Sie die perianale Gegend auf Hämorrhoiden, Fissuren, Hautläsionen oder andere Veränderungen.
7. Ermitteln Sie den Gebrauch oder Mißbrauch von Abführhilfsmitteln.
8. Informieren Sie sich über vorhandene medizinische Diagnosen (z. B. metabolische oder endokrine Funktionsstörungen, Schwangerschaft, chirurgische Eingriffe, Megakolon).
9. Palpieren Sie den Bauch im Verlauf des Kolons auf mögliche Verhärtungen.
10. Helfen Sie bei medizinisch diagnostischen Abklärungen mit, um weitere mögliche ursächliche Faktoren festzustellen.

V. Fördern der normalen Darmfunktion

1. Empfehlen Sie eine ausgewogene Ernährung mit hohem Ballaststoffanteil.
2. Unterstützen Sie, falls medizinisch kein Einwand besteht, eine erhöhte Flüssigkeitszufuhr einschließlich Fruchtsäften. Schlagen Sie vor, nach dem Aufstehen ein warmes stimulierendes Getränk einzunehmen (z. B. heißes Wasser, Kaffee, Tee).
3. Ermutigen Sie zu vermehrter Aktivität/Bewegung, entsprechend der individuellen Leistungsfähigkeit.
4. Verabreichen Sie nach Verordnung Stuhlweichmacher, milde Stimulantien oder Quellmittel.
5. Sorgen Sie für Intimsphäre beim Ausscheidungsprozeß, und planen Sie den Zeitpunkt für die Stuhlentleerung.
6. Behandeln Sie bei Bedarf nach ärztlicher Anordnung den Anus mit einem Gleitmittel/anästhesierender Salbe.
7. Verabreichen Sie nach ärztlicher Anordnung Darmeinläufe, entfernen Sie bei Bedarf Kotsteine manuell.
8. Ermöglichen Sie nach dem Stuhlgang ein Sitzbad zur beruhigenden Wirkung im Rektalbereich.
9. Planen Sie beim Stuhlprogramm, nach Absprache mit dem Arzt, Glyzerin Suppositorien und manuelle Stimulation ein, wenn eine längerfristige oder permanente Darmentleerungsstörung vorhanden ist.

VI. Fördern des Wohlbefindens

1. Überprüfen Sie und ermutigen Sie die individuelle Weiterführung erfolgreicher Maßnahmen.
2. Besprechen Sie den Grund für den Erfolg der Maßnahmen.
3. Vermitteln Sie bei Bedarf Informationen über die sinnvolle Anwendung von Laxantien.

Pflegediagnose 1.3.1.1.1. nach der NANDA Taxonomie

Verstopfung, subjektiv

Thematische Gliederung: ***Ausscheidung***

Definition
Der Zustand, bei dem ein Patient bei sich selbst eine Verstopfung diagnostiziert und den täglichen Stuhlgang mit Hilfe von Laxantien, Einläufen und Suppositorien sicherstellt.

Mögliche Ursachen

- Spezielle kultur- und familienbedingte Einstellungen, Ansichten zum Thema Gesundheit
- Fehleinschätzung
- Veränderte (beeinträchtigte) Denkprozesse
- Psychogene Störungen

Merkmale

aus der Sicht des Patienten

- Erwartungshaltung bezüglich eines täglichen Stuhlganges mit daraus folgendem übermäßigen Gebrauch von Laxantien, Einläufen und Suppositorien.
- Stuhlgang wird täglich zur selben Zeit und in einer bestimmten Menge erwartet.

aus der Sicht der Pflegeperson

- Gesteigerter Ausdruck von Sorge betreffend des täglichen Stuhlganges
- Zentriertes Interesse an Abführhilfen

Patientenbezogene Pflegeziele

1. Der Patient akzeptiert medizinisch vertretbare Maßnahmen um die Darmfunktion zu fördern.
2. Der Patient eignet sich die medizinisch vertretbaren Maßnahmen zur Regulierung der Stuhlgewohnheiten an.
3. Der Patient scheidet Stuhl aus, ohne Zuhilfenahme von Abführmitteln und ohne Ausdruck von Sorge darüber.

Maßnahmen

I. Ermitteln von Faktoren im Zusammenhang mit der persönlichen Denkweise

1. Stellen Sie fest, was der Patient unter „normalen" Stuhlgewohnheiten versteht.
2. Vergleichen Sie dies mit den gegenwärtigen Stuhlgewohnheiten des Patienten
3. Ermitteln Sie, welche Maßnahmen der Patient zur persönlichen Problembewältigung anwendet.

II. Fördern des Wohlbefindens

1. Geben Sie dem Patienten Unterstützung durch „aktives Zuhören"/Besprechen seiner Ängste und Sorgen.
2. Sprechen Sie mit dem Patienten über eine normale Darm- und Ausscheidungsfunktion und Möglichkeiten zu ihrer Erhaltung und Förderung.
3. Erklären Sie nachteilige Wirkungen der Medikamente/Darmeinläufe.
4. Besprechen Sie den Zusammenhang zwischen Ernährung/körperlicher Bewegung und Stuhlausscheidung.
5. Fördern Sie streßabbauende Aktivitäten, um den Patienten beim Aneignen von individuell annehmbaren Gewohnheiten zu unterstützen.

Pflegediagnose 1.3.1.1.2. nach der NANDA Taxonomie

Verstopfung, kolonisch

Thematische Gliederung: ***Ausscheidung***

Definition
Der Zustand, bei dem die Stuhlgewohnheiten eines Patienten gekennzeichnet sind durch harten, trockenen Stuhl, der aufgrund einer verzögerten Passage von Nahrungsrückständen entsteht.

Mögliche Ursachen

- Ungenügende Flüssigkeitszufuhr
- Starker Flüssigkeitsverlust durch Schwitzen (z. B. bei Fieber), ohne daß der Verlust ersetzt wird
- Überwiegende Zufuhr von Nahrungsmittel, die eher zu Verstopfung führen
- Ungenügende körperliche Aktivität; Immobilität
- Fehlende Privatsphäre; Störungen des Gefühlslebens; Streß; Veränderung der täglichen Gewohnheiten
- Chronischer Gebrauch von Medikamenten und Darmeinläufen- und -spülungen
- Stoffwechselerkrankungen (z. B. Hypothyreose, Hypokalzämie, Hypokaliämie)

Merkmale, Ziele und Maßnahmen

Vgl. *PD 1.3.1.1. Verstopfung.*

Pflegediagnose 1.3.1.2. nach der NANDA Taxonomie

Durchfall

Thematische Gliederung: ***Ausscheidung***

Definition
Ein Zustand, bei dem ein Patient eine Veränderung der normalen Stuhlgewohnheiten erfährt, welche durch mehrmalige Ausscheidung von dünnem, wäßrigem, ungeformtem Stuhl gekennzeichnet ist.

Mögliche Ursachen

- Streß und Angst
- Medikamente, Bestrahlung, Toxine, Schadstoffe
- Nahrungsmittel, Sondennahrung, Diätumstellungen
- Stoffwechselstörungen
- Darmerkrankungen, Darminfektionen

Merkmale

aus der Sicht des Patienten

- Bauchschmerzen
- Krämpfe, Stuhldrang
- Geruchsveränderungen

aus der Sicht der Pflegeperson

- vermehrte Stuhlentleerung
- vermehrte Darmgeräusche
- Dünne, wäßrige Stühle
- vermehrte Blähungen
- Farbveränderungen/Beimengungen

Patientenbezogene Pflegeziele

1. Der Patient erlangt wieder eine normale Darmfunktion.
2. Der Patient kann die ursächlichen Faktoren und Gründe für Behandlungsvorschriften verstehen.
3. Der Patient hilft durch sein Verhalten mit, ursächliche Faktoren auszuschließen.

Maßnahmen

I. Ermitteln der ursächlichen/begünstigenden Faktoren

1. Ermitteln Sie den Beginn und Verlauf des Durchfalls.
2. Beobachten und notieren Sie die Häufigkeit, Qualität, Menge, Zeitpunkt und auslösende Faktoren, die mit dem Auftreten des Durchfalls zusammenhängen.
3. Beachten Sie Schmerzen, die in Verbindung mit gehäuften Stuhlgängen auftreten.
4. Hören Sie den Darm auf vorhandene Geräusche ab.
5. Achten Sie auf Begleiterscheinungen, wie z. B. Fieber/Frösteln, Bauchschmerzen/Krämpfe usw.
6. Ermitteln Sie die Nahrungsaufnahme und den Ernährungszustand.
7. Überprüfen Sie die Medikamenteneinnahme.
8. Achten Sie auf kürzlich erfolgte Auslandsaufenthalte, Umgebungswechsel, Veränderungen des Trinkwassers, der Ernährung und auf Erkrankungen von Kontaktpersonen.
9. Achten Sie auf gleichzeitige Krankheiten/Behandlungen, Nahrungsmittel- und Medikamentenallergien, Laktoseintoleranz und Nebenwirkungen von Therapien.

II. Ausschalten von ursächlichen Faktoren

1. Fördern Sie die Anwendung von Entspannungstechniken zur Verminderung von Streß/Angst (z. B. progressive Muskelentspannung, Visualisieren).
2. Sorgen Sie (in Absprache mit dem Arzt) für eine Änderung der Ernährung, um Durchfall auslösende Nahrungsmittel/Substanzen zu meiden.
3. Schränken Sie Koffein und ballaststoffreiche Nahrungsmittel sowie Milch, Fett, Vollkornprodukte, Rohkost und Früchte ein.
4. Passen Sie die Konzentration und Häufigkeit der Sondenernährung dem Zustand des Patienten an (in Absprache mit Arzt und Diätassistentin).

III. Aufrechterhalten des Wasser-/Elektrolythaushaltes

1. Sorgen Sie in Absprache mit dem Arzt für eine ausreichende Flüssigkeitszufuhr.
2. Beobachten Sie den Patienten, ob dieser Symptome von Hypotonie, Tachykardie, Hautturgor und Schleimhautveränderungen zeigt.
3. Verabreichen Sie Medikamente nach Verordnung.

IV. Erhalten einer intakten Haut

1. Helfen Sie falls nötig, nach jedem Stuhlgang bei der Analpflege.
2. Tragen Sie bei Bedarf eine hautschützende Lotion/Salbe auf.
3. Sorgen Sie, wenn nötig, für trockene Bettwäsche.
4. Vgl.
   PD 1.6.2.1.2.2. Hautdefekt, hohes Risiko
   PD 1.6.2.1.2.1. Hautdefekt, bestehend.

V. Wiederherstellen der normalen Darmfunktion

1. Erhöhen Sie in Absprache mit dem Arzt die Flüssigkeitszufuhr, und verabreichen Sie wieder normale Kost (Joghurt, Reis, Bananen, Salzgebäck).
2. Verabreichen Sie Medikamente nach Verordnung.

VI. Förderung des Wohlbefindens

1. Motivieren Sie den Patienten, entsprechende Maßnahmen zu setzen, die ein Wiederauftreten der Durchfälle verhindern.
2. Beraten Sie den Patienten bei der Nahrungsmittelauswahl und -zubereitung.
3. Ermitteln und besprechen Sie individuelle Streßfaktoren und Bewältigungsformen.
4. Besprechen Sie die Möglichkeit einer Dehydratation und die Wichtigkeit des Flüssigkeitsersatzes.

Pflegediagnose 1.3.1.3. nach der NANDA Taxonomie

Stuhlinkontinenz

Thematische Gliederung: ***Ausscheidung***

Definition
Ein Zustand, bei dem ein Patient seine Stuhlentleerungen nicht kontrollieren kann.

Mögliche Ursachen

- Gastrointestinale Störungen
- Neuromuskuläre Störungen
- Colostomie
- Verlust der Sphinkterkontrolle
- Wahrnehmungs- oder Bewußtseinsstörungen

Merkmale

aus der Sicht des Patienten

- Unwillkürliche Stuhlentleerung

aus der Sicht der Pflegeperson

- unkontrollierbare Stuhlentleerung

Patientenbezogene Pflegeziele

1. Der Patient verbessert die Kontrolle über seine Ausscheidung.
2. Der Patient entleert täglich, jeden 2. oder 3. Tag weichen, geformten Stuhl.
3. Der Patient bewahrt einen intakten Hautzustand.
4. Der Patient erreicht eine normale Stuhlausscheidung.
5. Der Patient bewahrt sein Selbstwertgefühl und nimmt seine sozialen Kontakte wieder auf.

Maßnahmen

I. Ermitteln der ursächlichen/begünstigenden Faktoren

1. Ermitteln Sie, ob medizinische Diagnosen die Stuhlinkontinenz beeinflussen (z. B. Multiple Sklerose, Rückenmarksverletzung, zerebraler Insult, Ileus, Colitis ulcerosa).

2. Beachten Sie den Zeitpunkt des Auftretens, vorausgehende/auslösende Ereignisse.
3. Ermitteln Sie die Ernährungs- und Lebensgewohnheiten des Patienten.
4. Beachten Sie Darmgeräusche und -bewegungen.

II. Ermitteln der momentanen Stuhlgewohnheiten

1. Beachten Sie Farbe, Geruch, Konsistenz, Menge und Häufigkeit der Stuhlentleerung.
2. Fordern Sie den Patienten dazu auf, den Zeitpunkt der Inkontinenz aufzuschreiben.
3. Hören Sie den Darm auf vorhandene Geräusche ab.
4. Beachten Sie Blähungen.
5. Ermitteln Sie die derzeitigen und vergleichen Sie diese mit den früheren Stuhlgewohnheiten.

III. Fördern der Kontrolle/Regelung der Inkontinenz

1. Geben Sie Unterstützung bei der Behandlung der ursächlichen/begünstigenden Faktoren.
2. Stellen Sie, angepaßt an die individuellen Gewohnheiten des Patienten, ein Stuhlprogramm auf, um eine Entleerung zur festgesetzten Zeit zu ermöglichen. Verabreichen Sie Medikamente und/oder manuelle Stimulation laut Anordnung des Arztes.
3. Führen Sie den Patienten auf die Toilette/Leibstuhl, oder geben Sie die Leibschüssel nach geplanten Intervallen. Halten Sie das Programm zu Beginn täglich ein. Planen Sie dann, je nach Stuhlmenge und Gewohnheiten, eine Stuhlentleerung jeden zweiten Tag ein.
4. Wahren Sie bei den Pflegehandlungen die Intimsphäre des Patienten.
5. Fördern Sie eine Ernährung mit hohem Ballaststoffanteil und ausreichender Flüssigkeit. Vermeiden Sie blähende und abführende Nahrungsmittel (Diätassistent).
6. Überwachen Sie regelmäßig das Körpergewicht des Patienten.
7. Verabreichen Sie lt. Anordnung des Arztes Laxantien/Quellmittel.
8. Sorgen Sie für ausreichende Hygiene- und Pflegemaßnahmen, um einen gesunden Hautzustand zu bewahren.
9. Ermutigen Sie den Patienten ein Übungsprogramm durchzuführen, das den individuellen Fähigkeiten entspricht, um Muskeltonus/-kraft einschließlich der perianalen Muskeln zu stärken.

10. Sorgen Sie für Inkontinenzhilfen/-einlagen, bis die Kontinenz erreicht ist.
11. Zeigen Sie, wie man während des Stuhlganges den intraabdominellen Druck erhöhen kann (z. B. durch Anspannen der Bauchmuskeln, Vorbeugen des Oberkörpers, manuellen Druck). Stimulieren Sie die Darmperistaltik durch Massage entlang des Colonverlaufs.
12. Vgl.: *PD 1.3.1.2. Durchfall,* wenn die Inkontinenz auf nicht kontrollierbaren Durchfall zurückzuführen ist.

IV. Förderung des Wohlbefindens

1. Überprüfen und ermutigen Sie den Patienten zur individuellen Weiterführung erfolgreicher Maßnahmen.
2. Informieren Sie den Patienten in der Anwendung von Laxantien, um die Stuhlentleerung zur geplanten Zeit zu erwirken.
3. Sorgen Sie für emotionale Unterstützung des Patienten/der Bezugspersonen, besonders wenn der Zustand längere Zeit andauert oder chronisch ist.
4. Beziehen Sie Bezugspersonen in korrekte Hygiene- und Pflegemaßnahmen nach jeder Stuhlentleerung mit ein, und leiten Sie sie an, die Maßnahmen selbständig durchzuführen.
5. Informieren Sie den Patienten/die Bezugspersonen über Inkontinenzhilfen.
6. Ermutigen Sie den Patienten zur Planung sozialer Aktivitäten in Abstimmung mit seinen Stuhlgewohnheiten.

Pflegediagnose 1.3.2. nach der NANDA Taxonomie

Urinausscheidung, verändert

Thematische Gliederung: ***Ausscheidung***

Definition
Der Zustand, bei dem ein Patient eine Störung der Urinausscheidung erfährt.

Mögliche Ursachen

- Sensorische, motorische Beeinträchtigung
- Anatomisches Hindernis
- Harnwegsinfekt
- Mechanisches Trauma
- Chirurgische Urinableitung

Merkmale

aus der Sicht des Patienten

- Häufiges Urinieren
- Verzögertes Urinieren
- Erschwerte (schmerzhafte) Blasenentleerung
- Geruchsveränderung

aus der Sicht der Pflegeperson

- Nykturie
- Harndrang
- Inkontinenz
- Harnverhaltung
- Hämaturie
- Trübung des Harns
- Veränderung der Konzentration

Patientenbezogene Pflegeziele

1. Der Patient ist tagsüber/während der Nacht/ständig kontinent.
2. Der Patient kann ohne künstliche Ableitung urinieren.
3. Der Patient hat eine ausgewogene Flüssigkeitsbilanz.
4. Der Patient erkennt die ursächlichen Faktoren (vgl. *PD 1.3.2.2. Harnverhalten* und *PD 1.3.2.1.4. Inkontinenz, funktionell*)

5. Der Patient zeigt Verhaltensweisen/Methoden, eine Infektion zu verhüten.
6. Der Patient ist selbständig in der Lage, die Pflege des Harnkatheters oder Urostomas und der dazugehörenden Ableitungen durchzuführen.

Maßnahmen

I. Ermitteln der ursächlichen/begünstigenden Faktoren

1. Beachten Sie Alter und Geschlecht des Patienten.
2. Ermitteln Sie Begleitumstände, z. B. Operationen (einschließlich chirurgischer Harnableitung); neurologische Störungen (z. B. Multiple Sklerose, Para- und Tetraplegie, Alzheimer-Krankheit); Prostataerkrankung; kürzliche/mehrfache Geburten; kardiovaskuläre Erkrankungen; Beckentrauma, die zu Verletzungen der Harnröhre führen können.
3. Ermitteln Sie, ob das Problem aufgrund eines Verlustes der neurologischen Funktion oder Verwirrtheit (z. B. Altzheimer-Krankheit) besteht.
4. Ermitteln Sie, ob die medikamentöse Therapie die Störung verursacht.
5. Ermitteln Sie, falls eine Inkontinenz vorliegt, wann die Störung auftritt: tagsüber, nachts, ständig; beim Husten, Stehen, Laufen, Lachen; bei Aufregung, im Bett, bei verspätetem Aufsuchen der Toilette, weil keine Hilfe zur Verfügung stand; die Fähigkeit, das Urinieren nach dem Drang zu verzögern, fehlt.
6. Kontrollieren Sie das Urostoma auf Schwellung, Vernarbung und Verstopfung mit Schleim.
7. Überwachen Sie die medikamentöse Therapie, besonders die Einnahme von nephrotoxischen Medikamenten (z. B. Aminoglykosiden, Tetrazyklinen), bei Patienten mit Immunsuppression. Achten Sie ebenfalls auf Medikamente, die zur Urinretention führen können (z. B. Atropin, Belladonna).
8. Besprechen Sie mit dem Arzt, ob Geschlechtskrankheiten bei einer Entzündung der Urethra mit Penisausfluß vorliegen.
9. Kontrollieren Sie den Harn auf Steine und Konkremente, und dokumentieren Sie das Aussehen der ausgeschiedenen Steine. Informieren Sie den Arzt.

II. Ermitteln des Ausmaßes der Störung/Behinderung

1. Ermitteln Sie das frühere Ausscheidungsmuster des Patienten.
2. Beobachten Sie die Häufigkeit, Harndrang, Brennen, Inkontinenz, Nykturie, Ausmaß und Stärke des Urinstrahls.

3. Palpieren Sie die Blase, um eine Retention festzustellen.
4. Achten Sie auf Schmerzen: z. B. Stärke des Schmerzes, Vorhandensein von Blasenkrämpfen, Rücken- oder Flankenschmerzen usw.
5. Ermitteln Sie die gewohnte tägliche Flüssigkeitszufuhr des Patienten. Beobachten Sie den Zustand der Haut und der Schleimhäute.

III. Unterstützen der Behandlung/Verhütung von Problemen bei der Urinausscheidung

1. Vgl. die entsprechende *PD 1.3.2.2. Harnverhalten* und *PD 1.3.2.1.4 Inkontinenz, funktionell.*
2. Überwachen Sie die Flüssigkeitsbilanz, und führen Sie Gewichtskontrollen durch.
3. Fordern Sie den Patienten dazu auf, die vorgeschriebene Flüssigkeitsmenge zu sich zu nehmen, einschließlich Preiselbeersaft, um die Nierenfunktion aufrechtzuerhalten, eine Infektion und die Bildung von Nierensteinen zu verhüten.
4. Führen Sie regelmäßige Katheterpflege durch, um Verkrustungen vorzubeugen.
5. Achten Sie auf Zeichen einer Infektion: trüber, übelriechender, blutiger Harn.
6. Helfen Sie bei der Abnahme diverser Urinproben mit.
7. Ermutigen Sie den Patienten, über Befürchtungen/Sorgen zu sprechen (z. B. Störung der sexuellen Aktivität, Arbeitsunfähigkeit usw.).
8. Beobachten Sie die medikamentöse Therapie, Antibiotika (Einzeldosen werden zunehmend verordnet bei Harnwegsinfektionen), Sulfonamide, Spasmolytika usw.
9. Besprechen Sie pflegerische Fragen zu chirurgischen Eingriffen.

IV. Unterstützen des Patienten beim Umgang mit langfristigen Veränderungen der Ausscheidung

1. Kontrollieren Sie häufig, ob die Blase überdehnt ist oder eine Überlaufsblase vorhanden ist, um die Komplikationen einer Infektion und/oder autonomen Hyperreflexie zu vermeiden.
2. Halten Sie ein saures Milieu in der Blase aufrecht (z. B. durch die Einnahme von Vitamin C), um das Bakterienwachstum einzudämmen.
3. Halten Sie einen regelmäßigen Entleerungsplan der Blase/Ableitung ein.
4. Sorgen Sie für eine routinemäßige Pflege des Ablaufsystems. Leiten Sie den Patienten dazu an, Probleme zu erkennen und damit umzugehen (z. B. Verkrustungen des Katheters, schlecht sitzendes Material, störender Uringeruch, Harnwegsinfekt usw.)

V. Fördern des Wohlbefindens

1. Vermindern Sie die Möglichkeit einer Infektion und/oder eines Hautdefektes durch entsprechende Hygiene- und Pflegemaßnahmen.
2. Instruieren Sie den Patienten mit einem Harnwegsinfekt, eine erneute Infektion zu vermeiden: z. B. durch Trinken von größeren Flüssigkeitsmengen, unmittelbares Urinieren nach dem Geschlechtsverkehr, Reinigen von vorne nach hinten, sofortiges Behandeln einer vaginalen Infektion und Duschen anstatt Baden.
3. Fordern Sie die Bezugspersonen dazu auf, an der Routinepflege teilzunehmen und Komplikationen, die eine medizinische Behandlung erfordern, zu erkennen.
4. Instruieren Sie die korrekte Handhabung der Harnableitung.
5. Empfehlen Sie dem Patienten blähende Nahrungsmittel bei einer Ureterosigmoidostomie zu vermeiden, weil Blähungen eine Harninkontinenz verursachen können.
6. Empfehlen Sie die Verwendung eines Silikon-Katheters, wenn ein Dauerkatheter erforderlich ist.
7. Demonstrieren Sie die korrekte Fixation des Kathetersackes und deren Verlängerung, um eine Drainage zu erleichtern/Reflux zu vermeiden.
8. Berücksichtigen Sie bei der Informationssammlung die Auswirkungen der gestörten Harnausscheidung auf die Lebensgewohnheiten des Patienten.

Pflegediagnose 1.3.2.1.1. nach der NANDA Taxonomie

Streßinkontinenz

Thematische Gliederung: ***Ausscheidung***

Definition

Der Zustand, bei dem ein Patient einen unkontrollierbaren Urinverlust von weniger als 50 ml bei erhöhtem abdominalem Druck erfährt.

Mögliche Ursachen

- Degenerative Veränderungen der Beckenmuskulatur und des Stützgewebes, die altersbedingt sind
- hoher intraabdominaler Druck (z. B. bei Adipositas, Schwangerschaft)
- insuffizienter Blasenausgang
- Überdehnung zwischen den Entleerungen
- schwache Beckenmuskulatur und Stützgewebe

Merkmale

aus der Sicht des Patienten

- Tröpfeln bei erhöhtem intraabdominalem Druck (z. B. beim Husten, Niesen, Lachen, Heben schwerer Gegenstände, Laufen, Lagewechsel)
- Vermehrter Harndrang (mehr als zweistündlich)

Patientenbezogene Pflegeziele

1. Der Patient erkennt und versteht die Ursache für die Inkontinenz und die Maßnahmen des Blasentrainings.
2. Der Patient zeigt Verhaltensweisen/Methoden zur Stärkung der Beckenbodenmuskulatur.
3. Der Patient berichtet über eine Reduzierung/Beseitigung der Streßinkontinenz.
4. Der Patient und die Bezugspersonen entwickeln Routine bei der regelmäßigen Blasenentleerung.
5. Der Patient kann seine gesellschaftlichen Aktivitäten wahrnehmen.

Maßnahmen

I. Emitteln der ursächlichen/begünstigenden Faktoren

1. Stellen Sie fest, ob physiologische Gründe für den erhöhten intraabdominellen Druck vorhanden sind (z. B. Adipositas, Schwangerschaft)
2. Ermitteln Sie das bisherige Verhalten des Patienten und vorangegangene Therapieversuche.
3. Ermitteln Sie, ob die Beckenmuskulatur und das Stützgewebe schlaff sind. Beachten Sie dabei, ob der Patient fähig ist, den Strahl bei der Entleerung auszulösen und zu unterbrechen. Beachten Sie weiters ein Vorwölben des Dammes beim Drücken oder weitere begünstigende Faktoren (z. B. mehrfache Geburten oder Blasenoperationen).
4. Bereiten Sie den Patienten auf angeordnete Untersuchungen vor, und helfen Sie mit, diese durchzuführen (z. B. Zystoskopie, Zystometrogramm).

II. Ermitteln des Ausmaßes der Störung/Behinderung

1. Überwachen Sie die Ausscheidung des Patienten (Zeit, Menge).
2. Ermitteln Sie die Wahrnehmung des Patienten bezüglich der Inkontinenz.
3. Bestimmen Sie den jeweiligen Zeitpunkt des Auftretens der Inkontinenz.
4. Vermitteln Sie Methoden zur Selbsthilfe (z. B. Einschränken der Flüssigkeitszufuhr, den Gebrauch von Wäscheschutz, Schutzhosen).
5. Ermitteln Sie, ob als Begleiterscheinung eine Drang- oder eine funktionelle Inkontinenz vorhanden ist (z. B. besteht eine Blasenreizung, verminderte Blasenkapazität oder willentliche Überdehnung).
6. Vgl.: *PD 1.3.2.1.3. Dranginkontinenz, PD 1.3.2.1.4. Inkontinenz, funktionell.*
7. Schließen Sie in Absprache mit dem Arzt das Vorhandensein von Restharn aus.

III. Hilfeleistung bei Behandlung/Verhütung der Inkontinenz

1. Instruieren Sie den Patienten, den Urinstrahl zwei oder mehrere Male während der Entleerung zu unterbrechen, um die perianale Muskulatur zu kräftigen.
2. Fördern Sie Übungen zur Stärkung der Beckenbodenmuskulatur mehrmals täglich.

3. Planen Sie Übungen zur Kräftigung der Bauchmuskulatur ein.
4. Lassen Sie den Patienten mindestens alle drei Stunden während des Tages urinieren, um den Druck auf die Blase zu vermindern (Toilettentraining).
5. Verteilen Sie die Tagestrinkmenge, wenn möglich so, daß die Nachtruhe gewährleistet ist.

IV. Förderung des Wohlbefindens

1. Fördern Sie die Einschränkung des Konsums von Kaffee/Tee und Alkohol, die aufgrund ihrer diuretischen Wirkung zu einer Blasendehnung führen können und die Gefahr einer Inkontinenz erhöhen.
2. Raten Sie dem Patienten während des Tages Inkontinenzprodukte zu gebrauchen.
3. Betonen Sie die Wichtigkeit der Intimpflege nach dem Entleeren der Blase, sowie das regelmäßige Wechseln der Inkontinenzeinlagen.
4. Raten Sie dem Patienten Aktivitäten/Sportarten zu meiden, die den intraabdominalen Druck steigern und diese durch Schwimmen, Radfahren oder leichte Gymnastik zu ersetzen.
5. Verweisen Sie auf die positive Wirkung eines Gewichtsreduktionsprogramms sowie auf Selbsthilfegruppen, falls Adipositas ein begünstigender Faktor ist.
6. Beraten Sie den Patienten und die Bezugspersonen bezüglich Beschaffung von Hilfsmitteln (Inkontinenzprodukte, Vorlagen, Schutzhosen).

Pflegediagnose 1.3.2.1.2. nach der NANDA Taxonomie

Reflexinkontinenz

Thematische Gliederung: ***Ausscheidung***

> **Definition**
> Der Zustand, bei dem ein Patient einen unwillkürlichen Urinabgang erfährt, der in voraussagbaren Intervallen auftritt, nämlich dann, wenn eine bestimmte Füllung der Blase erreicht ist.

Mögliche Ursachen

- Neurologische Störung (z. B. Rückenmarksverletzung, welche die Reizleitung zum Gehirn oberhalb der Höhe des Reflexbogens stört; cerebrale Verletzungen, Tumore, Infektionen).

Merkmale

aus der Sicht des Patienten

- Keine oder eingeschränkte Wahrnehmung der Blasenfüllung
- Kein Harndrang oder fehlendes Gefühl der Blasenfüllung
- Unwillkürlicher Reflex, der eine Blasenentleerung bewirkt
- Nichtbewußtsein der Inkontinenz

aus der Sicht der Pflegeperson

- Ungehemmte Blasenkontraktion/Spasmus in regelmäßigen Zeitabständen

Patientenbezogene Pflegeziele

1. Der Patient erkennt und versteht seinen Zustand.
2. Der Patient eignet sich Maßnahmen zur Blasenentleerung an, die der individuellen Situation angepaßt sind.
3. Der Patient lernt Verhaltensweisen/Techniken, um den Zustand zu kontrollieren und Komplikationen zu verhüten (z. B. Triggermechanismen).
4. Der Patient hat nicht mehr als 50 ml Restharn.
5. Der Patient uriniert in annehmbaren Zeitabständen an passenden Orten
6. Der Patient nimmt seine gesellschaftlichen Aktivitäten wahr.

Maßnahmen

I. Ermitteln des Ausmaßes der Störung/Behinderung

1. Ermitteln Sie das bisherige Verhalten und Behandlungsversuche.
2. Ermitteln Sie, ob Harnverhalten als Begleiterscheinung vorhanden ist.
3. Ermitteln Sie die Fähigkeit des Patienten, die Blasenfüllung zu spüren, sowie sein Bewußtsein über die Inkontinenz.
4. Halten Sie fest, wie häufig und zu welchem Zeitpunkt uriniert wird.
5. Messen Sie jedesmal die Menge des Urins.
6. Beurteilen Sie die Zeitabfolge der Entleerungen, vor allem in bezug auf Flüssigkeitszufuhr und Medikamenteneinnahme.
7. Beurteilen Sie die Fähigkeit des Patienten, einen Urinsammelbehälter oder einen Katheter zu handhaben/benutzen.
8. Ermitteln Sie, wie der Patient bisher mit Inkontinenzsystemen und der persönlichen Hygiene umgegangen ist und die familiäre Unterstützung dabei.

II. Hilfeleistung bei Behandlung/Verhütung der Inkontinenz

1. Sorgen Sie für ausreichende Flüssigkeitszufuhr in Absprache mit dem Arzt.
2. Planen Sie die Flüssigkeitszufuhr zu vereinbarten Zeiten (zu und zwischen den Mahlzeiten), um ein voraussagbares Entleerungsmuster zu fördern.
3. Verteilen Sie die Tagestrinkmenge, wenn möglich so, daß die Nachtruhe gewährleistet ist.
4. Sorgen Sie für ein Blasentraining (Toilettraining) laut Plan.
5. Wenden Sie stimulierende Maßnahmen an, um eine Blasenentleerung zu fördern (z. B. suprapubische Perkussion, Bestreichen des Oberschenkels oder Dammbereichs).
6. Wecken Sie den Patienten auch nachts auf, um den Zeitplan der Blasenentleerung aufrechtzuhalten.
7. Lernen Sie dem Patienten den Gebrauch von äußerlich angewendeten Urinsammelbehältern (Urinar) oder, wenn angezeigt, das intermittierende Einmalkatheterisieren mit einem kleinlumigen, geraden Katheter und die Anwendung von Inkontinenzprodukten.
8. Erstellen Sie bei Bedarf einen Katheterisierungsplan in Übereinstimmung mit den Aktivitäten des Patienten.
9. Messen Sie die Restharnmenge/Katheterisierungsvolumen laut ärztlicher Anordnung.
10. Sorgen Sie für regelmäßige Intimtoilette und Hautpflege.

III. Förderung des Wohlbefindens

1. Schulen Sie den Patienten in bezug auf das Blasentraining so ein, daß dieses regelmäßig und selbständig durchgeführt werden kann.
2. Schlagen Sie bei Bedarf den Gebrauch von Inkontinenzprodukten auch tagsüber vor.
3. Informieren Sie über die Wichtigkeit der Intimpflege nach der Blasenentleerung und das häufige Wechseln der Inkontinenzeinlagen.
4. Fordern Sie den Patienten bei Bedarf dazu auf, die Einnahme von Kaffee/Tee und Alkohol aufgrund der diuretischen Wirkung einzuschränken oder einzuplanen; da sie das Entleerungsmuster beeinflussen.
5. Instruieren Sie korrekte Katheterpflege und aseptische Techniken.
6. Instruieren Sie den Patienten zur Selbstbeobachtung von Harnwegskomplikationen und über die Notwendigkeit regelmäßiger medizinischer Kontrollen.
7. Berücksichtigen Sie bei der Informationssammlung, wie sich die Behinderung auf die Lebensweise des Patienten auswirkt.
8. Informieren Sie den Patienten und die Bezugspersonen über Möglichkeiten zur Beschaffung von Hilfsmitteln (Vorlagen, Schutzhosen, Betteinlagen).

Pflegediagnose 1.3.2.1.3. nach der NANDA Taxonomie

Dranginkontinenz

Thematische Gliederung: ***Ausscheidung***

Definition
Ein unkontrollierter Harnverlust des Patienten, der unmittelbar nach dem Harndrang auftritt.

Mögliche Ursachen

- Verkleinertes Blasenfüllungsvermögen
- Reizung der Blasendehnungsrezeptoren, die einen Spasmus verursacht (z. B. Harnwegsinfektion), Alkohol, Koffein, erhöhte Flüssigkeitszufuhr, erhöhte Urinkonzentration, Blasenüberdehnung
- Erhöhter intraabdomineller Druck (Schwangerschaft, Traumen im Bauchbereich)

Merkmale

aus der Sicht des Patienten

- Harndrang
- Häufiges Urinieren (häufiger als zweistündlich)
- Blasenkontraktion/Spasmus
- Nykturie (häufiger als zweimal in der Nacht)

aus der Sicht der Pflegeperson

- Unfähigkeit, die Toilette rechtzeitig zu erreichen
- Urinieren in kleinen (weniger als 100 ml) oder in großen (mehr als 550 ml) Mengen

Patientenbezogene Pflegeziele

1. Der Patient äußert, daß er seinen Zustand versteht.
2. Der Patient zeigt Verhaltensweisen/Techniken, um die Situation zu kontrollieren/korrigieren.
3. Der Patient teilt mit, daß der Zeitabstand zwischen Harndrang und dem unkontrollierten Urinabgang zunimmt.
4. Der Patient uriniert 3- bis 4stündlich individuell angemessene Mengen.

Maßnahmen

I. Ermitteln der ursächlichen/begünstigenden Faktoren

1. Achten Sie auf Zeichen und Symptome einer Blaseninfektion (z. B. trüber, übelriechender Urin; Bakteriurie)
2. Ermitteln Sie, ob Blasenreizstoffe konsumiert/angewendet werden (z. B. größere Zufuhr von Alkohol, Koffein).
3. Beachten Sie, ob sich aus der Anamnese langjährige Gewohnheiten oder Krankheiten ergeben, die das Blasenfüllungsvermögen vermindern können.
4. Beachten Sie Einschränkungen, die das Reaktionsvermögen auf den Harndrang beeinflussen können (verminderte Mobilität, Sedativa)
5. Führen Sie einen Streifentest durch, um eine eventuelle Ursache einer Polyurie festzustellen.
6. Ermitteln Sie, ob eine funktionelle Inkontinenz als Begleiterscheinung vorhanden ist (vgl. *PD 1 .3.2.1 .4. Inkontinenz, funktionell*).

II. Ermitteln des Ausmaßes der Störung/Behinderung

1. Messen Sie Urinportionen, und achten Sie insbesondere auf Mengen unter 100 oder über 550 ml.
2. Führen Sie Aufzeichnungen bezüglich Häufigkeit und Stärke des Harndranges durch.
3. Halten Sie fest, wie lange es vom ersten Warnzeichen eines Harndranges bis zum Urinabgang dauert.
4. Palpieren Sie die Blase auf Überdehnung.
5. Wenden Sie Techniken an, die große Restmengen nach dem Urinieren ausschließen (z. B. Blasenmassage, Katheterisieren lt. ärztlicher Anordnung).

III. Hilfeleistung bei Behandlung/Verhütung der Inkontinenz

1. Vereinbaren Sie die Höhe der täglichen Flüssigkeitszufuhr in Absprache mit dem Arzt.
2. Regeln Sie die Flüssigkeitszufuhr zu vereinbarten Zeiten (zu und zwischen den Mahlzeiten), um ein vorhersehbares Entleerungsmuster zu fördern.
3. Sorgen Sie für entsprechende Unterstützung/Hilfsmittel für Patienten, die in ihrer Mobilität eingeschränkt sind.
4. Versuchen Sie die Zeitabstände zwischen den Entleerungen kontinuierlich zu verlängern (z. B. zwischen 2–4 Stunden).

5. Instruieren Sie den Patienten, die Beckenbodenmuskulatur vor dem Aufstehen anzuspannen.
6. Machen Sie den Vorschlag, den Urinstrahl während des Urinierens mehrmals zu unterbrechen, um die Beckenbodenmuskeln zu trainieren.
7. Fordern Sie den Patienten auf, mehrmals täglich Beckenbodenübungen durchzuführen (in Zusammenarbeit mit der Physiotherapie).
8. Wecken Sie den Patienten lt. Behandlungsprogramm auch nachts, damit er eine Blasenentleerung durchführen kann.
9. Bereiten Sie den Patienten für notwendige Untersuchungen vor.

IV. Förderung des Wohlbefindens

1. Empfehlen Sie die eingeschränkte Zufuhr von Kaffee/Tee und Alkohol aufgrund ihrer reizauslösenden Wirkung.
2. Beraten Sie den Patienten bei der Verwendung von Inkontinenzprodukten.
3. Vermitteln Sie, wie wichtig die Intimpflege nach jedem Urinieren ist.
4. Empfehlen Sie, keine einengende Kleidung zu tragen.
5. Informieren Sie über Zeichen/Symptome, die auf Komplikationen hinweisen und eine medizinische Kontrolle erfordern.
6. Beachten Sie die Wirkungen und Nebenwirkungen von verordneten Medikamenten (z. B. Diuretika)
7. Berücksichtigen Sie die Auswirkungen der Inkontinenz auf die Lebensweise.

Pflegediagnose 1.3.2.1.4. nach der NANDA Taxonomie

Inkontinenz, funktionell

Thematische Gliederung: ***Ausscheidung***

> **Definition**
> Unfähigkeit eines Patienten, den Urinabgang zu kontrollieren oder vorherzusehen.

Mögliche Ursachen

- Veränderte Umgebung, z. B. schlechte Beleuchtung oder Unfähigkeit das WC aufzusuchen
- Veränderte sensorische, kognitive Defizite (z. B. Nichtbeachten des Harndranges, Sedierung) oder Einschränkung der Mobilität (einschließlich der Schwierigkeit sich auszuziehen)
- Hemmungen, Hilfe anzufordern oder die Leibschüssel zu benutzen
- Erhöhte Urinproduktion

Merkmale

aus der Sicht des Patienten

- Der Harndrang oder die Blasenkontraktionen sind derart stark, daß dies vor dem Erreichen eines entsprechenden Auffangbehälters zum Urinabgang führt.
- Entleerung größerer Mengen

aus der Sicht der Pflegeperson

- Geruchsbildung
- Harnverlust
- Rötung inguinal

Patientenbezogene Pflegeziele

1. Der Patient versteht seinen Zustand.
2. Der Patient erkennt Maßnahmen, um der Inkontinenz vorzubeugen.
3. Der Patient verändert seine Umgebung entsprechend den individuellen Bedürfnissen.
4. Der Patient spricht aus, daß er ausreichend Urin ausscheidet.

5. Der Patient uriniert in annehmbaren Zeitintervallen an passenden Orten.

Maßnahmen

I. Ermitteln der ursächlichen/begünstigenden Faktoren

1. Stellen Sie fest, ob der Patient das Urinieren bewußt aufschiebt.
2. Informieren Sie sich über medizinische Diagnosen und medikamentöse Therapien, welche die Urinausscheidung und/oder den Blasentonus erhöhen.
3. Führen Sie einen Streifentest durch, um eine eventuelle Ursache einer Polyurie festzustellen.
4. Vergleichen Sie die Differenz zwischen der Zeit, die der Patient braucht, um zum WC zu gelangen, und der Zeit zwischen dem Drang und dem unwillkürlichen Urinverlust.
5. Informieren Sie sich über medizinische Diagnosen und medizinische Therapien, welche die örtliche Orientierung oder die Wahrnehmung des Entleerungsdranges beeinflussen können.
6. Stellen Sie fest, welche äußeren Umstände das Erreichen des WCs behindern können, wie z. B. eine unbekannte Umgebung, Geschicklichkeit und Kleidung, Beleuchtung, Distanz zur Toilette usw.

II. Ermitteln des Ausmaßes der Störung/Behinderung

1. Bestimmen Sie die Häufigkeit der Inkontinenz.
2. Messen bzw. schätzen Sie die Urinmenge, die bei der Inkontinenz gelöst wird oder verlorengeht.
3. Prüfen Sie den Urin auf Zeichen der Bakteriurie (z. B. trüb)

III. Hilfeleistung bei Behandlung/Verhütung der Inkontinenz

1. Verabreichen Sie verordnete Diuretika zu den individuell günstigsten Zeitpunkten.
2. Verweisen Sie auf die ungünstige Auswirkung von Schlafmitteln.
3. Erleichtern sie das Ausziehen der Kleider (z. B. Klettverschluß)
4. Sorgen Sie für deutliche Kennzeichnung von Toiletten (z. B. Nachtlichter, Schilder, besondere Farbe).
5. Sorgen Sie für ein Orientierungstraining.
6. Sorgen Sie dafür, daß der Weg zur Toilette frei von Hindernissen ist.
7. Sorgen Sie für behindertengerechte Toiletten.
8. Sorgen Sie je nach Bedarf für Leibstuhl, Urinflasche oder Leibschüssel.

9. Planen Sie die Blasenentleerung (z. B. alle 3 Stunden).
10. Teilen Sie die Tagestrinkmenge so ein, daß die Nachtruhe gewährleistet bleibt.
11. Zeigen Sie dem Patienten Übungen zur Stärkung der Beckenbodenmuskulatur.

IV. Förderung des Wohlbefindens

1. Betonen Sie die Notwendigkeit, bei Harndrang sofort zu handeln.
2. Empfehlen Sie die Einschränkung von Kaffee/Tee und Alkohol wegen ihrer diuretischen Wirkung.
3. Informieren Sie den Patienten über kaliumhältige Nahrungsmittel, Getränke, Zusätze, die er zu sich nimmt. Beachten Sie: Kaliummangel kann sich negativ auf den Blasentonus auswirken.
4. Betonen Sie die Wichtigkeit der Intimpflege nach dem Urinieren.
5. Wahren Sie die Intimsphäre.
6. Berücksichtigen Sie die Auswirkungen des veränderten Ausscheidungsmuster auf die Lebensweise des Patienten.
7. Vgl.:
   PD 1.3.2.1.3. Dranginkontinenz,
   PD 1.3.2.1.2. Reflexinkontinenz,
   PD 1.3.2.1.1. Streßinkontinenz,
   PD 1.3.2.1.5. Inkontinenz, total

Pflegediagnose 1.3.2.1.5. nach der NANDA Taxonomie

Inkontinenz, total

Thematische Gliederung: ***Ausscheidung***

Definition
Der Zustand, bei dem ein Patient einen ständigen und nicht vorhersehbaren Urinverlust erfährt.

Mögliche Ursachen

- Neuropathie, die den Überleitungsreflex verhindert (Reflexbogen) und dadurch die Blasenfüllung nicht anzeigt.
- Neurologische Störung, die den Reflex zum Urinieren zu unvorhersehbaren Zeiten verursacht (zerebrale Läsionen).
- Unwillkürliche Aktivität des Detrusors aufgrund eines chirurgischen Eingriffes.
- Trauma oder Krankheit der Rückenmarksnerven (Zerstörung der sensorischen oder motorischen Neuronen unterhalb der Rückenmarkshöhe).
- Anatomische Veränderungen (Fisteln)
- Pathologische Veränderungen (Tumor)

Merkmale

aus der Sicht des Patienten

- Konstanter Urinabgang bei nicht überdehnter Blase, Blasenkontraktion oder Blasenspasmus
- Nykturie
- Fehlendes Empfinden der Blasenfüllung
- Fehlendes Bewußtsein der Inkontinenz

aus der Sicht der Pflegeperson

- Erfolglose Inkontinenzbehandlungen
- Urinverlust
- Geruchsbildung
- Rötung inguinal

Patientenbezogene Pflegeziele

1. Der Patient kennt die ursächlichen/begünstigenden Faktoren.
2. Der Patient führt ein auf die individuelle Situation abgestimmtes Blasentraining durch.
3. Der Patient zeigt Verhaltensweisen und Techniken, um die Inkontinenz zu kontrollieren und Komplikationen zu vermeiden.
4. Der Patient kommt so mit der Inkontinenz zurecht, daß er seine gesellschaftlichen Aktivitäten wahrnehmen kann.

Maßnahmen

I. Ermitteln der ursächlichen/begünstigenden Faktoren

1. Stellen Sie fest, ob sich der Patient der Inkontinenz bewußt ist.
2. Beachten Sie medizinische Diagnosen z. B. neurologische Störungen, Fisteln usw.
3. Überprüfen Sie anhand der Pflegeanamnese frühere Maßnahmen, die Veränderungen der Ausscheidung betreffen.
4. Ermitteln Sie bisherige Verhaltensmuster und Therapieversuche.

II. Ermitteln des Ausmaßes der Störung/Behinderung

1. Helfen Sie bei den Untersuchungen/Tests (z. B. Zystoskopie, Zystogramm) mit, um andere Diagnosen auszuschließen/operative Möglichkeiten abzuklären.
2. Begleiten Sie den Patienten zweistündlich auf die Toilette, um die Inkontinenz zu erfassen (Toilettentraining). Dokumentieren Sie das Ausscheidungsmuster.
3. Stellen Sie fest, ob gleichzeitig eine Überlaufblase besteht (z. B. durch Palpieren der Blase, Restharnbestimmung nach ärztlicher Anordnung).
4. Beobachten Sie und beurteilen Sie den Zustand der Haut. (Vgl. *PD 1.6.2.1.2.1 Hautdefekt bestehend, PD 1.6.2.1.2.2. Hautdefekt, hohes Risiko*)

III. Hilfeleistung bei Behandlung/Verhütung der Inkontinenz

1. Sorgen Sie für ausreichende Flüssigkeitszufuhr in Absprache mit dem Arzt.
2. Regeln Sie die Flüssigkeitszufuhr zu vereinbarten Zeiten (zu und zwischen den Mahlzeiten), um ein vorhersehbares Entleerungsmuster zu fördern.
3. Teilen Sie die Tagestrinkmenge wenn möglich so ein, daß die Nachtruhe gewährleistet ist.

4. Setzen Sie einen Zeitplan für das Toilettentraining fest, gemäß dem dokumentierten Entleerungsmuster (z. B.: 2x in der Nacht auf die Toilette bringen – Uhrzeit angeben).
5. Bei beginnender Kontinenz passen Sie das Training an, bis die Entleerung im 3- bis 4-Stunden-Rhythmus erfolgt.
6. Versuchen Sie das Urinieren durch folgende Maßnahmen anzuregen: z. B. Gießen von warmen Wasser über den Dammbereich, Wasser ins Waschbecken laufen lassen, Massieren des unteren Abdomens. (Beachten Sie: diese Maßnahmen führen unter Umständen nicht zum Erfolg, wenn der Reflex nicht mehr intakt ist.)
7. Verwenden Sie beim Patienten tagsüber ein Urinar und nachts Inkontinenzeinlagen, falls Urinare nicht vertragen werden.
8. Führen Sie nötigenfalls, in Absprache mit dem Arzt, ein intermittierendes Katheterisierungsschema ein.

IV. Förderung des Wohlbefindens

1. Helfen Sie dem Patienten einen regelmäßigen Zeitabstand für die Entleerung zu ermitteln und ein Toilettentraining aufzubauen.
2. Informieren Sie über den Gebrauch von Inkontinenzprodukten.
3. Betonen Sie die Wichtigkeit der Intimpflege nach jeder Entleerung und das Auftragen von hautschützenden Salben.
4. Zeigen Sie dem Patienten, wenn nötig die Technik der intermittierenden Selbstkatheterisierung. (Beachten Sie: kleinlumige, gerade Katheter verwenden.)
5. Beraten Sie den Patienten in der korrekten Katheterpflege.
6. Empfehlen Sie die Benutzung eines Silikon-Dauerkatheters, wenn ein längerfristiges und dauerhaftes Verweilen angezeigt ist, nach dem andere Maßnahmen/Blasentraining erfolglos blieben.
7. Fördern Sie die Selbstüberwachung der Katheterdurchgängigkeit und das Vermeiden des Urinrückflusses.
8. Schlagen Sie die Einnahme säurehaltiger Säfte vor, um bakterielles Wachstum zu hemmen.

Pflegediagnose 1.3.2.2. nach der NANDA Taxonomie

Harnverhalten, akut, chronisch

Thematische Gliederung: ***Ausscheidung***

Definition
Der Zustand, bei dem ein Patient eine unvollständige Entleerung der Blase erlebt.

Mögliche Ursachen

- Hoher urethraler Druck, verursacht durch einen schwachen Detrusormuskel (fehlender Detrusor)
- Hemmung des Reflexbogens
- Starker Sphinktertonus
- Blockaden (gutartige Prostatahypertrophie, perineale Schwellungen)
- sensorische und/oder neuromuskuläre Störungen
- Einnahme von Medikamenten, die als Nebenwirkung eine Retention verursachen können (z. B. Atropin, Belladonna, Psychopharmaka, Antihistaminika, Opiate)

Merkmale

aus der Sicht des Patienten

- Gefühl einer vollen Blase
- Tröpfeln
- Dysurie

aus der Sicht der Pflegeperson

- Blasenüberdehnung
- Häufiges Urinieren in kleinen Mengen oder fehlende Urinausscheidung.
- Restharn (150 ml und mehr)
- Inkontinenz durch eine Überlaufblase

Patientenbezogene Pflegeziele

1. Der Patient oder die Bezugspersonen verstehen die Ursachen des Harnverhaltens.

2. Der Patient oder die Bezugspersonen können der Situation entsprechende Maßnahmen ergreifen.
3. Der Patient oder die Bezugspersonen demonstrieren Methoden oder Techniken, um mit dem Problem umgehen zu können.
4. Der Patient entleert in ausreichender Menge, die Restharnmengen betragen weniger als 50 ml.

Maßnahmen – akuter Zustand

I. Ermitteln der ursächlichen/begünstigenden Faktoren

1. Überprüfen Sie die Nebenwirkungen von Medikamenten (z. B. Psychopharmaka, Narkosemittel, Opiate, Sedativa, Antihistaminika)
2. Beachten Sie die Intimsphäre und die damit verbundene Angst des Patienten (z. B. schämt sich der Patient zu sehr, um vor anderen zu urinieren).
3. Informieren Sie sich, ob Stuhlverhalten, Schwellung im Operationsgebiet, Nachgeburtsödem, vaginale oder rektale Tamponaden, vergrößerte Prostata oder andere Faktoren vorhanden sind, die eine Blockade der Harnröhre verursachen können.
4. Beobachten und dokumentieren Sie die Aus- und Einfuhr von Flüssigkeit (Flüssigkeitsbilanz).

II. Ermitteln des Ausmaßes der Störung/Behinderung

1. Informieren Sie sich über das bisherige Verhalten und der getroffenen Maßnahmen.
2. Stellen Sie fest, ob in den letzten 6–8 Stunden eine größere Menge Urin ausgeschieden worden ist.
3. Palpieren Sie das Blasenniveau.

III. Hilfeleistung bei Behandlung/Verhütung der Inkontinenz

1. Setzen Sie den Patienten aufrecht auf die Bettschüssel/Nachtstuhl, oder lassen Sie ihn aufstehen, um eine funktionelle Haltung zum Entleeren einzunehmen.
2. Erhaltung der Privatsphäre.
3. Stimulieren Sie den Reflexbogen, Streichen Sie die Innenseite der Oberschenkel, Wasserhahn aufdrehen, leichtes Abklopfen der Bauchdecke usw.
4. Entfernen Sie, in Absprache mit dem Arzt die Blockade (z. B. Vaginaltamponade, Stuhlverhalten).
5. Sorgen Sie für eine langsame Entleerung der Blase (200 ml-weise)

mittels eines geraden Blasenkatheters, um das Auftreten einer Hämaturie, Blasenkollaps zu verhindern.
6. Achten Sie auf Zeichen einer Infektion.
7. Achten Sie darauf, durch Behandlung der Schwellung oder Verstopfung (z. B. Auflegen von Eis auf den Damm oder in Absprache mit dem Arzt, die Verwendung von Stuhlweichmachern/Laxantien) ein Wiederauftreten des Harnverhaltens zu verhindern.
8. Besprechen Sie eine Änderung der medikamentösen Therapie, wenn Sie diese als ursächlichen/begünstigenden Faktor vermuten.

IV. Förderung des Wohlbefindens

1. Ermutigen Sie den Patienten, Probleme sofort zu melden, so daß eine Therapie unverzüglich eingeleitet werden kann.
2. Informieren Sie den Patienten und die Bezugspersonen über die Notwendigkeit einer ausreichenden Flüssigkeitszufuhr.

Maßnahmen – chronischer Zustand

I. Ermitteln der ursächlichen/begünstigenden Faktoren

1. Beachten Sie medizinische Diagnosen, die zum Harnverhalten führen können.
2. Ermitteln Sie, ob die Flüssigkeitszufuhr ausreichend ist.
3. Beachten Sie Nebenwirkungen von Medikamenten (z. B. Psychopharmaka, Antihistaminika, Atropin, Belladonna usw.)
4. Kontrollieren Sie den Urin auf Steine/Konkremente.

II. Ermitteln des Ausmaßes der Störung/Behinderung

1. Messen Sie die Urinmenge, und bestimmen Sie lt. ärztlicher Anordnung den Restharn.
2. Ermitteln Sie die Häufigkeit und den Zeitpunkt des Tröpfelns und/oder des Urinierens.
3. Achten Sie auf die Stärke des Urinstrahles.
4. Palpieren Sie das Blasenniveau.
5. Stellen Sie fest, ob Blasenkrämpfe vorhanden sind.
6. Beachten Sie die Folgen der Inkontinenz auf die Lebensweise des Patienten.

III. Hilfeleistung bei Behandlung/Verhütung der Inkontinenz

1. Erklären Sie dem Patienten und Bezugsperson(en) die Anwendung diverser Techniken zur Harnblasenentleerung, und demonstrieren Sie die Handhabung.

2. Erstellen Sie ein Programm für regelmäßiges Urinieren, und schulen Sie den Patienten zur Selbstkatheterisierung ein.

IV. Förderung des Wohlbefindens

1. Instruieren Sie den Patienten/Bezugsperson(en) in der Technik des intermittierenden Katheterisierens.
2. Betonen Sie die Notwendigkeit einer genügenden Flüssigkeitszufuhr, einschließlich der Einnahme von urinansäuernden Fruchtsäften oder Einnahme von z. B. Vitamin C, um Bakterienwachstum und Steinbildung einzudämmen.
3. Informieren Sie den Patienten, welche Zeichen und Symptome einer Komplikation eine medizinische Behandlung erfordern.

Pflegediagnose 1.6.2.1. nach der NANDA Taxonomie

Gewebeschädigung

Thematische Gliederung: ***Ausscheidung***

Definition
Der Zustand, bei dem ein Patient eine Schädigung der Schleimhaut, der Hornhaut, der äußersten Haut oder des subkutanen Gewebes erleidet.

Mögliche Ursachen

- Veränderte Durchblutung
- Ernährungsdefizit/-überschuß
- Flüssigkeitsdefizit/-überschuß
- Wissensdefizit
- Eingeschränkte körperliche Mobilität
- Reizstoffe, chemische Faktoren (einschließlich Körperausscheidungen, Sekrete, Medikamente)
- Thermische Faktoren (extreme Temperaturen)
- Mechanische Faktoren (Druck, Reibung, Scherkräfte)
- Strahlung (einschließlich therapeutischer Bestrahlung)
- Infektionen

Merkmale

- Verletztes oder zerstörtes Gewebe (Hornhaut, Schleimhaut, äußere Haut/Subkutis)

Patientenbezogene Pflegeziele

1. Der Patient spricht aus, seinen Zustand und die ursächlichen Faktoren zu verstehen.
2. Der Patient erkennt Maßnahmen, die dem spezifischen Zustand entsprechen.
3. Der Patient zeigt Änderungen der Lebensweise um Komplikationen oder das Wiederauftreten zu verhindern.
4. Der Patient zeigt Verhaltensweisen um die Heilung zu fördern.
5. Der Patient weist eine beobachtbare Besserung der Gewebeschädigung auf.

Maßnahmen

I. Ermitteln der ursächlichen/begünstigenden Faktoren

1. Überprüfen Sie die Anamnese nach möglichen Ursachen: berufsbedingt, aufgrund sportlicher Tätigkeiten und Risiken bei den Lebensaktivitäten, Familienanamnese, Krankheiten, Gebrauch von Prothesen (künstliche Glieder, Glasaugen, Kontaktlinsen, Zahnprothesen, Trachealkanüle, Foley-Katheter, Magensonde, Sengstaken-Sonde usw.
2. Beachten Sie gesundheitsschädigende Gewohnheiten (Körperpflege, häufiger Gebrauch von Klistieren, schlechte Ernährung, gefährliche Sexualpraktiken, schlechte Zahnhygiene usw.; emotionale/psychische Probleme; kulturelle/religiöse Bräuche).
3. Beachten Sie gegenwärtige und frühere Umwelteinflüsse zu Hause, bei der Arbeit, beim Reisen (in gewissen Gebieten eines Landes oder einer Stadt scheinen bestimmte Krankheiten vermehrt aufzutreten).
4. Beachten Sie soziokulturelle Faktoren.

II. Ermitteln des Ausmaßes der Beeinträchtigung

1. Sammeln Sie Informationen über den Zustand: Zeitpunkt und Dauer des ersten Auftretens, Häufigkeit, Lokalisation, Merkmale der Läsionen, Begleitsymptome, Unterschiede zwischen den Vorfällen.
2. Dokumentieren Sie Größe (Tiefe, Durchmesser), Farbe, Geruch, Lokalisation, Temperatur, Beschaffenheit, Konsistenz. (Das gesamte Ausmaß von Schleimhaut-/Gewebeschädigung ist evtl. nicht erkennbar.)
3. Erfassen Sie sämtliche Zeichen einer Entzündung (einschließlich Wundsekretion).
4. Beachten Sie Zeichen einer weiteren Organ-/Gewebebeteiligung (z. B. kann eine durch die äußere Hautschicht und das subkutane Gewebe drainierende Fistel eine Knocheninfektion zur Folge haben).
5. Beurteilen Sie Durchblutung/Innervation des betroffenen Gewebes.
6. Helfen Sie bei diagnostischen Abklärungen mit, um das Ausmaß der Schädigung zu bestimmen (Kulturen, Endoskopien, Computertomographie [CT] usw.).

III. Förderung des Wiedererlangens der optimalen Funktionsfähigkeiten und der Verhütung von Komplikationen

1. Schalten Sie Faktoren, die den Zustand begünstigen, aus.
2. Beobachten und dokumentieren Sie die Läsionen/Wunden (z. B. Zeichen einer Infektion oder weiterer Komplikationen).
3. Fördern Sie eine eiweißreiche Ernährung, um die Heilung zu begünstigen.
4. Sorgen Sie für angemessene Ruhe- und Schlafphasen.
5. Sorgen Sie für Wohlbefinden/Heilung durch geeignete Hilfsmittel (Augenkompressen, Spezialmatratzen, Schienen, Verbände usw.).
6. Wahren Sie die Asepsis beim Reinigen/Verbinden/Behandeln der Läsionen.
7. Entnehmen Sie nach ärztlicher Anordnung Material für bakterielle Untersuchungen.
8. Informieren Sie sich über die entsprechenden Laborwerte bei Veränderungen, die Heilung/Infektion/Komplikation anzeigen (z. B. Blutbild, Elektrolytwerte, Glukose usw.).
9. Sorgen Sie bei eingeschränktem Sehvermögen für sichere Umgebung.
10. Ermitteln Sie die psychischen Auswirkungen des Zustandes auf Patienten und Familie.
11. Ermutigen Sie den Patienten, seine Gefühle in bezug auf die gegenwärtige Situation zu äußern.
12. Helfen Sie dem Patienten und der Familie, Bewältigungsstrategien zu erkennen und anzuwenden.

IV. Förderung des Wohlbefindens

1. Besprechen Sie die Wichtigkeit von Früherkennung und Sofortmaßnahmen bei ungewöhnlichen körperlichen Beschwerden/Veränderungen.
2. Betonen Sie die Notwendigkeit ausreichender Nahrungsaufnahme/Flüssigkeitszufuhr zur besseren Perfusion des Gewebes.
3. Leisten Sie oder weisen Sie auf eine Ernährungsberatung hin (erhöhte Zufuhr von Eiweiß, Kalorien, Vitaminen und Mineralien).
4. Instruieren Sie das aseptische/saubere Vorgehen beim Verbandswechsel und die korrekte Entsorgung von gebrauchtem Verbandsmaterial.
5. Instruieren Sie die therapeutischen Maßnahmen (z. B. korrekte Applikation von äußerlich zu verwendenden Sprays, Lotionen, Salben oder Bädern).
6. Erkennen Sie aufgrund der zustandsbedingten Einschränkungen

oder der ursächlichen Faktoren, welche Veränderungen der Lebensweise in Beruf und gewohnter Umgebung nötig sind.
7. Informieren Sie über Selbsthilfegruppen.
8. Vgl.
   PD 1.6.2.1.2.1. Hautdefekt, bestehend;
   PD 1.6.2.1.1. Mundschleimhaut, verändert;
   PD 7.2. Sinneswahrnehmungen, verändert [visuell].

Pflegediagnose 1.6.2.1.2.1. nach der NANDA Taxonomie

Hautdefekt, bestehend

Thematische Gliederung: ***Ausscheidung***

> **Definition**
> Der Zustand, bei dem die Haut eines Patienten beschädigt ist (eine Verletzung der Haut, des größten multifunktionellen Körperorgans)

Mögliche Ursachen

Äußere (umweltbedingte) Ursachen

- Hyperthermie oder Hypothermie
- Chemische Mittel
- Mechanische Faktoren (Scherkräfte, Druck, Zwangsruhigstellung)
- Bestrahlung
- Körperliche Immobilität
- Feuchtigkeit
- Exkretionen/Sekretionen
- Trauma: Verletzung/Operation

Innere (somatische) Ursachen

- Medikamente
- Veränderter Ernährungszustand (Adipositas, Kachexie);
- Metabolismus; Durchblutung; Sensibilität; Pigmentierung
- Knochenvorsprünge
- Veränderung des Turgors (Veränderung der Elastizität)
- Abwehrschwäche
- Psychogene Faktoren
- Ödeme

Merkmale

aus der Sicht des Patienten

- Klagen über Juckreiz, Schmerz, Gefühllosigkeit im betroffenen Gebiet/Umgebung
- Wärme
- Brennendes Gefühl

aus der Sicht der Pflegeperson

- ❑ Verletzung der Hautoberfläche
- ❑ Schädigung der Hautschichten
- ❑ Schädigung der Körperstrukturen
- ❑ Veränderung der Hautfarbe

Patientenbezogene Pflegeziele

1. Der Patient zeigt eine normale Wundheilung.
2. Der Patient weist einen optimalen Allgemein- und Ernährungszustand auf.
3. Der Patient spricht aus, den Behandlungsplan zu verstehen.
4. Der Patient zeigt die Fähigkeit, mit der Situation umzugehen, und äußert Gefühle des Selbstvertrauens.
5. Der Patient läßt den Behandlungsplan zu.

Maßnahmen

I. Ermitteln der ursächlichen/begünstigenden Faktoren

1. Ermitteln Sie den Allgemein- und Ernährungszustand des Patienten.
2. Ermitteln Sie die ursächlichen Faktoren (z. B. Hautkrebs und andere Krebsarten, Sklerodermie, Lupus erythematodes, Psoriasis, Akne, Diabetes, berufsbedingte Schäden, Steroidtherapie, Familien-Anamnese, Verletzungen, chirurgische Eingriffe usw.)
3. Beachten Sie Veränderungen der Hautfarbe, -beschaffenheit und des Turgors. Ermitteln Sie an den Stellen mit der geringsten Pigmentierung (z. B. Augenbindehaut, Nagelbett, Mundschleimhaut, Zunge und Fußsohlen), ob Farbveränderungen vorhanden sind.
4. Beurteilen Sie die Hautläsionen anhand der Größe, Form, Festigkeit, Beschaffenheit, Temperatur und Hydratation.
5. Dokumentieren Sie die Verletzung/Schädigung des Hautgewebes, der Epidermis, der Cutis und/oder darunterliegender Gewebe.
6. Achten Sie auf den Geruch der geschädigten Hautstelle.
7. Beurteilen Sie die Sensibilität (Nervenschädigung) der betroffenen Stelle.
8. Ermitteln Sie die Einstellung des/der Betroffenen/Bezugspersonen gegenüber der Erkrankung (z. B. kulturelle Wertvorstellungen, Stigma usw.)
9. Ermitteln Sie das psychische Befinden des Patienten, achten Sie dabei auf etwaige sexuelle Probleme.

10. Beachten Sie gefährdete exponierte Körperstellen (Druckstellen).
11. Beachten Sie die potentiellen Gefahren einer Schädigung (z. B. Verwendung von Fixationen, Lagerung, Verbände, Kleidung usw.).
12. Beachten Sie bei Menschen mit beeinträchtigtem Seh-, Hör- oder Sprechvermögen, daß die Haut ein wichtiger Weg der Kommunikation ist. Ein Hautdefekt kann dadurch das Verhalten verändern.

II. Unterstützen des Patienten, den Gesundheitszustand zu verbessern/die Krankheit zu lindern und eine optimale Heilung zu fördern

1. Beobachten Sie Veränderung der Hautläsion und dokumentieren Sie diese.
2. Achten Sie auf Zeichen einer Komplikation in der Wundheilung (z. B. Infektion, Auseinanderklaffen der Wunde usw.).
3. Unterstützen Sie den natürlichen Heilungsprozeß des Körpers durch Sauberhalten der Wunde, sorgfältiges Verbinden der Wunde, Stützen der Inzisionsstelle (durch Gegendruck beim Husten), Verhüten einer Infektion und das Aufrechterhalten eines guten Allgemeinzustandes des Patienten. Leisten Sie in schweren Fällen Mithilfe bei einer enzymatischen Therapie (z. B. Verbrennungen, Dekubitus).
4. Setzen Sie die Läsionen, Ulzera nach Absprache mit dem Arzt der Luft und dem Licht aus.
5. Vermeiden Sie den Gebrauch von Kunststoffüberzügen.
6. Beziehen Sie den Patienten in die Planung mit ein, und berücksichtigen Sie seine Wünsche.
7. Verwenden Sie bei Bedarf angepaßte Hilfsmittel (z. B: Spezialmatratzen)
8. Entnehmen Sie nach ärztlicher Anordnung Material von der Wunde für verordneteKulturen/Resistenzprüfung/Gramfärbung.
9. Sorgen Sie für ausgewogene Ernährung und erhöhte Eiweißzufuhr, um eine positive Stickstoffbilanz zu erreichen und die Heilung von Dekubitus/Läsionen/Wunden zu fördern.
10. Informieren Sie sich über Laborparameter (Hämoglobin/Hämatokrit; Blutzucker, Albumin, Wundkulturen).
11. Ermutigen Sie den Patienten seine Gefühle zu äußern und darüber zu sprechen, wie und ob die Krankheit sein Körperbild/Selbstwertgefühl beeinflußt (vgl. *PD 7.1.1. Körperbild, Störung; PD 7.1.2. Selbstwertgefühl, Störung*).
12. Helfen Sie dem Patienten die Trauerphasen durchzuleben und

Gefühle zu ertragen, die mit den entstellenden Umständen zusammenhängen.

13. Akzeptieren Sie den Patienten, geben Sie ihm psychische Unterstützung (z. B. Körperkontakt, Gesichtsausdruck und Stimme/Tonfall).

III. Fördern des Wohlbefindens

1. Informieren Sie über die Bedeutung der Haut, besprechen Sie Maßnahmen, die zur Aufrechterhaltung der normalen Hautfunktion notwendig sind.
2. Sprechen Sie über Gefahren bei der Verwendung von Hilfsmitteln (z. B. Heizkissen, Fixationen).
3. Helfen Sie dem Patienten/Bezugsperson(en) einen Plan zur präventiven und täglichen Pflege aufzustellen.
4. Achten Sie auf gut sitzende Kleidung und Schuhe.
5. Besprechen Sie die Wichtigkeit frühzeitigen Erkennens von Hautveränderungen und/oder Komplikationen.
6. Helfen Sie dem Patienten streßreduzierende/alternativ therapeutische Methoden zu erlernen, um Gefühle der Hilflosigkeit zu kontrollieren und die Situation zu meistern.

Pflegediagnose 1.6.2.1.2.2. nach der NANDA Taxonomie

Hautdefekt, hohes Risiko

Thematische Gliederung: ***Ausscheidung***

Definition
Der Zustand, bei dem die Haut eines Patienten dem Risiko ausgesetzt ist, beschädigt zu werden.

Risikofaktoren

äußere (umweltbedingte)

- Hypothermie oder Hyperthermie
- Chemische Substanzen
- Mechanische Faktoren (Scherkräfte, Druck, Zwangsruhigstellung)
- Bestrahlung
- Körperliche Immobilität
- Exkretionen/Sekretionen
- Feuchtigkeit

innere (somatische)

- Medikamente
- Veränderung des Ernährungszustandes bzw. Flüssigkeitshaushaltes (Adipositas, Kachexie)
- Veränderung des Stoffwechsels, der Durchblutung, der Sensibilität, der Pigmentierung
- Knochenvorsprünge
- Entwicklungsbedingte Faktoren
- Veränderung des Hautturgors (Veränderung der Elastizität)
- Psychogene Faktoren
- Immunologische Faktoren (Allergien)
- Ödeme

Anmerkung

Eine potentielle Diagnose kann nicht durch Zeichen und Symptome belegt werden, da das Problem nicht aufgetreten ist und die Pflegemaßnahmen die Prävention bezwecken.

Patientenbezogene Pflegeziele

1. Der Patient erfährt keine Hautschädigung.
2. Der Patient erkennt seine Risikofaktoren.
3. Der Patient und die Bezugspersonen äußern Einsicht in Prävention und Behandlung.
4. Der Patient und die Bezugspersonen zeigen Verhaltensweisen/ Methoden, um einer Schädigung der Haut vorzubeugen.

Maßnahmen

I. Ermitteln der ursächlichen/begünstigenden Faktoren

1. Ermitteln Sie den Allgemein- und Ernährungszustand des Patienten.
2. Achten Sie auf verminderte Mobilität, Veränderungen der Haut und Muskelmasse im Zusammenhang mit dem Alter, veränderte Temperatur, chronische Krankheiten, Inkontinenz, eingeschränkte Selbstpflegefähigkeit und/oder Probleme durch Medikamente/ Therapien (Cortison, Strahlen usw.).

II. Erhalten der Integrität der Haut

1. Anleitung, Unterstützung bzw. Durchführung einer sorgfältigen Hautpflege.
2. Führen Sie die individuell notwendigen Prophylaxen durch (Lagewechsel nach Plan, Vermeidung von Scherkräften).
3. Erstellen Sie bei Bedarf eine Flüssigkeitsbilanz.
4. Achten Sie auf entsprechende Sicherheitsmaßnahmen bei Mobilisation und anderen Therapien, die eine Hautschädigung verursachen können.

III. Förderung des Wohlbefindens

1. Unterstützen Sie den Patienten/Bezugsperson(en) beim Erlernen der Selbstkontrolle und/oder der wirksamen Hautpflege zur Prävention.
2. Beraten Sie über eine angemessene Nahrungs- und Flüssigkeitszufuhr.
3. Empfehlen Sie ein regelmäßiges Übungsprogramm (aktiv/passiv), um die Zirkulation zu verbessern (z. B. Druckentlastung, Förderung des venösen Rückflusses usw.).
4. Empfehlen Sie bei starkem Juckreiz kurze Nägel und das Tragen von Handschuhen, um die Gefahr einer Hautschädigung zu mindern (Kinder).

5. Informieren Sie über das Risiko der Sonnenbestrahlung.
6. Informieren Sie Patienten mit Diabetes mellitus über die Wichtigkeit der Haut- und Nagelpflege, vor allem der unteren Extremitäten.

Pflegediagnose 1.6.1.5. nach der NANDA Taxonomie

Inaktivitätssyndrom, hohes Risiko

Thematische Gliederung: ***Aktivität und Ruhe***

Definition

Der Zustand, bei dem ein Patient der Gefahr eines körperlichen Abbaus als Folge auferlegter oder unvermeidbarer muskuloskelettärer Inaktivität ausgesetzt ist.

Anmerkung: Die NANDA stellt folgende Komplikationen bei Immobilität fest: Dekubiti, Verstopfung, Stase der Lungensekrete, Thrombose, Harnwegsinfekt/-retention, verminderte Kraft/Ausdauer, Orthostase, verminderte Gelenksbewegung, Desorientierung, Störung des Körperbildes und Machtlosigkeit.

Risikofaktoren

aus der Sicht des Patienten

- Starker, chronischer Schmerz

aus der Sicht der Pflegeperson

- Paralyse/Lähmungen
- Immobilität
- Veränderter Bewußtseinszustand

Anmerkung

Eine potentielle Diagnose kann nicht durch Zeichen und Symptome belegt werden, da das Problem nicht aufgetreten ist und die Pflegemaßnahmen die Prävention bezwecken.

Patientenbezogene Pflegeziele

1. Der Patient weist intakte Haut/Gewebe auf oder erlangt eine komplikationslose Wundheilung.
2. Der Patient bewahrt/erlangt wirksame Ausscheidungsgewohnheiten.
3. Der Patient ist frei von Zeichen/Symptomen infektiöser Vorgänge.
4. Der Patient weist eine angemessene periphere Durchblutung mit stabilen Vitalzeichen auf: die Haut ist warm und trocken, die peripheren Pulse tastbar.

5. Der Patient bewahrt/erlangt einen für ihn optimalen Funktionszustand des Bewegungsapparates.
6. Der Patient bewahrt/erlangt den, der Situation entsprechenden Realitätssinn.
7. Der Patient spricht aus, ein Gefühl der Kontrolle über die gegenwärtige Situation und das zukünftige Geschehen zu haben.
8. Der Patient erkennt und integriert die Veränderung in sein Selbstbild, ohne sein Selbstwertgefühl zu schmälern.

Maßnahmen

I. Beurteilen, ob Komplikationen, die bei den Risikofaktoren aufgelistet sind, entstehen können

1. Stellen Sie fest, ob spezielle Probleme bestehen.
2. Ermitteln Sie die individuellen Ressourcen/Unterstützungssysteme des Patienten.
3. Stellen Sie fest, ob die Erkrankung des Patienten akut/chronisch ist.
4. Beurteilen Sie, ob der Patient und die Familie die Situation einschätzen können und fähig sind, die Pflege für eine längere Zeitspanne zu übernehmen.

II. Ermitteln von individuellen präventiven und verbessernden Maßnahmen

Haut

1. Führen Sie je nach Bedarf und Situation Lagerungswechsel durch.
2. Setzen Sie rechtzeitig druckentlastende Hilfsmittel ein.
3. Ermitteln Sie den Ernährungszustand.
4. Beraten Sie den Patienten zu Ernährung, Umlagern, persönliche Hygiene.
5. Vgl. *PD 1.6.2.1.2.1. Hautdefekt, bestehend; PD 1.6.2.1. Gewebeschädigung; PD 1.6.2.1.2.2. Hautdefekt, hohes Risiko.*

Ausscheidung

1. Sorgen Sie für eine ausgewogene, ballaststoffreiche Ernährung und ausreichende Flüssigkeitszufuhr.
2. Fördern Sie die Mobilität so früh wie möglich. Verwenden Sie bei Bedarf angepaßte Hilfsmittel.
3. Beurteilen Sie, ob die Ausscheidungen (Harn, Stuhl) normal oder verändert sind.
4. Führen Sie bei Bedarf ein Ausscheidungstraining für Darm und Blase durch.

5. Vgl. *PD 1.3.1.1. Verstopfung; PD 1.3.1.2. Durchfall; PD 1.3.1.3. Stuhlinkontinenz; PD 1.3.2. Urinausscheidung, verändert; PD 1.3.2.2. Harnverhalten, akut, chronisch.*

Atmung

1. Erleichtern Sie durch regelmäßiges Umlagern das Aushusten und vertieftes Atmen.
2. Fördern Sie den Gebrauch eines Incentive-Spirometers.
3. Leiten Sie den Patienten an, die richtige Lagerung zur Sekretentleerung einzunehmen.
4. Leiten Sie Familienangehörige und Betreuungspersonen über wirksame Hustentechniken an.
5. Kontrollieren Sie die Atemgeräusche und das Aussehen des Sekretes.
6. Führen Sie bei Bedarf eine Raucherberatung durch.
7. Halten Sie bei Bedarf die Atemwege durch Absaugen frei.
8. Vgl. *PD 1.5.1.2. Freihalten der Atemwege, ungenügend; PD 1.5.1.3. Atemvorgang, ungenügend.*

Gewebedurchblutung (vaskulär)

1. Kontrollieren Sie die Kern- und Hauttemperatur.
2. Beobachten Sie Veränderungen der Sensibilität, Durchblutung, Hautfarbe, Bewußtseinszustand, Atmung und Sekrete.
3. Setzen Sie Hilfsmittel zur Förderung der vaskulären Zirkulation ein (z. B. Bandagieren der Beine, Stützstrümpfe).
4. Kontrollieren Sie den Blutdruck.
5. Erhöhen Sie stufenweise das Kopfteil. Helfen Sie bei Bedarf beim Umlagern mit.
6. Sorgen Sie für eine korrekte Körperhaltung und für weite, nicht einengende Kleidung. Verwenden Sie keine Hilfsmittel zur Zwangsruhigstellung.
7. Vgl. *PD 1.4.1.1. Gewebedurchblutung, verändert.*

Mobilität/Kraft (muskulär)

1. Führen Sie passive und aktive Bewegungsübungen in Absprache mit der Physio-/Ergotherapie zur Kräftigung der Muskulatur durch.
2. Leiten Sie den Patienten an, seine persönliche Pflege schrittweise zu übernehmen.
3. Planen Sie regelmäßige Aktivitäten ein, um die Kraft/Ausdauer nach Möglichkeit zu verbessern.
4. Wenden Sie in Absprache mit der Physio-/Ergotherapie funktionelle Schienen an.
5. Beurteilen Sie den Einfluß der Schmerzen bei Mobilitätsproblemen.

6. Führen Sie in Absprache/auf Anordnung mit den Ärzten ein Schmerzlinderungsprogramm durch.
7. Vgl. *PD 6.1.1.2. Aktivitätsintoleranz; PD 6.1.1.1. Körperliche Mobilität, beeinträchtigt; PD 9.1.1. Schmerzen; PD 9.1.1.1. Schmerzen, chronisch.*

Sensibilität/Wahrnehmung

1. Informieren Sie den Patienten über Zeit, Ort, Person usw. Sorgen Sie für Orientierungshilfen (z. B. Uhr, Kalender).
2. Sorgen Sie für eine stimulierende Umgebung (z. B. Musik, Fernseher/Radio, Besuche).
3. Ermutigen Sie den Patienten individuell, an einem regelmäßigen Übungsprogramm teilzunehmen. Unterstützen Sie den Gebrauch von persönlichen Schlafhilfen/Einschlafritualen, um die normale Schlaf-/Ruhephase zu fördern.
4. Vgl. *PD 7.2. Sinneswahrnehmungen, verändert; PD 6.2.1. Schlafgewohnheiten, gestört; PD 3.1.2 .Soziale Isolation.*

Machtlosigkeit

1. Informieren Sie den Patienten über alle pflegerischen Verrichtungen.
2. Setzen Sie mit dem Patienten/Bezugsperson(en) gemeinsame Ziele.
3. Sorgen Sie, wenn möglich, für eine kontinuierliche Pflege durch die gleiche Person.
4. Stellen Sie sicher, daß der Patient seine Bedürfnisse ausreichend mitteilen kann (z. B. Rufglocke in Reichweite, schriftliche Mitteilungsmöglichkeiten, Übersetzungshilfe).
5. Ermutigen Sie das Aussprechen von Gefühlen und Fragen.
6. Vgl. *PD 7.3.2. Machtlosigkeit; PD 2.1.1.1. Kommunikation, verbal, beeinträchtigt; PD 7.1.2. Selbstwertgefühl, Störung; PD 3.2.1. Rollenerfüllung, gestört.*

Körperbild (Selbstkonzept)

1. Informieren Sie den Patienten über körperliche Veränderungen mündlich und/oder schriftlich. Ermutigen Sie ihn zur Selbstbetrachtung und zu Gesprächen über die Veränderungen.
2. Fördern Sie Beziehungen zu Gleichaltrigen/Gleichgesinnten und die Rückkehr zu gewohnten Aktivitäten im Rahmen der individuellen Möglichkeiten.
3. Vgl. *PD 7.1.1. Körperbild, Störung; PD 7.1.2.2. Selbstwertgefühl, situationsbedingt tief; PD 3.1.2. Soziale Isolation; PD 7.1.3. Persönliche Identität, Störung.*

III. Fördern des Wohlbefindens

1. Erfragen Sie die individuellen Bedürfnisse des Patienten.
2. Ermitteln Sie die Kenntnisse des Patienten über seine Problembereiche.
3. Besprechen Sie Zeichen/Symptome, die eine medizinische Kontrolle/Intervention erfordern.
4. Informieren Sie den Patienten über Selbsthilfegruppen und soziale Institutionen (z. B. finanzielle Hilfen, Bezugsstellen für Hilfsmittel und -geräte usw.).
5. Informieren Sie über Möglichkeiten zur Rehabilitation/Pflege im eigenen Heim.

Pflegediagnose 6.1.1.1. nach der NANDA Taxonomie

Körperliche Mobilität, beeinträchtigt

Thematische Gliederung: ***Aktivität und Ruhe***

Definition
Eingeschränkte Fähigkeit eines Patienten, sich ohne Hilfe zu bewegen.

Mögliche Ursachen

- Unlust sich zu bewegen (Aktivitätsintoleranz), fehlende Kraft und Ausdauer
- Schmerzen, Mißbehagen
- Beeinträchtigte Wahrnehmung und beeinträchtigtes Denken
- Neuromuskuläre Beeinträchtigung (Paresen, Plegien, MS etc.)
- Muskuloskeletäre Beeinträchtigungen (Frakturen, Kontrakturen, Muskelatrophie etc.)
- Bettruhe, Ruhigstellung einer Extremität
- Angst, Niedergeschlagenheit

Merkmale

aus der Sicht des Patienten

- Fehlende Bereitschaft, sich zu bewegen
- Schmerzen
- Unbehagen
- Fehlende Motivation
- Angst
- Andere soziale Gründe

aus der Sicht der Pflegeperson

- Unfähigkeit, sich zielgerichtet zu bewegen, einschließlich der Beweglichkeit im Bett, beim Transfer und beim Gehen
- Bewegungseinschränkung
- Beeinträchtigte Koordination
- Verminderte Muskelkraft, -beherrschung und -maße
- Eingeschränktes Bewegungsfeld (z. B. Blindheit)

Patientenbezogene Pflegeziele

1. Der Patient bewahrt die Funktionstüchtigkeit des Bewegungsapparates (Beurteilung: Keine Kontrakturen, kein Spitzfuß usw.) und die intakte Haut (Beurteilung: keine Rötung, kein Dekubitus usw.).
2. Der Patient ist bereit, die Pflegetherapie aktiv zu unterstützen.
3. Der Patient ist in der Lage, die Situation, Risikofaktoren sowie die Pflegetherapie und Sicherheitsmaßnahmen zu verstehen.
4. Der Patient lernt (übt) Techniken und Verhaltensweisen, die eine Wiederaufnahme von Aktivitäten ermöglichen.
5. Der Patient führt Bewegungsübungen durch.
6. Der Patient bewahrt oder verbessert die Kraft oder Funktionsfähigkeit des betroffenen und/oder ausgleichenden Körperteils.

Schweregrad

01: Braucht Hilfsmittel oder Gerät
02: Braucht Hilfe oder Überwachung und Anleitung einer Pflegeperson
03: Braucht Hilfe einer Pflegeperson und Hilfsmittel oder Gerät
04: Vollständige Abhängigkeit, der Patient macht nicht aktiv mit

(KLASSIFIKATION nach JONES E. et al.: Patientenklassifikation für Langzeitpflege: Handbuch, HEW, Publikationsnr. HRA-74-3107, Nov. 1974)

Maßnahmen

I. Ermitteln der Funktionsfähigkeit des Bewegungsapparates

1. Ermitteln Sie das Ausmaß der Bewegungseinschränkung mit Hilfe der oben empfohlenen Klassifikation.
2. Beobachten Sie die Bewegungen des Patienten sowie sein psychisches Verhalten bei Problemen aufgrund der Bewegungseinschränkung.
3. Achten Sie auf Komplikationen, die Einfluß auf die Bewegungseinschränkung haben (Kontrakturen, Dekubitus, Thrombosen).
4. Ermitteln Sie die vorhandenen und erschließbaren Ressourcen des Patienten.

II. Erkennen von ursächlichen/begünstigenden Faktoren

1. Achten Sie auf medizinische Diagnosen im Zusammenhang mit der Bewegungseinschränkung.
2. Beachten Sie Umstände wie Operationen, Frakturen, Amputatio-

nen, Drainagen und Infusionen, welche die Bewegungen einschränken.
3. Erfassen Sie das Ausmaß der Schmerzen aufgrund der Beschreibung des Patienten (Schmerzskala).
4. Beachten Sie die Bewegungseinschränkung im Zusammenhang mit dem Alter.

III. Förderung des Wiedererlangens der optimalen Funktionsfähigkeit und Verhütung von Komplikationen

1. Lagern Sie den Patienten regelmäßig und fachgerecht, wie es die individuelle Situation erfordert, um die Atmung zu erleichtern und einen Dekubitus zu vermeiden (Lagerungsplan).
2. Kontrollieren Sie die Zirkulation und Nervenfunktion der betroffenen Körperteile, z. B. Veränderung der Temperatur, Hautfarbe, Empfindungen und Bewegungen (vgl. *PD 1.4.1.1. Gewebedurchblutung, verändert*).
3. Leiten Sie den Patienten im Gebrauch von Bettgittern, Haltegriffen und anderen Hilfsmittel an.
4. Unterstützen Sie betroffene Körperteile mit Lagerungshilfsmittel (z. B. Polster, Keile, Fußstützen etc).
5. Sorgen Sie für eine ausgewogene Ernährung in angenehmer Umgebung, appetitlich serviert (vgl. *PD 1.1.2.2. Nahrungsaufnahme verändert, weniger als der Körperbedarf*).
6. Ermutigen Sie die Bezugspersonen, Essen und Lieblingsspeisen im Rahmen der Diätvorschriften mitzubringen.
7. Beachten Sie die Ausscheidungsgewohnheiten, um diese Funktionen aufrechtzuerhalten (vgl. *PD 1.3.1.1. Verstopfung*).
8. Kontrollieren Sie die Urinausscheidung, und schaffen Sie die Möglichkeit zur vollständigen Entleerung der Blase. Achten Sie auf Zeichen der Blaseninfektion, wie z. B. Farbe, Menge, Trübung des Urins (vgl. *PD 1.3.2. Urinausscheidung, verändert*).
9. Empfehlen Sie bei Bedarf eine ausreichende Trinkmenge (außer bei Kontraindikationen. TIP: Preiselbeersaft, um den Urin anzusäuern)!
10. Führen Sie regelmäßig Prophylaxen durch, wie aktive und passive Übungen, vertiefte Atmung, Spitzfußprophylaxe, Kontrakturenprophylaxe etc.
11. Sorgen Sie zeitgerecht vor den Aktivitäten für eine Schmerzmittelgabe laut ärztlicher Anordnung.
12. Achten Sie auf allgemeine Infektionszeichen, wie erhöhte Temperatur, Atemfrequenz, eitriges Sputum, Wundsekret etc. (vgl. *PD 1.2.1.1. Infektion, hohes Risiko*).

13. Sorgen Sie für die tägliche individuelle Hautpflege, und verwenden Sie dazu Hautpflegemittel. Massieren Sie diese sanft ein, um die Durchblutung zu fördern (vgl. *PD 1.6.2.1.2.1. Hautdefekt bestehend; PD 1.6.2.1.2.2. Hautdefekt, hohes Risiko*)
14. Planen Sie zwischen Aktivitäten und Besuchen angemessene Ruhepausen ein, um die Müdigkeit zu reduzieren.
15. Sorgen Sie für eine angenehme Umgebung mit persönlichen Gegenständen.
16. Fördern Sie die Teilnahme an persönlicher Pflege und Freizeitaktivitäten (vgl. *PD 6.3.1.1. Beschäftigungsdefizit*)
17. Achten Sie auf Abweichungen im Bewegungsmuster, die auftreten, wenn sich der Patient beobachtet und unbeobachtet fühlt, besprechen Sie den Umgang mit dem dabei erkannten Problem.
18. Sorgen Sie entsprechend der individuellen Situation für Sicherheitsmaßnahmen (vgl. *PD 1.6.1.5. Inaktivitätssyndrom, hohes Risiko*).

IV. Förderung des Wohlbefindens

1. Ermutigen Sie den Patienten/Bezugsperson(en), sich so oft wie möglich an Entscheidungen zu beteiligen.
2. Instruieren Sie Sicherheitsmaßnahmen entsprechend der individuellen Situation, wie z. B. Gebrauch von Heizkissen, Rollstuhlarretierung vor dem Transfer, Entfernen oder Sichern von Teppichen etc.
3. Beziehen Sie den Patienten und Bezugspersonen in die Pflege ein, helfen Sie dabei, Probleme der Bewegungseinschränkung zu meistern.
4. Ermitteln Sie den Bedarf an Hilfsmitteln, wie z. B. Gehhilfen, Schienen, Prothesen und erklären Sie deren Anwendung.
5. Regen Sie bei Bedarf die Konsultierung der Physio- und Ergotherapie an.

Pflegediagnose 6.1.1.2. nach der NANDA Taxonomie

Aktivitätsintoleranz

Thematische Gliederung: ***Aktivität und Ruhe***

Definition
Die Unfähigkeit des Patienten, einfache Aktivitäten auszuführen (Aktivitäten des täglichen Lebens), weil nicht genügend physische oder psychische Kraft vorhanden ist.

Mögliche Ursachen

- Allgemeine Schwäche
- Bewegungsarme Lebensweise (z. B. Adipositas)
- Bettruhe oder Immobilität
- Aktivität wird wegen Atemnot oder Schmerzen häufig unterbrochen
- Beeinträchtigtes Lernvermögen
- Psychische Veränderungen (veränderter Gemütszustand)
- Andere Grundkrankheiten

Merkmale

aus der Sicht des Patienten

- Klagen über Müdigkeit oder Schwäche (vor, während oder nach der Aktivität)
- Äußert bei Anstrengung Mißbehagen oder Atemnot
- Schmerz
- Fehlende Bereitschaft und fehlendes Interesse an Aktivitäten

aus der Sicht der Pflegeperson

- Abnorme Puls- oder Blutdruckregulation
- Schwacher Muskeltonus (gebeugte Körperhaltung)
- Blässe/Zyanose/starke Gesichtsröte
- Kühle und trockene Schleimhäute bei anstrengender Aktivität

Patientenbezogene Pflegeziele

1. Der Patient erkennt negative/positive Ursachen, die die Aktivitätsintoleranz beeinflussen. Der Patient eliminiert oder reduziert nach Möglichkeit negative Einflüsse.

2. Der Patient nimmt freiwillig an der notwendigen/erwünschten Aktivität teil.
3. Der Patient berichtet über eine merkliche Zunahme der Aktivitätstoleranz.
4. Der Patient zeigt eine Abnahme der physiologischen Zeichen der Aktivitätsintoleranz (z. B. Puls, Atemfrequenz und Blutdruck innerhalb der Normbereiche).

Klassifikation (nach *Gordon* 1987)

01. Gehen in normalem Tempo, ohne Steigung und ohne Unterbrechung;
    Treppensteigen über ein oder mehrere Stockwerke;
    ungewohnt stark außer Atem sein.
02. Gehen ohne Steigung etwa 250 m;
    Langsam ein Stockwerk Treppensteigen, ohne anzuhalten.
03. Gehen ohne Steigung und ohne anzuhalten, nicht mehr als 25 m;
    Nicht fähig, ein Stockwerk Treppen zu steigen, ohne anzuhalten.
04. Atemnot und Erschöpfung im Ruhezustand

Maßnahmen

I. Ermitteln der Selbstpflegefähigkeit (Ressourcen)

1. Ermitteln Sie das Ausmaß der Beeinträchtigung mit Hilfe der oben empfohlenen Klassifikation.
2. Beobachten Sie die Aktivitätsintoleranz des Patienten sowie sein psychisches Verhalten aufgrund der Beeinträchtigung.
3. Achten Sie auf Komplikationen, die Einfluß auf die Aktivitätsintoleranz haben wie Schmerzen, Müdigkeit, Zyanose, allgemeine Schwäche sowie Nebenwirkungen von Medikamenten.

II. Unterstützen des Patienten beim Zurechtkommen mit den individuellen Einschränkungen

1. Planen Sie Ruhephasen zwischen den einzelnen Aktivitäten ein, um die Müdigkeit zu verringern.
2. Begegnen Sie dem Patienten mit einer positiven Haltung, und zeigen Sie dabei Verständnis für seine schwierige Situation.
3. Überwachen Sie die Aktivitäten, um eine Überanstrengung zu vermeiden.
4. Ermutigen Sie den Patienten, möglichst oft an der Planung von Aktivitäten teilzunehmen.
5. Verhüten Sie Unfälle durch Unterstützung des Patienten bei Akti-

vitäten, und sorgen Sie für geeignete Hilfsmittel bei Bedarf (z. B. Gehstöcke, Gehbock und/oder Rollstuhl).
6. Schaffen Sie Bedingungen, die das Wohlbefinden fördern, und sorgen Sie für Schmerzlinderung (vgl. *PD 9.1.1. Schmerzen*).
7. Regen Sie bei Bedarf die Konsultation der Physio-/Ergotherapie an.

III. Förderung des Wohlbefindens

1. Planen Sie die größtmögliche Aktivität unter Berücksichtigung der Fähigkeiten des Patienten.
2. Instruieren Sie den Patienten, Reaktionen in Bezug auf die Aktivitäten zu überwachen und auf Zeichen/Symptome zu achten, die eine Änderung der Aktivität erfordern.
3. Sorgen Sie für eine dem Patienten angepaßte Steigerung der Aktivität (außer bei Kontraindikationen).
4. Informieren Sie den Patienten über Merkmale, die einen täglichen Fortschritt sichtbar machen.
5. Unterstützen Sie den Patienten, sich entsprechende Vorsichtsmaßnahmen anzueignen, um Unfälle zu verhüten.
6. Vermitteln Sie Kenntnisse über den Einfluß allgemein gesundheitsfördernder Maßnahmen auf die Aktivitätsintoleranz (z. B. Ernährung, ausreichende Flüssigkeitszufuhr, Alkohol, Nikotin).
7. Vgl. *PD 6.3.1.1. Beschäftigungsdefizit.*

Pflegediagnose 6.1.1.2.1. nach der NANDA Taxonomie

Müdigkeit

Thematische Gliederung: ***Aktivität und Ruhe***

> **Definition**
> Ein anhaltendes, überwältigendes Gefühl der Erschöpfung und eine verminderte Fähigkeit des Patienten, körperliche und geistige Arbeit zu leisten.

Mögliche Ursachen

- Verminderter/erhöhter Stoffwechsel
- Überwältigende psychische oder emotionale Anforderungen
- Erhöhte Anstrengung bei der Ausführung der Aktivitäten des täglichen Lebens
- Übermäßige soziale Anforderungen und/oder Rollenerwartungen
- Zustände des Mißbehagens
- Veränderte chemische Vorgänge im Körper (z. B. Medikamente, Drogenentzug, Chemotherapie)

Merkmale

aus der Sicht des Patienten

- Aussagen über einen nicht nachlassenden und überwältigenden Mangel an Energie; Unfähigkeit, den gewohnten Tätigkeiten nachzugehen
- Wahrgenommenes Bedürfnis nach zusätzlicher Energie, um die gewohnten Pflichten zu erfüllen
- Beeinträchtigtes Konzentrationsvermögen
- Verminderte Libido

aus der Sicht der Pflegeperson

- Zunahme von körperlichen Beschwerden
- Emotionale Labilität oder Reizbarkeit
- Teilnahmslosigkeit, Gleichgültigkeit und erhöhtes Schlafbedürfnis
- Desinteresse in bezug auf das Umfeld und die eigene Person
- Vermindertes Leistungsvermögen
- Erhöhte Unfallneigung

Patientenbezogene Pflegeziele

1. Der Patient berichtet über einen besseren Energiezustand.
2. Der Patient erkennt den Grund der Müdigkeit und hält seinen individuellen Grenzbereich ein.
3. Der Patient erkennt präventive Maßnahmen, um Erschöpfung zu vermeiden.
4. Der Patient integriert Erholungsmaßnahmen, um Erschöpfung zu vermeiden.
5. Der Patient führt die Aktivitäten des täglichen Lebens aus und nimmt, je nach Fähigkeit, an erwünschten Aktivitäten teil.
6. Der Patient beteiligt sich am empfohlenen Therapieprogramm.

Maßnahmen

I. Ermitteln der ursächlichen/begünstigenden Faktoren

1. Beachten Sie die Medikamenteneinnahme und deren Nebenwirkungen.
2. Beachten Sie, ob entsprechende psychische oder physische Krankheitszustände vorhanden sind.
3. Beachten Sie Veränderungen der Lebensweise, vermehrte Verantwortung, berufsbedingte Konflikte.
4. Ermitteln Sie das Ausmaß der Fähigkeit, zu stehen, herumzugehen, und die dabei erforderliche Unterstützung (vgl. *PD 6.1.1.2. Aktivitätsintoleranz; PD 6.1.1.3. Aktivitätsintoleranz, hohes Risiko*)
5. Überwachen Sie die körperliche Reaktion auf Aktivität.
6. Beachten Sie die Art der Erkrankung, das Stadium des Krankheitsprozesses, den Ernährungszustand und die Flüssigkeitsbilanz.
7. Ermitteln Sie psychische und physische Persönlichkeitsmerkmale, die einen Einfluß auf die Müdigkeit haben können.
8. Stellen Sie fest, wie sich die Müdigkeit äußert, sowie ihre Intensität, Dauer und emotionale Bedeutung für den Patienten.
9. Beachten Sie, was nach Auffassung des Patienten die Müdigkeit verursacht und wie er sich davon befreien kann.
10. Beurteilen Sie Aspekte einer „erlernten Hilflosigkeit" (anerzogen, eingeübt), die sich möglicherweise durch Selbstaufgabe/Aufrechterhalten eines Müdigkeitszyklus, beeinträchtigtes Leistungsvermögen, erhöhte Angst und Müdigkeit äußert.
11. Stellen Sie fest, ob Schlafstörungen vorhanden sind, und beurteilen Sie ihr Ausmaß.

II. Unterstützen des Patienten, die Müdigkeit zu bewältigen und entsprechend den individuellen Fähigkeiten damit zurechtzukommen

1. Planen Sie Ruhephasen bei der Pflege ein.
2. Lassen Sie den Patienten/Bezugsperson(en) die Zeitplanung mitgestalten.
3. Überlegen Sie mit dem Patienten, welche Arbeiten delegiert werden können.
4. Planen Sie Aktivitäten in jener Zeitspanne ein, in der der Patient am meisten Energie hat.
5. Unterstützen Sie den Patienten bei der Identifikation von wichtigen und weniger wichtigen Aktivitäten. Planen Sie mit dem Patienten realistische Aktivitätsziele.
6. Sorgen Sie für eine individuell angemessene sensorische und kognitive Stimulation (weder übermäßig noch mangelnd).
7. Unterstützen Sie den Patienten bei der persönlichen Pflege, leisten Sie Mithilfe bei der Mobilisation.
8. Ermutigen Sie den Patienten, soviel wie möglich selbst auszuführen (z. B. persönliche Pflege, aufstehen, spazieren). Steigern Sie die Aktivitäten entsprechend dem Zustand des Patienten.
9. Instruieren Sie Methoden, um die Kräfte gut einzuteilen. (Plazieren Sie Gebrauchsgegenstände in Reichweite, reduzieren Sie Wege über Stufen, verteilen Sie wichtige Arbeiten über mehrere Tage, legen Sie vor einer schwierigen Arbeit eine Pause ein, und stoppen Sie, bevor Sie müde werden, installieren Sie Griffe zum Anhalten, essen Sie kleine Mahlzeiten, delegieren Sie schwere Arbeiten.)
10. Sorgen Sie für eine Umgebung, die eine Verminderung der Müdigkeit bewirkt (z. B. frische Luft).
11. Besprechen Sie Maßnahmen, die, regelmäßig durchgeführt, einen erholsamen Schlaf fördern (vgl. *PD 6.2.1 . Schlafgewohnheiten, gestört*).
12. Sorgen Sie für Aktivitäten zur Erholung/Beschäftigung.
13. Besprechen Sie den Auswirkungen von Konflikten und Streß auf die Müdigkeit.
14. Instruieren Sie bei Bedarf Methoden für den Umgang mit Streß (z. B. Visualisierungstechniken, Entspannungsmethoden und Biofeedback).
15. Informieren Sie den Patienten über Physio-/Ergotherapie zur Ausführung von regelmäßigen, täglichen Übungen und Aktivitäten, um die Kraft und den Muskeltonus zu bewahren/erhöhen und das persönliche Wohlbefinden zu steigern.

III. Fördern des Wohlbefindens

1. Akzeptieren Sie, daß die Beschwerden für den Patienten real sind, und unterschätzen Sie die daraus folgende Einbuße an Lebensqualität nicht.
2. Unterstützen Sie den Patienten und die Bezugspersonen, einen Aktivitäts- und Übungsplan unter Berücksichtigung der jeweiligen persönlichen Fähigkeiten zu erstellen.
3. Instruieren Sie den Patienten, aktivitätsbedingte Reaktionen zu überwachen und Zeichen/Symptome zu erkennen, die eine Veränderung des Aktivitätszustandes erfordern.
4. Besprechen Sie den Pflege- und Therapieplan mit Hinweis auf die individuellen ursächlichen Faktoren (z. B. körperliche und/oder psychische Krankheiten), und helfen Sie dem Patienten, den Zusammenhang zwischen Müdigkeit und Krankheit zu verstehen.
5. Empfehlen Sie allgemeine, gesundheitsfördernde Maßnahmen (z. B. gesunde Ernährungsweise, ausreichende Flüssigkeitszufuhr, angepaßte Vitaminzufuhr).
6. Besprechen Sie, falls angezeigt, Überforderungen und entsprechende Maßnahmen, die der Patient ergreifen kann, um seine Situation zu verändern.
7. Ermutigen Sie den Patienten, die Fähigkeit zur Selbstbehauptung zu entwickeln, dabei Prioritäten in der Zielsetzung/Aktivitäten zu unterscheiden und zu lernen, „nein" zu sagen.
8. Unterstützen Sie den Patienten, Bewältigungsformen zu erkennen, die das Gefühl, die Kontrolle zu haben, erhöhen und das Selbstwertgefühl steigern.
9. Informieren Sie, falls angezeigt, über Beratungsmöglichkeiten/Psychotherapie.
10. Informieren Sie über Hilfsdienste für Routinearbeiten (soziale Dienste, Essen auf Räder, Heimhilfe).

Pflegediagnose 6.1.1.3. nach der NANDA Taxonomie

Aktivitätsintoleranz, hohes Risiko

Thematische Gliederung: ***Aktivität und Ruhe***

Definition
Ein Zustand, bei dem der Patient der Gefahr ausgesetzt ist, nur ungenügende physische oder psychische Kraft zu haben, um die Aktivitäten des täglichen Lebens auszuführen.

Risikofaktoren

- Von früher bekannte Einschränkung
- Bestehende Kreislauf-/Atemprobleme
- Verminderter Allgemeinzustand
- Mangelnde Erfahrung mit der betreffenden Aktivität
- Nach Aufklärung über einen progressiven Krankheitszustand (z. B. Krebs, Multiple Sklerose, chronisch obstruktive Lungenerkrankungen, große Operation)
- Äußerung von Unvermögen/Unfähigkeit, die erwartete Aktivität auszuführen
- Angeordnete Bettruhe
- Schlafmangel
- Erhöhter Energiebedarf (z. B. bei Fieber, großen Wunden, Rastlosigkeit, Aufregung)

Anmerkung

Eine potentielle Diagnose kann nicht durch Zeichen und Symptome belegt werden, da das Problem nicht aufgetreten ist und die Pflegemaßnahmen die Prävention bezwecken.

Patientenbezogene Pflegeziele

1. Der Patient versteht das Risiko des Verlustes seiner Fähigkeiten im Zusammenhang mit seinem derzeitigen Zustand.
2. Der Patient nimmt an einem Aktivierungs-/Rehabilitationsprogramm teil, um die Leistungsfähigkeit zu verbessern.
3. Der Patient erkennt Möglichkeiten, die helfen, den momentanen Aktivitätszustand aufrechtzuerhalten.
4. Der Patient meldet Zeichen und Symptome, die eine neuerliche medizinische Begutachtung erfordern.

Maßnahmen

I. Ermitteln von Faktoren, welche die gegenwärtige Situation beeinflussen

1. Ermitteln Sie den momentanen Aktivitätszustand des Patienten.
2. Vergleichen Sie die Risikofaktoren mit den Ursachen der *PD 6.1.1.2. Aktivitätsintoleranz* und prüfen Sie, welche PD tatsächlich zutrifft.
3. Beachten Sie die aktuelle medizinische Diagnose und/oder Therapie, die einen störenden Einfluß auf die Leistungsfähigkeit des Patienten haben könnte.

II. Ermitteln von Alternativen, um im Rahmen des eingeschränkten Zustandes aktiv zu bleiben

1. Entwickeln Sie ein körperliches Therapie-/Übungsprogramm in Zusammenarbeit mit dem Patienten und anderen Berufsgruppen (z. B. Physio- und/oder Ergotherapie).
2. Unterstützen und leiten Sie den Patienten bei ungewohnten oder alternativen Aktivitäten an.

III. Fördern des Wohlbefindens

1. Informieren Sie über mögliche Störungen bei Aktivitäten.
2. Unterstützen Sie den Patienten/Bezugsperson(en), um notwendige Veränderungen zu planen.
3. Sprechen Sie über den Zusammenhang zwischen der Krankheit/dem geschwächten Zustand und der Einschränkung, erwünschte Aktivitäten auszuführen.
4. Informieren Sie den Patienten über Symptome, bei denen der Patient medizinische Hilfe/Beurteilung in Anspruch nehmen muß.

Pflegediagnose 7.2.1.1. nach der NANDA Taxonomie

Halbseitige Vernachlässigung, (neglect)

Thematische Gliederung: ***Aktivität und Ruhe***

Definition

Der Zustand eines Patienten, bei dem er einen Körperteil/eine Körperhälfte (sowie den Raum auf der betroffenen Seite) nicht bewußt wahrnimmt und keine Aufmerksamkeit schenkt.

Mögliche Ursachen

- Auswirkungen einer gestörten Wahrnehmungsfähigkeit (Hemianopsie)
- Einseitige Blindheit
- Neurologische Krankheit oder Trauma
- Zerebrale Durchblutungsstörung

Merkmale

aus der Sicht des Patienten

- Lehnt die Existenz des betroffenen Körpergliedes oder der betroffenen Körperhälfte ab (der Patient hat das Gefühl, daß jener Körperteil gar nicht zu ihm gehört).

aus der Sicht der Pflegeperson

- Anhaltende (andauernde) Unaufmerksamkeit gegenüber Reizen von der betroffenen Seite.
- Unzureichende persönliche Pflege auf der betroffenen Seite.
- Ignorieren der betroffenen Seite, daher unangemessene Lagerung und/oder keine entsprechenden Vorsichtsmaßnahmen (z. B. berührt die betroffene Seite nicht; schaut nicht zur betroffenen Seite; läßt Essen, das auf die betroffene Seite gereicht wird, stehen; ignoriert die Extremitäten der betroffenen Seite; gebraucht die betroffene Seite nicht ohne Aufforderung).

Patientenbezogene Pflegeziele

1. Der Patient nimmt den betroffenen Körperteil bewußt wahr.
2. Der Patient erkennt Anpassungsmöglichkeiten/Schutzmaßnahmen für die individuelle Sicherheit.

3. Der Patient führt die persönliche Pflege entsprechend den eigenen Möglichkeiten aus.
4. Der Patient zeigt Verhaltensweisen, Änderungen der Lebensweise, die notwendig sind, um die körperliche Sicherheit zu fördern.
5. Der Patient bringt seine realistische Selbsteinschätzung zum Ausdruck.

Maßnahmen

I. Ermitteln des Ausmaßes der veränderten Wahrnehmung und der entsprechenden Beeinträchtigung

1. Ermitteln Sie das Ausmaß der visuellen Beeinträchtigung.
2. Erkennen Sie mögliche Faktoren, welche die halbseitige Vernachlässigung verstärken können.
3. Ermitteln Sie die sensorischen Empfindungen, Stimulus warm/kalt, stumpf/spitz, Wahrnehmung von Bewegung und Tiefensensibilität (Propriozeption).
4. Beobachten Sie das Verhalten des Patienten, um das Ausmaß der halbseitigen Vernachlässigung festzustellen.
5. Ermitteln Sie die Fähigkeit des Patienten, zwischen rechts und links zu unterscheiden.
6. Beobachten Sie die Funktionsfähigkeit im Zusammenhang mit der Beeinträchtigung. Vergleichen Sie diese mit der Selbsteinschätzung des Patienten.
7. Ermitteln Sie die Bedeutung des Verlustes/Störung/Veränderung für den Patienten.
8. Ermutigen Sie den Patienten, seine Gefühle zu äußern und gehen Sie auf diese ein.
9. Ermitteln Sie die Auswirkungen der Beeinträchtigung auf die Aktivitäten des täglichen Lebens.

II. Fördern der Sicherheit des Patienten und seiner Umwelt

1. Schalten Sie störende Reize bei der Arbeit mit dem Patienten aus.
2. Stellen Sie Nachttisch und Gegenstände, die der Patient braucht (z. B. Lichtschalter, Glocke, Telefon, Fernsehapparat, Taschentücher, Getränke) auf die betroffene Körperseite. Führen Sie immer alle Aktivitäten von der betroffenen Seite durch, um sie dem Patienten bewußtzumachen.
3. Stellen Sie das Bett des Patienten so, daß er die Türe und das Eintreten von Personen über die betroffene Seite wahrnehmen kann.
4. Sprechen Sie den Patienten immer von der betroffenen Seite an, um die Wahrnehmung zu fördern.

5. Fördern Sie die Körperwahrnehmung des Patienten (z. B. fordern Sie den Patienten auf, den Kopf zu drehen und den Blick über seine Umgebung wandern zu lassen, den betroffenen Körperteil zu berühren und zu ertasten).
6. Ermitteln Sie auf der betroffenen Körperseite Haltung/anatomische Ausrichtung (Körpersymmetrie), Druckstellen/Hautreizungen/Verletzungen und lageabhängige Ödeme.
7. Schützen Sie die betroffenen Körperteile vor Dekubitus/Verletzungen/Verbrennungen.
8. Achten Sie darauf, das „Schulter-Arm-Hand-Syndrom" zu vermeiden!

III. Fördern des Wohlbefindens

1. Stimulieren Sie die Wahrnehmung der betroffenen Körperseite bei jeder Pflegehandlung (perzeptiv/sensomotorisch).
2. Fordern Sie den Patienten auf, die betroffene Seite anzuschauen, anzufassen und miteinzubeziehen.
3. Stimulieren Sie die betroffene Seite taktil (durch Berühren oder Streichen), anstelle von gleichzeitigem Stimulieren beider Seiten.
4. Besorgen Sie verschiedene Gegenstände von unterschiedlichem Gewicht, Beschaffenheit und Größe, die der Patient anfassen kann.
5. Helfen Sie dem Patienten, die betroffene Extremität sorgfältig zu positionieren. Leiten Sie ihn dazu an, die Extremität selbst zu lagern und regelmäßig zu kontrollieren. Geben Sie Erinnerungshilfen anhand von visuellen Hinweisen.
6. Ermutigen Sie den Patienten, auch bei einem Fremdkörpergefühl den betroffenen Körperteil/die Körperseite zu akzeptieren.
7. Versuchen Sie mit Hilfe eines Spiegels die Sitzposition des Patienten zu verbessern und zu kontrollieren, falls er den betroffenen Körperteil über einen Spiegel wahrnehmen kann.
8. Verwenden Sie umschreibende Begriffe, um Körperteile zu bezeichnen, anstatt von rechts und links zu sprechen (z. B. „Heben sie das betroffene Bein zum Kopf hin" und zeigen/berühren Sie das Bein).
9. Anerkennen und akzeptieren Sie Gefühle von Mutlosigkeit, Trauer und Wut (Phasen des Trauerns).
10. Ermutigen Sie den Patienten, die betroffene Seite zu akzeptieren.
11. Ermutigen Sie die Familienmitglieder und Bezugspersonen, den Patienten nicht als invalid zu behandeln; lassen Sie den Patienten an Familienaktivitäten teilnehmen.
12. Unterstützen und fördern Sie die persönliche Pflege.

13. Fordern Sie den Patienten dazu auf, rehabilitative und patientenorientierte Dienstleistungen zu nutzen, um die Unabhängigkeit im Ausüben von Tätigkeiten zu erhöhen.
14. Informieren Sie über Selbsthilfegruppen.

Pflegediagnose 1.2.3.1. nach der NANDA Taxonomie

Dysreflexie

Thematische Gliederung: ***Aktivität und Ruhe***

Definition
Der Zustand, bei dem ein Patient mit einer Rückenmarksverletzung oberhalb von Th7 auf einen schädlichen Reiz eine lebensbedrohende, ungehemmte, autonome Reaktion des Nervensystems erlebt.

Mögliche Ursachen

- Blasenüberdehnung
- Hautreizungen
- Wissensdefizit des Patienten
- Wissensdefizit der Pflegeperson
- sexuelle Übererregung

Merkmale

aus der Sicht des Patienten

- diffuse Kopfschmerzen
- Parästhesien
- Frösteln
- verschwommenes Sehen
- Thoraxschmerzen
- metallischer Mundgeschmack
- Nasenbluten
- Pilomotorischer Reflex (Gänsehaut nach Kühlung der Haut)

aus der Sicht der Pflegeperson

- Paroxsysmale Hypertension (plötzlich auftretender periodisch erhöhter Blutdruck bei einem systolischen Druck von mehr als 140 mmHg [bis 300 mmHg] und diastolischen Druck von mehr als 90 mmHg).
- Bradykardie oder Tachykardie (Pulsfrequenz weniger als 60 oder mehr als 100 Schläge pro Minute).
- Schweißsekretion (oberhalb der Rückenmarksverletzung)
- rote Hautflecken (oberhalb der Rückenmarksverletzung)

- Blässe (unterhalb der Rückenmarksverletzung)
- Horner-Syndrom (Pupillenverengung, partielles Herabhängen des Oberliedes, Enophthalmus und manchmal eine fehlende Schweißsekretion auf der betroffenen Gesichtshälfte)
- Bindehautschwellung
- Dauererektion

Patientenbezogene Pflegeziele

1. Der Patient/Pflegeperson erkennt Risikofaktoren.
2. Der Patient/Pflegeperson erkennt Zeichen/Symptome der Dysreflexie.
3. Der Patient/Pflegeperson wendet präventive/korrigierende Maßnahmen an.
4. Der Patient erlebt keine Anfälle einer Dysreflexie oder fordert medizinische Hilfe rechtzeitig an.

Maßnahmen

I. Ermitteln der ursächlichen, begünstigenden Faktoren

1. Ermitteln Sie, ob eine Blasenüberdehnung/Darmblähung, Blasenkrämpfe/Nierensteine oder Infektion vorhanden sind.
2. Beobachten Sie Haut/Gewebe auf Druckstellen.

II. Sorgen für eine Früherkennung und sofortige Maßnahmen

1. Sorgen Sie dafür, daß der Patient extreme Temperaturen/Zugluft meidet, und instruieren Sie ihn entsprechend.
2. Überwachen Sie den Patienten engmaschig während Untersuchungen, bei denen eine Blasen- oder Darmmanipulation stattfindet.
3. Überwachen Sie den Patienten auf in Zusammenhang mit der Dysreflexie auftretende Beschwerden/Symptome (z. B. starke Kopfschmerzen, Thoraxschmerzen, verschwommenes Sehen, Gesichtsrötung, Übelkeit, metallischer Mundgeschmack, Horner-Syndrom).
4. Bringen Sie den Patienten in eine Oberkörperhochlagerung bis 45°, um den Blutdruck zu senken.
5. Beheben Sie den ursächlichen Reiz (z. B. bei einer Blasenüberdehnung/Darmblähung, Druck auf eine Hautstelle, extreme Temperatur).
6. Überwachen Sie während einer Krise häufig den Blutdruck. Sorgen Sie für regelmäßige Blutdruckkontrollen nach Abklingen der Symptome.
7. Verabreichen Sie nach ärztlicher Anordnung Medikamente zur Blockierung einer übermäßigen, autonomen Reizleitung, zur Nor-

malisierung der Pulsfrequenz und zur Reduktion der Hypertension.
8. Tragen Sie nach ärztlicher Anordnung lokal anästhesierende Salben auf den Anus auf. Sorgen Sie nach Abklingen der Symptome für eine leichte Darmentleerung
   Cave: Setzen eines Reizes beim Reinigungseinlauf.
9. Vermeiden Sie eine zu rasche Entleerung der Blase (Cave: Katheterismus).

III. Fördern des Wohlbefindens

1. Informieren Sie Patienten/Bezugsperson(en) über Warnzeichen und präventive Maßnahme.
2. Schulen Sie den Patienten/Bezugsperson(en) bei der Darm- und Blasenpflege, Prävention eines Hautdefektes, Pflege von bestehenden Hautdefekten, Prävention einer Infektion.
3. Schulen Sie die Bezugsperson(en)/Betreuungsperson(en), im Akutfall den Blutdruck zu messen.
4. Überprüfen Sie die korrekte Anwendung/Verabreichung der verordneten Medikamente.
5. Informieren Sie den Patienten/Bezugsperson(en) über Hilfen im Notfall (z. B. Hauskrankenpflege, ärztlicher Dienst, Rettungsdienst).

Pflegediagnose 6.5. nach der NANDA Taxonomie

Selbstfürsorgedefizit

PD 6.5.1. Essen
PD 6.5.2. Waschen und Sauberhalten
PD 6.5.3. Kleiden und pflegen der äußeren Erscheinung
PD 6.5.4. Ausscheiden

Thematische Gliederung: ***Aktivität und Ruhe***

Definition

Der Zustand, in dem ein Patient bei folgenden Aktivitäten teilweise oder völlig beeinträchtigt ist: Essen, sich waschen, auf die Toilette gehen, sich an- und auskleiden, sein Äußeres pflegen. Der Zustand kann vorübergehend, bleibend oder fortschreitend sein.
Beachte: Die persönliche Pflege kann auch im weiteren Sinne so definiert werden, daß sie gesundheitsfördernde Gewohnheiten, Selbstverantwortung, Lebensanschauung miteinschließt.
(Vgl. *PD 6.4.1.1. Haushaltsführung beeinträchtigt; PD 6.4.2. Gesundheitsverhalten, verändert*)

Mögliche Ursachen

- allgemeine Schwäche, verminderte Kraft und Ausdauer
- Angst
- fehlende Motivation
- Schmerz, Unbehagen
- Desorientiertheit
- neuromuskuläre und muskuloskeletäre Beeinträchtigung
- Unlust
- wahrgenommene und/oder nicht wahrgenommene Beeinträchtigung
- angeordnete Bettruhe
- postoperative Erschöpfung und Schmerzen

Merkmale

aus der Sicht des Patienten

- fehlende Motivation, Aktivitäten auszuführen oder zu beenden
- Unbehagen
- Angst
- Schmerz

aus der Sicht der Pflegeperson

- Unfähigkeit, die Aktivitäten des täglichen Lebens durchzuführen
- beeinträchtigte geistige und/oder körperliche Koordination
- beeinträchtigte Gedächtnisfunktionen
- Bewegungseinschränkung allgemein oder einzelner Körperteile
- eingeschränktes Bewegungsfeld
- verminderte Muskelkraft

Defizit:
6.5.1. Essen (Klassifikation 1-4, siehe unten)
- Unfähigkeit, Nahrungsmittel aus einem Gefäß zum Mund zu führen

Defizit:
6.5.2. Waschen/Sauberhalten (Klassifikation 1–4)
- Unfähigkeit, den Körper oder Körperteile zu waschen
- Unfähigkeit, sich Wasser zu beschaffen oder zur Wasserquelle zu gelangen
- Unfähigkeit, die Temperatur oder die Fließgeschwindigkeit zu regulieren

Defizit:
6.5.3. Kleiden/Pflegen der äußeren Erscheinung
- eingeschränkte Fähigkeit, die notwendigen Kleidungsstücke an- oder auszuziehen, an diese zu gelangen oder sie zu wechseln, Kleider zuzumachen, ein zufriedenstellendes Erscheinungsbild zu wahren

Defizit:
6.5.4. Ausscheiden
- Unfähigkeit, die Toilette oder den Leibstuhl zu erreichen
- Unfähigkeit, die Kleidung für das Ausscheiden aus- und anzuziehen
- Unfähigkeit, auf Toilette und Leibstuhl zu sitzen oder sich davon zu erheben
- Unfähigkeit, sich nach der Toilette sauber zu halten

- ❑ Unfähigkeit, die Spülung der Toiletten zu bedienen und/oder den Leibstuhl zu entleeren

Schweregrad (Klassifikation nach *Jones* 1971)

0: selbständig
01: braucht Hilfsmittel oder Gerät
02: braucht Hilfe oder Überwachung und Anleitung einer Pflegeperson
03: braucht Hilfe einer Pflegeperson und Hilfsmittel oder Gerät
04: vollständige Abhängigkeit, der Patient macht nicht aktiv mit

Patientenbezogene Pflegeziele

1. Der Patient erkennt, in welchen Bereichen individuelle Schwächen und/oder Bedürfnisse vorhanden sind.
2. Der Patient spricht aus, Kenntnisse über gesundheitsfördernde Maßnahmen und Verhaltensweisen zu haben.
3. Der Patient wendet Methoden an oder verändert die Lebensweise, um die Anforderungen der persönlichen Pflege zu erfüllen.
4. Der Patient führt entsprechend den eigenen Möglichkeiten Aktivitäten zur persönlichen Pflege durch.
5. Der Patient erkennt persönliche Ressourcen und soziale Institutionen zur Hilfestellung.

Maßnahmen

I. Ermitteln der ursächlichen/begünstigenden Faktoren

1. Stellen Sie fest, ob bestehende Selbstpflegedefizite durch eine medizinische Diagnose begründet sind (cerebral vaskulärer Insult, Multiple Sklerose, Alzheimer, usw.).
2. Beachten Sie gleichzeitig auftretende medizinische Probleme, welche die Pflegebedürftigkeit beeinflussen können (z. B. Hypertonie, Herzkrankheiten, Mangelernährung, Schmerz und/oder Medikamente).
3. Beachten Sie vorhandene ursächliche Faktoren einschließlich Sprachbeeinträchtigungen, Sehvermögen, emotionale Stabilität.
4. Ermitteln Sie, welche Faktoren die aktive Teilnahme an der Therapie behindern (z. B. Informationsdefizit; zu wenig Zeit für Gespräche; psychische und/oder intime familiäre Probleme, die schwierig mitzuteilen sind; die Befürchtung, dumm oder unwissend zu erscheinen; soziale oder ökonomische Probleme; Probleme bei der Arbeit oder zu Hause).

II. Ermitteln des Ausmaßes der Beeinträchtigung

1. Stellen Sie das Ausmaß der individuellen Beeinträchtigung fest (Vgl. *PD 6.1.1.1. Körperliche Mobilität, beeinträchtigt*).
2. Beachten Sie die Entwicklungsstufen, auf der sich der Patient befindet (zurück- und weiterentwickelt). Überprüfen Sie die Gedächtnisleistung und das intellektuelle Vermögen.
3. Ermitteln Sie die individuellen Stärken und Fertigkeiten des Patienten.
4. Stellen Sie fest, ob das Defizit vorübergehend oder bleibend ist und ob eine Verbesserung oder Verschlechterung zu erwarten ist.

III. Unterstützen beim Verbessern im Umgang mit der Situation

1. Stellen Sie eine partnerschaftliche Beziehung zum Patienten her (Bezugsperson).
2. Fördern Sie die Beteiligung des Patienten an der Problemerfassung und Entscheidungsfindung.
3. Stellen Sie einen wirksamen, der individuellen Situation angepaßten Pflegeplan auf; sehen Sie Aktivitäten vor, die möglichst den normalen Gewohnheiten des Patienten entsprechen.
4. Planen Sie Zeit für Gespräche mit dem Patienten/Bezugspersonen ein, um Faktoren festzustellen, welche die Beteiligung an der Pflege behindern.
5. Sorgen Sie für Gesprächsmöglichkeiten unter den Personen, die an der Pflege des Patienten beteiligt sind.
6. Leisten Sie Mithilfe bei motivationsfördernden und resozialisierenden Programmen, wo dies angezeigt ist.
7. Leisten Sie Mithilfe bei Rehabilitationsprogrammen, um die Fähigkeiten des Patienten zu verbessern.
8. Sorgen Sie dafür, daß der Patient seine Aktivitäten des täglichen Lebens unter Wahrung seiner Privatsphäre ausführen kann.
9. Lassen Sie dem Patienten genügend Zeit, damit er seine vorhandenen Fähigkeiten bestmöglich einsetzen kann.
10. Achten Sie darauf, unnötige Gespräche und Störungen zu vermeiden.
11. Geben Sie Unterstützung bei notwendigen Anpassungen, um die Aktivitäten des täglichen Lebens zu bewältigen. Beginnen Sie mit vertrauten, leicht zu bewältigenden Aufgaben, um den Patienten zu ermutigen.
12. Beschaffen Sie bei Bedarf Hilfsmittel (z. B. WC-Aufsatz/Griffe, Knopfhalter, Hilfsmittel zum Essen).
13. Informieren Sie über kräftesparende Techniken (z. B. sitzen anstatt stehen, ausreichende Pausen).

14. Führen Sie bei Bedarf ein Rehabilitationstraining durch.
15. Erstellen Sie in Absprache mit dem/der Diätassistent/in einen angemessenen Ernährungsplan mit ausreichender Flüssigkeitszufuhr.
16. Verabreichen Sie angeordnete Medikamente und überwachen Sie deren Wirkung und Nebenwirkung.
17. Führen Sie einen Hausbesuch durch, um die Umstände zu Hause zu ermitteln.

IV. Förderung des Wohlbefindens

1. Helfen Sie dem Patienten, sich seiner Rechte und Pflichten in bezug auf Gesundheit/Gesundheitspflege bewußt zu werden und seine eigenen physischen, psychischen und intellektuellen Kräfte einzuschätzen.
2. Unterstützen Sie den Patienten bei Entscheidungen, die seine Gesundheit betreffen; helfen Sie mit, Maßnahmen zur persönlichen Pflege zu entwickeln und gesundheitsfördernde Ziele zu planen.
3. Sorgen Sie für eine kontinuierliche Evaluation des Förderprogrammes unter Berücksichtigung des Fortschrittes und der erforderlichen Veränderungen.
4. Stimmen Sie das Programm so ab, daß der Patient Unterstützung erhält, sich bestmöglich an den Pflegeplan zu halten.
5. Ermutigen Sie den Patienten, ein Tagebuch über seine Fortschritte zu führen.
6. Schätzen Sie Sicherheitsrisiken ein (Vgl. *PD 1.6.1. Verletzung, hohes Risiko*). Passen Sie Aktivitäten/Umgebung entsprechend an, um das Unfallrisiko herabzusetzen.
7. Verweisen Sie bei Bedarf an die Hauskrankenpflege, soziale Dienste, Physio- und/oder Ergotherapie, Rehabilitations- und Beratungsstellen, Gesundheitszentren.
8. Tauschen Sie die Informationen zur Therapie regelmäßig im multiprofessionellen Team aus.
9. Informieren Sie die Familie/Bezugspersonen über eine Ruhepause/weitere Pflegemöglichkeiten, die ihnen Ruhephasen in der Pflege ermöglichen (Urlaubsaufnahme im Pflegeheim/Geriatriezentren).
10. Unterstützen Sie die Familie bei einer Verlegung des Patienten in eine andere Institution.
11. Zeigen Sie situationsbezogene Gesprächsbereitschaft (Trauer, Zorn).
12. Vgl.
    PD 1.6.1. Verletzung, hohes Risiko;

PD 5.1.1.1. Bewältigungsformen des Betroffenen, ungenügend;
PD 5.1.2.1.1. Bewältigungsformen der Familie, hemmendes Verhalten
PD 5.1.2.1.2. Bewältigungsformen der Familie, verletzendes Verhalten
PD 7.1.2. Selbstwertgefühl, Störung;
PD's Veränderungen der Ausscheidung;
PD 6.1.1.1. Körperliche Mobilität, beeinträchtigt;
PD 6.1.1.2. Aktivitätsintoleranz;
PD 7.3.2. Machtlosigkeit;
PD 1.6.1.3. Körperschädigung, hohes Risiko.

Pflegediagnose 6.4.1.1. nach der NANDA Taxonomie

Haushaltsführung, beeinträchtigt

Thematische Gliederung: ***Aktivität und Ruhe***

> **Definition**
> Unfähigkeit eines Patienten, selbständig für eine sichere, gesundheitserhaltende Umgebung zu sorgen.

Mögliche Ursachen

- Krankheit oder Verletzung des/der Betroffenen oder eines Familienmitgliedes
- Unzulängliche Familienorganisation oder -planung
- Unzulängliche finanzielle Mittel
- Mangelnde Vertrautheit mit nachbarschaftlichen Ressourcen
- Beeinträchtigte kognitive oder emotionale Fähigkeiten
- Wissensmangel
- Fehlendes Vorbild
- Unzureichende soziale Unterstützung

Merkmale

aus der Sicht des Patienten

- Patienten sprechen über die Schwierigkeit, ihr Heim auf angemessene Art und Weise zu pflegen.
- Es wird um Hilfe in der Haushaltsführung gebeten.
- Patienten sprechen von bestehenden Schulden oder finanziellen Krisen.

aus der Sicht der Pflegeperson

- Unordentliche Umgebung
- Ungewaschene oder nicht zur Verfügung stehende Kochutensilien, Kleider oder Bettwäsche
- Ansammlung von Schmutz, Nahrung oder Abfällen (z. B. hygienische Artikel)
- Üble abstoßende Gerüche
- Unangemessene Wohnungstemperatur
- Überforderte Familienmitglieder (erschöpft, besorgt, beunruhigt)
- Fehlen von notwendigen Materialien und Hilfen

- ❑ Vorhandensein von Ungeziefer oder Nagetieren
- ❑ Wiederholter hygienischer Übelstand, Verseuchungen oder Infektionen

Patientenbezogene Pflegeziele

1. Der Patient erkennt die individuellen Faktoren, um eine sichere Umgebung zu bewahren.
2. Der Patient schaltet Gesundheits- und Sicherheitsrisiken aus.
3. Der Patient und die Bezugspersonen entwickeln einen Plan, um die Haushaltsführung zu verbessern und die Gesundheit zu erhalten.
4. Der Patient und die Bezugspersonen erkennen vorhandene Ressourcen und wenden sie wirksam an.

Maßnahmen

I. Erkennen der ursächlichen/begünstigenden Faktoren

1. Eruieren Sie die Ursache und das Ausmaß der Einschränkung.
2. Erfassen Sie die kognitiven und emotionalen Fähigkeiten.
3. Erkennen Sie Wissensmangel oder Fehlinformation.
4. Beurteilen Sie die Umgebung, um Selbstpflegefähigkeiten abzuklären.
5. Informieren Sie sich über Unterstützungsmöglichkeiten, die dem Patienten oder der Bezugsperson zur Verfügung stehen.
6. Ermitteln Sie finanzielle Ressourcen, um die Bedürfnisse der individuellen Situation abzudecken.

II. Unterstützen des Patienten/der Bezugsperson(en) eine sichere, gesundheitsfördernde Umgebung aufrechtzuerhalten

1. Koordinieren Sie vor der Entlassung des Patienten die interdisziplinäre Zusammenarbeit (Heimhilfe, soziale Dienste).
2. Helfen Sie Patient/Bezugsperson(en) einen Plan zu erstellen, um eine saubere, gesunde Umgebung zu erhalten (z. B. Aufteilen von Haushaltsarbeiten unter den Familienmitgliedern oder Beiziehung von sozialen Diensten und Nachbarschaftshilfe).
3. Helfen Sie Patient/Bezugsperson(en) bei der Auswahl und Anschaffung von Hilfsmitteln, um die Pflege zu erleichtern (Heber, Leibstuhl, Sicherheitsgriffe, Ergotherapie, soziale Dienste usw.)
4. Informieren Sie über die Möglichkeiten von finanzieller Hilfe.
5. Verschaffen Sie den Familienmitgliedern/Betreuern Gelegenheit, ihre Pflegetätigkeit für eine gewisse Zeit zu unterbrechen (Entlastungshilfe durch Urlauberbetten, Hospizbetten).
6. Sorgen Sie bei Bedarf für Hausbesuche (Kontaktbesuche).

III. Fördern des Wohlbefindens

1. Stellen Sie fest, ob es Gefahren in der Umgebung gibt, welche sich negativ auf die Gesundheit auswirken.
2. Verhelfen Sie dem Patienten zu den, für die individuelle Situation notwendigen Informationen.
3. Ziehen Sie die soziale Umgebung des Patienten wenn möglich in die Langzeitpflegeplanung mit ein.
4. Stellen Sie fest, welche Ressourcen und Unterstützungshilfen im sozialen Umfeld vorhanden sind (erweiterte Familie, Nachbarn).
5. Vgl.
   PD 8.1.1. Wissensdefizit;
   PD 6.5. Selbstfürsorgedefizit;
   PD 5.1.1.1. Bewältigungsformen des Betroffenen, ungenügend;
   PD 5.1.2.1.1. Bewältigungsformen der Familie, hemmendes Verhalten
   PD 5.1.2.1.2. Bewältigungsformen der Familie, verletzendes Verhalten
   PD 1.6.1. Verletzung, hohes Risiko

Pflegediagnose 6.3.1.1. nach der NANDA Taxonomie

Beschäftigungsdefizit

Thematische Gliederung: ***Aktivität und Ruhe***

Definition
Der Zustand, in dem ein Patient einen verminderten Antrieb, mangelndes Interesse oder Engagement für die Gestaltung von Freizeit und Erholung erlebt.

Mögliche Ursachen

- Mangel an Beschäftigungsmöglichkeiten in der Umgebung (z. B. bei längerfristiger Hospitalisierung, häufigen und langdauernden Behandlungen)
- Körperliche Einschränkungen, Bettlägerigkeit
- Situations-, entwicklungsbedingte Probleme
- Psychischer Zustand (z. B. Niedergeschlagenheit)

Merkmale

aus der Sicht des Patienten

- Aussage des Patienten über Langeweile; den Wunsch, etwas tun zu können (z. B. lesen usw.)
- Aussage des Patienten über gewohnte Hobbys, die im Spital nicht ausgeübt werden können oder durch körperliche Einschränkungen erschwert sind

aus der Sicht der Pflegeperson

- Unruhe, Weinen
- Zurückgezogenheit
- erhöhtes Schlafbedürfnis
- Feindseligkeit

Patientenbezogene Pflegeziele

1. Der Patient erkennt seine psychischen Reaktionen (z. B. Hoffnungs- und Hilflosigkeit, Wut, Depression) und versucht diese zu bewältigen.
2. Der Patient beschäftigt sich im Rahmen seiner Möglichkeiten mit Aktivitäten und ist damit zufrieden.

Maßnahmen

I. Ermitteln der ursächlichen/begünstigenden Faktoren

1. Prüfen Sie nach, wie sehr eine Benachteiligung durch die Umstände tatsächlich vorhanden ist.
2. Beachten Sie die Auswirkungen der Einschränkung/Krankheit auf die Lebensweise des Patienten. Vergleichen Sie sie mit dem Aktivitätszustand vor der Krankheit.
3. Ermitteln Sie mögliche Fähigkeiten und das Interesse, an Aktivitäten teilzunehmen (hindernde Faktoren z. B.: bestehende Depression, Zurückgezogenheit, Probleme der Mobilität, Verlust in der Sinneswahrnehmung).

II. Ermuntern des Patienten, an der Lösungssuche teilzunehmen

1. Akzeptieren Sie die Realität der Situation und die Gefühle des Patienten.
2. Bringen Sie aus der Vorgeschichte des Patienten bevorzugte Aktivitäten, Hobbys usw. in Erfahrung.
3. Halten Sie entsprechende Maßnahmen fest, um mit Begleitumständen umzugehen. (vgl. *PD 6.1.1.2.1. Müdigkeit; PD 6.1.1.2. Aktivitätsintoleranz; PD 6.1.1.1. Körperliche Mobilität, beeinträchtigt* usw.)
4. Sorgen Sie für körperliche und geistige Aktivitäten.
5. Fördern Sie abwechselnde Aktivitäten/Anregungen (z. B. Musik, Nachrichten, erzieherische Darbietungen – Fernsehen, Kassetten, Lesematerial oder Besuche, Spiele, Handarbeiten und Hobbys), und schalten Sie bei Bedarf Erholungsphasen/Ruhepausen ein. Anmerkung: Die Aktivitäten müssen dem Patienten persönlich etwas bedeuten!
6. Ermutigen Sie den Patienten, bei der Planung und Auswahl der notwendigen und freiwilligen Aktivitäten mitzuhelfen.
7. Nehmen Sie keine Änderungen ohne Absprache mit dem Patienten vor. Es ist wichtig, Vereinbarungen mit dem Patienten zu treffen und sich daran zu halten.
8. Sorgen Sie, wenn möglich, für Umgebungswechsel.
9. Ermitteln Sie, was zur Mobilisierung nötig ist.
10. Sorgen Sie für regelmäßige Veränderungen in der unmittelbaren Umgebung des Patienten, wenn er diese nicht verlassen kann. Anschlagbretter entsprechend der Jahreszeit; farbliche Veränderungen; Möbelumstellungen; Bilder usw. können auf den Patienten anregend wirken. Berücksichtigen Sie Vorschläge des Patienten bei der Umgestaltung.

11. Schlagen Sie die Anschaffung von z. B. Vogelfutterstellen/-bädern oder Blumenfenstern, einem Terrarium/Aquarium vor, um die Anteilnahme und Beteiligung beim Erkennen der Vogelarten, Auswahl der Körner usw. zu fördern.
12. Akzeptieren Sie negative Gefühlsäußerungen, setzen Sie jedoch Grenzen bei aggressivem Austoben. (Das Zugeständnis, Gefühle der Wut oder Hilflosigkeit auszudrücken, erlaubt eine beginnende Heilung.)

III. Fördern des Wohlbefindens

1. Suchen Sie andere Möglichkeiten für sinnvolle Aktivitäten unter Berücksichtigung der Stärken/Fähigkeiten der Person.
2. Geben Sie Hinweise auf vorhandene Hilfsgruppen, Vereine, Dienstleistungsorganisationen.
3. Vgl.
   PD 7.3.2. Machtlosigkeit;
   PD 3.1.2. Soziale Isolation.

Pflegediagnose 6.2.1. nach der NANDA Taxonomie

Schlafgewohnheiten, gestört

Thematische Gliederung: ***Aktivität und Ruhe***

Definition
Schlafstörungen, die einem Patienten Mißbehagen bereiten oder die erwünschte Lebensweise stören.

Mögliche Ursachen

Pathophysiologisch

- Krankheit (Durchfall, Übelkeit, Inkontinenz, Angina pektoris, Hyperthyreose, Gastritis, Depression, Manie, psychotische Zustände)
- Schmerzen
- Gesteigerter Stoffwechsel

Behandlungsbedingt

- i.v.-Therapie
- Nächtliche Störung durch Therapie und Geräusche
- Schlafen am Tag als Nebenwirkung von Medikamenten

Persönlich/Umwelt

- psychologischer Streß (Angst, Überforderung)
- umweltbedingte Veränderungen (einschließlich Schichtarbeit)
- Exzessives Schlafen am Tag
- Menopause – hormonelle Veränderungen
- Inaktivität
- Angst vor Dunkelheit (Kinder)
- Soziale Umstände (z. B. Verpflichtungen zur Pflege von anderen)

Merkmale

aus der Sicht des Patienten

- Verbale Äußerungen über Einschlafstörungen
- Früheres oder späteres Erwachen als erwünscht
- Durchschlafstörungen
- Verbale Äußerungen über das Gefühl, nicht ausgeruht zu sein.
- Einschlafen während Aktivitäten

aus der Sicht der Pflegeperson

- ❑ Veränderungen im Verhalten und Auftreten (erhöhte Reizbarkeit, Desorientierung, Lustlosigkeit, Unruhe, Lethargie)
- ❑ Körperliche Zeichen (Herabhängen des Augenlides, leichter Tremor der Hand, ausdrucksloses Gesicht, dunkle Augenringe, Veränderungen der Körperhaltung, häufiges Gähnen)
- ❑ Mühevolles Sprechen mit schlechter Artikulation und falscher Wortwahl

Patientenbezogene Pflegeziele

1. Der Patient erkennt seine Schlafstörung.
2. Der Patient berichtet über eine optimale Balance zwischen Akivität und Ruhe.
3. Der Patient kennt individuell geeignete Maßnahmen, um den Schlaf zu fördern.
4. Der Patient paßt seine Lebensweise an seinen Biorhythmus an.
5. Der Patient berichtet über eine Verbesserung der Schlafgewohnheiten.
6. Der Patient berichtet über ein verbessertes Wohlbefinden und das Gefühl, ausgeruht zu sein.
7. Die Familie geht angemessen mit Durchschlafstörungen bei Kindern um.

Maßnahmen

I. Ermitteln der ursächlichen/begünstigenden Faktoren

1. Ermitteln Sie bestehende innere/äußere Faktoren, die zur Schlaflosigkeit beitragen können, z. B. chronische Schmerzen, Depression, verschiedene Krankheiten, Medikamentennebenwirkungen, Lärm, Alter (ältere Menschen brauchen meist weniger Schlaf).
2. Beachten Sie medizinische Diagnosen, wie: Narkolepsie, Schlafapnoe, schlafinduzierte respiratorische Störungen, nächtliche Myoklonie usw.
3. Ermitteln Sie Störungen der Schlafgewohnheiten, die in Zusammenhang mit bestimmten Krankheiten stehen (z. B. Nykturie).
4. Ermitteln Sie Durchschlafstörungen, die Kinder betreffen: Schlafwandeln, Alpträume und Bettnässen.
5. Beobachten Sie den allgemeinen psychischen Zustand, und achten Sie auf individuelle Persönlichkeitsmerkmale.
6. Ermitteln Sie vor kurzem aufgetretene traumatische Ereignisse im Leben des Patienten (z. B. Todesfall in der Familie, Verlust des Arbeitsplatzes usw.).

7. Schätzen Sie den Konsum des Patienten von Koffein, Energiedrinks, Alkohol und Drogen ein.

II. Beurteilen der Schlafgewohnheiten und -störungen

1. Ermitteln Sie die individuellen Schlafgewohnheiten durch Beobachten und/oder Rückmeldungen von Bezugspersonen, einschließlich der gewohnten Einschlafzeit, Rituale/Routine, Anzahl der Schlafstunden, Aufwachzeit und Umgebungsbedingungen.
2. Finden Sie heraus, ob der Patient schnarcht und in welcher Schlafposition dies auftritt.
3. Achten Sie auf subjektive/objektive Äußerungen in bezug auf die Schlafqualität.
4. Achten Sie auf Umstände, die den Schlaf unterbrechen, und deren Häufigkeit.
5. Beachten Sie Veränderungen der gewohnten Schlafzeiten, z. B. andere Arbeitszeiten, andere Einschlafzeiten (Hospitalisation).
6. Beobachten Sie körperliche Ermüdungszeichen (z. B. Unruhe, Handtremor, mühevolles Sprechen usw.).
7. Leisten Sie Mithilfe bei verschiedenen Untersuchungen/Abklärungen der Schlafgewohnheiten.

III. Unterstützen des Patienten, um optimale Schlafgewohnheiten zu erreichen

1. Versorgen Sie Kinder mit einem Nachtlicht und versichern Sie ihnen, daß Sie jederzeit in der Nähe und kontaktierbar sind.
2. Planen Sie nach Möglichkeit ungestörte Ruhephasen bei der Pflege ein und berücksichtigen Sie vor allem längere Schlafperioden in der Nacht.
3. Informieren Sie den Patienten, warum Überwachung der Vitalzeichen und/oder anderen Pflegeverrichtungen notwendig sind.
4. Sorgen Sie für eine ruhige Umgebung und führen Sie wohltuende Maßnahmen zur Schlafvorbereitung durch.
5. Empfehlen Sie die Einschränkung von Schokolade und koffein-/alkoholhältigen Getränken, vor allem vor dem Schlafen.
6. Informieren Sie den Patienten, daß sich übermäßige Nahrungsaufnahme vor dem Schlafen nachteilig auswirken kann.
7. Schränken Sie die Flüssigkeitszufuhr am Abend ein, falls die Nykturie ein Problem ist.
8. Verabreichen Sie bei Bedarf Schmerzmedikamente.
9. Kontrollieren Sie die Wirkung und Nebenwirkungen medikamentöser Therapien.

10. Empfehlen Sie alternative Methoden gegen Schlaflosigkeit.
11. Besprechen Sie mit den Eltern die physiologischen/psychologischen Faktoren, die den Durchschlafstörungen des Kindes zugrunde liegen.

IV. Beratung und Anleitung des Patienten/Bezugspersonen

1. Unterstützen Sie den Patienten, ein individuelles Entspannungsprogramm zu erstellen. Demonstrieren Sie Entspannungstechniken (z. B. Biofeedback, Visualisierung, progressive Entspannung, Jakobson).
2. Fordern Sie den Patienten dazu auf, an einem regelmäßigen Aktivitätsprogramm teilzunehmen.
3. Empfehlen Sie eine Spätmahlzeit ins Ernährungsprogramm aufzunehmen, um eine Schlafstörung durch Hunger zu vermeiden.
4. Schlagen Sie vor, das Bett nur für den Schlaf zu benutzen, nicht jedoch um zu arbeiten oder fernzusehen.
5. Empfehlen Sie Hilfsmittel, um Licht/Lärm auszuschalten (z. B. Augenbinden, Rolläden/Vorhänge, Ohropax, monotone Geräusche).
6. Helfen Sie dem Patienten, Zeitpläne zu erstellen, um die Leistungsspitze dem Biorhythmus anzupassen.
7. Unterstützen Sie den Patienten, mit Trauerprozessen fertig zu werden.
8. Schlagen Sie bei Bedarf die Überweisung an ein Schlaflabor zur Abklärung vor.
9. Schlagen Sie die Überweisung an eine Familienberatung für Eltern, deren Kinder Durchschlafstörungen haben, vor.

Pflegediagnose 2.1.1.1. nach der NANDA Taxonomie

Kommunizieren, verbal, beeinträchtigt

Thematische Gliederung: ***Alleinsein und soziale Interaktion***

Definition
Ein Zustand, bei dem ein Patient vermindert oder gänzlich unfähig ist, Sprache in der zwischenmenschlichen Kommunikation zu gebrauchen oder zu verstehen.

Mögliche Ursachen

- Verminderte Hirndurchblutung, Hirntumor
- Physische Hemmnisse (Tracheotomie, Intubation)
- Mißbildungen (Gaumenspalte)
- Psychische Hemmnisse (Psychose, fehlende Stimuli)
- Kultureller Unterschied
- Entwicklungs- oder altersbedingt
- Medikamenten-/Drogenkonsum, Stoffwechselstörungen

Merkmale

aus der Sicht des Patienten

- Äußerung der Kommunikationsschwierigkeiten mit nonverbalen Mitteln

aus der Sicht der Pflegeperson

- Spricht nicht die ortsübliche Sprache (Dialekt, Fremdsprache)
- Schwierigkeiten, zu sprechen und sich zu äußern
- Will oder kann nicht sprechen
- Stottern, undeutliche Aussprache (verwaschene Sprache)
- Schwierigkeiten, Wörter zu bilden oder Sätze zu formulieren
- Schwierigkeiten, Gedanken zu verbalisieren
- Atemnot
- Desorientierung

Patientenbezogene Pflegeziele

1. Der Patient versteht mitgeteilte Informationen und Instruktionen.

2. Der Patient spricht aus oder gibt zu erkennen, die Kommunikationsprobleme zu verstehen und damit umgehen zu können.
3. Der Patient eignet sich eine Kommunikationsform an, mit der Bedürfnisse und Gefühle mitgeteilt werden können (verbal, nonverbal).
4. Der Patient nimmt am Kommunikationstraining teil (z. B. Schweigen zulassen, Annehmen, Entspannen, Reflektieren, aktives Zuhören und Ich-Botschaften).
5. Die verbale und nonverbale Kommunikation des Patienten stimmt überein.
6. Der Patient erkennt und nutzt verfügbare Ressourcen um die Kommunikation zu verbessern.

Maßnahmen

I. Ermitteln der ursächlichen/begünstigenden Faktoren

1. Ermitteln Sie, ob es sich um eine motorische oder sensorische Aphasie handelt:
   motorisch: expressiv – Verlust der Fähigkeit zur Sprachartikulation
   sensorisch: rezeptiv, Unfähigkeit Wörter zu verstehen
   globale Aphasie: gänzlicher Verlust des Sprachverständnisses und der Sprache
2. Ermitteln Sie, ob eine Tracheotomie oder andere körperliche Hemmnisse für das eingeschränkte Sprechvermögen verantwortlich sind.
3. Informieren Sie sich, ob es in der medizinischen Anamnese Hinweise auf neurologische Erkrankungen, wie cerebralvaskulärer Insult, Tumor, Multiple Sklerose, Gehörverlust usw., gibt.
4. Ermitteln Sie die Art der Sprechstörung.
5. Achten Sie auf verändertes Verhalten (Trauer, Feindseligkeit, Verärgerung).
6. Achten Sie auf eine diagnostizierte Psychose (z. B. manisch depressiv, schizoides/affektives Verhalten).
7. Stellen sie fest, welche Sprache der Patient spricht sowie seinen soziokulturellen Hintergrund.
8. Informieren Sie sich über Ergebnisse von neurologischen Untersuchungen (EEG, CT usw.).
9. Erkennen Sie die psychische Reaktion auf die Sprachbehinderung und den Willen, andere Formen der Kommunikation herauszufinden.
10. Erkennen Sie die Umweltfaktoren, welche die Kommunikation behindern können (z. B. Lärmpegel usw.).

II. Unterstützen des Patienten, sich eine Kommunikationsform anzueignen, um Bedürfnisse, Wünsche, Ideen und Fragen auszudrücken

1. Organisieren Sie bei Bedarf einen Dolmetscher.
2. Plazieren Sie die wichtigsten Gegenstände in Reichweite des Patienten.
3. Bauen Sie eine Beziehung zum Patienten auf, achten Sie dabei aufmerksam auf verbale/nonverbale Aussagen des Patienten.
4. Erkennen Sie die Bedeutung der Wörter, die der Patient benutzt, sowie die Übereinstimmung von verbaler und nonverbaler Kommunikation.
5. Vergewissern Sie sich, ob Sie die nonverbalen Mitteilungen verstanden haben; interpretieren Sie nicht voreilig. Falls Sie den Patienten nicht verstehen, holen Sie Hilfe.
6. Halten Sie Augenkontakt (achten Sie auf soziokulturelle Gegebenheiten).
7. Kommunizieren Sie mit einfachen Wörtern und so klar wie möglich. Verwenden Sie auch nonverbale Kommunikationsmöglichkeiten (Schreibtafel, Computer usw.). Falls der Patient nur mit „ja" und „nein" antworten kann, stellen Sie entsprechende Fragen.
8. Vermitteln Sie eine ruhige, ungestreßte Haltung. Lassen Sie dem Patienten genügend Zeit für die Antwort. Aphasie-Patienten können leichter sprechen, wenn sie ausgeruht und entspannt sind und wenn sie jeweils nur mit einer Person sprechen.
9. Informieren Sie sich über mögliche neue Therapieformen (z. B. Musiktherapie, Logopädie usw.).
10. Ermitteln Sie die Bedürfnisse des Patienten, bis eine wirksame Kommunikation aufgebaut ist.
11. Dokumentieren Sie erfolgreiche Kommunikationsmethoden.
12. Geben Sie einfache, offene und ehrliche Rückmeldungen, so daß sich der Patient an der Realität orientieren kann.
13. Sorgen Sie, falls nötig, für Umweltstimuli, um den Kontakt mit der Realität zu erhalten. Verhindern Sie eine angstauslösende Reizüberflutung, die das Problem verstärken könnte.
14. Machen Sie den Patienten auf die Diskrepanz seiner verbalen und nonverbalen Kommunikation aufmerksam. Achten Sie dabei auf ein bereits bestehendes Vertrauensverhältnis.
15. Sprechen Sie nie in Gegenwart des Patienten, ohne daß es für ihn verständlich ist. (Patient reagiert mit Frust und Hilflosigkeit).

III. Fördern des Wohlbefindens

1. Besprechen Sie mit dem Patienten/Bezugsperson(en) die erhaltenen Informationen bezüglich Zustand, Prognose und Therapie. Betonen Sie, daß der Sprachverlust nicht gleichzeitig Intelligenzverlust bedeutet.
2. Informieren Sie über individuelle Behandlungsmethoden.
3. Helfen Sie dem Patienten beim Erlernen und Anwenden von therapeutischen Kommunikationsregeln (z. B. Feed-back, aktives Zuhören und Ich-Botschaften).
4. Beziehen Sie die Familie oder die Bezugspersonen so oft wie möglich in die Pflegeplanung mit ein.
5. Informieren Sie über andere soziale Einrichtungen, Sprach- und Gruppentherapie usw.
6. Vgl.
   PD 5.1.1.1. Bewältigungsformen des Betroffenen, ungenügend;
   PD 5.1.2.1.1. Bewältigungsformen der Familie, hemmendes Verhalten
   PD 5.1.2.1.2. Bewältigungsformen der Familie, verletzendes Verhalten;
   PD 5.1.2.2. Bewältigungsformen der Familie, Entwicklungsmöglichkeiten;
   PD 9.3.1. Angst;
   PD 9.3.2. Furcht.

Pflegediagnose 3.1.1. nach der NANDA Taxonomie

Soziale Interaktion, beeinträchtigt

Thematische Gliederung: ***Alleinsein und soziale Interaktion***

> **Definition**
> Der Zustand, bei dem ein Patient in ungenügender, übermäßiger oder unwirksamer Art an sozialen Kontakten beteiligt ist.

Mögliche Ursachen

- Wissensdefizit oder beeinträchtigte Fähigkeit, die Möglichkeiten zu nutzen, welche die Anteilnahme an der Gemeinschaft fördern.
- Kommunikationsbarrieren (z. B. Kopfverletzung, Schlaganfall, neurologische Zustände, Psychosen, Medikamente, Psychiatrische Veränderungen, Suchtkrankheit)
- Störung des Selbstbildes
- Fehlen von Bezugspersonen
- Eingeschränkte körperliche Mobilität (z. B. neuromuskuläre Krankheit)
- Therapeutische Isolation
- Soziokulturelle Unterschiede
- Umweltbedingte Einschränkungen (Wohnverhältnisse, Verlust des Arbeitsplatzes)
- Veränderte Denkprozesse

Merkmale

aus der Sicht des Patienten

- Spricht über Unbehagen in sozialen Situationen
- Aussagen über die Unfähigkeit, ein zufriedenstellendes Gefühl der Zugehörigkeit, der Anteilnahme, des Interesses zu erleben.
- Aussagen der Familie über veränderte Interaktionsgewohnheiten

aus der Sicht der Pflegeperson

- Erkennen von Unbehagen in sozialen Situationen
- Beobachtete Unfähigkeit, ein zufriedenstellendes Gefühl der Zugehörigkeit, der Anteilnahme, des Interesses zu erleben.

- ❑ Beobachtete Anwendung erfolgloser Verhaltensweisen bei sozialen Interaktionen
- ❑ Gestörte Interaktion mit Seinesgleichen, Familie und/oder anderen Personen

Patientenbezogene Pflegeziele

1. Der Patient spricht aus, daß ihm die Faktoren, welche die sozialen Interaktionen beeinflussen oder fördern, bewußt sind.
2. Der Patient erkennt und spricht über kritische Verhaltensweisen gegenüber anderen.
3. Der Patient zeigt eine normale Interaktion zwischen sich und den Bezugspersonen.
4. Der Patient beteiligt sich an positiven Veränderungen im sozialen Verhalten und in zwischenmenschlichen Beziehungen.
5. Der Patient erkennt realistische Bedürfnisse und kommuniziert in einem angemessenen Verhalten.
6. Der Patient zeigt eine gesteigerte Interaktion mit anderen.
7. Der Patient lernt neue Verhaltensweisen, welche eine erfogreiche Interaktion ermöglichen.

Maßnahmen

I. Ermitteln der ursächlichen/begünstigenden Faktoren

1. Besprechen Sie mit dem Patienten die Sozialanamnese um festzustellen, wann Veränderungen im sozialen Verhalten oder in Beziehungen aufgetreten sind (z. B. Verlust oder längerfristige Krankheit einer Bezugsperson, Stellenverlust, Statusänderungen [hierarchisch oder finanziell], ungenügende Bewältigungsformen und Anpassung an eine Entwicklungsphase im Leben [Ehe, Geburt, Adoption]).
2. Informieren Sie sich über die medizinische Anamnese und achten Sie dabei auf Stressoren (z. B. Schlaganfall, Multiple Sklerose, Alzheimerische Krankheit), psychische Krankheiten (z. B. Schizophrenie), Medikamente/Suchtmittel und Behinderungen durch Unfälle).
3. Beachten Sie die soziokulturellen Gegebenheiten und daraus resultierende Veränderungen (ethnische/religiöse Praktiken).
4. Informieren Sie sich bei Familie, Bezugspersonen, Freunden, Mitarbeitern über beobachtete Verhaltensänderungen.
5. Ermitteln Sie, welche Sozialverhaltensmuster in der Familie bestehen.
6. Ermutigen Sie den Patienten, Gefühle des Unbehagens über soziale

Situationen auszudrücken und beobachten Sie etwaige ursächliche Faktoren oder wiederkehrende Muster.

II. Erkennen des Ausmaßes der Beeinträchtigung

1. Bauen Sie eine therapeutische Beziehung auf: positive Wertschätzung des Betroffenen, aktives Zuhören, geschützter Rahmen, um sich mitteilen zu können.
2. Fordern Sie den Patienten auf, seine Probleme und Interpretationen zu verbalisieren. Hören Sie aktiv zu, um Zeichen der Hoffnungslosigkeit, Machtlosigkeit, Furcht, Angst, Trauer, Wut, Gefühle des Ungeliebtseins oder des nicht Liebenswertseins, Probleme mit der sexuellen Identität, gezielten oder ungezielten Haß zu erkennen.
3. Erkennen und beschreiben Sie möglichst objektiv soziale und zwischenmenschliche Verhaltensweisen, achten Sie dabei auf Sprachmuster, Körpersprache im therapeutischen Umfeld und in den normalen Lebensumständen (in der Familie, bei der Arbeit, im sozialen Umfeld, in der Freizeit).
4. Erkennen Sie Fähigkeiten des Patienten zur Bewältigung von Problemen und seine Abwehrmechanismen.
5. Erkennen Sie, ob der Patient das Opfer von destruktivem Verhalten ist, oder aber, ob sein Agieren gegen sich selbst und/oder gegen andere gerichtet ist. (vgl. *PD 9.2.2. Gewalttätigkeit gegen andere, hohes Risiko*).
6. Beziehen Sie den neurologisch beeinträchtigten Patienten, wenn möglich, in individuelle und/oder Gruppeninteraktionen mit ein.

III. Unterstützung des Patienten/Bezugspersonen, die beeinträchtigten sozialen/zwischenmenschlichen Interaktionen zu erkennen und positive Veränderungen zu bewirken

1. Geben Sie dem Patienten/Bezugspersonen Gelegenheit, mühevolle Situationen aufzuzeigen.
2. Stellen Sie ein Vertrauensverhältnis zum Patienten her und bauen Sie eine therapeutische Beziehung auf (Bezugsbetreuung).
3. Beziehen Sie den Patienten und die Bezugspersonen in die Pflegeplanung mit ein und lassen Sie dem Patienten einen Entscheidungsfreiraum.
4. Vergleichen Sie Verhaltensweisen, die von Betreuern/Mitarbeitern beobachtet worden sind.
5. Helfen Sie dem Patienten bei Verhaltensweisen, die geändert werden sollen, Prioritäten zu setzen.
6. Finden Sie mit dem Patienten Möglichkeiten heraus, Veränderun-

gen bei den sozialen Interaktionen/Verhaltensweisen zu bewirken. Nutzen Sie dabei vorhandene Ressourcen.
7. Beteiligen Sie sich an Rollenspielen von sozialen Situationen und besprechen Sie die notwendigen Veränderungen.
8. Geben Sie direkt und sofort positive Rückmeldungen bei positiven sozialen Verhaltensweisen und Interaktionen. Involvieren Sie alle Personen, die an der Pflege des Patienten beteiligt sind: Familienmitglieder, Bezugspersonen und Therapiegruppen.
9. Arbeiten Sie mit dem Patienten daran, grundlegende negative Selbstbilder zu korrigieren, um Barrieren bei positiven sozialen Interaktionen zu mildern.
10. Informieren Sie über die Möglichkeiten einer Familientherapie. (Soziale Verhaltensweisen und zwischenmenschliche Beziehungen betreffen nicht nur den einzelnen).

IV. Förderung des Wohlbefindens

1. Helfen Sie dem Patienten, die Verantwortung für das eigene Verhalten zu tragen. Fordern Sie den Patienten bei Bedarf dazu auf, empfundene Emotionen bei sozialen Interaktionen niederzuschreiben und besprechen sie diese Notizen.
2. Unterstützen Sie den Patienten, positive soziale Fähigkeiten zu entwickeln (Rollenspiele, positive Bestätigung, Üben von Fähigkeiten in Begleitung, positive Rückmeldungen).
3. Informieren Sie sich über Veranstaltungen, an denen der Patient später zur Förderung von positiven Verhaltensweisen, die er anstreben möchte, teilnehmen kann (Sprachkurse, Malen, ...).
4. Unterstützen Sie eine laufende Familien- oder Individualtherapie, nach Absprache mit dem Betreuungsteam.

Pflegediagnose 3.1.2. nach der NANDA Taxonomie

Soziale Isolation

Thematische Gliederung: ***Alleinsein und soziale Interaktion***

Definition
Ein Zustand des Alleinseins, den ein Patient negativ und bedrohlich erlebt.

Mögliche Ursachen

Faktoren, die dazu beitragen, daß keine zufriedenstellenden Beziehungen aufrechterhalten werden können:

- Verzögerung beim Vollziehen von Entwicklungsschritten
- Mangel an Interesse
- Veränderter Zustand des Wohlbefindens
- Veränderung im Geisteszustand
- Nicht akzeptierte soziale Verhaltensweisen und Wertvorstellungen
- Veränderter Gesundheitszustand
- Unzureichende persönliche Ressourcen
- Unfähigkeit, zufriedenstellende soziale Beziehungen einzugehen
- Veränderungen der äußeren Erscheinung, körperliche Veränderungen (Ileostoma, Verbrennungen, ...)
- Traumatische Vorkommnisse oder Ereignisse

Merkmale

aus der Sicht des Patienten

- Äußerung von Gefühlen des Alleingelassenwerdens
- Äußerung des Gefühls, abgelehnt zu werden
- Äußerung des Gefühls, Außenseiter zu sein
- Anerkennung von Wertvorstellungen in seinem engeren sozialen Umfeld, ist aber unfähig die allgemeinen Normen der Gesellschaft anzunehmen (z. B. Unfähigkeit, die Erwartung anderer zu erfüllen)
- Ungenügender oder fehlender Lebenssinn/-inhalt
- Äußerung von Interessen, die nicht der Altersstufe oder Entwicklungsstufe entsprechen
- Unsicherheit in der Öffentlichkeit

aus der Sicht der Pflegeperson

- Fehlen von Bezugspersonen, Unterstützung der Familie, Freunde, Gesellschaft
- Gefühlsarmut
- Unpassende oder unreife Interessen und Aktivitäten bezüglich Altersstufe oder Entwicklungsstufe
- Vermittelt negative Verhaltensweisen (verbal und nonverbal)
- Offensichtliche körperliche und/oder geistige Behinderung oder veränderter Zustand des Wohlbefindens
- Verschlossen, reserviert, kein Augenkontakt
- Gedankenversunkenheit; wiederholte, sinnlose Handlungen
- Sucht das Alleinsein oder existiert in einer Subkultur
- Zeigen nicht akzeptierter Verhaltensweisen

Patientenbezogene Pflegeziele

1. Der Patient spricht über die Gründe der Isolation und beteiligt sich an der Entwicklung eines Plans, die sozialen Aktivitäten zu steigern.
2. Der Patient erkennt Ursachen und Handlungsweisen, um die Isolation zu durchbrechen.
3. Der Patient spricht die Bereitschaft aus, mit anderen Beziehungen aufzunehmen/einzugehen.
4. Der Patient nimmt an Aktivitäten und Programmen teil.
5. Der Patient zeigt ein erhöhtes Selbstwertgefühl.

Maßnahmen

I. Ermitteln der ursächlichen/begünstigenden Faktoren

1. Erkennen Sie Risikofaktoren (z. B. ältere Menschen, Jugendliche, Mangel an Sprachkenntnissen, kulturelle Unterschiede, finanziell/bildungsmäßige Benachteiligte, Leiden an einer körperlichen, geistigen oder chronischen Krankheit).
2. Erkennen Sie Hemmnisse für soziale Kontakte (z. B. körperliche Immobilität, eingeschränkte Sinne wie bei Schwerhörigkeit, Inkontinenz).
3. Unterscheiden Sie Isolation von Einsamkeit und Alleinsein, das annehmbar oder freiwillig ist.
4. Erkennen Sie Faktoren im Leben des Patienten, die das Gefühl der Hilflosigkeit begünstigen können (z. B. Verlust eines Partners/Elternteils).
5. Hören Sie auf Bemerkungen des Patienten bezüglich Gefühlen des Isoliertseins.

6. Erkennen Sie Gefühle des Patienten in bezug auf sich selbst, Gefühle, die Situation unter Kontrolle zu haben, Gefühle der Hoffnung und Bewältigungsfähigkeiten.
7. Erkennen Sie die Beziehungen im sozialen Netz des Patienten (Vorhandensein eines Familienverbandes).
8. Stellen Sie fest, ob Suchtmittel konsumiert werden.
9. Erkennen Sie isolationsfördernde Verhaltensweisen (z. B. übermäßigen Schlaf, Tagträumen, Alkohol-/Drogenmißbrauch).
10. Überprüfen Sie die Anamnese auf traumatische Ereignisse (vgl. *PD 9.2.3. Posttraumatische Reaktion*).

II. Fördern der Umstände, die das Isolationsgefühl des Patienten günstig beeinflussen

1. Schaffen Sie eine vertrauensvolle therapeutische Beziehung (Bezugsbetreuung).
2. Nutzen Sie vorhandene Ressourcen im Spital (Laienhelfer, Sozialarbeiter, Seelsorge).
3. Sprechen Sie mit dem Patienten über seine Situation, hören Sie dabei auf Äußerungen von Sorgen.
4. Erstellen Sie mit dem Patienten einen Aktionsplan. Erkennen Sie mögliche Ressourcen (Selbstfürsorgemöglichkeiten in den Aktivitäten des täglichen Lebens).
5. Ermitteln Sie andere unterstützende Personen, und beziehen Sie diese mit ein.
6. Ermöglichen Sie dem Patienten, andere Personen mit ähnlichen bzw. gemeinsamen Interessen kennenzulernen.
7. Geben Sie positive Rückmeldungen, wenn der Patient auf andere Personen zugeht.
8. Sorgen Sie, wenn nötig, für einen Platz in einem geschützten Umfeld.
9. Helfen Sie dem Patienten Lösungen zu finden, um eine auferlegte Isolation zu erleichtern (z. B. bei übertragbaren Krankheiten, einschließlich der gefährdeten Person).
10. Fördern Sie vermehrte Kontakte (Besuchszeiten erweitern, Telefon, Briefe, Ausgänge mit dem Patienten).
11. Sorgen Sie für eine stimulierende Umgebung (z. B. offene Vorhänge, Bilder, Fernsehen und Radio, Spazierengehen, in den Tagraum bringen, Ortswechsel).
12. Erkennen Sie mögliche Ressourcen bei Fremdsprachigkeit (z. B. Dolmetscher, Zeitungen, Radioprogramme).
13. Besprechen und planen Sie Verhaltensänderungen (Änderungen der Lebensumstände und des Lebensstils) außerhalb des Krankenhauses.

III. Fördern des Wohlbefindens

1. Unterstützen Sie den Patienten, Fähigkeiten zu erlernen (z. B. Problemlösungsverfahren, kommunikative und soziale Fähigkeiten, Selbstwertgefühl, Aktivitäten).
2. Ermutigen und unterstützen Sie den Patienten beim Besuch von Kursen (z. B. Malkurse, Sport , Berufsausbildung, sexuelle Beratung usw.).
3. Helfen Sie dem Patienten, zwischen Isolation und freiwilligem Alleinsein zu unterscheiden, um nicht in einen unerwünschten Zustand zu geraten.
4. Beteiligen Sie den Patienten an Programmen, welche auf die Prävention erkannter Ursachen von Isolation ausgerichtet sind (z. B. Dienstleistungen für Senioren, täglicher Telefonkontakt, Wohngemeinschaften, Haustiere, Tagesheime, kirchliche Ressourcen, Besuchsdienst, Kaffeehausbesuche).
5. Involvieren Sie Kinder und Jugendliche in Programme/Aktivitäten, um die Sozialisation und den Kontakt zu Gleichaltrigen zu fördern.

Pflegediagnose 3.1.3. nach der NANDA Taxonomie

Einsamkeit, hohes Risiko

Thematische Gliederung: ***Alleinsein und soziale Interaktion***

Definition
Der subjektive Zustand, bei dem der Patient ein Unbehagen im Kontakt und Umgang mit anderen verspürt oder aber den Wunsch oder das Bedürfnis nach Kontakt mit anderen äußert.

Risikofaktoren

Pathophysiologisch

- Physische Beeinträchtigung (z. B. Lähmung, Amputation)
- Krebs (z. B. verunstaltende Operation an sichtbaren Körperstellen)
- Fettleibigkeit
- Emotionale Beeinträchtigung (z. B. Angstzustände, Niedergeschlagenheit, Paranoia, Phobien)
- Inkontinenz
- Psychiatrische Erkrankungen (z. B. Schizophrenie, Persönlichkeitsstörungen)
- Schwächende Krankheiten
- Infektiöse Krankheiten (z. B. AIDS)

Behandlungsbedingt

- Therapeutische Isolation (z. B. Immunsuprimierte Patienten nach Chemotherapie, TBC)

Situationsbedingt (persönlich und umweltbedingt)

- Pensionsschock
- Verlust einer Bezugsperson (z. B. Tod, Scheidung)
- Armut, Arbeitslosigkeit, Aufenthalt in einer Institution
- Wechsel in einen anderen Kulturkreis (unbekannte Sprache, Religion)
- Suchterkrankungen (Alkohol, Drogen)
- Anpassungsunfähigkeit
- Von der Gesellschaft nicht akzeptiertes Verhalten
- Unfähigkeit, gewohnte Transportmittel in Anspruch zu nehmen

- ❑ Isolierte Erziehung bei Kindern (überfürsorgliche, nicht integrative Erziehungsmethoden) oder übertragbare Krankheiten

Anmerkung

Eine potentielle Diagnose kann nicht durch Zeichen und Symptome belegt werden, da das Problem nicht aufgetreten ist und die Pflegemaßnahmen die Prävention bezwecken.

Patientenbezogene Pflegeziele

1. Der Patient erkennt die Ursachen für die Gefahr der Einsamkeit.
2. Der Patient bewahrt seine Fähigkeit, gewohnte Kontakte zum sozialen Umfeld aufrechtzuerhalten.
3. Der Patient nimmt an Aktivitäten und Programmen teil.
4. Der Patient zeigt keine Zeichen der Einsamkeit.

Maßnahmen

I. Ermitteln von möglichen ursächlichen/begünstigenden Faktoren

1. Ermitteln Sie die individuellen Risikofaktoren.
2. Stellen Sie fest, ob die Risikofaktoren vorübergehend oder bestehend sind.
3. Beurteilen Sie, ob sich der Patient seiner Risikofaktoren bewußt ist.

II. Ermitteln von individuellen, präventiven und verbessernden Maßnahmen

1. Unterstützen Sie den Patienten bei der Bewältigung seiner Trauerarbeit nach Verlust einer Bezugsperson.
2. Bestätigen Sie dem Patienten die Normalität des Kummers.
3. Ermutigen Sie den Patienten, über Gefühle der Einsamkeit zu sprechen.
4. Binden Sie Bezugsperson(en) in die Betreuung des Patienten ein (Kontaktaufnahme).
5. Geben Sie Rückmeldung darüber, wie sich der Patient anderen Menschen gegenüber verhält.
6. Vgl. *PD 3.1.1. Soziale Interaktion, beeinträchtigt.*
7. Informieren Sie den Patienten über diverse Transportmöglichkeiten (Behindertentransport, Club handicap, Behindertenfahrzeuge etc.).
8. Ermitteln Sie Tätigkeiten, welche der Patient in Zeiten der Gefahr von Einsamkeit durchführen kann (Spielerunde, Vereine, etc.).

9. Informieren Sie Patienten mit sensorischen Einschränkungen über alternative Kommunikationsmöglichkeiten (z. B. Telefon-Verstärker)
10. Vgl. *PD 2.1.1.1. Kommunizieren, verbal, beeinträchtigt.*
11. Informieren und beraten Sie den Patienten bei der Bewältigung von ästhetischen Problemen (z. B. Stoma, Inkontinenz, Fettleibigkeit).
12. Fördern Sie den Kontakt zu Mitpatienten.

III. Fördern des Wohlbefindens

1. Informieren Sie den Patienten über Selbsthilfegruppen und soziale Institutionen (z. B. Besuchsdienste, Vereine usw.).
2. Besprechen Sie vorhersehbare Auswirkungen der Pensionierung des Patienten (z. B. Pflege von Freundschaften außerhalb der Arbeit, Freizeitaktivitäten, Tagesstrukturierung usw.).

Pflegediagnose 3.2.1. nach der NANDA Taxonomie

Rollenerfüllung, gestört

Thematische Gliederung: ***Alleinsein und soziale Interaktion***

Definition
Beeinträchtigung der Fähigkeit des Patienten, die gewohnten sozialen, beruflichen oder familiären Rollen zu übernehmen.

Mögliche Ursachen

- Ungenügende Bewältigung (Krisensituation)
- Situationsbedingt (z. B. Veränderungen in der Familie oder im Beruf)
- Fehlende soziale und familiäre Unterstützung
- Kompetenzveränderung (Pensionierung, Todesfall)
- Psychische Erkrankungen, chronische Erkrankungen, beeinträchtigte Körperfunktionen
- Krankheitsfolgen (geistige und körperliche Beeiträchtigungen)

Merkmale

aus der Sicht des Patienten

- Veränderung des Rollenverständnisses
- Verleugnen der Rolle
- Mangelnde Kenntnisse über die Rolle

aus der Sicht der Pflegeperson

- Fehlende Wahrnehmung der veränderten Rolle
- Veränderung im Wahrnehmen der gewohnten Verpflichtungen
- Rollenkonflikte (Unentschlossenheit, Entscheidungsschwäche)
- Veränderung der körperlichen Fähigkeiten/Gegebenheiten, um die Rolle wieder einzunehmen

Patientenbezogene Pflegeziele

1. Der Patient drückt seine Gefühle bezüglich des Rollenkonfliktes aus.
2. Der Patient spricht über seine veränderte Rolle und akzeptiert sie.
3. Der Patient äußert Einsicht in die Rollenerwartungen/-verpflichtungen.

4. Der Patient bespricht mit der Familie die veränderte Situation.
5. Der Patient stellt realistische Ziele für die Anpassung an die neue Rolle/Rollenwechsel auf.

Maßnahmen

I. Ermitteln der ursächlichen/begünstigenden Faktoren

1. Beobachten Sie Verhaltensreaktionen während der Interaktion mit der Familie.
2. Ermitteln Sie die Art der Rollenstörung (z. B. entwicklungsbedingt [vom Jugendlichen zum Erwachsenen] bzw. situationsbedingt [von der Erwerbstätigkeit in die Pension, von Gesundheit zur Krankheit])
3. Ermitteln Sie die Rolle des Patienten im Familienverband.
4. Ermitteln Sie, wie sich der Patient in seiner Funktion innerhalb der gewohnten Lebensumstände erlebt (Mann, Frau).
5. Ermitteln Sie soziokulturelle Faktoren im Zusammenhang mit der Geschlechtsrolle (z. B. Mutterrolle ...).
6. Besprechen Sie die Wahrnehmung/Sorgen in der momentanen Situation.

II. Unterstützen des Patienten, mit der bestehenden Situation umzugehen

1. Besprechen Sie die Wahrnehmung der Situation aus der Sicht des Patienten.
2. Nehmen Sie eine positive Haltung gegenüber dem Patienten ein. Übertragen Sie dem Patienten Verantwortung bei der Planung und Durchführung der Maßnahmen, ohne ihn zu überfordern. Geben Sie positive Rückmeldungen.
3. Entwickeln Sie Strategien mit dem Patienten, Bezugspersonen und Pflegepersonen, um mit den Rollenveränderungen im soziokulturellen Bereich besser umzugehen.
4. Anerkennen Sie den Trauerprozeß im Zusammenhang mit dem Rollenwechsel und helfen Sie dem Patienten mit Gefühlen umzugehen (z. B. Zorn).
5. Schaffen Sie ein Vertrauensverhältnis zum Patienten (Bezugspflege), damit er seine Sorgen (z. B.: Sexualität) und Probleme mitteilen kann.

III. Fördern des Wohlbefindens

1. Ermöglichen Sie dem Patienten Zugang zu Informationen, um für Rollenveränderungen, die auftreten können, zu lernen.

2. Akzeptieren Sie den Patienten in seiner veränderten Rolle.
3. Verweisen Sie an Selbsthilfegruppen, Berufsberatung, soziale Einrichtungen, entsprechend den individuellen Bedürfnissen.
4. Vgl. *PD 7.1.2. Selbstwertgefühl, Störung.*

Pflegediagnose 3.2.1.1.1. nach der NANDA-Taxonomie

Elterliche Pflege, verändert

Thematische Gliederung: ***Alleinsein und soziale Interaktion***

Definition
Der Zustand, bei dem die erziehenden Person(en) sich unfähig fühlen, eine Umwelt zu schaffen, in der ein Kind optimal wachsen und sich entwickeln kann. (Die Anpassung an die Elternrolle ist im allgemeinen ein normaler Reifeprozeß, der von seiten der Pflege präventive Maßnahmen zur Verhinderung von potentiellen Problemen und zur Gesundheitserziehung erfordern, falls er nicht stattfindet.)

Mögliche Ursachen

- Fehlen eines Vorbildes
- Mangelnde Unterstützung von Bezugsperson(en)
- Störung im Aufbau der Beziehung (z. B. von seiten der Mutter, der Eltern oder anderer Personen)
- Psychische oder physische Krankheit
- Wissensdefizit
- Kognitive Einschränkungen
- Mehrfachschwangerschaften
- Unrealistische Erwartungen an sich selbst, an das Kleinkind, den Partner
- Körperlicher und psychosozialer Mißbrauch der erziehenden Person(en)
- Nicht erfüllte soziale/psychische Bedürfnisse der erziehenden Person in bezug auf den Reifeprozeß
- Existenzielle physische/psychische Bedrohung des eigenen Lebens
- Bestehender Streßzustand (finanzielle, rechtliche, kürzlich erlebte Krise, kulturelle Veränderung [z. B. Umzug aus einem anderen Land, andere Nationalität])
- Fehlende Identifikation mit der Rolle
- Unangemessene Reaktion des Kindes in der Beziehung

Merkmale

aus der Sicht der Eltern

- Äußerungen über fehlende Kontrolle über das Kind
- Ständig geäußerte Enttäuschung über das Geschlecht oder die körperlichen Merkmale des Säuglings/Kindes
- Ablehnung der körperlichen Ausscheidungen des Säuglings/Kindes

aus der Sicht der Pflegeperson

- Verlassen der Familie
- Häufigkeit körperlicher und psychischer Traumata
- Unaufmerksamkeit gegenüber den Bedürfnissen des Säuglings/Kindes
- Unangebrachte Verhaltensweisen bei der Fürsorge (Toilettentraining, Ruhe und Schlaf, Essen eingeben)
- Kindesmißhandlungen oder böswilliges Verlassen aus der Vorgeschichte bekannt.
- Fehlen von Verhaltensweisen, die eine elterliche Bindung bezeugen
- Ungenügende visuelle, taktile, auditive Reize
- Fehlende Identifikation mit den Verhaltensmerkmalen des Säuglings/Kindes
- Termine für die Gesundheitsfürsorge für sich selbst und den Säugling/Kind werden nicht eingehalten
- Unangemessene erzieherische Maßnahmen
- Häufige Unfälle/Krankheiten
- Wachstums- und Entwicklungsverzögerung beim Kind
- Kind wird von mehreren Personen betreut, ohne Rücksichtnahme auf seine Bedürfnisse

Patientenbezogene Pflegeziele

1. Die Eltern äußern realistische Kenntnisse und Erwartungen an die Elternrolle.
2. Die Eltern erkennen und sprechen über ihre Probleme bei der Erziehung.
3. Die Eltern erkennen eigene Stärken, individuelle Bedürfnisse und Möglichkeiten/Ressourcen.
4. Die Eltern zeigen angemessene Verhaltensweisen im Umgang mit Ärger und Frustration, ohne das Kind seelisch oder körperlich zu verletzen.
5. Das Kind hat keine Verletzungen, ist im Verhalten unauffällig, weist eine normale altersentsprechende Entwicklung auf und fürchtet sich nicht vor den Eltern.

Maßnahmen

I. Ermitteln der ursächlichen/begünstigenden Faktoren

1. Erkennen Sie die momentane Situation und leiten Sie Informationen darüber weiter, wenn die Sicherheit des Kindes gefährdet ist.
2. Erkennen Sie relevante Faktoren, die bei den Ursachen aufgelistet sind.
3. Beurteilen Sie die Beziehungen in der Familie und ermitteln Sie die individuellen Bedürfnisse der einzelnen Mitglieder.
4. Achten Sie auf die Familienverhältnisse.
5. Ermitteln Sie die Fähigkeit des Elternteils/der Eltern, die elterliche Pflege zu übernehmen. Berücksichtigen Sie die intellektuellen, seelischen und körperlichen Stärken und Schwächen des Betroffenen.
6. Achten Sie auf Probleme des Kindes (z. B. unangepaßtes Verhalten, Autismus usw.).
7. Achten Sie auf die Beziehung zwischen Eltern und Kind.

II. Planen der Pflege, um Fähigkeiten zur elterlichen Pflege zu entwickeln und Bedürfnisse der Familienmitglieder zu erfüllen

1. Schaffen Sie eine Atmosphäre, in der Beziehungen aufgebaut und die Bedürfnisse jedes Beteiligten erfüllt werden können.
2. Betonen Sie die positiven Aspekte, bewahren Sie eine positive Haltung gegenüber den Fähigkeiten der Eltern und den Möglichkeiten zur Besserung der Situation.
3. Ermutigen Sie die Eltern, ihre Gefühle zu zeigen.
4. Stellen Sie fest, welcher Elternteil weniger Zeit für das Kind aufwendet, und binden Sie ihn/sie wenn möglich in die Problemlösung ein.
5. Helfen Sie den Eltern, Ruhephasen einzuplanen.
6. Unterweisen Sie die Eltern in Spiele, die die Entwicklung des Kindes fördern.
7. Informieren Sie die Eltern über Zeichen und Symptome der Erkrankung des Kindes und über die Wichtigkeit von sensorischer Stimulation in der Entwicklung.
8. Integrieren Sie die Eltern in die tägliche Pflege des Kindes und informieren Sie sie über deren Bedeutung.

III. Förderung des Wohlbefindens

1. Involvieren Sie alle verfügbaren Familienmitglieder in den Lernprozeß.
2. Verhelfen Sie den Eltern zu Informationen (Zeiteinteilung, Setzen von Grenzen und Methoden zum Streßabbau).

3. Informieren Sie über Unterstützungssysteme, die der Situation entsprechen.
4. Nehmen Sie sich Zeit, den Eltern zuzuhören.
5. Ermutigen Sie die Eltern, Elternbildungskurse zu besuchen, und unterstützen Sie den Aufbau von Fähigkeiten zur Kommunikation und Problemlösung.
6. Sprechen Sie von elterlicher Pflege und nicht von Fähigkeiten der Mutter/des Vaters.
7. Ermutigen Sie die Eltern, positive Möglichkeiten zur Erfüllung ihrer eigenen Bedürfnisse zu finden (z. B. Kino, Essen gehen, Zeiteinteilung für eigene Interessen).
8. Informieren Sie über entsprechende Hilfsgruppen.
9. Vgl.:
   PD 5.1.1.1. Bewältigungsformen des Betroffenen, ungenügend;
   PD 5.1.2.1.1. Bewältigungsformen der Familie, hemmendes Verhalten;
   PD 5.1.2.1.2. Bewältigungsformen der Familie, verletzendes Verhalten;
   PD 9.2.2. Gewalttätigkeit gegen andere, hohes Risiko;
   PD 7.1.2. Selbstwertgefühl, Störung.

Pflegediagnose 3.2.1.1.2. nach der NANDA-Taxonomie

Elterliche Pflege, verändert, hohes Risiko

Thematische Gliederung: ***Alleinsein und Interaktion***

Definition

Der Zustand, bei dem die erziehenden Person(en) gefährdet sind, sich unfähig zu fühlen, eine Umwelt zu schaffen, in der ein Kind optimal wachsen und sich entwickeln kann. (Die Anpassung an die Elternrolle ist im allgemeinen ein normaler Reifeprozeß, der von seiten der Pflege präventive Maßnahmen zur Verhinderung von potentiellen Problemen und zur Gesundheitserziehung erfordert, falls er nicht stattfindet).

Risikofaktoren

- Fehlen eines Vorbildes
- Mangelnde Unterstützung von Bezugsperson(en)
- Störung im Aufbau der Beziehung (z. B. von seiten der Mutter, der Eltern oder anderer Personen)
- Psychische oder physische Krankheit
- Wissensdefizit
- Kognitive Einschränkungen
- Mehrfachschwangerschaften
- Unrealistische Erwartungen an sich selbst, an das Kleinkind, den Partner
- Körperlicher und psychosozialer Mißbrauch der erziehenden Person(en)
- Nicht erfüllte soziale/psychische Bedürfnisse der erziehenden Person in bezug auf den Reifeprozeß
- Existenzielle physische/psychische Bedrohung des eigenen Lebens
- Bestehender Streßzustand (finanzielle, rechtliche, kürzlich erlebte Krise, kulturelle Veränderung [z. B. Umzug aus einem anderen Land, andere Nationalität])
- Fehlende Identifikation mit der Rolle
- Unangemessene Reaktion des Kindes in der Beziehung

Anmerkung

Eine potentielle Diagnose kann nicht durch Zeichen und Symptome belegt werden, da das Problem nicht aufgetreten ist und die Pflegemaßnahmen die Prävention bezwecken.

Patientenbezogene Pflegeziele

1. Die Eltern sprechen aus, sich der individuellen Risikofaktoren bewußt zu sein.
2. Die Eltern zeigen Veränderungen im Verhalten und in der Lebensweise, um das Risiko herabzusetzen und die Risikofaktoren zu reduzieren oder auszuschalten.
3. Die Eltern nehmen an Aktivitäten, Seminaren und Therapien zur Förderung der persönlichen Reife teil.

Vgl. für weitere Ziele und Maßnahmen *PD 3.2.1.1.1. Elterliche Pflege, verändert.*

Pflegediagnose 3.2.1.1.2.1. nach der NANDA Taxonomie

Eltern-Kind-Beziehung, gestört, hohes Risiko

Thematische Gliederung:
Alleinsein und soziale Interaktion

Definition
Unterbrechung des Interaktionsprozesses zwischen Eltern/Bezugspersonen und Kind, der für die Entwicklung einer beschützenden, fürsorglichen, wechselseitigen Beziehung erforderlich ist.

Risikofaktoren

- Unfähigkeit der Eltern, ihre eigenen Bedürfnisse zu befriedigen
- Ängste in Verbindung mit der Elternrolle
- Drogenabhängigkeit
- Frühgeborenes Kind
- Kranker Säugling/krankes Kind, der/das aufgrund einer veränderten Verhaltensorganisation unfähig ist, wirkungsvoll den Anstoß für einen elterlichen Kontakt zu geben
- Eltern-Kind-Trennung
- Physische Barrieren
- Soziale Situation
- Ablehnung des Kindes
- Erkrankung eines oder beider Elternteile

Anmerkung

Eine potentielle Diagnose kann nicht durch Zeichen und Symptome belegt werden, da das Problem nicht aufgetreten ist und die Pflegemaßnahmen die Prävention bezwecken.

Patientenbezogene Pflegeziele

1. Die Eltern beschreiben notwendige Pflegehandlungen und können diese ausführen.
2. Die Eltern sprechen ihre Zuneigung dem Kind gegenüber aus und zeigen sie ihm (sie wissen, wie sie das Kind halten müssen, lachen und sprechen mit dem Kind und suchen den Augenkontakt).

3. Die Eltern äußern den Wunsch, Verantwortung bei der Pflege des Kindes zu übernehmen.
4. Die Eltern sprechen Zukunftspläne aus, in dem das Kind eine zentrale Rolle hat.

Maßnahmen

I. Ermitteln von möglichen Risikofaktoren

1. Ermitteln Sie die Einstellung zur vorangegangenen Schwangerschaft (ungewollt/gewollt).
2. Ermitteln Sie, ob die Entbindung ohne Komplikationen erfolgt ist (persönlicher Energieaufwand und Bedeutung für die Mutter).
3. Ermitteln Sie, inwieweit Schmerzen oder Erschöpfung ein derzeitiges Problem für die Mutter darstellen.
4. Eruieren Sie, inwieweit ein unterstützendes System vorhanden ist (Großeltern, Ehemann, Freunde).
5. Informieren Sie sich über das eventuelle Nichtvorhandensein einer positiven Vorbildrolle (z. B. eigene Eltern).
6. Ermitteln Sie inadäquates Copingverhalten einer oder beider Elternteile (Drogenabhängigkeit, Alkoholiker).
7. Ermitteln Sie Probleme in der Ehe (getrennt, geschieden, Gewalttätigkeit), welche die Eltern-Kind-Beziehung gefährden können.
8. Eruieren Sie, welchen Einfluß der Wechsel von der arbeitenden Frau zur Mutterrolle hat.
9. Ermitteln Sie, ob schwerwiegende Krankheiten in der Familie vorhanden sind.
10. Ermitteln Sie, inwieweit Risikofaktoren beim Kind vorhanden sind (Frühgeburt, Krankheit).

II. Eliminieren und reduzieren von Einflußfaktoren

1. Achten Sie bei vorhandener Krankheit, Schmerzen und/oder Erschöpfungszuständen der Mutter darauf, inwieweit Aktivitäten durchführbar sind.
2. Ermöglichen Sie der Mutter eine ungestörte Schlafperiode von wenigstens zwei Stunden während des Tages und vier Stunden während der Nacht.
3. Stellen Sie einen Bezug zum derzeitigen Mißbehagen her.

III. Ermitteln von Rollenbildern (fehlende Erfahrungen bezüglich Elternrolle, Mutterrolle)

1. Bringen Sie in Erfahrung, welche Einstellung die Patientin der eigenen Mutter gegenüber hat und welche Gefühle damit verbunden sind.

2. Unterstützen Sie die Patientin dabei, jemanden zu finden, der eine positive Mutterrolle hat, und bitten Sie diese Person um Hilfestellung.
3. Planen Sie mit der Patientin ein Lernprogramm während des Krankenhausaufenthaltes.

IV. Ermitteln des persönlichen Unterstützungssystems

1. Ermitteln Sie die Unterstützungssysteme der Eltern und erkennen Sie Stärken und Schwächen.
2. Ermitteln Sie die Notwendigkeit von Beratung.
3. Ermutigen Sie die Eltern, Gefühle bezüglich vorhandener Erfahrungen und Zukunftsängste auszusprechen.
4. Versuchen Sie den Eltern ein aktiver Zuhörer zu sein und akzeptieren Sie ihre Meinung.
5. Beobachten Sie die elterlichen Interaktionen beim Säugling.
6. Schaffen Sie Gelegenheit/Unterstützung für das „Bonding". (Herstellen einer Mutter-Kind-Beziehung im Sinne von „Urvertrauen fördern").
7. Fördern Sie das „Bonding" in der Zeit nach der Entbindung.
8. Ermutigen Sie die Mutter, den Säugling zu halten, fördern Sie den Haut-zu-Haut-Kontakt, halten Sie den Raum warm oder benützen Sie eine wärmende Decke für das Kind.
9. Unterstützen Sie die Mutter beim Stillen und geben Sie Anleitung. (vgl. *PD 6.5.1.3. Stillen, erfolgreich*).
10. Zögern Sie die Gonoblenorrhoe-Prophylaxe hinaus, um den Augenkontakt nicht zu behindern.
11. Ermöglichen Sie der Familie viel Zeit miteinander zu verbringen, mit möglichst wenig Unterbrechungen durch das Personal.
12. Ermutigen Sie den Vater, den Säugling zu halten und dabei an sich zu nehmen.

V. Erleichtern des „Bonding" nach der Geburtsphase

1. Achten Sie bei der Mutter regelmäßig auf Zeichen der Erschöpfung.
2. Bieten Sie der Mutter ein offenes Rooming-in an, besprechen Sie mit ihr die Bedeutung der Säuglingspflege und grenzen Sie ein, welchen Bereich die Mutter übernehmen kann.
3. Besprechen Sie die zukünftige Rolle des Vaters in der Säuglingspflege (wenn gewünscht, besprechen Sie, welche Aktivitäten der Vater in der Pflege übernehmen kann).

VI. Unterstützung der Eltern in der Elternrolle

1. Beachten Sie Äußerungen über wiederholte Beschwerden und Entbindungserfahrungen.
2. Lassen Sie Gefühlsäußerungen zu und akzeptieren Sie diese.
3. Eruieren Sie die persönlichen Stärken und Schwächen der Eltern.
4. Deuten Sie die kindlichen Empfindungen und Reaktionen, und erklären Sie diese den Eltern.
5. Bauen Sie speziell für Familien mit Risikofaktoren ein System der Nachsorge auf (Hauskrankenpflege, Familienhilfe, Telefonnummern).
6. Wenn die unmittelbare Trennung des Säuglings von den Eltern wegen Frühgeburt oder Krankheit erfolgen mußte, setzen Sie alternative Handlungen zwecks „Bonding" (z. B. Foto des Kindes, Stimme der Mutter, ...).
7. Ermöglichen Sie den Eltern, das Kind sobald wie möglich zu sehen und es zu berühren.
8. Ermutigen Sie den Vater zu Besuchen auf der Neonatologie/Intensivstation.
9. Ermöglichen Sie so bald wie möglich einen Mutter-Kind-Besuch und fördern Sie telefonische Kontakte mit den Kinderpflegepersonen, wenn kein Besuch möglich ist.
10. Veranlassen Sie eine Unterstützungshilfe für zu Hause, um die anfänglichen Probleme bewältigen zu können (Hauskrankenpflege, Familienhilfe).
11. Besorgen Sie Informationsmaterial über die Säuglingspflege, welches für die Eltern hilfreich sein kann.

VII. Fördern des Wohlbefindens (unterweisen, unterstützen, beraten, ausbilden)

1. Unterweisen Sie die Eltern in Interaktionen mit dem Säugling.
2. Unterstützen Sie die Stärken jedes Elternteils.
3. Fördern Sie jeden Elternteil in jenem Bereich, wo er unsicher ist.
4. Bieten Sie Unterweisung bei der Kinderpflege an.
5. Demonstrieren Sie praktische Hinweise und audiovisuelle Hilfen, wenn es die Zeit erlaubt.
6. Vermitteln sie Wissen bezüglich Größe und Entwicklungsstand des Kindes und bieten Sie weiterführende Information an.
7. Helfen Sie den Eltern, die Zeichen und den Charakter des Kindes zu verstehen.
8. Organisieren Sie Informationsmaterialien und Broschüren, betreffend Kinderpflege und Elternrolle.

9. Verweisen Sie die Eltern auf geeignete Organisationen und Selbsthilfegruppen.

Pflegediagnose 3.2.2. nach der NANDA Taxonomie

Familienprozeß, verändert

Thematische Gliederung: ***Alleinsein und soziale Interaktion***

Definition
Der Zustand, bei dem eine Familie, die normalerweise wirksam funktioniert, eine Störung erlebt.

Mögliche Ursachen

- Situationsbedingter Wechsel oder Krise (z. B. wirtschaftliche/soziale Krise, Rollenwechsel, Krankheit)
- Entwicklungsbedingter Wechsel oder Krise (z. B. Verlust oder Hinzukommen eines Familienmitglieds, hohe emotionale Belastung durch die Betreuung eines kranken Familienmitgliedes)

Merkmale

aus der Sicht der Familienmitglieder

- Die Familie beteiligt sich nicht an der sozialen Umgebung.
- Nicht hinterfragte Überlieferungen in der Familie (Traditionen, Rituale).
- Die Familienmitglieder sind im unklaren darüber, wie sie sich verhalten sollen, und bekunden Schwierigkeiten, die Situation zu meistern.

aus der Sicht der Pflegeperson

- Das Familiensystem ist nicht fähig, die physischen/emotionalen/geistigen Bedürfnisse seiner Mitglieder zu erfüllen.
- Die Familie ist nicht fähig, das Sicherheitsbedürfnis der Familienmitglieder zu erfüllen.
- Die Familie ist unfähig, angemessen Hilfe anzunehmen.
- Unfähigkeit der Familie, sich der Veränderung anzupassen oder mit der traumatischen Situation umzugehen.
- Die Eltern respektieren gegenseitig ihre Ansichten über Kindererziehung nicht.
- Unfähigkeit, die eigenen Gefühlen oder die der Familienmitglieder auszudrücken oder anzunehmen.

- Starre Funktionen und Rollen.
- Die Familie zeigt keinen Respekt für Individualität und Autonomie ihrer Mitglieder.
- Die Familie ist/war den Aufgaben in Vergangenheit und Gegenwart nicht gewachsen.
- Gestörter Entscheidungsfindungsprozeß in der Familie.
- Schwierigkeiten, klare Botschaften zu senden oder zu empfangen.
- Verarmte Kommunikation
- Unangemessene oder mangelhaft übertragene Familienregeln, Rituale, Symbole, Glaubenseinstellungen und Weltanschauungen.
- Unfähigkeit, sich in Gemeinschaften einzufügen (Arbeitslosigkeit, keine Sozialkontakte).

Patientenbezogene Pflegeziele

1. Die Familienmitglieder sprechen über ihre Gefühle, Sorgen und Befürchtungen.
2. Die Familienmitglieder beteiligen sich an Problemlösungsprozessen, um geeignete Maßnahmen zur Bewältigung der Situation oder Krise zu finden.
3. Die Familienmitglieder richten ihre Kräfte gezielt auf die Problemlösung aus.
4. Die Familienmitglieder sprechen aus, die Krankheit/Verletzung/Behandlung/Prognose zu verstehen.
5. Die Familienmitglieder ermutigen das erkrankte Mitglied, die Situation auf seine Weise zu bewältigen, um eine größere Unabhängigkeit zu erlangen.
6. Die Familienmitglieder kennen und nutzen die vorhandenen Unterstützungseinrichtungen in ihrer sozialen Umgebung.

Maßnahmen

I. Ermitteln der ursächlichen/begünstigenden Faktoren entsprechend der individuellen Situation

1. Erkennen Sie vorhandene pathophysiologische Prozesse, Erkrankungen, Verletzungen und Entwicklungskrisen.
2. Erkennen Sie das gegenwärtige Entwicklungsstadium der Familie (z. B. Heirat, Geburt eines Kindes, Kinder, die das Elternhaus verlassen, usw.).
3. Achten Sie auf die Zusammensetzung der Familie (Eltern, Kinder, männlich/weiblich, Großfamilie).
4. Erkennen Sie das Kommunikationsmuster in der Familie: Werden Gefühle ausgesprochen? Unbefangen? Wer spricht mit wem? Wer

trifft Entscheidungen? Für wen? Wer kommt zu Besuch? Wann? Wie läuft die Interaktion zwischen den Familienmitgliedern ab?

5. Erkennen Sie die Abgrenzung unter den Familienmitgliedern. Identifizieren sich die Mitglieder mit der Familie?
6. Ermitteln Sie die Rollenerwartung der Familienmitglieder. Welche Stellung hat das Mitglied, das krank ist (z. B. hauptverantwortliche Person für Erziehung/Einkommen), und wie wirkt sich die Krankheit auf die Rolle der anderen aus?
7. Erkennen Sie die Fähigkeiten und Erwartungen zur elterlichen Pflege.
8. Beurteilen Sie, ob die Kräfte gezielt zur Problemlösung eingesetzt werden.
9. Hören Sie auf Aussagen der Hilflosigkeit (z. B. „Ich weiß nicht, was ich tun soll.“)
10. Beachten Sie soziokulturelle oder religiöse Faktoren.

II. Unterstützen der Familie im Umgang mit der Situation/Krise

1. Informieren Sie über Unterstützungssysteme außerhalb der Familie.
2. Nehmen Sie die beobachteten Schwierigkeiten ernst. Weisen Sie darauf hin, daß Konflikte zu erwarten sind.
3. Lassen Sie den Ausdruck von Gefühlsregungen zu.
4. Betonen Sie die Wichtigkeit eines offenen Dialoges unter den Familienmitgliedern.
5. Behandeln Sie die Familienangehörigen auf einfühlsame und respektvolle Weise. Geben Sie, wenn nötig, mündliche und schriftliche Informationen. Wiederholen Sie diese bei Bedarf.
6. Erkennen und fördern Sie bekannte, erfolgreich angewendete Bewältigungsformen.
7. Fördern Sie regelmäßige Kontakte unter den Familienangehörigen.
8. Ermutigen Sie die Familie an interdisziplinären Gesprächen teilzunehmen.
9. Beteiligen Sie die Familie, entsprechend ihren Interessen/ihrer Wahl, an Gemeinschaftsaktivitäten.

III. Fördern des Wohlbefindens

1. Informieren Sie über die Anwendung von Bewältigungstechniken (z. B. Entspannungsübungen).
2. Informieren Sie über Lernhilfen, um Informationen zu vermitteln, die der Familie bei der Lösung der gegenwärtigen Krise helfen.
3. Verweisen Sie bei Bedarf an soziale Einrichtungen (z. B. Elternberatung, krankheitsspezifische Hilfsgruppen wie Diabetes-, Mul-

tiple Sklerose Gesellschaft, Seelsorge, psychologische Beratung/Familientherapie).
4. Unterstützen Sie die Familie, Situationen zu erkennen, die Furcht/Angst auslösen. Vgl.:
   PD 9.3.1. Angst
   PD 9.3.2. Furcht
   PD 9.2.2. Gewalttätigkeit gegen andere, hohes Risiko
   PD 9.2.2.2. Gewalttätigkeit gegen sich, hohes Risiko
5. Beteiligen Sie die Familie an der Entlassungsplanung und an der gemeinsamen Zielsetzung.

Pflegediagnose 3.2.2.3.1. nach der NANDA Taxonomie

Familienprozeß, verändert, Alkoholismus

Thematische Gliederung: ***Alleinsein und soziale Interaktion***

Definition
Der Zustand, bei dem die psychosozialen, geistigen und physiologischen Funktionen der Familieneinheit chronisch desorganisiert sind. Dieser Zustand führt zu Konflikten, Leugnen von Problemen, Widerstand gegen Problemlösungen sowie einer Reihe von sich selbst erneuernden Krisen.

Mögliche Ursachen

- ❑ Alkoholabusus
- ❑ Alkoholismus in der Familiengeschichte, Behandlungsresistenz
- ❑ Unangemessene Bewältigungsmuster
- ❑ Genetische Prädisposition
- ❑ Zur Sucht neigende Persönlichkeit
- ❑ Mangel an Problemlösungsfähigkeiten
- ❑ Biochemische Einflußfaktoren

Merkmale

aus der Sicht der Familie

- ❑ Vermindertes Selbstwertgefühl
- ❑ Frustration, Machtlosigkeit, Hoffnungslosigkeit
- ❑ Anspannung, Verzweiflung
- ❑ Unglücklich sein, emotionale Isolation
- ❑ Unterdrückte Gefühle
- ❑ Verantwortlichkeit für das Verhalten des Alkoholikers
- ❑ Schamgefühl, Gram, Verlegenheit
- ❑ Verletzen und Verletzbarkeit
- ❑ Traurigkeit, Schuld
- ❑ Einsamkeit
- ❑ Wert- und Nutzlosigkeit, Unsicherheit
- ❑ Zurückweisung
- ❑ Niedergeschlagenheit, Angst, Feindseligkeit
- ❑ Unzufriedenheit, Launenhaftigkeit

- Gefühl, unverstanden, verlassen, ungeliebt zu sein
- Furcht vor paranoiden Reaktionen und Gewalttätigkeit

aus der Sicht der Pflegeperson

- Verschlechterung von familiären Verhältnissen, gestörte Familiendynamik
- Ineffektive Kommunikation zwischen Ehepartnern, Eheprobleme
- Verändertes Rollenverhalten
- Chronische Familienprobleme
- Beeinträchtigte Kommunikation
- Unangemessene Ausdrucksform der eigenen Verärgerung, Wut
- Unfähigkeit, angemessene Hilfe zu akzeptieren und anzunehmen
- Schuldzuweisungen
- Unzulängliches Verstehen oder Kenntnis über Alkoholismus
- Ineffektives Problemlösungsvermögen
- Kontrollverlust beim Trinken
- Unfähigkeit, auf die Bedürfnisse der Familienmitglieder einzugehen
- Wirtschaftliche Probleme
- Pflichten werden vernachlässigt
- Familie zeigt keinen Respekt für die Individualität und Autonomie ihrer Mitglieder
- Familie ist unfähig, den Sicherheitsbedürfnissen ihrer Mitglieder zu entsprechen
- Gestörte Familienrituale
- Konzentrationsstörungen
- Fehlende Konfliktbewältigung
- Isolation
- Beschuldigungen
- Unfähigkeit, sich Veränderungen anzupassen
- Unfähigkeit, mit traumatischen Ereignissen fertig zu werden
- Fehlende Verläßlichkeit
- Störungen im schulischen Verhalten der Kinder
- Verringerter körperlicher Kontakt
- Agitiertheit

Familienbezogene Pflegeziele

1. Die Familienmitglieder sprechen über das Vorhandensein des Alkoholproblems (Abhängigkeit, Co-Abhängigkeit).
2. Die Familienmitglieder erkennen destruktive Verhaltensmuster.
3. Die Familienmitglieder beschreiben mögliche/vorhandene Ressourcen.

4. Die Familienmitglieder sind bereit, kurzfristige und langfristige Ziele zu planen und notwendige Schritte zu setzen.
5. Die Familienmitglieder erkennen das Bedürfnis nach Unterstützung und nehmen diese an.

Maßnahmen

I. Ermitteln der ursächlichen/begünstigen Faktoren

1. Erkennen Sie vorhandene pathophysiologische Prozesse, Erkrankungen, Verletzungen und Entwicklungskrisen.
2. Erkennen Sie das gegenwärtige Entwicklungsstadium der Familie (z. B. Heirat, Geburt eines Kindes, Kinder, die das Elternhaus verlassen, usw.).
3. Achten Sie auf die Zusammensetzung der Familie (Eltern, Kinder, männlich/weiblich, Großfamilie).
4. Erkennen Sie das Kommunikationsmuster in der Familie: Werden Gefühle ausgesprochen? Unbefangen? Wer spricht mit wem? Wer trifft Entscheidungen? Für wen? Wer kommt zu Besuch? Wann? Wie läuft die Interaktion zwischen den Familienmitgliedern ab?
5. Erkennen Sie die Abgrenzung unter den Familienmitgliedern. Identifizieren sich die Mitglieder mit der Familie?
6. Ermitteln Sie die Rollenerwartung der Familienmitglieder. Welche Stellung hat das Mitglied, das krank ist (z. B. hauptverantwortliche Person für Erziehung/Einkommen), und wie wirkt sich die Krankheit auf die Rolle der anderen aus?
7. Erkennen Sie die Fähigkeiten und Erwartungen zur elterlichen Pflege.
8. Beurteilen Sie, ob die Kräfte gezielt zur Problemlösung eingesetzt werden.
9. Hören Sie auf Aussagen der Hilflosigkeit (z. B. „Ich weiß nicht, was ich tun soll.").
10. Beachten Sie soziokulturelle oder religiöse Faktoren.

II. Unterstützen der Familie im Umgang mit der Situation/Krise

1. Informieren Sie über Unterstützungssysteme außerhalb der Familie.
2. Nehmen Sie die beobachteten Schwierigkeiten ernst. Weisen Sie darauf hin, daß Konflikte zu erwarten sind.
3. Lassen Sie den Ausdruck von Gefühlsregungen zu.
4. Betonen Sie die Wichtigkeit eines offenen Dialoges unter den Familienmitgliedern.
5. Behandeln Sie die Familienangehörigen auf einfühlsame und re-

spektvolle Weise. Geben Sie, wenn nötig, mündliche und schriftliche Informationen. Wiederholen Sie diese bei Bedarf.
6. Erkennen und fördern Sie bekannte, erfolgreich angewendete Bewältigungsformen.
7. Fördern Sie regelmäßige Kontakte unter den Familienangehörigen.
8. Ermutigen Sie die Familie, an interdisziplinären Gesprächen teilzunehmen.
9. Beteiligen Sie die Familie, entsprechend ihren Interessen/ihrer Wahl, an Gemeinschaftsaktivitäten.
10. Ermutigen Sie den Patienten/die Familie, an einer Therapie teilzunehmen (Entzug, Entwöhnung, Familientherapie usw.).

III. Fördern des Wohlbefindens

1. Informieren Sie über die Anwendung von Bewältigungstechniken (z. B. Entspannungsübungen).
2. Informieren Sie über Lernhilfen, um Informationen zu vermitteln, die der Familie bei der Lösung der gegenwärtigen Krise helfen.
3. Verweisen Sie bei Bedarf an soziale Einrichtungen (z. B. Elternberatung, krankheitsspezifische Hilfsgruppen wie Anonyme Alkoholiker, Alkoholberatungsstellen, Diabetes-, Multiple Sklerose Gesellschaft, Seelsorge, psychologische Beratung/Familientherapie).
4. Unterstützen Sie die Familie, Situationen zu erkennen, die Furcht/Angst auslösen (vgl. *PD 9.3.1. Angst; PD 9.3.2. Furcht*).
5. Beteiligen Sie die Familie an der Entlassungsplanung und an der gemeinsamen Zielsetzung.
6. Informieren Sie über Therapiemöglichkeiten.

Pflegediagnose 3.2.3.1. nach der NANDA Taxonomie

Elternrollenkonflikt

Thematische Gliederung: ***Alleinsein und soziale Interaktion***

> **Definition**
> Zustand, bei dem sich ein oder beide Elternteile aufgrund einer Krise in einem Konflikt befinden und der Elternrolle nicht gerecht werden.

Mögliche Ursachen

- Eltern-Kindtrennung aufgrund einer chronischen Krankheit oder Scheidung
- Verunsicherung durch invasive oder restriktive Maßnahmen (z. B. durch Isolation, Besuchsverbot bei akutem Drogenentzug, Tbc, Intensivpflege)
- Spezielle Pflegebedürftigkeit eines Kindes in der elterlichen Wohnung (z. B. Apnoe-Überwachung, parenterale Ernährung)
- Veränderung des Ehestandes
- Beeinträchtigung des Familienlebens aufgrund des pflegebedürftigen Kindes (z. B. Therapien, Pflegeperson, fehlende Erholungsmöglichkeiten)

Merkmale

aus der Sicht der Eltern

- Die Eltern äußern Sorgen/Gefühle über unzulängliche Pflege bei körperlichen und seelischen Bedürfnissen des Kindes während eines Spitalaufenthaltes oder zu Hause.
- Die Eltern äußern Sorgen über Aufrechterhaltung der Elternrolle, Zusammenleben, Kommunikation, Gesundheit in der Familie.
- Die Eltern äußern Sorgen, die Kontrolle über Entscheidungen, die das Kind betreffen, zu verlieren.
- Die Eltern äußern Gefühle von Schuld, Ärger, Furcht und Frustration über die Auswirkung der Krankheit des Kindes auf das Familienleben.

aus der Sicht der Pflegeperson

- Offensichtliche Beeinträchtigung bei den alltäglichen pflegerischen Verpflichtungen
- Widerwillen, auch bei Ermutigung und Unterstützung, die gewohnten pflegerischen Aufgaben zu erfüllen
- Eltern/Elternteil zeigen Schuldgefühle, Gefühle von Zorn, Furcht, Angst und/oder Frustration über die Auswirkung der Krankheit des Kindes auf den Familienprozeß

Patientenbezogene Pflegeziele

1. Der Patient/Elternteil spricht aus, die Situation und die erwartete Rolle des Elternteils/Kindes zu verstehen.
2. Der Patient/Elternteil teilt Gefühle über die Krankheit des Kindes/Situation und ihre Auswirkung auf das Familienleben mit.
3. Der Patient/Elternteil zeigt der Elternrolle angemessenes Verhalten (Wärme, Zuneigung).
4. Der Patient/Elternteil beteiligt sich an der täglichen Versorgung und Pflege des Kindes.
5. Der Patient/Elternteil geht konstruktiv mit der veränderten Situation um.

Maßnahmen

I. Ermitteln der ursächlichen/begünstigenden Faktoren

1. Ermitteln Sie die Ereignisse der individuellen Situation (Einstellungen, Ängste, Sorgen der Eltern).
2. Finden Sie heraus, wieviel die Eltern über den Entwicklungsstand des Kindes wissen und welche Erwartungen sie an die Zukunft stellen.
3. Beachten Sie die gegenwärtigen Bewältigungsstrategien jedes Betroffenen und wie früher mit Problemen umgegangen worden ist.
4. Achten Sie auf Anzeichen einer physischen oder psychischen Überlastung der Eltern.
5. Stellen Sie fest, ob Substanzen (z. B. Alkohol oder Medikamente/Drogen) eingenommen werden, die auf die Fähigkeit des Betroffenen, mit der Situation umzugehen, Einfluß haben können.
6. Stellen Sie fest, ob weitere Unterstützung im Familienverband oder durch andere Hilfssysteme vorhanden ist.

II. Unterstützen der Eltern beim Umgang mit der gegenwärtigen Krise

1. Ermutigen Sie den Patienten, frei über seine Gefühle (negative Gefühle, Angst, Feindseligkeit) zu sprechen. Setzen Sie dabei unangepaßtem Verhalten Grenzen.
2. Verhelfen Sie den Eltern zu Informationen über die individuelle Situation (Entwicklung und Veränderung durch die Erkrankung).
3. Beteiligen Sie die Eltern an Pflegehandlungen (Lagewechsel, Mobilisation) und Entscheidungen.
4. Fördern Sie die Kommunikation zwischen Eltern und Kind.
5. Informieren Sie über die Möglichkeit von Entspannungsmethoden, um Situationen und Krisen zu bewältigen (z. B. Eltern spazieren schicken).
6. Informieren und unterweisen Sie die Eltern in erforderliche therapeutische und pflegerische Maßnahmen.
7. Unterstützen Sie die Eltern, die korrekte Verabreichung von Medikamenten und Therapien zu erlernen.

III. Fördern des Wohlbefindens

1. Regen Sie Überlegungen für die Gestaltung der Zukunft an.
2. Fördern Sie die Teilnahme an Weiterbildungsmöglichkeiten entsprechend den individuellen Bedürfnissen (z. B. Elternbildungskurse).
3. Verweisen Sie auf soziale Einrichtungen (Jugendberatungsstellen, jugendpsychologische Familientherapie).
4. Vgl. *PD 3.2.1.1.1. Elterliche Pflege, verändert* für weitere Maßnahmen.

Pflegediagnose 9.2.2. nach der NANDA Taxonomie

Gewalttätigkeit gegen andere, hohes Risiko

Thematische Gliederung: ***Alleinsein und soziale Interaktion***

Definition
Der Zustand, bei dem ein Patient Verhaltensweisen erlebt, die eine körperliche Gefahr für andere darstellen. (Die „Verletzung" kann von Vernachlässigung bis zu Mißhandlung oder gar Tod reichen und sowohl psychischer wie physischer Natur sein.)

Risikofaktoren

- Psychopathische Persönlichkeit
- Katatonischer/manischer Erregungszustand
- Dementielles Zustandsbild
- Panische Zustände, Zornausbrüche
- Organisches Durchgangssyndrom
- Toxische Reaktionen auf Medikamente (einschließlich Suchtmittel/Alkohol)
- Mißhandlung in der Familie
- Hirnorganisches Syndrom
- Entwicklungsbedingte, negative Vorbilder
- Hormonelle Störung (z. B. Postmenopausesyndrom)
- postpartale Depression
- Stillpsychose
- Unfähigkeit, Gefühle in Worte zu fassen
- Provokatives Verhalten (streitsüchtig, unzufrieden, übertriebene Reaktionen, überempfindlich)
- Furcht vor sich selbst oder anderen
- Verletzliches Selbstwertgefühl
- Zorn
- Wiederholung von Äußerungen (dauernde Klagen, Bitten und Forderungen)
- Erhöhter Angstzustand
- Depression (aktive, aggressive Handlungen)
- Körpersprache (geballte Fäuste, gespannter Gesichtsausdruck, ange-

spannte Körperhaltung, zitternde Stimme, allgemeine Angespanntheit, die auf intensives Bemühen um Selbstkontrolle hinweisen)
- Aggressive Handlungen (Zerstörung von Gegenständen im unmittelbaren Umfeld)
- Feindselige, bedrohliche Äußerungen
- Erhöhte motorische Aktivität (auf und ab gehen, Aufregung, Reizbarkeit, Erregung)
- Ansammeln von Gegenständen, die als Waffe benutzt werden können
- Verdächtigungen, paranoide Ideen, Wahnvorstellungen, Halluzinationen
- Alkohol-/Suchtmittelkonsum oder -entzug
- Scheinbar ausweglose Situationen

Anmerkung

Eine potentielle Diagnose kann nicht durch Zeichen und Symptome belegt werden, da das Problem noch nicht aufgetreten ist und die Pflegemaßnahmen die Prävention bezwecken.

Patientenbezogene Pflegeziele

1. Der Patient setzt keine aggressiven Handlungen.
2. Der Patient ist sich der Realität der Situation bewußt.
3. Der Patient spricht aus und versteht wann, weshalb und unter welchen Umständen dieses Verhalten auftritt.
4. Der Patient erkennt die auslösenden Faktoren.
5. Der Patient zeigt erhöhtes Selbstwertgefühl.
6. Der Patient beteiligt sich an der Pflege und erfüllt die eigenen Bedürfnisse auf selbstbewußte Weise.
7. Der Patient behält die Selbstkontrolle, die sich durch entspannte Körperhaltung, gewaltfreies Verhalten ausdrückt.
8. Der Patient kanalisiert die Feindseligkeit in sozial akzeptables Verhalten.
9. Der Patient nützt die Ressourcen und das soziale Netz auf wirksame Art.

Maßnahmen

I. Ermitteln der ursächlichen/begünstigenden Risikofaktoren

1. Ermitteln Sie die ursächliche Dynamik der Situation gemäß der erwähnten Risikofaktoren.
2. Achten Sie auf Frühzeichen, wie Verzweiflung/erhöhte Angst (z. B.

Reizbarkeit, mangelnde Kooperation, forderndes Verhalten, Körperhaltung/Ausdruck).
3. Erkennen Sie Zustände, die möglicherweise die Fähigkeit, das eigene Verhalten unter Kontrolle zu halten, beeinträchtigen (z. B. akutes/chronisches hirnorganisches Syndrom, medikamenteninduzierte, postoperative und nach Krampfanfällen auftretende Verwirrung; psychomotorische Krampfanfälle).
4. Informieren Sie sich über Laborresultate (z. B. Blutalkoholgehalt, Blutzucker, arterielle Blutgasanalyse, Elektrolyte, Nierenfunktionswerte).
5. Ermitteln Sie Gegenstände/Möglichkeiten, mit denen Gewaltakte verübt werden können.
6. Erkennen Sie die Bewältigungformen des Patienten.
7. Erkennen Sie Risikofaktoren und beachten Sie Hinweise, die auf Kindesmißhandlungen/Vernachlässigung hinweisen: unerklärbare, häufige Verletzungen, schlechte Entwicklung.

II. Unterstützen des Patienten zur Selbstkontrolle

1. Bauen Sie eine therapeutische Beziehung zwischen Pflegeperson/Patient auf. Sorgen Sie – wenn möglich – für eine kontinuierliche Betreuung durch eine Bezugsperson.
2. Begegnen Sie dem Patienten mit positiver Wertschätzung. Denken Sie daran, daß sich der Patient möglicherweise nicht unter Kontrolle hat, vor allem wenn er/sie unter dem Einfluß von Suchtmitteln steht (einschließlich Alkohol).
3. Wahren Sie Distanz und berühren Sie den Patienten nicht, wenn sich aus der Situation erkennen läßt, daß er/sie keine Nähe erträgt (z. B. nach einem Trauma).
4. Erkennen Sie, daß die Handlungen des Patienten eine Reaktion auf die eigene Furcht (er fürchtet sich vor eigenem Verhalten, Kontrollverlust), auf Abhängigkeit und Ohnmachtsgefühle sein können.
5. Nehmen Sie sich Zeit, dem Patienten zuzuhören, anerkennen Sie die Realität seiner Gefühle und ermutigen Sie ihn, darüber zu sprechen.
6. Geben Sie dem Patienten so viel eigene Kontrollmöglichkeit, wie die individuelle Situation es zuläßt.
7. Akzeptieren Sie den Zorn des Patienten, ohne mit Emotionen zu reagieren.
8. Gewähren Sie dem Patienten, zornige Gefühle auf annehmbare Weise zu äußern, und lassen Sie ihn wissen, daß das Pflegeteam da ist, um ihm zu helfen.

9. Bleiben Sie ruhig und setzen Sie klar und bestimmt Grenzen.
10. Sagen Sie dem Patienten, wann die Grenzen erreicht sind, damit er die eigenen Handlungen kontrollieren kann.
11. Helfen sie dem Patienten angemessenere Lösungen/Verhaltensweisen zu erkennen (z. B. körperliche Aktivitäten/Entspannungsübungen).
12. Sorgen Sie für eine sichere und ruhige Umgebung. Bei Gefahr im Verzug reagieren Sie mit entsprechenden Sicherheitsmaßnahmen. Bei akut notwendigen Beschränkungen informieren Sie umgehend den Arzt.
13. Nähern Sie sich dem ängstlichen/aggressiven Patienten mit positiver Haltung, halten Sie angemessenen Augenkontakt und sprechen Sie mit beruhigender Stimme.
14. Geben Sie Richtlinien für Handlungen, die der Patient ausführen kann, und vermeiden Sie negative Formulierungen wie „das darf man nicht".
15. Halten Sie Distanz von einem Patienten, der um sich schlägt/zuschlägt, und leiten Sie Maßnahmen zur Kontrolle der Situation ein.
16. Verabreichen Sie verordnete Medikamente.
17. Seien Sie ehrlich bei der Information und im Umgang mit dem Patienten.
18. Helfen Sie dem Patienten zwischen Realität und Halluzinationen/Wahnvorstellungen zu unterscheiden.
19. Geben Sie positive Rückmeldungen bei Bemühungen des Patienten.
20. Überwachen Sie die medikamentöse Therapie und dokumentieren Sie die Wirkung.
21. Beachten Sie Todesphantasien.

III. Unterstützen des Patienten/Bezugsperson(en) mit der bestehenden Situation besser umzugehen

1. Richten Sie die Maßnahmen auf die betroffene(n) Person(en) aus.
2. Wahren Sie eine ruhige, sachliche, wertfreie Haltung.
3. Besprechen Sie die Situation mit der mißhandelten Person.
4. Erkennen Sie Faktoren (Gefühle/Ereignisse), die zu gewaltsamen Verhaltensweisen geführt haben.
5. Helfen Sie dem Betroffenen zu verstehen, daß Gefühle des Zorns und der Rache angemessen sind, in der Situation ausgedrückt, aber nicht ausgelebt werden dürfen (weil die psychischen Reaktionen sehr ähnlich sein können; vgl. *PD 9.2.3. Posttraumatische Reaktion*).

6. Helfen Sie der mißhandelten Person, neue Bewältigungsstrategien zu erlernen, um zukünftige Vorfälle zu vermeiden.
7. Ermitteln Sie verfügbare Ressourcen (soziale Dienststellen, Frauenhäuser).
8. Informieren Sie die Bezugspersonen über eventuell durchgeführte Beschränkungen.

IV. Förderung des Bewußtseins für die eigene Sicherheit innerhalb des Pflegeteams und Setzen von Überwachungsmaßnahmen für Hochrisikopatienten

1. Besprechen Sie spezifische Maßnahmen im Falle aggressiven Verhaltens.
2. Fordern Sie zusätzliches Personal/Sicherheitsbeamte (Polizei) an.
3. Treten Sie bestimmt und sicher auf.
4. Halten Sie direkten, andauernden Augenkontakt.
5. Sprechen Sie mit leiser, aber bestimmter Stimme.
6. Geben Sie dem Patienten das Gefühl, daß Sie die Situation im Griff haben.
7. Halten Sie Beschränkungsmittel bereit.
8. Stellen Sie einen psychiatrischen Notfallplan auf (Alarmanlage, Rufanlage usw.).
9. Sorgen Sie für Sicherheit der Mitpatienten.

V. Fördern des Wohlbefindens

1. Beteiligen Sie den Patienten entsprechend der Situation an der Pflegeplanung; ermöglichen Sie ihm, seine Bedürfnisse in die Stationsaktivitäten zu integrieren.
2. Helfen Sie dem Patienten, sich selbstsicher, statt unsicher oder aggressiv zu verhalten.
3. Besprechen Sie mit der(n) Bezugsperson(en) die Gründe für das Verhalten des Patienten.
4. Planen Sie Strategien als Hilfestellung für die Eltern, damit sie lernen, ihre Elternrolle wirksamer zu erfüllen (z. B. Elternbildungskurse, sinnvoller Umgang mit Frustrationen usw.).
5. Stellen Sie fest, welches soziale Netz vorhanden ist (z. B. Familie/Freunde, kirchliche Vertreter usw.).
6. Informieren Sie über Selbsthilfegruppen und psychosoziale Dienste.
7. Vgl.:
   PD 3.2.1.1.1. Elterliche Pflege, verändert;
   PD 5.1.2.1.2. Bewältigungsformen der Familie, verletzendes Verhalten
   PD 5.1.1.1. Bewältigungsformen des Betroffenen, ungenügend;

PD 7.1.2. Selbstwertgefühl, Störung;
PD 9.2.3. Posttraums RisikoReaktion;
PD 9.2.3.1. Vergewaltigungssyndrom.

Pflegediagnose 9.2.2.1. nach der NANDA Taxonomie

Selbstverstümmelung, hohes Risiko

Thematische Gliederung: ***Alleinsein und soziale Interaktion***

Definition
Der Zustand, bei dem ein Patient in Gefahr ist, sich (ohne Selbstmordabsicht) absichtlich Schaden zuzufügen, der zu direkter Gewebeschädigung und zur Lösung der inneren Anspannung führt.

Risikofaktoren

- Borderline-Syndrom
- Psychotischer Zustand
- Emotional gestörte und/oder mißhandelte Kinder
- Geistig behinderte und autistische Kinder
- Klienten mit einer sich selbst zugefügten Verletzung in der Vorgeschichte
- Körperlicher, seelischer und sexueller Mißbrauch
- Unfähigkeit, mit zunehmender seelischer/körperlicher Anspannung auf eine gesunde Weise umzugehen
- Depressive Gefühle, Schuld-, Haßgefühle gegen sich selbst, Gefühle der Ablehnung/Trennungsangst/Persönlichkeitsentfremdung
- Gefühlslabilität
- Halluzinationen
- Bedürfnis nach sensorischer Stimulation
- Fehlende emotionale Zuwendung der Eltern
- Gestörte Familienverhältnisse

Anmerkung

Eine potentielle Diagnose kann nicht durch Zeichen und Symptome belegt werden, da das Problem nicht aufgetreten ist und die Pflegemaßnahmen die Prävention bezwecken.

Patientenbezogene Pflegeziele

1. Der Patient spricht über vorhandene negative Gefühle zu seiner Person und zur Situation.
2. Der Patient spricht aus, die Gründe für sein Verhalten zu verstehen.
3. Der Patient bestätigt das Risiko für Gewalt gegen sich selbst.
4. Der Patient erkennt auslösende Faktoren/erregten Zustand, der dem Ereignis vorangeht und teilt dies rechtzeitig mit.
5. Der Patient berichtet über ein erhöhtes Selbstwertgefühl.
6. Der Patient stimmt einem Therapievertrag zu.
7. Der Patient zeigt Selbstkontrolle, die sich einerseits in nachlassenden Selbstverstümmelungs-Episoden und andererseits in der Anwendung von Alternativmethoden im Umgang mit den Gefühlen äußert.

Maßnahmen

I. Ermitteln der ursächlichen/begünstigenden Faktoren

1. Ermitteln Sie die Hintergründe der individuellen Situation, wie bei den Risikofaktoren vermerkt. Achten Sie auf frühere Selbstverstümmelungsversuche, z. B. Schnittwunden, Kratzer, Hämatome.
2. Ermitteln Sie Zustände, welche die Fähigkeit, das eigene Verhalten zu kontrollieren, beeinträchtigen (z. B. psychotischer Zustand, Wahnvorstellungen, Halluzinationen, geistige Behinderung, Autismus, fehlender Realitätsbezug, Verwirrtheit).
3. Achten Sie auf Wertvorstellungen, kulturelle/religiöse Gepflogenheiten, die einen Zusammenhang mit dem Verhalten haben können.
4. Ermitteln Sie, ob Suchtmittelkonsum/-mißbrauch besteht.
5. Ermitteln Sie bestehende Persönlichkeitsmerkmale (z. B. impulsiv, unberechenbar, nicht angemessene Verhaltensweisen, starke oder unkontrollierte Wut).
6. Achten Sie auf das Ausmaß der Beeinträchtigung im sozialen und beruflichen Umfeld.
7. Ermitteln Sie ein bestehendes Suizidrisiko.

II. Das Umfeld des Patienten gestalten, um Sicherheit zu gewährleisten

1. Helfen Sie dem Patienten, Gefühle und Verhaltensweisen zu erkennen, die dem Drang nach Selbstverstümmelung vorangehen.
2. Sorgen Sie für äußere Kontrollen/feste Grenzen, um das Bedürfnis nach Selbstverstümmelung zu mindern.

3. Beteiligen Sie den Patienten am Pflegeprozeß, um persönliche Grenzen neu festzulegen.
4. Vereinbaren Sie mit dem Patienten einen Therapievertrag, in dem er Ihnen zusichert, sich für eine bestimmte Zeit oder an der Station keine Verletzungen zuzufügen.
5. Ermutigen Sie den Patienten dabei, Gefühle zu erkennen und auszusprechen.
6. Überwachen Sie bei Bedarf den Patienten, um die Sicherheit zu erhöhen.
7. Helfen Sie bei der Erstellung eines Therapiekonzeptes mit.
8. Achten Sie auf Gefühle der Teammitglieder (Frustration, Wut, Abwehr, Mißachtung, Verzweiflung und Machtlosigkeit, Gefühl, den Patienten „retten" zu müssen). Es kann sein, daß der Patient das Team manipuliert/spaltet. Dies kann Abwehrgefühle hervorrufen und einen daraus resultierenden Konflikt verursachen. Diese Gefühle müssen erkannt und offengelegt werden, sowohl Team als auch Patient müssen offen damit umgehen.
9. Gestalten Sie ein offenes Gesprächsklima, in dem Probleme klar und offen zwischen Teammitgliedern und Patienten ausgesprochen werden.

III. Fördern einer Ausrichtung auf positive Handlungen

1. Fördern Sie die Teilnahme des Patienten am Pflegeprozeß.
2. Unterstützen Sie den Patienten, ein sicheres, anstatt unsicheres/aggressives Verhalten zu erlernen.
3. Besprechen Sie mit dem Patienten Alternativen zu aggressiven Verhaltensreaktionen (Sport, Spiele), und bieten Sie dies an.
4. Fördern Sie gesundes Verhalten, indem Konsequenzen und Ergebnisse der momentanen Handlungsweise erkannt werden. Stellen Sie dem Patienten z. B. folgende Fragen: „Erreichen Sie hiermit das, was Sie wollen?", „Inwiefern führt dieses Verhalten zum Ziel?"
5. Wenden Sie Maßnahmen an, die sowohl auf der kognitiven wie auch auf der Erfahrungsebene dem Patienten helfen, das Leben wieder in den Griff zu bekommen.
6. Ermutigen Sie den Patienten, an Gruppentherapien, Beschäftigungs- und Arbeitstherapien teilzunehmen.

IV. Förderung des Wohlbefindens

1. Besprechen Sie den Therapievertrag mit dem Patienten und das Vorgehen bei Anzeichen unerwünschten Verhaltens.
2. Geben Sie positive Rückmeldungen an den Patienten bei Therapieerfolgen.

3. Ermitteln Sie, ob geeignete Unterstützungsmöglichkeiten vorhanden sind.
4. Ermitteln sie, welche Lebensumstände der Patient nach der Entlassung haben wird. Möglicherweise ist Hilfe beim Umsetzen von Veränderungen zur Vermeidung eines Rückfalls erforderlich.
5. Informieren Sie über weiterführende Gruppentherapie(n), Möglichkeiten der Krisenintervention (Telefonnummern).
6. Beziehen Sie die Familie/Bezugspersonen in die Entlassungsberatung ein.

Pflegediagnose 9.2.2.2. nach der NANDA Taxonomie

Gewalttätigkeit gegen sich, hohes Risiko

Thematische Gliederung: ***Alleinsein und soziale Interaktion***

Definition
Der Zustand, bei dem ein Patient Verhaltensweisen erlebt, die eine körperliche Gefahr für ihn selbst darstellen. (Die „Verletzung“ kann von Vernachlässigung bis zu Mißhandlung oder gar Tod reichen und sowohl psychischer wie physischer Natur sein.)

Risikofaktoren

- Psychopatische Persönlichkeit
- Katatonischer/manischer Erregungszustand
- Dementielles Zustandsbild
- Panische Zustände, Zornausbrüche
- Organisches Durchgangssyndrom
- Suizidales Verhalten
- Toxische Reaktionen auf Medikamente (einschließlich Suchtmittel/Alkohol)
- Mißhandlung in der Familie
- Hirnorganisches Syndrom
- Entwicklungsbedingte, negative Vorbilder
- Hormonelle Störung (z. B. Postmenopausesyndrom)
- Postpartale Depression
- Stillpsychose
- Unfähigkeit, Gefühle in Worte zu fassen
- Provokatives Verhalten (streitsüchtig, unzufrieden, übertriebene Reaktionen, überempfindlich)
- Furcht vor sich selbst oder anderen
- Verletzliches Selbstwertgefühl
- Zorn
- Wiederholung von Äußerungen (dauernde Klagen, Bitten und Forderungen)
- Erhöhter Angstzustand
- Depression (aktive, aggressive, suizidale Handlungen)

- Wahrnehmungseinengung die Umwelt betreffend
- Körpersprache (geballte Fäuste, gespannter Gesichtsausdruck, angespannte Körperhaltung, zitternde Stimme, allgemeine Angespanntheit, die auf intensives Bemühen um Selbstkontrolle hinweisen)
- Aggressive Handlungen (Zerstörung von Gegenständen im unmittelbaren Umfeld)
- Selbstzerstörerisches Verhalten oder aktive aggressive suizidale Handlungen bzw. vorangegangene Suizidversuche
- Feindselige, bedrohliche Äußerungen
- Erhöhte motorische Aktivität (auf und ab gehen, Aufregung, Reizbarkeit, Erregung)
- Ansammeln von Gegenständen, die als Waffe benutzt werden
- Verdächtigungen, paranoide Ideen, Wahnvorstellungen, Halluzinationen
- Alkohol-/Suchtmittelkonsum oder -entzug
- Bringt Ausweglosigkeit zum Ausdruck
- Rückzug in sich selbst (regressives Verhalten)
- Äußerung von Selbstmordphantasien

Anmerkung

Eine potentielle Diagnose kann nicht durch Zeichen und Symptome belegt werden, da das Problem noch nicht aufgetreten ist und die Pflegemaßnahmen die Prävention bezwecken.

Patientenbezogene Pflegeziele

1. Der Patient setzt keine autoaggressive Handlungen.
2. Der Patient ist sich der Realität der Situation bewußt.
3. Der Patient spricht aus und versteht, wann, weshalb und unter welchen Umständen dieses Verhalten auftritt.
4. Der Patient erkennt die auslösenden Faktoren.
5. Der Patient zeigt erhöhtes Selbstwertgefühl.
6. Der Patient beteiligt sich an der Pflege und erfüllt die eigenen Bedürfnisse auf selbstbewußte Weise.
7. Der Patient behält die Selbstkontrolle, die sich durch entspannte Körperhaltung, gewaltfreies Verhalten ausdrückt.
8. Der Patient kanalisiert die Feindseligkeit in sozial akzeptables Verhalten.
9. Der Patient nützt die Ressourcen und das soziale Netz auf wirksame Art.

Maßnahmen

I. Ermitteln der ursächlichen/begünstigenden Risikofaktoren

1. Ermitteln Sie die ursächliche Dynamik der Situation gemäß der erwähnten Risikofaktoren.
2. Achten Sie auf Frühzeichen, wie Verzweiflung/erhöhte Angst (z. B. Reizbarkeit, mangelnde Kooperation, forderndes Verhalten, Körperhaltung/Ausdruck).
3. Erkennen Sie Zustände, die möglicherweise die Fähigkeit, das eigene Verhalten unter Kontrolle zu halten, beeinträchtigen (z. B. akutes/chronisches hirnorganisches Syndrom, medikamenteninduzierte, postoperative und nach Krampfanfällen auftretende Verwirrung; psychomotorische Krampfanfälle).
4. Informieren Sie sich über Laborresultate (z. B. Blutalkoholgehalt, Blutzucker, arterielle Blutgasanalyse, Elektrolyte, Nierenfunktionswerte).
5. Beachten Sie Zeichen einer Selbstmordabsicht (Losigkeitssyndrom – „es ist alles sinnlos", „ich bin wertlos"), Selbstmordversuche, Anhäufung von toxischen Substanzen.
6. Beachten Sie suizidales Verhalten in der Familien-Anamnese.
7. Ermitteln Sie Selbstmordabsicht durch direkte Befragung. Erkennen Sie die Realität an, daß Selbstmord eine Wahl sein kann.
8. Ermitteln Sie Gegenstände/Möglichkeiten, mit deren Hilfe Selbstmord verübt werden kann.
9. Erkennen Sie die Bewältigungformen des Patienten.
10. Ermitteln Sie Risikofaktoren und beachten Sie Hinweise, die auf Kindesmißhandlungen/Vernachlässigung des Patienten hinweisen: unerklärbare, häufige Verletzungen, schlechte Entwicklung.

II. Unterstützen des Patienten zur Selbstkontrolle

1. Bauen Sie eine therapeutische Beziehung zwischen Pflegeperson/Patient auf. Sorgen Sie – wenn möglich – für eine kontinuierliche Betreuung durch eine Bezugsperson.
2. Begegnen Sie dem Patienten mit positiver Wertschätzung. Denken Sie daran, daß sich der Patient möglicherweise nicht unter Kontrolle hat, vor allem wenn er/sie unter dem Einfluß von Suchtmitteln steht (einschließlich Alkohol).
3. Wahren Sie Distanz und berühren Sie den Patienten nicht, wenn sich aus der Situation erkennen läßt, daß er/sie keine Nähe erträgt (z. B. nach einem Trauma).
4. Erkennen Sie, daß die Handlungen des Patienten eine Reaktion auf die eigene Furcht (er fürchtet sich vor eigenem Verhalten, Kon-

trollverlust), auf Abhängigkeit und Ohnmachtsgefühle sein können.

5. Nehmen Sie sich Zeit, dem Patienten zuzuhören, erkennen Sie die Realität seiner Gefühle an und ermutigen Sie ihn, darüber zu sprechen.
6. Geben Sie dem Patienten so viel eigene Kontrollmöglichkeit, wie die individuelle Situation es zuläßt.
7. Akzeptieren Sie den Zorn des Patienten, ohne mit Emotionen zu reagieren.
8. Gewähren Sie dem Patienten, zornige Gefühle auf annehmbare Weise zu äußern, und lassen Sie ihn wissen, daß das Pflegeteam da ist, um ihm zu helfen.
9. Bleiben Sie ruhig, und setzen Sie klar und bestimmt Grenzen.
10. Sagen Sie dem Patienten, wann die Grenzen erreicht sind, damit er die eigenen Handlungen kontrollieren kann.
11. Helfen sie dem Patienten angemessenere Lösungen/Verhaltensweisen zu erkennen (z. B. körperliche Aktivitäten/Entspannungsübungen).
12. Sorgen Sie für eine sichere und ruhige Umgebung. Bei Gefahr im Verzug reagieren Sie mit entsprechenden Sicherheitsmaßnahmen. Bei notwendigen Beschränkungen informieren Sie umgehend den Arzt.
13. Nähern Sie sich dem ängstlichen/aggressiven Patienten mit positiver Haltung, halten Sie angemessenen Augenkontakt und sprechen Sie mit beruhigender Stimme.
14. Geben Sie Richtlinien für Handlungen, die der Patient ausführen kann, und vermeiden Sie negative Formulierungen wie „das darf man nicht".
15. Verabreichen Sie verordnete Medikamente.
16. Seien Sie ehrlich bei der Information und im Umgang mit dem Patienten.
17. Helfen Sie dem Patienten, zwischen Realität und Halluzinationen/Wahnvorstellungen zu unterscheiden.
18. Geben Sie positive Rückmeldungen bei Bemühungen des Patienten.
19. Überwachen Sie die medikamentöse Therapie und dokumentieren Sie die Wirkung.
20. Beachten Sie Todesphantasien.

III. Unterstützen des Patienten/Bezugsperson(en) mit der bestehenden Situation besser umzugehen

1. Richten Sie die Maßnahmen auf die betroffene(n) Person(en) aus.

2. Wahren Sie eine ruhige, sachliche, wertfreie Haltung.
3. Erkennen Sie Faktoren (Gefühle/Ereignisse), die zu gewaltsamen Verhaltensweisen geführt haben.

IV. Förderung des Bewußtseins für die eigene Sicherheit innerhalb des Pflegeteams und Setzen von Überwachungsmaßnahmen für Hochrisikopatienten

1. Besprechen Sie spezifische Maßnahmen im Falle autoaggressiven Verhaltens.
2. Fordern Sie zusätzliches Personal/Sicherheitsbeamte (Polizei) an.
3. Schränken Sie den Gebrauch von Glas, Nagelfeilen, Rasierern, Dosen, Plasiktaschen, Feuerzeugen, elektrischer Ausstattung, Gürtel, Kleiderhaken, Messer, Pinzetten, Alkohol, Waffen ein.
4. Verabreichen Sie Mahlzeiten unter Observation.
5. Stellen Sie beim Verabreichen von Medikamenten sicher, daß alle Medikamente geschluckt werden.
6. Führen Sie Personenchecks laut Anordnung durch.
7. Schränken Sie den Aufenthalt des Patienten auf ihre Abteilung ein, außer bei Anordnung des Arztes. Bei Aufenthalten außerhalb der Station stellen Sie jemanden vom Personal bei.
8. Informieren Sie Besucher über die Einschränkung von Gegenständen.
9. Führen Sie regelmäßige Zimmerdurchsuchungen laut Anordnung durch.
10. Führen Sie nach Anordnung Einschränkungen der Bewegungsfreiheit durch.
11. Verständigen Sie nach ärztlicher Anordnung Polizei und Angehörige bei Entweichung des Patienten.
12. Informieren Sie das gesamte Personal von der Selbstmordgefährdung des Patienten.
13. Treffen Sie Vereinbarungen in Form eines Therapievertrages (schriftlich, mündlich).

V. Fördern des Wohlbefindens

1. Beteiligen Sie den Patienten entsprechend der Situation an der Pflegeplanung; ermöglichen Sie ihm, seine Bedürfnisse in die Stationsaktivitäten zu integrieren.
2. Helfen Sie dem Patienten, sich selbstsicher, statt unsicher oder aggressiv zu verhalten.
3. Besprechen Sie mit der(n) Bezugsperson(en) die Gründe für das Verhalten des Patienten.
4. Planen Sie Strategien als Hilfestellung für die Eltern, damit sie ler-

nen ihre Elternrolle wirksamer zu erfüllen (z. B. Elternbildungskurse, sinnvoller Umgang mit Frustrationen usw.).

5. Führen Sie gemäß dem Therapievertrag gesundheitsfördernde Maßnahmen durch (Entspannungsübungen, Visualisierungstechniken, sportliche Betätigung).
6. Stellen Sie fest, welches soziale Netz vorhanden ist (z. B. Familie/Freunde, kirchliche Vertreter usw.).
7. Informieren Sie über Selbsthilfegruppen, Kriseninterventionszentren und psychosoziale Dienste.
8. Unterstützen Sie den Patienten, über präsuizidale Zeichen oder andere autoaggressive Zeichen zu sprechen und Gegenstrategien zu entwickeln.
9. Vgl. :
   PD 3.2.1.1.1. Elterliche Pflege, verändert;
   PD 5.1.2.1.2. Bewältigungsformen der Familie, verletzendes Verhalten;
   PD 5.1.1.1. Bewältigungsformen des Betroffenen, ungenügend;
   PD 7.1.2. Selbstwertgefühl, Störung;
   PD 9.2.3. Posttraumatische Reaktion;
   PD 9.2.3.1. Vergewaltigungssyndrom.

Pflegediagnose 9.2.3.1. nach der NANDA Taxonomie

Vergewaltigungssyndrom

Thematische Gliederung: ***Alleinsein und soziale Interaktion***

Definition
Durch sexuelle Gewalt verursachtes körperliches und emotionales Trauma eines Patienten. Das Syndrom schließt eine akute Desorganisation in der Lebensweise des Opfers und einen längeren Prozeß der Reorganisation ein.

Mögliche Ursachen

- Berichteter oder bewiesener sexueller Übergriff

Merkmale

Akute Phase

- Psychische Reaktionen (Wut, Ablehnung, emotionaler Schock, Angst alleine zu sein, Beschämung, Furcht vor körperlicher Gewalt und Tod, Demütigung, Rachegefühle, Selbstvorwürfe)
- Mehrfache körperliche Symptome (gastrointestinale Beschwerden, Mißbehagen im Urogenitalbereich [Schmerzen, Juckreiz], Muskelverspannung, Muskelschmerzen, Störung der Schlafgewohnheiten)
- Sexuelle Reaktionen (Mißtrauen gegenüber Männern, wenn das Opfer eine Frau war; Änderung des Sexualverhaltens)

Langzeitphase

- Alle Merkmale aus der akuten Phase können bestehen bleiben
- Psychische Reaktionen (Alpträume und Phobien, Angst, Niedergeschlagenheit)
- Veränderung der Lebensweise (Suche nach Unterstützung in der Familie, bei anderen sozialen Einrichtungen; Aufbau von Widerständen)

Patientenbezogene Pflegeziele

1. Der Patient spricht seine Gefühle und Ängste aus, spricht über den sexuellen Übergriff.

2. Der Patient spricht über ein gesteigertes Sicherheitsgefühl und ein erhöhtes Wohlbefinden.
3. Der Patient spricht ein positives Selbstbild aus.
4. Der Patient stellt fest, daß das Ereignis nicht aufgrund von eigenem Verschulden geschehen ist. Er/sie erkennt Verhaltensweisen/Situationen, die kontrolliert werden können, um das Risiko einer Wiederholung zu vermindern.
5. Der Patient kennt Unterstützungssysteme und nützt sie bei Bedarf.
6. Der Patient befaßt sich mit den praktischen Aspekten (z. B. Gerichtsvorladung usw.).
7. Der Patient zeigt angemessene Veränderungen der Lebensweise (z. B. Berufs-/Wohnortswechsel) nach Notwendigkeit und sucht/erhält bei Bedarf Hilfestellung von Bezugspersonen.
8. Der Patient interagiert mit einzelnen/in Gruppen in wünschenswerter und akzeptabler Weise.

Maßnahmen

I. Ermitteln des Traumas und der individuellen Reaktion

1. Ermitteln Sie Ihre eigene Gefühle in bezug auf die Vergewaltigungsproblematik, bevor Sie mit dem/der Betroffenen in Beziehung treten.
2. Versuchen Sie Informationen über die körperliche Verletzung zu erhalten, und ermitteln Sie streßbedingte Symptome, wie Benommenheit, Kopfschmerzen, Enge-Gefühl in der Brust, Übelkeit, Herzklopfen usw.
3. Ermitteln Sie psychische Reaktionen: Wut, Schock, akute Angst, Verwirrung, Verneinung. Beachten Sie Lachen, Weinen, ruhiges oder aufgeregtes, aufgebrachtes Verhalten, Äußerungen über Nicht-Wahrhaben-Wollen und/oder Selbstvorwürfe.
4. Bestimmen Sie das Ausmaß der psychischen Reaktionen.
5. Ermitteln Sie, ob das Ereignis vorbestehende oder bestehende Zustände (körperliche und psychische) reaktiviert hat, welche die Haltung des Patienten in Bezug auf das Trauma beeinflussen.
6. Ermitteln Sie Beziehungsstörungen mit anderen Personen (z. B. Familienmitglieder, Freunde, Mitarbeiter, Bezugspersonen usw.).
7. Beobachten Sie Zeichen einer zunehmenden Angst (z. B. Schweigen, Stottern, Unruhe).
8. Erkennen Sie die Entwicklung phobischer Reaktionen gegenüber alltäglichen Gegenständen (z. B. Messer) und Situationen (z. B. das Läuten der Türglocke, sich in Menschenmengen bewegen usw.).
9. Ermitteln Sie das Ausmaß von gestörten Bewältigungsformen (z. B. Konsum von Suchtmitteln, von Selbstmordgedanken/Mordabsichten, merkliche Veränderung des sexuellen Verhaltens).

II. Unterstützen des Patienten beim Umgang mit der bestehenden Situation

Akute Phase

1. Bleiben Sie beim Patienten.
2. Verabreichen Sie die verordneten Medikamente.
3. Beachten Sie die Melde- bzw. Anzeigepflicht.
4. Helfen Sie beim Erstellen des Polizeiberichtes, beim Sammeln von Beweismaterial (Beweiskette), beschriften Sie jeden Gegenstand und verwahren Sie die Gegenstände auf korrekte Weise.
5. Schaffen Sie eine Atmosphäre, in der sich die/der Betroffene frei über die Gefühle und Ängste äußern kann, einschließlich der Sorgen über die Beziehung zu Bezugspersonen und deren Reaktion. Planen Sie ausreichend Zeit dafür ein.
6. Unterstützen Sie den Patienten durch Zuhören. (Akzeptieren Sie es, wenn der Patient nicht sprechen möchte. Anmerkung: Dies kann auf eine „stumme Reaktion" hindeuten.)
7. Bieten Sie Hilfestellung in praktischen Belangen.
8. Beachten und helfen Sie dem Patienten, Eigenkräfte auf eine positive Weise zu nutzen.
9. Ermitteln Sie Personen, die dem Patienten helfen können.

Postakute Phase

1. Lassen Sie den Patienten das Ereignis auf seine/ihre Weise verarbeiten und forcieren Sie diesbezüglich nichts.
2. Hören Sie auf Äußerungen über Angst vor Menschenmassen und/oder Männern/Frauen.

Langzeitphase

1. Planen Sie weiterhin Zeit ein, um dem Patienten zuzuhören, was sie/ihn beschäftigt.
2. Achten Sie auf fortbestehende psychosomatische Beschwerden.
3. Lassen Sie Gefühle zu (kann sich nach der akuten Phase fortsetzen). Drängen Sie den Patienten nicht zu einem raschen Durchleben seiner/ihrer Gefühle.
4. Bieten Sie Hilfe zur Selbsthilfe an.
5. Lassen Sie den Patienten weiterhin nach seinem/ihren Rhythmus Fortschritte machen.
6. „Gestatten" Sie dem Patienten, den Zorn gegenüber dem Täter/der Situation auf seine/ihre Weise auszudrücken und damit umzugehen.
7. Halten Sie das Gespräch auf der Gefühlsebene, anstatt das Ereignis zu intellektualisieren.

8. Geben Sie Hilfestellungen bei Sorgen über die Auswirkungen des Ereignisses, wie Gerichtsvorladung, Schwangerschaft, Krankheit, Beziehung zur Bezugsperson usw.
9. Informieren Sie über professionelle Beratungsstellen, Krisenintervention und Selbsthilfegruppen.

III. Fördern des Wohlbefindens

1. Informieren Sie den Patienten, mit welchen Reaktionen er/sie während den einzelnen Phasen rechnen muß. Lassen Sie den Patienten wissen, daß dies normale Reaktionen sind. Drücken Sie sich neutral aus, z. B. „Es ist möglich, daß Sie ...".
2. Helfen Sie dem Patienten, Faktoren zu erkennen, die möglicherweise eine risikoreiche Situation hervorgerufen haben und wie er/sie diese in den Griff bekommen könnte, um sich in Zukunft davor zu schützen. Vermeiden Sie Werturteile.
3. Besprechen Sie vom Patienten erwogene Veränderungen der Lebensweise und deren Einfluß auf die Genesung.
4. Ermutigen Sie den Patienten ein psychiatrisches Konsilium zu beanspruchen, wenn er/sie übermäßig gewalttätig, untröstlich ist oder keine Zeichen des Fortschrittes sichtbar sind. Die Teilnahme an einer Gruppe kann hilfreich sein.
5. Informieren Sie über Familien-/Eheberatung.
6. Vgl.
   PD 7.3.2. Machtlosigkeit;
   PD 5.1.1.1. Bewältigungsformen des Betroffenen, ungenügend;
   PD 9.2.1.1. Trauern, nicht angemessen;
   PD 9.2.1.2. Trauern, vorzeitig;
   PD 9.3.1. Angst;
   PD 9.3.2. Furcht.

Pflegediagnose 9.2.3.1.1. nach der NANDA Taxonomie

Vergewaltigungssyndrom, komplexe Reaktion

Thematische Gliederung: ***Alleinsein und soziale Interaktion***

Definition
Trauma eines Patienten, das sich nach einer Vergewaltigung oder versuchten Vergewaltigung entwickelt, bei dem er starke Veränderungen im Verhalten, im seelischen Gleichgewicht und in der Arbeitsfähigkeit aufweist.

Mögliche Ursachen

- Berichteter oder bewiesener sexueller Übergriff

Merkmale

- Psychische Reaktionen (Wut, Ablehnung, emotionaler Schock, Angst alleine zu sein, Beschämung, Furcht vor körperlicher Gewalt und Tod, Demütigung, Rachegefühle, Selbstvorwürfe)
- Mehrfache körperliche Symptome (gastrointestinale Beschwerden, Mißbehagen im Urogenitalbereich [Schmerzen, Juckreiz], Muskelverspannung, Muskelschmerzen, Störung der Schlafgewohnheiten)
- Sexuelle Reaktionen (Mißtrauen gegenüber Männern, wenn das Opfer eine Frau war; Änderung des Sexualverhaltens)
- Reaktivierte Symptome von früheren Zuständen (z. B. körperliche Erkrankungen, psychische Krankheit)
- Alkohol- und/oder andere Suchtmittelabhängigkeit

Patientenbezogene Pflegeziele

Siehe *PD 9.2.3.1. Vergewaltigungssyndrom.*

Maßnahmen

Siehe *PD 9.2.3.1. Vergewaltigungssyndrom.*

Pflegediagnose 9.2.3.1.2. nach der NANDA Taxonomie

Vergewaltigungssyndrom, stille Reaktion

Thematische Gliederung: ***Alleinsein und soziale Interaktion***

Definition
Trauma eines Patienten, das sich nach einer Vergewaltigung oder versuchten Vergewaltigung entwickelt, wobei der Patient niemand von der Vergewaltigung erzählt und sein/ihr Gefühl für sich behält.

Mögliche Ursachen

- Berichteter oder bewiesener sexueller Übergriff

Merkmale

- Abrupte Veränderungen in Beziehungen
- Vermehrte Alpträume
- Zunehmende Angst in Gesprächen (z. B. Blockaden von Assoziationen, längere Schweigephasen, geringfügiges Stottern, körperliches Leiden)
- Berichtete Veränderungen im sexuellen Verhalten
- Keine verbale Äußerungen über die Vergewaltigung
- Plötzliches Auftreten von phobischen Reaktionen

Patientenbezogene Pflegeziele

Siehe *PD 9.2.3.1 . Vergewaltigungssyndrom.*

Maßnahmen

Siehe *PD 9.2.3.1 . Vergewaltigungssyndrom.*

Pflegediagnose 3.2.1.2.1. nach der NANDA Taxonomie

Sexuelle Störung

Thematische Gliederung: ***Alleinsein und soziale Interaktion***

Definition
Der Zustand, bei dem ein Patient eine Veränderung der sexuellen Funktion erlebt, die als unbefriedigend, nicht lohnenswert und unangemessen empfunden wird.

Mögliche Ursachen

- Biopsychosoziale Veränderung der Sexualität (biologische, psychische und soziale Veränderung der Sexualität)
- Ineffektive oder fehlende Vorbilder (Fehlen der Fähigkeiten Gefühle auszudrücken oder zu zeigen)
- Körperlicher Mißbrauch
- Psychosozialer Mißbrauch (schädliche, nachteilige Beziehungen)
- Verletzlichkeit
- Wertekonflikt – moralischer Konflikt
- Fehlende Intimsphäre
- Fehlende Bezugsperson
- Veränderte Körperstruktur oder -funktion (Schwangerschaft, Geburt, Medikamente/ Suchtmittel, Operationen, Anomalien, Krankheitsprozeß, Verletzung, Bestrahlung, Libidoverlust, Störung der sexuellen Reaktion [z. B. frühzeitige Ejakulation], Dyspareunie [Schmerzen beim Geschlechtsverkehr])
- Fehlinformationen oder Wissensdefizit

Merkmale

aus der Sicht des Patienten

- Der Patient spricht über die Probleme
- Der Patient spricht über Einschränkungen aufgrund einer Erkrankung
- Unfähigkeit die erwünschte Zufriedenheit im Bereich der Sexualität zu erlangen
- Veränderungen beim Erlangen der wahrgenommenen Geschlechtsrolle

- Konflikte im Zusammenhang mit Wertvorstellungen
- Geändertes Verhalten beim Erlangen der sexuellen Befriedigung
- Suche nach Bestätigung der eigenen Attraktivität

aus der Sicht der Pflegeperson

- Veränderung in der Beziehung zum Partner
- Veränderung des Interesses an der eigenen Person und am sozialen Umfeld (wichtige Bezugspersonen)

Patientenbezogene Pflegeziele

1. Der Patient/Partner verfügt und spricht über anatomische und physiologische Kenntnisse der Geschlechtsorgane.
2. Der Patient/Partner nimmt Unterstützungs- und Beratungsmöglichkeiten wahr.
3. Der Patient spricht über die individuellen Gründe der sexuellen Probleme.
4. Der Patient erkennt Faktoren im Zusammenhang mit den Lebensumständen, welche die Störung begünstigen.
5. Der Patient erkennt annehmbare sexuelle Praktiken und Alternativen, um seiner Sexualität Ausdruck zu geben.
6. Der Patient bespricht mit Bezugspersonen seine Sorgen bezüglich Körperbild, Geschlechtsrolle, sexueller Attraktivität.

Maßnahmen

I. Ermitteln der ursächlichen/begünstigenden Faktoren

1. Nehmen Sie bei Bedarf eine Sexualanamnese auf, einschließlich des normalen Verhaltensmusters, der Libido, sowie auch die Art des Betroffenen, darüber zu sprechen.
2. Ermöglichen Sie dem Patienten, sein Problem mit eigenen Worten zu schildern.
3. Achten Sie auf Kommentare des Patienten. Sexuelle Sorgen werden oft durch Humor und/oder leichtfertige Bemerkungen überdeckt.
4. Ermitteln Sie den Informationsstand des Patienten (anatomische, physiologische Veränderungen und derzeitige Auswirkung auf die momentane Situation).
5. Ermitteln Sie gegenwärtige Streßfaktoren in der individuellen Situation. Diese Faktoren können derart angsterregend sein, daß sie Depressionen oder andere psychische Reaktionen verursachen, die körperliche Symptome bewirken.
6. Besprechen Sie soziokulturelle Faktoren/Wertvorstellungen/Konflikte.

7. Ermitteln Sie vorbestehende Probleme, die in die gegenwärtige Situation hineinspielen können (z. B. Eheprobleme/beruflicher Streß/Rollenkonflikte usw.).
8. Erkennen Sie pathophysiologische Prozesse und ihre Auswirkungen (Krankheit, OP, Verletzungen).
9. Ermitteln Sie Medikamenten-/Suchtmittelgebrauch.
10. Achten Sie auf das Verhalten, wenn dies in Zusammenhang mit körperlichen Veränderungen steht (z. B. Schwangerschaft, Fettleibigkeit, Amputation, Mastektomie usw.).
11. Vermeiden Sie Werturteile, weil sie dem Patienten nicht helfen, mit der Situation fertig zu werden. (Die Pflegeperson muß sich ihrer Gefühle und Reaktionen auf die Gefühlsäußerungen und/oder Sorgen des Patienten bewußt sein.)

II. Unterstützung des Patienten/Bezugspersonen, die Situation zu bewältigen

1. Sorgen Sie für eine nicht wertende, vertrauensvolle Atmosphäre, in der es dem Patienten möglich ist, über seine Probleme und Gefühle zu sprechen.
2. Stellen Sie es dem Patienten frei, über dieses Thema zu sprechen.
3. Verhelfen Sie dem Patienten zu Informationen über seinen Zustand (Selbsthilfegruppe, Literatur).
4. Stellen Sie fest, was der Patient wissen will, und passen Sie die Informationen den Bedürfnissen an.
5. Ermutigen Sie den Patienten, über seine Sorgen zu sprechen, und akzeptieren Sie seine Äußerungen.
6. Helfen Sie dem Patienten bei der Bewußtmachung und Bewältigung seines Problems (Trauerphase).
7. Ermutigen Sie den Patienten seine Gedanken/Sorgen mit dem Partner zu teilen.
8. Sorgen Sie für eine Intimsphäre, um eine ungestörte Gesprächsführung zu ermöglichen.
9. Empfehlen Sie dem Patienten/Bezugspersonen, seine Probleme mit alternativen Sexualpraktiken zu lösen.
10. Verhelfen Sie dem Patienten bei Bedarf zu Informationen über korrigierende Maßnahmen, Wiederherstellungschirurgie (z. B. Penis-/Brustimplantation).
11. Verweisen Sie bei Bedarf an entsprechende Institutionen (Sexualtherapie, Familienberatungsstellen, Pflegeexperten, gynäkologische Beratungsstellen).

III. Förderung des Wohlbefindens

1. Sorgen Sie bei Bedarf für eine Aufklärung über Sexualität und Erklärung der normalen sexuellen Funktion.
2. Fördern Sie den fortlaufenden Dialog und nutzen Sie Lernsituationen im gegebenen Moment.
3. Beschaffen Sie Unterlagen zu den individuellen Problemen, die der Patient in Ruhe durchlesen kann.
4. Vermitteln Sie weitere Auskunftsstellen (z. B. Stoma-Beratung, Selbsthilfegruppen).

Pflegediagnose 3.3. nach der NANDA Taxonomie

Sexualverhalten, Veränderung

Thematische Gliederung: ***Alleinsein und soziale Interaktion***

> **Definition**
> Der Zustand, bei dem ein Patient Besorgnis über seine Sexualität äußert.

Mögliche Ursachen

- Wissens-/Fähigkeitsdefizit, aufgrund gesundheitsbezogener Veränderungen, veränderter Körperfunktionen und Struktur, Krankheit oder medizinische Behandlung anders zu reagieren
- Fehlende Intimsphäre
- Fehlen von wichtigen Bezugspersonen
- Konflikte bezüglich sexueller Orientierung oder variierender Neigungen
- Furcht vor Schwangerschaft, Furcht vor ansteckenden Krankheiten
- Beeinträchtigte Beziehung mit einem Partner
- Mangelnde Aufklärung über Sexualität
- Soziale, kulturelle oder religiöse Normen, herabgesetzte soziale Fertigkeiten

Merkmale

aus der Sicht des Patienten

- Mitgeteilte Schwierigkeiten, Einschränkungen oder Veränderungen im Sexualverhalten oder bei sexuellen Aktivitäten.

aus der Sicht der Pflegeperson

- Zurückweisen von sozialen Interaktionen, Abbruch von Beziehungen.
- Emotionale Reaktionen und/oder verändertes Verhalten (Ärger, regressives Verhalten, Niedergeschlagenheit, Verweigerung von Therapien).

Patientenbezogene Pflegeziele

1. Der Patient/Partner verfügt und spricht über anatomische und physiologische Kenntnisse der Geschlechtsorgane.
2. Der Patient/Partner nimmt Unterstützungs- und Beratungsmöglichkeiten wahr.
3. Der Patient/Partner spricht aus, die sexuellen Einschränkungen, Schwierigkeiten oder Veränderungen, die aufgetreten sind, zu kennen und zu verstehen.
4. Der Patient und der Partner äußern, daß sie sich im gegenwärtigen (veränderten) Zustand gegenseitig akzeptieren.
5. Der Patient/Partner zeigt verbesserte Kommunikations- und Beziehungsfähigkeit.
6. Der Patient/Partner kennt geeignete Methoden zur Empfängnisverhütung.

Maßnahmen

I. Ermitteln der ursächlichen/begünstigenden Faktoren

1. Ermitteln Sie Gefühle, Ängste und Fragen zur Sexualität im Zusammenhang mit dem derzeitigen Gesundheitszustand.
2. Nehmen Sie bei Bedarf die Sexualanamnese auf, einschließlich der Wahrnehmung normaler Funktion, Wortwahl (zur Ermittlung der grundlegenden Kenntnisse). Achten Sie auf besorgte Äußerungen über die sexuelle Identität.
3. Ermitteln Sie den Stellenwert von Sex sowie eine Beschreibung des Problems in Worten des Patienten. Achten Sie auf Bemerkungen des Patienten/Bezugsperson. Sexuelle Sorgen werden oft durch Sarkasmus, Humor oder abschätzige Bemerkungen überdeckt.
4. Beachten Sie soziale, kulturelle und religiöse Werte und Konflikte.
5. Erkennen Sie Streßfaktoren im Umfeld des Patienten, die Angst oder psychologische Reaktionen verursachen können (Machtprobleme mit Bezugspersonen, erwachsene Kinder, Altern, Arbeit, Potenzverlust).
6. Bringen Sie Kenntnisse über die Auswirkungen von veränderten Körperfunktionen/-einschränkungen, hervorgerufen durch Krankheit und/oder medikamentöse Therapie in Erfahrung.
7. Erheben Sie die Suchtanamnese (Medikamente, rezeptfreie und illegale Suchtmittel, Alkohol).
8. Erkennen Sie Befürchtungen im Zusammenhang mit dem Sexualverhalten (Schwangerschaft, durch Geschlechtsverkehr übertragbare Krankheiten, Vertrauens-, Glaubensfragen, Unsicherheit bezüglich der sexuellen Neigung, veränderte sexuelle Leistung).

9. Ermitteln Sie, wie der Patient seine veränderte sexuelle Aktivität oder sein Verhalten interpretiert (eine Möglichkeit, Kontrolle ausüben zu können, Erleichterung von Angstgefühlen, Vergnügen, Fehlen eines Partners).
10. Achten Sie auf verändertes Verhalten, ob dies einen Zusammenhang mit körperlichen Veränderungen oder dem Verlust eines Körperteils hat. (z. B. Schwangerschaft, Amputation, Gewichtsverlust oder -zunahme).
11. Erkennen Sie Zusammenhänge altersspezifischer Probleme (Pubertät, im jungen Erwachsenenalter, Menopause, Älterwerden).
12. Vermeiden Sie Werturteile. Anmerkung: die Pflegeperson muß sich ihrer eigenen Gefühle und Reaktionen auf die Äußerungen und/oder Sorgen des Patienten bewußt sein und diese unter Kontrolle halten.

II. Unterstützung des Patienten/der Bezugspersonen, mit der Situation umzugehen

1. Sorgen Sie für eine nicht wertende, vertrauensvolle Atmosphäre, in der es dem Patienten möglich ist, über seine Probleme und Gefühle zu sprechen.
2. Stellen Sie es dem Patienten frei, über dieses Thema zu sprechen.
3. Verhelfen Sie dem Patienten zu Informationen über die individuelle Situation und ermitteln Sie diesbezügliche Bedürfnisse und Wünsche.
4. Ermutigen Sie Patient/Bezugspersonen, über die individuelle Situation zu sprechen und seine Gefühle auszudrücken.
5. Besprechen Sie alternative Formen des sexuellen Ausdrucks, die für beide Partner annehmbar sind.
6. Besprechen und informieren Sie über Möglichkeiten, mit individuellen technischen Hilfen umzugehen (z.B. Uro-, Ileo-, Colostomie-, Urinableitungssysteme).
7. Erheben Sie den Informationsstand des Patienten bei geplanten Medikationen oder OP-Eingriffen.

III. Förderung des Wohlbefindens

1. Geben Sie zu Problemen, die vom Patienten genannt werden Informationen oder vermitteln Sie zu anderen Professionen (Arzt, Psychotherapeut ...).
2. Führen Sie einen fortlaufenden Dialog mit dem Patienten und den Bezugspersonen, soweit dies die Situation erfordert.
3. Besprechen Sie bei Bedarf Methoden/Wirksamkeit/Nebenwirkungen der Empfängnisverhütung.

4. Verweisen Sie bei Bedarf an soziale Einrichtungen und Selbsthilfegruppen.
5. Informieren Sie über mögliche, individuelle Psychotherapie.
6. Vgl. *PD 3.2.1.2.1. Sexuelle Störung.*

Pflegediagnose 1.2.1.1. nach der NANDA Taxonomie

Infektion, hohes Risiko

Thematische Gliederung: ***Abwendung von Gefahren***

Definition
Der Zustand, bei dem ein Patient einem erhöhten Risiko ausgesetzt ist, von Krankheitserregern infiziert zu werden.

Risikofaktoren

- Ungenügende primäre Abwehrmechanismen (verletzte Haut, traumatisiertes Gewebe, Verminderung der Flimmerhaarbewegung, Ansammlung der Körperflüssigkeiten, Veränderung des pH-Wertes, veränderte Peristaltik)
- Ungenügende sekundäre Abwehrmechanismen (z. B. erniedrigtes Hämoglobin, Leukopenie, unterdrückte Entzündungsreaktion) und Immunsuppression.
- Ungenügende erworbene Immunität
- Intubation
- Chronische Erkrankung, invasive Eingriffe
- Umweltbedingte Gefährdung
- Mangelernährung
- Pharmazeutische Wirkstoffe; Verletzungen
- Ruptur der Fruchtblase
- Ungenügende Kenntnisse, um sich vor pathogenen Keimen zu schützen.

Anmerkung

Eine potentielle Diagnose kann nicht durch Zeichen und Symptome belegt werden, da das Problem nicht aufgetreten ist und die Pflegemaßnahmen die Prävention bezwecken.

Patientenbezogene Pflegeziele

1. Der Patient spricht aus, die individuellen ursächlichen Faktoren zu kennen.
2. Der Patient nennt Maßnahmen, um das Infektionsrisiko herabzusetzen.

3. Der Patient ist frei von nosokomialen Infektionen während des Behandlungszeitraumes.
4. Der Patient zeigt durch die von ihm gesetzten Maßnahmen und seine Veränderungen in der Lebensweise, daß er für eine sichere Umgebung sorgt.
5. Der Patient hat eine normale Wundheilung und ist afebril.

Maßnahmen

I. Ermitteln der ursächlichen/begünstigenden Faktoren

1. Achten Sie auf Risikofaktoren, die eine Infektion begünstigen (z. B. beeinträchtigte Abwehr, Hautdefekt, umweltbedingte Gefährdungen).
2. Achten Sie bei arteriellen und venösen Zugängen, Drainagen, Nähten, Wunden, Endotrachealtuben, Tracheostoma auf Zeichen einer Infektion.
3. Beobachten und dokumentieren Sie nach chirurgischen Eingriffen den Zustand der Haut im Gebiet von Drähten, Klammern usw. Achten Sie dabei auf Entzündungsreaktionen und Sekretionen.
4. Achten Sie auf Zeichen/Symptome einer Infektion: Fieber, Schüttelfrost, kalter Schweiß, veränderte Bewußtseinslage, positive Blutkulturen, Schmerzen.
5. Entnehmen Sie nach ärztlicher Anordnung Material für bakteriologische Untersuchungen.

II. Vermindern/Beheben der bestehenden Risikofaktoren

1. Betonen Sie die Wichtigkeit der korrekten Händehygiene beim gesamten Pflegepersonal zwischen Pflegeverrichtungen/Patienten als Hauptmaßnahme zur Vermeidung von Hospitalismus und Infektionen/Kontaminationen.
2. Achten Sie auf sterile Verhältnisse/Techniken (z. B. beim Einlegen von i/v-Kanülen, Blasenkathetern, bei intratrachealem Absaugen ...).
3. Führen Sie die Wundreinigung nach Standard (stationsspezifisch) durch.
4. Fordern Sie den Patienten auf, tief durchzuatmen, auszuhusten, die Lage zu ändern, um das Bronchialsekret zu mobilisieren.
5. Informieren und instruieren Sie den Patienten über die Anwendung von Atemhilfsmittel (z. B. IPPB).
6. Helfen Sie bei Untersuchungen (z. B. Wund-/Gelenkspunktionen, Inzision und Drainage von Abszessen, Bronchoskopie) mit.

7. Kontrollieren Sie Besucher/Pflegepersonen, um Patienten mit verminderter Abwehr zu schützen.
8. Schaffen Sie ein keimarmes Milieu, um gefährdete Patienten vor Infektionen zu schützen (Isolation).
9. Schützen Sie Wundgebiete (Verbände, Gipse) mit geeigneten Materialien, um eine Kontamination zu verhindern (Intimtoilette).
10. Sorgen Sie für eine präoperative Dusche/Hautreinigung.
11. Überwachen Sie die medikamentöse Therapie (z. B. Antibiotika-Verabreichung, Spülung bei Osteomyelitis/Wundinfekt, lokale Antibiotika-Applikation).
12. Achten Sie darauf, daß gesunde Areale nicht mit infektiösen Arealen in Berührung kommen (Herpes Zoster).
13. Benutzen Sie bei der Wundpflege Handschuhe als Selbstschutz/Schutz vor Übertragungen und viralen Krankheiten (z. B. Herpes simplex, Hepatitis B, AIDS).
14. Sorgen Sie für ausreichende Flüssigkeitszufuhr.
15. Sorgen Sie für regelmäßige Katheter-/Intimpflege.

III. Fördern des Wohlbefindens

1. Instruieren Sie den Patienten präoperativ, um die Gefahr einer postoperativen Infektion zu vermindern (z. B. Atemübungen als Pneumonie-Prophylaxe, Wundpflege, Meiden von Kontakten mit infektiösen Patienten).
2. Instruieren Sie den Patienten/Bezugsperson(en), wie Hautläsionen behandelt werden, um das Ausbreiten einer Infektion zu vermeiden.
3. Informieren Sie Patienten mit sexuell übertragbaren Krankheiten, das Verhalten bei intimen Partnerkontakten mit dem Arzt zu besprechen, um so eine weitere Ausbreitung zu vermeiden.
4. Unterstützen Sie Aufklärungskampagnen, die darauf abzielen, das Bewußtsein für die Ausbreitung/Prävention von übertragbaren Krankheiten, Suchtmittelmißbrauch usw. zu schärfen. Machen Sie auf vorhandene Hilfsmittel/Möglichkeiten aufmerksam.
5. Weisen Sie auf Impfkampagnen für Kinder hin.
6. Unterrichten Sie den Patienten über mögliche Symptome und Kennzeichen einer Infektion, um diese rechtzeitig behandeln zu können.
7. Klären Sie den Patienten/Bezugsperson(en) über die richtige Einnahme der Medikamente auf.
8. Besprechen Sie mit Patienten, in welchen Situationen und aus welchem Grund sie Fachpersonen über ihre Krankheit orientieren

müssen (z. B. prophylaktische Verabreichung von Antibiotika beim Zahnarztbesuch bei Patienten mit rheumatischem Fieber, Information der Fußpflegefachperson bei Patienten mit Diabetes).

9. Informieren Sie den Patienten über die Bedeutung des Rauchens in bezug auf Infektionen der Atemwege.

Pflegediagnose 1.2.2.1. nach der NANDA Taxonomie

Körpertemperatur, verändert, hohes Risiko

Thematische Gliederung: ***Abwendung von Gefahren***

Definition
Der Zustand, bei dem ein Patient ein hohes Risiko hat, die Körpertemperatur nicht mehr innerhalb normalen Grenzen aufrechtzuerhalten.

Risikofaktoren

- Alters-/Gewichtsextreme (Pädiatrie/Geriatrie)
- Wechselnde oder extreme Umgebungstemperaturen
- Dehydratation
- Inaktivität oder extreme Aktivität
- Medikamente, die eine Vasokonstriktion/Vasodilatation, Stoffwechselveränderung oder Sedierung bewirken (Gebrauch oder Überdosis gewisser Medikamente oder Folge von Narkosewirkung)
- Der Umgebungstemperatur nicht entsprechende Kleidung
- Krankheit oder Verletzung, welche die Temperaturregulation beeinflussen
- Systemische oder lokalisierte Infektionen
- Neoplasien, Tumore, kollagene/vaskuläre Erkrankungen, neurologische Störungen

Anmerkung

Eine potentielle Diagnose kann nicht durch Zeichen und Symptome belegt werden, da das Problem nicht aufgetreten ist und die Pflegemaßnahmen die Prävention bezwecken.

Patientenbezogene Pflegeziele

1. Der Patient kann eine normale Körpertemperatur aufrechterhalten.
2. Der Patient oder die Bezugspersonen sprechen individuelle Risikofaktoren und Maßnahmen aus und verstehen diese auch.

3. Der Patient oder die Bezugspersonen zeigen durch ihr Verhalten, daß die Körpertemperatur überwacht und angemessen aufrechterhalten werden kann.

Maßnahmen

I. Ermitteln der ursächlichen/begünstigenden Faktoren

1. Erkennen Sie, inwieweit die gegenwärtige Erkrankung die Folge von Umgebungsfaktoren, Operation, Infektion oder Verletzung ist.
2. Informieren Sie sich über Laborwerte (z. B. Infektionsnachweis, Medikamentenblutspiegel).
3. Achten Sie auf das Alter des Patienten (z. B. Neonatologie, Pädiatrie und Geriatrie).
4. Ermitteln Sie den Allgemeinzustand und den Ernährungszustand des Patienten.

II. Verhindern einer abnormen Temperaturveränderung

1. Kontrollieren/erhalten Sie die Umgebungstemperatur. Sorgen Sie bei Bedarf für wärmende/kühlende Maßnahmen.
2. Kontrollieren Sie bei Bedarf die Körpertemperatur (z. B.: alle 8 Stunden).
3. Stellen Sie in Absprache mit dem Arzt die normale Körpertemperatur wieder her und halten Sie diese aufrecht (vgl. *PD1.2.2.2. Körpertemperatur, erniedrigt, PD 1.2.2.3. Körpertemperatur, erhöht*).
4. Informieren Sie bei Bedarf über soziale Dienste (Notschlafstellen, Obdachlosenheime, Sozialamt).

III. Fördern des Wohlbefindens

1. Besprechen Sie Zeichen, Symptome und individuelle Risikofaktoren einer Unterkühlung oder Überwärmung mit dem Patienten oder den Bezugspersonen.
2. Instruieren Sie den Patienten oder die Bezugspersonen, wie man sich vor Risikofaktoren schützen kann (z. B. warme/heiße bzw. kühle/kalte Umgebung, unsachgemäße Einnahme von Medikamenten, Medikamentenüberdosierungen, ungeeigntete Kleidung/ Unterkunft/Ernährung).
3. Prüfen Sie, wie nicht geplante Temperaturveränderungen verhütet werden können (z. B. Unterkühlung als Folge von übermäßiger Kühlung bei der Fiebersenkung oder zu warm gehaltene Umgebung für einen Patienten, der nicht mehr schwitzen kann).

Pflegediagnose 1.2.2.2. nach der NANDA Taxonomie

Körpertemperatur, erniedrigt

Thematische Gliederung: ***Abwendung von Gefahren***

> **Definition**
> Der Zustand, bei dem die Körpertemperatur eines Patienten unter dem normalen Wert liegt.

Mögliche Ursachen

- Aufenthalt in kühler oder kalter/nasser Umgebung (d. h. ihr länger ausgesetzt sein, Liegen in kaltem Wasser, künstliche Hypothermie/kardiopulmonaler Bypass)
- Erkrankungen oder Verletzungen
- Schädigung des Hypothalamus
- Unfähigkeit oder eingeschränkte Fähigkeit zu frösteln
- Mangelernährung; verminderter Stoffwechsel; Inaktivität
- Ungenügende Kleidung
- Alkoholkonsum
- Medikamente, die eine Vasodilatation bewirken
- Wärmeverlust (Verdunstung) in einer kühlen Umgebung
- Altersextreme (Pädiatrie, Geriatrie)
- Vasodilatation (z. B. bei Sepsis, Medikamentenüberdosierung)

Merkmale

aus der Sicht des Patienten

- Körpertemperatur sinkt unter normalen Wert
- Frösteln

aus der Sicht der Pflegeperson

- Kühle Haut
- Blässe (geringfügig)
- Verlangsamte kapillare Füllung
- Zyanotisches Nagelbett
- Hypertension; Tachykardie
- Piloerektion (Gänsehaut)
- Müdigkeit, Apathie, Verwirrtheit

- Körpertemperatur 35° C: verlangsamter Puls, erhöhte Atemfrequenz, eingeschränktes Urteilsvermögen, Gedächnisverlust
- Körpertemperatur 34,4–32° C: sämtliche Vitalzeichen sind vermindert, Reizbarkeit des Myokards/Arrhythmien, Muskelsteife, kein Frösteln, schläfrig
- Kerntemperatur 29,5° C: keine meßbaren Vitalzeichen, Herzfrequenz spricht nicht auf medikamentöse Therapie an, zyanotisch, erweiterte Pupillen, leblos

Patientenbezogene Pflegeziele

1. Der Patient hält die Körpertemperatur innerhalb der normalen Werte.
2. Der Patient zeigt keine Zeichen einer Komplikation, wie z. B. Herzversagen, Ateminsuffizienz, Pneumonie, Thromboembolien.
3. Der Patient versteht, wie er einer Unterkühlung vorbeugen kann.
4. Der Patient erkennt die zugrundeliegende Ursache und begünstigende Faktoren, die er beeinflussen kann.
5. Der Patient zeigt durch sein Verhalten, daß er die normale Körpertemperatur aufrecht erhalten kann.

Maßnahmen

I. Ermitteln der ursächlichen/begünstigenden Faktoren

1. Beachten Sie zugrundeliegende Ursachen (z. B. Aufenthalt im Freien bei kaltem Wetter, Kontakt mit kaltem Wasser, Therapie der Hyperthermie).
2. Beachten Sie begünstigende Faktoren: Alter des Patienten (Frühgeburt, Kind, ältere Person), gleichzeitige/bestehende medizinische Probleme (z. B. Hirnstammverletzung, Ertrinkungsunfall, Sepsis, Hypothyreoidismus, Alkoholintoxikation), Ernährungszustand, Wohnverhältnisse/Beziehungsnetz (z. B. alter dementer Patient, der alleine lebt).

II. Verhindern einer weiteren Abnahme der Körpertemperatur

1. Entfernen Sie nasse einengende Kleidungsstücke.
2. Wickeln Sie den Patienten in Decken, ziehen Sie ihm zusätzliche Kleidung an, legen Sie Säuglinge unter spezielle Wärmelampen.
3. Vermeiden Sie Strahler oder Wärmeflaschen, um ein zu rasches Anwärmen zu verhindern.
4. Sorgen Sie für warme Getränke
5. Vermeiden Sie Zugluft.

III. Beurteilung der Auswirkungen der erniedrigten Körpertemperatur

1. Verwenden Sie Thermometer, die unter 34° C anzeigen.
2. Achten Sie auf Begleitgeräusche bei der Atmung. Atemfrequenz, Atemzugvolumen sind bei erniedrigtem Stoffwechsel und respiratorischer Azidose vermindert.
3. Auskultieren Sie die Lungen, achten Sie auf Begleitgeräusche (Lungenödem, Pneumonie und Lungenembolie sind mögliche Komplikationen einer Hypothermie).
4. Überwachen Sie Herzfrequenz und -rhythmus. Kältestreß bewirkt Veränderungen im Herzreizleitungssystem. Die Folge kann eine Bradykardie sein (die nicht auf Atropin anspricht) oder ein Vorhofflimmern, ein atrioventrikulärer Block, eine ventrikuläre Tachykardie. Anmerkung: Ein Kammerflimmern tritt meistens auf, wenn die Kerntemperatur auf 28° C oder darunter sinkt.
5. Überwachen Sie den Blutdruck. Achten Sie dabei auf einen Blutdruckabfall aufgrund einer Vasokonstriktion und einem Flüssigkeitsverlust ins Gewebe, bedingt durch einen Kälteschaden, der die Permeabilität des Kapillarsystems beeinflusst.
6. Legen Sie bei Bedarf eine Flüssigkeitsbilanz an. (Oligurie/Nierenversagen können als Folge verlangsamter Nierendurchblutung und/oder hypothermischer, osmotischer Diurese auftreten).
7. Beachten Sie die Auswirkungen auf das zentrale/periphere Nervensystem (z. B. Veränderungen des Gemütszustandes, verlangsamtes Denken, Amnesie, vollständige geistige Umnachtung, Lähmungen [bei 31° C], erweiterte Pupillen [bei 30° C], flaches EEG [bei 20° C]).
8. Informieren Sie sich über die Laborresultate, wie z. B. arterielle Blutgasanalysen (respiratorische oder metabolische Azidose), Elektrolyte, Gesamtblutbild (erhöhter Hämatokrit, Leukozytenzahl vermindert), Herzenzyme (Myokardinfarkt kann durch Elektrolytverschiebungen, Ausschüttung von Katecholaminen, Hypoxie oder Azidose verursacht werden), Gerinnungsstatus, Blutzucker, Medikamentenspiegel (kumulativer Effekt der Medikamente).

IV. Fördern des Wiedererlangens der optimalen Funktionsfähigkeit und Verhinderung von Komplikationen

1. Unterstützen Sie therapeutische Maßnahmen, um die Körpertemperatur zu erhöhen (z. B. erwärmte intravenöse Lösungen und Lavagen [Magen, Bauchhöhle, Blase] mit erwärmter Lösung oder kardiopulmonalem Bypass, falls angezeigt).

2. Achten Sie darauf, daß sich die Körpertemperatur nicht schneller als 1–2° C pro Stunde erhöht, um eine plötzliche Vasodilatation/Blutdruckabfall/erhöhte metabolische Belastung des Herzens zu vermeiden (Schock durch zu rasche Aufwärmung).
3. Fördern Sie die Oberflächenerwärmung mit Hilfe von warmen Decken, warmer Umgebungstemperatur. Anmerkung: Bei der akuten Hypothermie ist es wichtig, daß die Körpertemperatur vor der Oberflächenerwärmung erhöht wird, um zu vermeiden, daß durch Shunts von kaltem Blut die Kerntemperatur erneut sinkt.
4. Schützen Sie Haut und Gewebe durch Umlagern, tragen Sie bei Bedarf Lotionen/Salben auf und meiden Sie den direkten Kontakt mit Heizapparaten/-decken. (Als Folge der beeinträchtigten Zirkulation kann eine schwere Gewebeschädigung entstehen.)
5. Sorgen Sie für Ruhe, fassen Sie den Patienten behutsam an (Gefahr von Kammerflimmern).
6. Beginnen Sie bei der Herzmassage mit einer Frequenz von 30 Stößen pro Minute (akute Hypothermie verursacht eine verlangsamte Reizleitung und ein unterkühltes Herz spricht evtl. nicht auf Medikamente, Schrittmacherbehandlung und Defibrillation an).
7. Achten Sie auf freie Atemwege und assistieren Sie, falls notwendig, bei der Intubation.
8. Verabreichen Sie auf Anordnung Sauerstoff.
9. Schalten Sie die Hyperthermiedecke ab, wenn die Kerntemperatur 1–2° C unterhalb der erwünschten Temperatur liegt, um eine Hyperthermie zu vermeiden.
10. Überwachen Sie die Wirkung der verabreichten Infusionen (ein unterkühltes Herz kann ein erhöhtes Volumen nur verlangsamt kompensieren).
11. Überwachen Sie die Wirkung der verordneten Medikamente, denn durch Erwärmung verbessert sich die Organfunktion, die endokrinen Störungen werden korrigiert, so daß der Organismus vermehrt auf die früher verabreichten Medikamente anspricht.
12. Verabreichen Sie Flüssigkeiten vorsichtig, um eine Überbelastung zu vermeiden.
13. Unterstützen Sie den Patienten bei Atemübungen/Aushusten/Lagewechsel und Bewegungsübungen zur Erhaltung der Gelenksbeweglichkeit.
14. Vermeiden Sie einengende Kleider/Fixationen, um eine Zirkulationsstörung zu verhindern.
15. Sorgen Sie für Stützstrümpfe.
16. Sorgen Sie für ausgewogene, hochkalorische Ernährung, um die Glykogenreserve wiederherzustellen und einen guten Ernährungszustand zu erreichen.

17. Informieren Sie den Patienten wiederholt über die Behandlungsschritte, aufgrund der verminderten Aufnahmefähigkeit.

V. Fördern des Wohlbefindens

1. Verhelfen Sie dem Patienten/Bezugsperson(en) zu Informationen über die Notfallmaßnahmen bei Unterkühlung und deren Vorbeugung.
2. Besprechen Sie die Ursachen der Hypothermie mit dem Patienten.
3. Besprechen Sie Frühsymptome/Zeichen einer beginnenden Unterkühlung (z. B. Bewußtseinsveränderungen, Somnolenz, veränderte Koordinationsfähigkeit, verwaschene Sprache).
4. Stellen Sie fest, welche Faktoren der Patient beeinflussen kann, wie z. B. Schutz vor Umgebungseinflüssen, Risiko einer Kälteempfindlichkeit.

Pflegediagnose 1.2.2.3. nach der NANDA Taxonomie

Körpertemperatur, erhöht

Thematische Gliederung: Abwendung von Gefahren

Definition
Ein Zustand, bei dem die Körpertemperatur eines Patienten über den normalen Wert erhöht ist.

Mögliche Ursachen

- Einer heißen Umgebung ausgesetzt sein
- Übermäßige Aktivität
- Medikamente/Narkose
- Unpassende Kleidung
- Erhöhter Stoffwechsel, Erkrankung, Verletzung
- Unfähigkeit oder eingeschränkte Fähigkeit zu schwitzen

Merkmale

aus der Sicht des Patienten

- Zunahme der Körpertemperatur über den normalen Wert
- Schmerzen (Kopfschmerzen, Gliederschmerzen)
- Appetitverlust

aus der Sicht der Pflegeperson

- Gerötete, erwärmte Haut
- Erhöhte Atemfrequenz, Tachykardie
- Krampfanfälle
- Instabiler Blutdruck
- Muskelsteife
- Angst, Unruhe, Verwirrtheit
- Verstärkte Schweißsekretion, Dehydratation

Patientenbezogene Pflegeziele

1. Der Patient weist eine Körpertemperatur innerhalb der normalen Werte auf.
2. Der Patient hat eine ausgeglichene Flüßigkeitsbilanz.
3. Der Patient zeigt keine Zeichen einer Komplikation (z. B. irreversible Hirnschäden, neurologische Ausfälle, akute Niereninsuffizienz).

4. Der Patient erkennt die zugrundeliegende Ursache/begünstigende Faktoren/Wichtigkeit der Therapie und Zeichen/Symptome, die eine weitere Abklärung oder Intervention erfordern.
5. Der Patient zeigt durch sein Verhalten, daß er die normale Körpertemperatur aufrechterhalten kann.
6. Der Patient hat keine Krampfanfälle.

Maßnahmen

I. Ermitteln der ursächlichen/begünstigenden Faktoren

1. Stellen Sie fest, welches die zugrundeliegende Ursache ist.
2. Beachten Sie das Alter des Patienten (z. B. bei sehr jungen Kindern besteht in erhöhtem Maße die Gefahr eines bleibenden Schadens).

II. Ermitteln der Auswirkungen der erhöhten Körpertemperatur

1. Kontrollieren Sie die Körpertemperatur. Beachten Sie: Die rektale Temperaturmessung entspricht am genauesten der Kerntemperatur. Beachten Sie auch spezielle Methoden bei Frühgeburten.
2. Beachten Sie die neurologischen Reaktionen, Bewußtseinszustand/Orientierung, Reaktion auf Reize, Pupillenreaktion, Auftreten von Krampfanfällen.
3. Überwachen Sie den Blutdruck und – sofern vorhanden – den arteriellen Mitteldruck (MAP), pulmonalarteriellen Druck (PAP), Wedge-Druck (PCWP), zentralvenösen Druck (ZVD). Es ist möglich, daß zentrale Hypertension auftritt.
4. Überwachen Sie Herzfrequenz und -rhythmus. Arrhythmien und Änderungen des EKG können aufgrund von Elektrolytverschiebungen, Dehydratation, spezifischer Wirkung der Katecholamine und direkter Auswirkung der Hyperthermie auf das Blut und das kardiale Gewebe auftreten.
5. Überwachen Sie die Atmung. Zu Beginn kann eine Hyperventilation auftreten, die kompensatorische Atmung kann jedoch allmählich durch Krampfanfälle und einen erhöhten Stoffwechsel (Schock und Azidose) beeinträchtigt werden.
6. Achten Sie auf Atemgeräusche.
7. Legen Sie bei Bedarf eine Flüssigkeitsbilanz an.
8. Beachten Sie das Auftreten/Fehlen von Schwitzen. (Der Körper kann durch Verdunstung, Wärmeleitung und Diffusion die Wärmeabgabe steigern). Anmerkung: Die Verdunstung wird durch hohe Luftfeuchtigkeit und hohe Umgebungstemperatur vermindert, ebenso durch körperliche Faktoren, welche die Fähigkeit zu schwitzen herabsetzen (z. B. durch gestörte Funktion der Schweiß-

drüsen, Durchtrennung des Rückenmarks, zystische Fibrose, Exsikkose, Vasokonstriktion).

9. Informieren Sie sich über Laborresultate, z. B. arterielle Blutgasanalysen, Elektrolyte, Herz- und Leberenzyme (ein Anstieg der Herz- und Leberenzyme kann auf eine Gewebeschädigung hinweisen), Blutzucker, Urinanalye (Myoglobinurie, Proteinurie und Hämoglobinurie können Zeichen einer Gewebenekrose sein) und den Gerinnungsstatus (es besteht die Möglichkeit einer intravasalen Gerinnungsstörung).

III. Fördern des Wiedererlangens der optimalen Funktionsfähigkeiten und der Verhütung von Komplikationen

1. Verabreichen Sie nach Verordnung fiebersenkende Medikamente.
2. Sorgen Sie für die Abkühlung der Körperoberfläche mit Hilfe von
   - *Entkleidung* (Wärmeverlust durch Wärmestrahlung und -leitung);
   - *Kühle Umgebung* und/oder Ventilatoren (Wärmeabgabe durch Wärmetransport)
   - *Eiswasser-/Alkohol-/lauwarme Waschungen* (Wärmeabgabe durch Verdunsten und Wärmeleitung);
   - *Lokale Eispackungen,* v. a. in der Leisten- und Achselgegend (Gebiete, die gut durchblutet sind) und/oder Anwendung einer *Hypothermiedecke.*
3. Sorgen Sie für frische Luft und verabreichen Sie nach Anordnung Sauerstoff.
4. Gleichen Sie Flüssigkeitsverluste durch Erhöhung der Zufuhr aus.
5. Bedecken Sie kalte Extremitäten mit Socken/Handschuhen/Tüchern (z. B. bei Verwendung einer Hypothermiedecke).
6. Schalten Sie die Hypothermiedecke ab, sobald die Kerntemperatur 1–2° C oberhalb der erwünschten Temperatur ist, weil diese noch weiter abfallen kann.
7. Sorgen Sie für die Sicherheit des Patienten (z. B. Freihalten der Atemwege, gepolsterte Bettgitter, Kälteschutz bei Verwendung einer Hypothermiedecke, Beachtung der Sicherheitsvorschriften von Geräten).
8. Verabreichen Sie angeordnete Medikamente, Ersatzflüssigkeiten und Elektrolyte und überwachen Sie deren Wirkung.
9. Ermöglichen Sie dem Patienten Bettruhe, um Stoffwechsel/Sauerstoffbedarf herabzusetzen.
10. Sorgen Sie auf Anordnung für hochkalorische Ernährung, Sondenkost oder parenterale Ernährung, um den erhöhten Stoffwechsel zu berücksichtigen.

IV. Förderung des Wohlbefindens

1. Stellen Sie fest, welche Faktoren der Patient beeinflussen kann, wie z. B. Behandlung des zugrundeliegenden Krankheitsgeschehens (z. B. Schilddrüsenmedikamente), Hitzeschutz (z. B. passende Kleidung, Einschränkung der Aktivität, Arbeiten im Freien auf kühlere Tageszeit verschieben) und familiäre Faktoren (z. B. ist die maligne Hyperthermie als Narkosereaktion oft familiär bedingt).
2. Besprechen Sie die Wichtigkeit einer vermehrten Flüssigkeitszufuhr, um der Dehydratation vorzubeugen.
3. Beachten Sie Zeichen/Symptome von Hyperthermie (z. B. gerötete Haut [flush]; Anstieg der Körpertemperatur, Zunahme von Atem- und Herzfrequenz). Diese Zeichen erfordern Sofortmaßnahmen.
4. Raten Sie von heißen Bädern/Saunabesuchen ab (z. B. bei Patienten mit Herzkrankheiten, während der Schwangerschaft, wegen der Gefahr einer Kreislaufüberbelastung bzw. Schädigung des Fötus).

Pflegediagnose 1.2.2.4. nach der NANDA Taxonomie

Wärmeregulation, ungenügend

Thematische Gliederung: ***Abwendung von Gefahren***

Definition
Schwankungen der Körpertemperatur durch Störung der Wärmeregulation.

Mögliche Ursachen

- Trauma oder Krankheit (Schädel-Hirntraumen, intrakraniale Prozesse, Gehirnoperationen)
- Frühgeburt, Altern (z. B. Fehlen/ Verlust von Fettgewebe)
- Stärkere Schwankungen der Umgebungstemperatur
- Störungen des Hypothalamus
- Veränderungen des Thyroxin- und Katecholaminspiegels/-wirkungen
- Veränderungen des Stoffwechsels

Merkmale

aus der Sicht des Patienten

- Körpertemperaturschwankungen über/unter den normalen Bereich
- Vgl. Merkmale bei *PD 1.2.2.2. Körpertemperatur, erniedrigt; PD 1.2.2.3. Körpertemperatur, erhöht.*

Patientenbezogene Pflegeziele

1. Der Patient versteht die individuellen Ursachen für seine ungenügende Wärmeregulation und die nötigen Maßnahmen zur Normalisierung.
2. Der Patient zeigt Methoden/Verhaltensweisen, um die Situation zu verbessern.
3. Der Patient zeigt eine Körpertemperatur zwischen 36,4° und 37° C.

Maßnahmen

I. Ermitteln der Ursache

1. Helfen Sie mit bei der Klärung der möglichen Ursache(n) (z. B. durch die Informationssammlung bezüglich der gegenwärtigen Symptome, Zusammenhang mit Anamnese/Familienanamnese, Mithilfe bei der medizinischen Diagnostik).

II. Maßnahmen zur Korrektur/Behandlung der zugrundeliegenden Ursache

1. Vgl. Maßnahmen bei *PD 1.2.2.2. Körpertemperatur, erniedrigt; PD 1.2.2.3. Körpertemperatur, erhöht.*
2. Verabreichen Sie verordnete Flüssigkeiten, Elektrolyte und Medikamente.
3. Bereiten Sie den Patienten für Therapien vor und helfen Sie bei deren Durchführung mit, um die zugrundeliegende Ursache zu behandeln (z. B. durch chirurgische Behandlung, Chemotherapie, Antibiotika usw.)

III. Fördern des Wohlbefindens

1. Ermitteln Sie die ursächlichen/begünstigenden Faktoren bei Bedarf mit dem Patienten/Bezugsperson(en).
2. Verhelfen Sie dem Patienten zu Informationen in bezug auf Krankheitsverlauf, momentane Therapien und eventueller Vorsichtsmaßnahmen nach der Entlassung.
3. Vgl. Beratung bei *PD 1.2.2.2. Körpertemperatur, erniedrigt; PD 1.2.2.3. Körpertemperatur, erhöht.*

Pflegediagnose 1.6.1. nach der NANDA Taxonomie

Verletzung, hohes Risiko

Thematische Gliederung: ***Abwendung von Gefahren***

> **Definition**
> Erhöhtes Risiko eines Patienten, eine Körperschädigung durch Umweltbedingungen und -einflüsse zu erleiden.

Risikofaktoren

Pathophysiologisch

- Veränderte cerebrale Funktionen, z. B.: Gewebehypoxie, Schwindel, Synkopen
- Veränderte Mobilität, z. B.: unsicherer Gang, Amputation, Arthritis, M. Parkinson etc.
- Wahrnehmungsstörungen
- Ermüdung, Erschöpfung
- Orthostase
- Anfallsleiden
- Gleichgewichtsstörungen

Behandlungsbedingt

- Beeinträchtigung durch Medikamente, z. B.: Sedativa, Diuretika, Antihypertensiva, Vosodilatatoren etc.
- Durch Verwendung von Krücken, Rollstuhl etc.
- Andauernde Bettruhe

Situationsbedingt

- Beeinträchtigung oder Verlust des Kurzzeitgedächtnisses
- Streß, Alkohol
- Dehydratation (vorwiegend im Sommer, Patient trinkt zu wenig)
- Im Haushalt durch Anordnung der Wohnung, Stiegen, rutschige Böden, ungesicherte elektrische Leitungen, zu wenig Beleuchtung, unaufmerksame Helfer etc.
- Unsichere Gehsteige
- Unsicheres Schuhwerk
- Viele Unfälle in der Vorgeschichte

Entwicklungsbedingt

- Mangel an Aufsicht bei Kindern
- Motorische und sensorische Defizite im Alter
- Kognitive Defizite im Alter

Anmerkung

Eine potentielle Diagnose kann nicht durch Zeichen und Symptome belegt werden, da das Problem nicht aufgetreten ist und die Pflegemaßnahmen die Prävention bezwecken.

Patientenbezogene Pflegeziele

1. Der Patient kennt die Risikofaktoren.
2. Der Patient erleidet keine Verletzungen.
3. Der Patient setzt Maßnahmen, um eine Verletzung zu vermeiden.
4. Der Patient zeigt Verhaltensweisen, Änderungen in der Lebensweise, um die Risikofaktoren zu vermindern und sich vor Verletzung zu schützen.
5. Der Patient demonstriert ein sicherheitsbewußtes Verhalten.

Maßnahmen

Bei dieser Pflegediagnose ist es offensichtlich, daß es viele Überschneidungen mit anderen Diagnosen gibt. Wir haben uns dafür entschieden, allgemeine Maßnahmen vorzustellen, obwohl es Gemeinsamkeiten gibt. Vergleichen Sie auch

PD 1.6.1.2.	*Vergiftung, hohes Risiko;*
PD 1.6.1.1.	*Erstickung, hohes Risiko*
PD 1.6.1.3.	*Körperschädigung, hohes Risiko;*
PD 6.1.1.1.	*Körperliche Mobilität, beeinträchtigt;*
PD 8.3.	*Denkprozeß, verändert;*
PD 7.2.	*Sinneswahrnehmungen, verändert;*
PD 6.4.1.1.	*Haushaltsführung, beeinträchtigt;*
PD 1.1.2.2.	*Nahrungsaufnahme, weniger als der Körperbedarf;*
PD 1.6.2.1.2.1.	*Hautdefekt, bestehend;*
PD 1.6.2.1.2.2.	*Hautdefekt, hohes Risiko;*
PD 1.5.1.1.	*Gasaustausch, beeinträchtigt;*
PD 1.4.1.1.	*Gewebedurchblutung, verändert;*
PD 1.2.1.1.	*Infektion, hohes Risiko;*
PD 9.2.2.	*Gewalttätigkeit gegen andere, hohes Risiko;*
PD 9.2.2.2.	*Gewalttätigkeit gegen sich, hohes Risiko;*
PD 3.2.1.1.1.	*Elterliche Pflege, verändert;*
PD 3.2.1.1.2.	*Elterliche Pflege, verändert, hohes Risiko.*

I. Ermitteln des Ausmaßes/der Ursache des individuellen Risikos

1. Beachten Sie Alter und Geschlecht (Kinder, junge Erwachsene, alte Menschen und Männer sind einem erhöhten Risiko ausgesetzt).
2. Ermitteln Sie Entwicklungsstand, Entscheidungsfähigkeit, Zurechnungsfähigkeit, Kompetenz des Patienten.
3. Ermitteln Sie den Wissensstand über Sicherheitsvorkehrungen, Verhütung von Verletzung und die Motivation, Gefahren im Haus, bei der Arbeit und unterwegs zu vermeiden.
4. Ermitteln Sie eine mögliche Mißhandlung durch Bezugspersonen.
5. Beachten Sie den sozialen Status.
6. Ermitteln Sie die körperliche Kraft, grob- und feinmotorische Koordination.

II. Mithilfe beim Beseitigen von Faktoren, die zur versehentlichen Vergiftung führen können

1. Informieren Sie den Patienten über die Räumlichkeiten, die Rufanlage, und versichern Sie sich, daß er sie verwendet, um Sie zur Unterstützung zu rufen.
2. Beobachten Sie den Patienten in den ersten Nächten häufiger.
3. Sorgen Sie für eine milde Beleuchtung in der Nacht.
4. Stellen Sie das Bett niedrig während der Nacht und verwenden Sie Bettgitter.
5. Instruieren Sie die Anwendung von nicht rutschenden Schuhen, Krücken, Rollstuhl, Gehhilfen etc.
6. Informieren Sie den Patienten über mögliche Nebenwirkungen von Medikamenten (Schwindel etc.).

III. Fördern des Wohlbefindens

1. Besprechen Sie mit Eltern die ständige Notwendigkeit der Beaufsichtigung von Kleinkindern und die Kontrolle von Babysittern.
2. Beraten Sie mit Eltern, wie sie sich mit Kindern auf Straßen, im Freibad, am Spielplatz, beim Radfahren, bei Feuer, gegenüber Fremden und Tieren verhalten sollen.
3. Beraten Sie Eltern, wie sie ihr Heim „kindersicher" gestalten können.
4. Verhelfen Sie dem Patienten zu Informationen über Krankheiten/Zustände, die zu einer erhöhten Verletzungsgefahr führen können.
5. Informieren Sie über Maßnahmen/Sicherheitsvorrichtungen, um eine sichere Umgebung/individuelle Sicherheit zu fördern.
6. Informieren Sie ältere Patienten über Maßnahmen bei Orthostase (langsame Lageveränderungen, tagsüber im Lehnstuhl anstatt im

Bett, längeres Stehen vermeiden, heiße Bäder vermeiden, ausreichend trinken etc.).

7. Instruieren/fördern Sie die Anwendung von Methoden, um Streß zu reduzieren/auszuhalten und Emotionen, wie Wut, Feindseligkeit auszudrücken.
8. Besprechen Sie die Wichtigkeit der Selbstkontrolle bei Zuständen/Emotionen, die eine Verletzung begünstigen können (z. B Müdigkeit, Wut, Reizbarkeit).
9. Empfehlen Sie dem Patienten, rutschsichere Matten und Handgriffe im Bad, Handläufe am Gang anzubringen.
10. Empfehlen Sie die Teilnahme an Selbsthilfeprogrammen, um das Selbstvertrauen zu erhöhen (z. B. Selbstbehauptungstraining).
11. Besprechen Sie den Bedarf/die Möglichkeiten der Betreuung (z. B vor/nach der Schule, Tageskliniken/-heimen für Behinderte/ Betagte).
12. Ermitteln Sie die Einstellungen und Erwartungen von Betreuungspersonen gegenüber Kindern, geistig Behinderten und/oder betagten Familienmitgliedern.
13. Informieren Sie bei Bedarf über andere Hilfsstellen (z. B. Beratung/Psychotherapie, Elternbildungskurse).
14. Fördern Sie Aufklärungskampagnen auf Gemeindeebene, die darauf abzielen, das Bewußtsein für Sicherheitsmaßnahmen zu erhöhen und auf vorhandene Hilfsstellen, die dem einzelnen zugänglich sind, hinzuweisen.
15. Fördern Sie in der Gemeinde das Bewußtsein in bezug auf Probleme der Gebäudekonstruktion/Einrichtungen sowie Verkehrsmittel und Arbeitsbedingungen.
16. Ermitteln Sie die Ressourcen in der Gemeinde/bei Nachbarn und Freunden, um bedürftigen Menschen zu helfen, Wartungsarbeiten zu erledigen (z. B. Treppen und Wege von Eis befreien usw.).

Pflegediagnose 6.1.1.1.2. nach der NANDA Taxonomie

Perioperative positionierte Verletzungen, hohes Risiko

Thematische Gliederung:
Abwendung von Gefahren

> **Definition**
> Der Zustand, bei dem der Patient aufgrund einer erforderlichen Operation Verletzungen erleiden kann (Verlust von natürlichen, schützenden Reaktionen, bedingt durch z. B. Anästhesie, Lagerung).

Risikofaktoren

- Desorientierung
- Immobilität; Muskelschwäche
- Ödeme; bestehende Hautprobleme
- Beeinträchtigung der Sensibilität und der Wahrnehmung während der Anästhesie
- Erhöhte Verletzbarkeit aufgrund pathophysiologischer Veränderungen durch akute und chronische Erkrankungen (z. B. Diabetes, Thrombosen, Krebs, Infektionen usw.)
- Erhöhte Verletzbarkeit aufgrund von bereits vor der Operation vorhandenen Kontrakturen oder physischer Veränderungen (z. B. Polio, rheumatische Arthritis)
- Erhöhte Verletzbarkeit eines bestehenden Stomas durch die Lagerung.
- Operationszeit mehr als 2 Stunden.
- Erhöhte Verletzbarkeit durch Implantate (Schrittmacher) oder Prothesen.
- Personenbezogene und umgebungsbezogene Risikofaktoren (Schwangerschaft, Altersextreme, Fettleibigkeit, Kachexie, Tabakkonsum, kalter OP)

Anmerkung

Eine potentielle Diagnose kann nicht durch Zeichen und Symptome belegt werden, da das Problem nicht aufgetreten ist und die Pflegemaßnahmen die Prävention bezwecken.

Patientenbezogene Pflegeziele

1. Der Patient weist eine angemessene periphere Durchblutung mit stabilen Vitalzeichen auf.
2. Der Patient erfährt aufgrund des operativen Eingriffes keinen neuromuskulären Schaden und keine Verletzung.

Maßnahmen

I. Ermitteln der ursächlichen/begünstigenden Faktoren

1. Beobachten Sie Gewebedurchblutung und Hautzustand.
2. Ermitteln Sie perioperativen Risikofaktoren, welche die Verletzbarkeit erhöhen.
3. Kontrollieren Sie die Reaktionen auf Inaktivität.
4. Erkennen Sie Zeichen und Symptome, die eine perioperative Verletzung kennzeichnen.

II. Früherkennung und sofortige Maßnahmen

1. Schätzen Sie vor dem Eingriff ab:
   - Umfang des Bewegungsradius
   - Physische Abnormitäten
   - Interne oder externe Implantate oder Prothesen
   - Neurovaskulärer Status
   - Vitalzeichen.
2. Besprechen Sie den Operationsablauf mit dem Operateur.
3. Setzen Sie Maßnahmen, welche die Verletzbarkeit für Gewebeschäden reduzieren:
   - Nacken und Wirbelsäule in einer Linie ausrichten
   - sanft die Gelenke bewegen, nicht mehr als 90° abduzieren
   - Extremitäten nicht über das OP-Bett hinausragen lassen, langsam und sanft in Position bringen
   - ein gepolstertes Armbrett verwenden.
4. Schützen Sie Augen und Ohren. Achten Sie darauf, daß die Ohren nicht verbogen sind. Wenn nötig, verwenden Sie einen Augenschutz.
5. Schützen Sie verletzbare Areale vor Schädigung.
6. Stellen Sie sicher, daß Teammitglieder sich nicht am Patienten anlehnen, insbesondere nicht an seinen Extremitäten.
7. Stellen Sie sicher, daß der Kopf alle 30 Minuten leicht angehoben wird.
8. Fragen Sie den Patienten nach der Positionierung, ob er noch Schmerzen, Druck, Brennen oder andere Beschwerden verspürt.

9. Bestimmen und dokumentieren Sie den Hautzustand des Patienten nach der Operation.

III. Fördern des Wohlbefindens

1. Informieren Sie den Patienten über Krankheiten/Zustände, die zu einer erhöhten Verletzbarkeit führen können.
2. Informieren Sie den Patienten vor der Operation über eventuell auftretende körperliche Veränderungen, die postoperativ auftreten können und ermutigen Sie ihn zur Selbstbeobachtung und zu Gesprächen über die Veränderungen.

Pflegediagnose 1.6.1.1. nach der NANDA Taxonomie

Erstickung, hohes Risiko

Thematische Gliederung: ***Abwendung von Gefahren***

Definition
Erhöhtes Risiko einer Erstickung (Unterbrechung der Luftzufuhr).

Risikofaktoren

Innere (individuelle)

- Vermindertes Riechvermögen
- Verminderte motorische Fähigkeiten
- Sensorische Beeinträchtigungen
- Mangelhafte Sicherheitserziehung; Vorsichtsmaßnahmen
- Kognitive oder emotionale Schwierigkeiten (z. B. veränderter Bewußtseinszustand)
- Krankheit oder Verletzung
- Mangelnd ausgebildete Reflexe

Äußere (umweltbedingte)

- Kissen/Saugflasche im Bett eines Säuglings
- Schnuller um den Hals eines Säuglings gehängt
- Kinder, die mit Plastiksäcken spielen oder kleine Objekte in Mund oder Nase stecken
- Unbeaufsichtigte Kinder in Badewannen oder Schwimmbädern
- Ausrangierte oder unbenutzte Kühlschränke/Tiefkühler mit Türen
- Laufender Automotor in geschlossener Garage
- Gaslecks in Haushalt/Wohnwagen
- Rauchen im Bett
- Benutzung von Ölheizungen ohne Abluftvorrichtung
- Schlucken von großen Bissen
- Suizidversuche
- Falsche Essenseingabe

Anmerkung

Eine potentielle Diagnose kann nicht durch Zeichen und Symptome belegt werden, da das Problem nicht aufgetreten ist und die Pflegemaßnahmen die Prävention bezwecken.

Patientenbezogene Pflegeziele

1. Der Patient und/oder die Familie spricht Kenntnisse über Umweltgefahren aus.
2. Der Patient und/oder die Familie nennt Maßnahmen, die der Situation entsprechen.
3. Der Patient und/oder die Familie erkennt die Risikofaktoren und trifft entsprechende Vorkehrungen um einer Erstickung vorzubeugen.
4. Der Patient hat freie Atemwege und ist frei von Erstickungszeichen.

Maßnahmen

I. Ermitteln der ursächlichen/begünstigenden Faktoren

1. Beachten Sie, ob innere/äußere Faktoren die individuelle Situation beeinflussen, z. B. Krampfanfälle, ungenügende Beaufsichtigung von Kleinkindern, bewußtlose Patienten, sedierte Patienten.
2. Ermitteln Sie die Kenntnisse der Patienten/Bezugsperson(en) über vorhandene Sicherheitsfaktoren/Risiken.
3. Informieren Sie sich über den neurologischen Status und beachten Sie Faktoren, welche die Atemwege beeinträchtigen oder Schluckbeschwerden hervorrufen können (z. B. Schlaganfall, zerebrale Lähmungserscheinungen [CP], Multiple Sklerose, manisches Zustandsbild, Psychopharmakaverabreichung).
4. Achten Sie auf Aussagen über Schlafstörungen und Müdigkeit (Gefahr der Obstruktion der Atemwege).
5. Informieren Sie sich, ob eine eventuell vorhandene Epilepsie unter Kontrolle ist.
6. Stellen Sie die Bereitschaft der Patienten/Bezugsperson(en) fest, Sicherheitsrisiken auszuschalten und die individuelle Situation zu verbessern.

II. Verringern/Ausschalten der Risikofaktoren

1. Beachten Sie Sicherheitsmaßnahmen zur Verhütung von Verletzungen.
2. Halten Sie die Atemwege eines bewußtlosen Patienten durch korrekte Lagerung offen. Saugen Sie bei Bedarf ab und verwenden Sie entsprechende Hilfsmittel (Tracheotomie).

3. Sorgen Sie für entsprechende Kost, welche die Schluckbeschwerden und den Bewußtseinszustand berücksichtigt. Sorgen Sie für eine Observanz bei der Nahrungsaufnahme.
4. Überwachen Sie die medikamentöse Therapie.
5. Sprechen Sie mit dem Patienten/Bezugsperson(en) über erkannte Sicherheitsrisiken und Methoden zur Problemlösung.

III. Fördern des Wohlbefindens

1. Überprüfen Sie die erkannten Sicherheitsrisiken und setzen Sie Maßnahmen zu deren Behebung.
2. Planen Sie der Situation entsprechende Maßnahmen, um längerfristig Verletzungen zu vermeiden.
3. Besprechen Sie mit dem Patienten die Wichtigkeit, Speisen vor dem Schlucken gut zu kauen, kleine Bissen zu sich zu nehmen und vorsichtshalber während des Essens/Trinkens nicht zu sprechen.
4. Beachten Sie, daß Alkohol bei der Nahrungsaufnahme den Muskeltonus und das Urteilsvermögen verändern kann.
5. Betonen Sie die Wichtigkeit, bei beginnendem Würgen Hilfe anzufordern.
6. Empfehlen Sie Erste-Hilfe-Kurse zur Erlernung der Methoden zur CPR (Herz-Lungen-Wiederbelebung) und des Heimlich-Handgriffs, um blockierte Atemwege freizumachen.
7. Empfehlen Sie, Gebrauchsanweisungen und Sicherheitshinweise zu beachten, um Sicherheitsrisiken zu erkennen.
8. Vgl.
   PD 1.5.1.2. Freihalten der Atemwege, ungenügend;
   PD 3.2.1.1.1. Elterliche Pflege, verändert;
   PD 6.2.1. Schlafgewohnheiten, gestört.

Pflegediagnose 1.6.1.2. nach der NANDA Taxonomie

Vergiftung, hohes Risiko

Thematische Gliederung: ***Abwendung von Gefahren***

Definition
Erhöhtes Risiko eines Patienten, Medikamenten oder gefährlichen Substanzen in toxischen Dosen ausgesetzt zu sein oder diese versehentlich einzunehmen.

Risikofaktoren

Innere (individuelle) Faktoren

- Mangel an Aufsicht bei Kindern
- Reduziertes Wahrnehmungsvermögen
- Mangelhafte Sicherheitserziehung oder Medikamenten-/Drogenaufklärung
- Fehlen von korrekten Vorsichtsmaßnahmen
- Unzulängliche finanzielle Mittel
- Aussage über fehlende Schutzmaßnahmen am Arbeitsort
- Kognitive oder emotionale Schwierigkeiten

Äußere (umweltbedingte) Faktoren

- Größere Mengen von chemischen Substanzen im Haus
- Gefährliche Substanzen, die in Reichweite von Kindern oder verwirrten Personen aufgestellt und aufbewahrt oder in nicht gekennzeichneten Gebinden aufbewahrt werden (z. B. Reinigungsmittel in Limonadenflaschen)
- Abbröckelnde, abblätternde Farbe oder Gips in der Nähe von kleinen Kindern
- Farbe, Lack usw. in schlecht belüfteten Bereichen oder ohne sicheren Schutz
- Medikamente, die in nicht verriegelten Kästen Kindern oder verwirrten Personen zugänglich sind
- Zugang zu illegalen Drogen, die möglicherweise mit giftigen Zusätzen versetzt sind
- Chemische Verseuchung von Nahrungsmitteln und Wasser
- Ungeschützter Kontakt mit Schwermetallen oder Chemikalien

- ❑ Vorhandensein giftiger Pflanzen, Pilze
- ❑ Vorhandensein von Luftschadstoffen

Anmerkung

Eine potentielle Diagnose kann nicht durch Zeichen und Symptome belegt werden, da das Problem nicht aufgetreten ist und die Pflegemaßnahmen die Prävention bezwecken.

Patientenbezogene Pflegeziele

1. Der Patient erleidet keine Vergiftung.
2. Der Patient spricht aus, die Gefahren einer Vergiftung zu verstehen.
3. Der Patient erkennt Risiken, die zur versehentlichen Vergiftung führen können.
4. Der Patient behebt umweltbedingte Gefahrenherde, die erkannt worden sind.
5. Der Patient unternimmt notwendige Schritte/Änderungen der Lebensweise, um die Sicherheit der Umgebung zu erhöhen.

Maßnahmen

I. Ermitteln der ursächlichen/begünstigenden Faktoren

1. Ermitteln Sie innere/äußere Risikofaktoren in der Umgebung des Patienten, einschließlich Allergene/Schadstoffe, die seinen Zustand beeinflussen können.
2. Ermitteln Sie das Wissen des Patienten über Sicherheitsrisiken von Suchtmitteln/Umweltgefahren.
3. Ermitteln Sie, ob legale/illegale Suchtmittel gebraucht werden (z. B. Alkohol, Haschisch, Heroin, rezeptpflichtige/nicht rezeptpflichtige Medikamente usw.).

II. Mithilfe beim Beseitigen von Faktoren, die zur versehentlichen Vergiftung führen können

1. Empfehlen Sie Sicherheitsverschlüsse und/oder das Einschließen von Medikamenten, Reinigungsmitteln, Farben/Lösungsmitteln usw.
2. Kennzeichnen Sie die Medikamente für Sehbehinderte.
3. Kontrollieren Sie öfters die korrekte Einnahme der Medikamente, evtl. müssen die Medikamente für geistig behinderte oder sehbehinderte Menschen vorbereitet werden.
4. Sorgen Sie für Informationen über Wirkungen und Nebenwirkungen der Medikamente durch den Arzt.

5. Empfehlen Sie die Rückgabe von verfallenen/nicht benötigten Medikamenten.
6. Melden Sie Verstöße gegen Gesundheit/Sicherheit an die entsprechende Behörde (z. B. Gesundheitsamt, Sicherheitsvertrauensperson).
7. Reparieren/ersetzen Sie gefährliche Haushaltsgegenstände, beseitigen Sie die Mängel (z. B. Aufbewahrung von Lösungsmittel in Mineralwasserflaschen, Abbröckeln/-blättern von Farbe oder Gips).

III. Förderung des Wohlbefindens

1. Helfen Sie bei Ausbildungsprogrammen auf Gemeindeebene mit, um Personen zu beraten, wie sie Risikofaktoren in ihrer eigenen Umgebung erkennen und verringern können.
2. Beraten Sie Eltern über Sicherheitsvorkehrungen bei Lagerung von gefährlichen Substanzen/Medikamenten.
3. Besprechen Sie mit Eltern die ständige Notwendigkeit der Beaufsichtigung von Kleinkindern und die Kontrolle von Babysittern.
4. Informieren Sie den Patienten/Bezugspersonen über Medikamentennebenwirkungen.
5. Klären Sie den Patienten über Gefahren im Freien auf, sowohl im Wohngebiet, wie auch am Ferienort, z. B. über Vegetation (Tollkirschen, Pollen).
6. Empfehlen Sie die regelmäßige Kontrolle von Brunnen-/Quellwasser.
7. Beachten Sie die Vorschriften von Gesundheitsbehörden.
8. Beachten Sie Meldungen der Medien über Luftverschmutzung (z. B. Pollen-Index, Schadstoffwerte).
9. Erstellen Sie eine Liste mit den wichtigsten Telefonnummern für den Fall einer Vergiftung (z. B. Toxikologisches Institut, Vergiftungszentrale).
10. Empfehlen Sie Medikamente/Chemikalien mit Sicherheitsklebern zu bezeichnen, um vor gefährlichen Substanzen zu warnen.
11. Empfehlen Sie für den Notfall die Anschaffung von Notfallsmedikamenten nach Verordnung des Arztes.
12. Informieren Sie Suchtpatienten über Entwöhnungsprogramme, klinikinterne/-externe Rehabilitation, Beratung, Hilfsgruppen und Psychotherapie.

Pflegediagnose 1.6.1.3. nach der NANDA Taxonomie

Körperschädigung, hohes Risiko

Thematische Gliederung: ***Abwendung von Gefahren***

> **Definition**
> Erhöhtes Risiko eines Patienten, eine Körperschädigung durch äußere Gewalteinwirkung (z. B. Wunde, Verbrennung, Fraktur) zu erleiden.

Risikofaktoren

Innere (individuelle) Faktoren

- Schwächezustand
- Sehbehinderung
- Gleichgewichtsstörungen
- Vermindertes Temperaturempfinden und/oder taktiles Empfindungsvermögen
- Verminderte grob- und feinmotorische Koordination, verminderte Hand/Augenkoordination
- Fehlende Ausbildung in Sicherheitsbelangen/fehlende Sicherheitsvorkehrungen
- Unzureichende finanzielle Mittel, um Sicherheitsausrüstungen zu kaufen oder Reparaturen durchzuführen
- Kognitive oder emotionale Schwierigkeiten
- Anamnese eines früheren Traumas

Äußere (umweltbedingte) Faktoren (Liste nicht vollständig)

- Rutschige Böden
- Schnee oder Eis auf Treppen, Gehsteigen; nicht befestigte Teppiche
- Badewanne ohne Handgriff oder Gleitschutz
- Gebrauch wackeliger Leitern oder Stühle
- Betreten verdunkelter Räume
- Wackelndes oder fehlendes Treppengeländer
- Unbefestigte elektrische Leitungen
- Abfall oder Flüssigkeit am Boden/im Treppenhaus
- Hohes Bettniveau
- Kinder, die ohne Schutzgitter oberhalb einer Treppe spielen

- Hindernisse auf Gängen
- Unsicherer Fensterschutz in Wohnungen mit Kleinkindern
- Unangepaßte Rufmöglichkeit für bettlägerige Patienten
- Pfannen, deren Stiele die Frontseite des Herdes überragen
- Baden in sehr heißem Wasser (z. B. unüberwachtes Baden von kleinen Kindern)
- Explosionsgefahr bei Gaslecks
- Verspätete Zündung des Gasbrenners oder Ofens
- Experimentieren mit Chemikalien oder Benzin
- Nicht abgeschirmte Feuerstellen oder Heizkörper
- Tragen von Plastikschürzen oder wallender Kleidung in der Nähe von offenen Flammen
- Kinder, die mit Streichhölzern, Kerzen, Zigaretten spielen
- Falsche Aufbewahrung brennbarer Stoffe oder Korrosionsmittel (z. B. Streichhölzer, ölige Lappen, Lauge)
- Leicht entflammbare Kinderspielsachen oder Kleidung
- Überlastete Sicherung
- Kontakt mit rasch rotierenden Maschinenteilen, Förderbändern oder Rollen
- Scherkräfte durch rauhe Leintücher oder Befreiungsversuche aus Fixationen
- Defekte Stecker, ausgefranste elektrische Kabel oder defekte Haushaltsgeräte
- Kontakt mit Säuren oder Basen
- Spielen mit Feuerwerk oder Schießpulver
- Kontakt mit extremer Kälte
- Zu lange Exposition in Sonne, Solarium, Radiotherapie
- Gebrauch von gesprungenem Geschirr/Gläsern
- Ungeschützt aufbewahrte Messer
- Nicht verschlossen aufbewahrte Waffen oder Munition
- Große, vom Dach herabhängende Eiszapfen
- Umgang mit gefährlichen Maschinen
- Kinder, die sich mit spitzen Spielsachen beschäftigen
- Nachbarschaft mit hoher Kriminalitätsrate und dafür anfälliger Klient
- Fahren eines defekten Fahrzeuges
- Fahren nach Konsum alkoholischer Getränke oder Drogen
- Fahren mit überhöhter Geschwindigkeit
- Fahren ohne notwendige Sehhilfen
- Kinder, die ohne geeignete Sicherung auf dem Vordersitz des Autos mitfahren
- Rauchen im Bett oder in der Nähe von Sauerstoff
- Überladene Steckdosen

- Fettreste auf dem Herd
- Gebrauch von dünnen oder durchgescheuerten Topflappen (oder Handschuhtopflappen)
- Kein oder falsches Tragen von Helmen bei motorisierten Zweiradfahrern oder bei Kleinkindern auf Fahrrädern
- Ungesicherte Straßen oder -übergänge
- Spielen oder Arbeiten in der Nähe von Fahrwegen (z. B. Einfahrten, kleine Straßen, Bahngeleise)
- Kein oder falscher Gebrauch von Sicherheitsgurten

Anmerkung

Eine potentielle Diagnose kann nicht durch Zeichen und Symptome belegt werden, da das Problem nicht aufgetreten ist und die Pflegemaßnahmen die Prävention bezwecken.

Patientenbezogene Pflegeziele

1. Der Patient erkennt und vermindert potentielle Risikofaktoren in seiner Umgebung.
2. Der Patient zeigt entsprechende Änderungen in der Lebensweise, um das Verletzungsrisiko zu verringern.
3. Der Patient erkennt Ressourcen zur Förderung einer sicheren Umgebung.
4. Der Patient erkennt die Notwendigkeit, Hilfe anzunehmen/anzufordern, um Unfälle/Verletzungen zu vermeiden.

Maßnahmen

I. Ermitteln der Risikofaktoren

1. Ermitteln Sie die Risikofaktoren bezüglich der individuellen Situation und das Ausmaß der Gefährdung.
2. Beachten Sie Alter, Geisteszustand, Geschicklichkeit und/oder Beeinträchtigung der Beweglichkeit der betroffenen Person.
3. Ermitteln Sie Risikofaktoren im Umfeld des Patienten.
4. Informieren Sie sich über den Wissensstand des Patienten/Bezugsperson.
5. Erheben Sie die Anzahl der Unfälle in einer gegebenen Zeitspanne, Umstände des Unfalls: Tageszeit, sich fortsetzende Beschäftigungen, im Gange befindliche Aktivitäten, anwesende Personen.
6. Beachten Sie den Zusammenhang zwischen Streß und Unfallhergang.
7. Ermitteln Sie potentielle Risikofaktoren (z. B. Lärmpegel/Gebrauch

von Lärmschutz, verschiedene Dämpfe und ihre Einwirkungszeit).

8. Beachten Sie Zeichen/Symptome von endokrinen Störungen/Elektrolytverschiebungen (z. B. Hypomagnesiämie, Hypokalziämie, Flüssigkeitsdefizit), die zu Verwirrungszuständen, Tetanie, Spontanfrakturen etc. führen können.
9. Achten Sie auf Vorhandensein/Möglichkeit einer Hypothermie (z. B. beabsichtigt [Operation] oder unbeabsichtigt).
10. Achten Sie auf Wirkungen und Nebenwirkungen von verordneten Medikamenten.

II. Treffen von Sicherheitsvorkehrungen entsprechend der individuellen Situation

1. Helfen Sie dem Patienten, sich in seiner Umgebung zu orientieren.
2. Beschaffen Sie für bettlägerige Patienten sowohl zu Hause als auch im Spital eine Rufmöglichkeit. Demonstrieren Sie ihre Handhabung und sorgen Sie dafür, daß sie sich stets in Griffnähe befindet und funktionstüchtig ist.
3. Stellen Sie das Bettniveau möglichst tief.
4. Arretieren Sie die Räder an Betten/fahrbaren Möbelstücken.
5. Helfen Sie bei Aktivitäten und beim Transfer.
6. Sorgen Sie für die Verwendung von gut sitzenden, rutschfesten Schuhen.
7. Demonstrieren Sie den Gebrauch von Gehhilfen.
8. Sorgen Sie für eine Überwachung des Patienten beim Rauchen.
9. Gewährleisten Sie eine korrekte Entsorgung von potentiell gefährlichen Gegenständen (z. B. Nadeln, Lanzetten/Klingen).
10. Benutzen Sie Fixationen nach ärztlicher Anordnung.
11. Vgl.
    PD 6.1.1.1. Körperliche Mobilität, beeinträchtigt;
    PD 1.6.2.1.2.1. Hautdefekt, bestehend;
    PD 7.2. Sinneswahrnehmungen, verändert;
    PD 8.3. Denkprozeß, verändert;
    PD 7.1.2. Selbstwertgefühl, Störung

III. Hilfeleistung bei Behandlung/Heilung der Verletzung

1. Sorgen Sie für die, in der jeweiligen Situation erforderlichen Lagerung (z. B. nach Staroperation, zur Ruhigstellung von Frakturen).
2. Sorgen Sie bei Bedarf für eine ruhige, reizarme Umgebung (z. B. Tetanie, autonome Hyperreflexie).
3. Sorgen Sie dafür, daß der Patient postoperativ eine normale Körpertemperatur erreicht.

4. Beraten Sie bei Bedarf unfallgefährdete, selbstzerstörerische Patienten über entsprechende Beratungsstellen/Psychotherapie.

IV. Förderung des Wohlbefindens

1. Informieren Sie den Patienten/Bezugspersonen über die Wichtigkeit eines langsamen Lagewechsels bei bestehenden Gleichgewichts-, Koordinationsstörungen oder orthostatischer Hypotonie.
2. Empfehlen Sie Aufwärm-/Dehnübungen vor sportlichen Aktivitäten.
3. Verweisen Sie auf Informationen und Broschüren über Unfallverhütung (z. B. Allgemeine Unfallversicherungsanstalt).
4. Informieren Sie über Brandschutzmaßnahmen (z. B. Feueralarmübungen, Installation von Rauchmeldern, jährliche Kaminreinigung, Kauf von nicht schnell entflammbarer Kleidung, Sicherheitsmaßnahmen beim Abbrennen von Feuerwerken).
5. Besprechen Sie mit den Eltern, wie das Problem der Beaufsichtigung der Kinder nach der Schule/während der Arbeitszeit gelöst werden könnte.
6. Besprechen Sie Umgebungsveränderungen, die notwendig sind, um Unfälle zu verhüten (das Kennzeichnen von Glastüren mit Aufklebern, Herabsetzen der Boilertemperatur, ausreichende Beleuchtung im Treppenhaus, Sicherheitsvorkehrungen für Bad und Toilette).
7. Ermitteln Sie, welche staatlichen und/oder privaten Ressourcen vorhanden sind (z. B. finanzielle Hilfe bei notwendigen Änderungen/Verbesserungen/Anschaffungen).
8. Informieren Sie über Selbsthilfegruppen (z. B. Nachbarschaftshilfe, Nottelefon).

Pflegediagnose 1.6.2. nach der NANDA Taxonomie

Selbstschutz, verändert

Thematische Gliederung: ***Abwendung von Gefahren***

> **Definition**
> Die herabgesetzte Fähigkeit eines Patienten sich vor Krankheiten oder Verletzung zu schützen

Mögliche Ursachen

- Altersextreme
- Ungenügende Ernährung und Flüssigkeitszufuhr
- Alkoholmißbrauch
- Abnorme Blutwerte (Leukopenie, Thrombozytopenie, Anämie, Gerinnungsstörung)
- Medikamentöse Therapien (Chemotherapie, Kortikosteroidtherapie, Immunsuppression, Antikoagulation, Thrombolyse)
- Therapien (chirurgische Operationen, Bestrahlung)
- Krankheiten (z. B. Karzinom oder immunologische Störungen)

Merkmale

aus der Sicht des Patienten

- neurosensorische Veränderungen
- Juckreiz
- Schlaflosigkeit, Erschöpfung, Müdigkeit, Schwäche
- Mangelernährung

aus der Sicht der Pflegeperson

- Geschwächte Abwehrkraft
- Verzögerte Wundheilung
- Veränderte Blutgerinnung
- Verringertes Anpassungsvermögen bei Streß
- Schwitzen
- Unterkühlung
- Atemnot, Husten
- Unruhe, Immobilität

- ❑ Desorientierung
- ❑ Hautdefekte

Anmerkung

Der Sinn dieser Diagnose liegt darin, bestimmte Merkmale anderer Pflegediagnosen zusammenzufassen und so bestehende Einflußfaktoren anderer Pflegediagnosen in der Planung zu berücksichtigen. Die Pflegeziele und Maßnahmen müssen speziell auf die bestehenden individuell möglichen Faktoren abgestimmt werden. Vgl. folgende Pflegediagnosen:

Altersextreme:

PD 1.2.2.1. Körpertemperatur verändert, hohes Risiko
PD 8.3. Denkprozeß, verändert
PD 7.2. Sinneswahrnehmungen, verändert
PD 1.6.1.3. Körperschädigung, hohes Risiko
PD 1.6.1.1. Erstickung, hohes Risiko
PD 1.6.1.2. Vergiftung, hohes Risiko.

Abnorme Blutwerte:

PD 1.4.1.2.2.1. Flüssigkeitsdefizit, aktiver Verlust
PD 1.4.1.1. Gewebedurchblutung vermindert,
PD 1.5.1.1. Gasaustausch, beeinträchtigt
PD 1.2.1.1. Infektion, hohes Risiko.

Ungenügende Ernährung:

PD 1.1.2.2. Nahrungsaufnahme, verändert, weniger als der Körperbedarf
PD 1.2.1.1. Infektion, hohes Risiko
PD 8.3. Denkprozeß, verändert
PD 1.6.1.3. Körperschädigung, hohes Risiko.

Alkoholmißbrauch:

PD 1.5.1.3. Atemvorgang, ungenügend;
PD 1.4.1.2.2.1. Flüssigkeitsdefizit, aktiver Verlust
PD 1.1.2.1. Nahrungsaufnahme, verändert, mehr als der Körperbedarf
PD 1.1.2.2. Nahrungsaufnahme, verändert, weniger als der Körperbedarf
PD 1.6.1.4. Aspiration, hohes Risiko
PD 1.6.1.3. Körperschädigung, hohes Risiko
PD 8.3. Denkprozeß, verändert.

Pflegediagnose 1.6.1.4. nach der NANDA Taxonomie

Aspiration, hohes Risiko

Thematische Gliederung: ***Abwendung von Gefahren***

Definition
Der Zustand, bei dem ein Patient der Gefahr ausgesetzt ist, daß Sekrete aus Magen, Rachen und Mund oder feste Nahrungsbestandteile und/oder Flüssigkeiten in den tracheobronchialen Raum eintreten (aufgrund einer Dysfunktion oder des Fehlens der normalen Schutzmechanismen).

Risikofaktoren

- Verminderter Bewußtseinszustand
- Verminderter Husten- und Würgereflex
- Beeinträchtigtes Schluckvermögen (aufgrund des Unvermögens der Epiglottis und Stimmbänder, die Trachea abzuschließen)
- Operation oder Trauma im Gesichts-/Mund-/Halsbereich; verdrahteter Kiefer
- Situation, in der eine erhöhte Oberkörperlagerung nicht möglich ist
- Verzögerte Entleerung des Magens, verminderte gastrointestinale Motilität, erhöhter Druck im Magen, vermehrter Restmageninhalt
- Bestehende Tracheotomie oder endotrachealer Tubus (Übermäßig oder ungenügend aufgeblasener Cuff des endotrachealen Tubus)
- Gastrointestinale Sonden, Sondenkostverabreichungen in Bolusform/Medikamentenverabreichungen durch eine gastrointestinale Sonde

Anmerkung

Eine potentielle Diagnose kann nicht durch Zeichen und Symptome belegt werden, da das Problem nicht aufgetreten ist und die Pflegemaßnahmen die Prävention bezwecken.

Patientenbezogene Pflegeziele

1. Der Patient kennt die für sein persönliches Gesundheitsproblem zutreffenden Risikofaktoren.

2. Der Patient beherrscht Techniken, um eine Aspiration zu verhindern und/oder zu korrigieren.
3. Der Patient aspiriert nicht, dies zeigt sich durch geräuschfreies Atmen.

Maßnahmen

I. Ermitteln der ursächlichen/begünstigenden Faktoren

1. Beobachten Sie den Bewußtseinszustand/die Aufmerksamkeit gegenüber der Umgebung und mögliche kognitive Veränderungen.
2. Beurteilen Sie, ob eine neuromuskuläre Schwäche besteht, und beobachten Sie, welche Muskelgruppen betroffen sind, welches Ausmaß die Einschränkung hat und ob es sich um einen akuten oder progressiven Zustand handelt (speziell bei neurologischen Erkrankungen).
3. Ermitteln Sie die Menge und Konsistenz des Bronchialsekretes und die Stärke des Würge-/Hustenreflexes.
4. Beobachten Sie Hals- oder Gesichtsödeme, z. B. Patienten mit einer Verletzung der Trachea/des Thorax (Verbrennungen des Oberkörpers, Trauma durch Inhalation von schädlichen Substanzen/ Trauma durch chemische Substanzen), nach Operationen im Kopf-/Halsbereich.
5. Achten Sie beim Verabreichen von Sondenkost auf einen möglichen Reflux und/oder falsche Lage der Sonde.
6. Beachten Sie die Beeinflussung der Schluckmuskulatur aufgrund der Einnahme von Medikamenten, Drogen oder Alkohol mit bewußtseinsverändernder Wirkung.

II. Unterstützen der physiologischen Funktionen und Verhüten von Komplikationen

1. Überwachen Sie Patienten mit Sauerstoffmasken, bei denen die Gefahr des Erbrechens besteht.
2. Halten Sie eine Drahtschere/Schere jederzeit in der Nähe des Patienten bereit, wenn der Kiefer verdrahtet/verbunden ist.
3. Sorgen Sie für ein betriebsbereites Absauggerät in der Nähe des Patienten.
4. Saugen Sie nach Bedarf ab, um Sekrete zu entfernen (Mundhöhle, Nasenraum und Trachealtubus).
5. Leisten Sie Mithilfe bei der Atemtherapie (Lagerungsdrainage des Thorax), um zähflüssige, das Schlucken erschwerende Sekrete zu mobilisieren.
6. Hören Sie bei Bedarf die Lungengeräusche ab (vor allem bei Patien-

ten, die häufig oder nie husten; bei beatmeten Patienten, die über Magensonde ernährt werden).

7. Achten Sie auf die ursächlichen Faktoren und richten Sie die Konsistenz der Nahrung (und Medikamente) entsprechend aus.
8. Sorgen Sie für weiche, konsistente Kost (z. B. Aufläufe, Pudding, Eintöpfe). Geben Sie das Essen langsam ein, weisen Sie den Patienten an, sorgfältig zu kauen.
9. Achten Sie darauf, keine gemischtkonsistenten (flüssig und fest) Bestandteile zu verabreichen.
10. Lagern Sie vor dem Essen und Trinken den Oberkörper des Patienten hoch und bequem.
11. Achten Sie darauf, daß feste Nahrung nicht mit Flüssigkeit hinuntergespült wird.
12. Kontrollieren Sie vor jeder Sondenverabreichung die Lage der Magensonde.
13. Kontrollieren Sie vor/während der Sondenkostverabreichung die Atemgeräusche sowie die Magen-/Darmgeräusche des Patienten.
14. Achten Sie auf Oberkörperhochlagerung bis ca. 30–40 Minuten nach der Nahrungsverabreichung.
15. Kontrollieren Sie die Mundhöhle nach dem Essen.

III. Fördern des Wohlbefindens

1. Überprüfen Sie mögliche Risikofaktoren des Patienten.
2. Informieren Sie den Patienten über die Folgen einer Aspiration.
3. Instruieren Sie über Sicherheitsvorkehrungen beim Verabreichen des Essens (oral oder Sondenernährung). Vgl. *PD 6.5.1.1. Schlukken,* beeinträchtigt
4. Lernen Sie, wenn möglich, den Patienten/Bezugsperson(en) an, das Absaugen durchzuführen, vor allem wenn der Patient eine dauernde oder reichliche orale Sekretion hat.
5. Instruieren Sie den Patienten/Bezugsperson(en), Aktivitäten, die den intraabdominalen Druck erhöhen, zu meiden bzw. einzuschränken (enge/einschnürende Kleidung, Zerren/Ziehen/Pressen, anstrengende Übungen).

Pflegediagnose 5.2.1. nach der NANDA Taxonomie

Behandlungsempfehlungen (individuell), unwirksame Handhabung

Thematische Gliederung: ***Abwendung von Gefahren***

Definition
Die Unfähigkeit des Patienten, das Behandlungsprogamm und seine Auswirkungen in das tägliche Leben zu integrieren.

Mögliche Ursachen

- Nicht durchschaubares, zu komplexes Gesundheitssystem/Behandlungsempfehlungen
- Entscheidungskonflikt und Familienkonflikt
- Wirtschaftliche Schwierigkeiten
- Übermäßige Forderungen, die an die Einzelperson oder die Familie gestellt werden
- Verhaltensmuster der Familie in bezug auf die Gesundheitspflege
- Ungenügende Auswahlmöglichkeiten zum Handeln
- Wissensdefizite
- Mißtrauen gegenüber den Behandlungsempfehlungen und dem Pflegepersonal
- Krankheit als schwerwiegend wahrgenommen, Anfälligkeit, Hindernisse
- Krankheitsgewinn (Nutzen aus der Krankheit ziehen)
- Machtlosigkeit
- Mangelnde soziale Unterstützung
- Wahrgenommene geringe Behandlungschancen
- Kaum wahrgenommene Ernsthaftigkeit der Erkrankung und deren Spätfolgen

Merkmale

aus der Sicht des Patienten

- Patient wünscht sich, mit Therapie der Krankheit und Prävention von Spätfolgen zurechtzukommen.

- Patient spricht von Schwierigkeiten bei der Integration des Behandlungsplans
- Patient äußert das Unvermögen, die Behandlungsempfehlungen in die tägliche Routine einzuschließen/die Risikofaktoren für das Fortschreiten einer Krankheit und ihrer Spätfolgen zu vermindern.

aus der Sicht der Pflegeperson

- Unangemessenes Verhalten, das den Behandlungszielen oder dem Präventionsprogramm entgegensteht.
- Verschlimmerung der Symptome (erwartet oder unerwartet)

Patientenbezogene Pflegeziele

1. Der Patient spricht aus, Faktoren und Hindernisse, die einen Zusammenhang mit der individuellen Situation haben, zu verstehen.
2. Der Patient nimmt am Problemlösungsprozeß teil.
3. Der Patient erkennt/nutzt vorhandene Ressourcen.
4. Der Patient spricht die Notwendigkeit/den Wunsch aus, das Handeln zu verändern, um gemeinsam festgelegte Ziele zu erreichen.
5. Der Patient zeigt notwendige Verhaltensweisen/Veränderungen im täglichen Leben, um die Behandlungsempfehlungen einzuhalten.

Maßnahmen

I. Ermitteln der individuellen Risikofaktoren

1. Ermitteln Sie den Wissensstand des Patienten.
2. Stellen Sie seine persönliche Einstellung zur erforderlichen Therapie fest.
3. Informieren Sie sich über die vorhanden Ressourcen (Kuraufenthalt, Hauskrankenpflege).

II. Unterstützen des Patienten/der Bezugsperson(en), Strategien zur verbesserten Handhabung der Behandlungsempfehlungen zu entwickeln

1. Bieten Sie Gespräche an, um den Patienten zu einer Problemlösung zu verhelfen.
2. Klären Sie ab, inwiefern der Patient an einer gemeinsamen Zielsetzung teilnimmt.
3. Ermitteln Sie die notwendigen Schritte zur Erreichung der erwünschten Ziele, und ermutigen Sie den Patienten zur Mitarbeit.
4. Treffen Sie Vereinbarungen mit dem Patienten über die Mitgestaltung der Pflege (Stärken und Schwächen).

5. Sorgen Sie für Informationen. Zeigen Sie dem Patienten auf, wie und wo er sich eigenständig informieren kann.

III. Fördern des Wohlbefindens

1. Informieren Sie den Patienten über die Wichtigkeit seiner Kenntnisse, bezüglich der Therapie und der Konsequenzen.
2. Fördern Sie die Teilnahme des Patienten/Bezugsperson(en) am Planungsprozeß.
3. Unterstützen Sie den Patienten, Strategien zur Überwachung der Behandlungsempfehlungen zu entwickeln.
4. Informieren Sie den Patienten/die Bezugspersonen über soziale Einrichtungen/soziale Unterstützungen.
5. Informieren Sie über Beratungszentren, Heimhilfe, Selbsthilfegruppen.

Pflegediagnose 5.2.1.1. nach der NANDA Taxonomie

Kooperationsbereitschaft, fehlend (noncompliance) (im Detail angeben)

Thematische Gliederung: ***Abwendung von Gefahren***

Definition

Fehlende Bereitschaft eines Patienten sich an therapeutische Empfehlungen zu halten.
Anmerkung: Das Urteil „fehlende Kooperation" kann für den Patienten/das Personal negative Umstände schaffen, welche die Problemlösung behindern. Da Patienten das Recht haben, die Therapie zu verweigern, müssen wir dies als Situation betrachten, in der es professionelles Erfordernis ist, den Standpunkt des Patienten, sein Verhalten und seine Entscheidung(en) zu akzeptieren und gemeinsam daran zu arbeiten, alternative Lösungen zu finden, um die ursprünglichen und/oder revidierten Ziele zu erfüllen.

Mögliche Ursachen

- Wertvorstellungen des Patienten: Einstellung zur Gesundheit, kulturelle Einflüsse, Glaubenskonflikte
- Beziehung zwischen Patient und Pflegeperson
- Furcht/Angst
- Verleugnung der Krankheit
- Wahrgenommene geringe Behandlungschancen
- Wissensdefizit

Merkmale

aus der Sicht des Patienten

- Der Patient spricht aus, Schwierigkeiten mit der Therapie zu haben.

aus der Sicht der Pflegeperson

- Verhaltensweisen, die mangelnde Kooperation aufzeigen (Diabetiker, Alkoholiker ...)
- Teilweise genommene oder nichtgenommene Medikamente

- ❑ Objektivierende Tests (physiologische Meßwerte, Aufdeckung von Hinweisen)
- ❑ Kein nachweisbarer Fortschritt
- ❑ Nachweis von Komplikationen
- ❑ Nichteinhalten von Terminen
- ❑ Unmöglichkeit, gemeinsame Ziele festzulegen oder zu erreichen

Patientenbezogene Pflegeziele

1. Der Patient nimmt an der Planung und Zielsetzung seiner Pflege/Therapie teil.
2. Der Patient spricht aus, seine Krankheit und den Pflegeplan/Therapie zu verstehen.
3. Der Patient trifft Entscheidungen aufgrund der gegebenen Informationen.

Maßnahmen

I. Ermitteln der Gründe für die Änderung/Mißachtung der Therapie/Anweisungen

1. Besprechen Sie mit dem Patienten/Bezugsperson(en), wie sie die Situation (Krankheit/Therapie) wahrnehmen und darüber denken.
2. Ermitteln Sie die Wertvorstellungen des Patienten: kulturelle Werte, Gesundheits- und Glaubensvorstellungen des Patienten/Bezugsperson(en), entwicklungsbedingte Probleme.
3. Überprüfen Sie die therapeutischen Maßnahmen.
4. Hören Sie aktiv zu, worüber der Patient klagt und welche Bemerkungen er macht.
5. Erfassen Sie soziale Merkmale, demographische und bildungsmäßige Faktoren und Persönlichkeitsmerkmale des Patienten.
6. Achten Sie darauf, welche Sprache gesprochen, gelesen und verstanden wird.
7. Beachten Sie den Entwicklungsstand ebenso wie das Alter des Patienten.
8. Achten Sie auf Verhaltensweisen, die deutlich machen, daß das Therapieprogramm nicht eingehalten wird.
9. Erfassen Sie das Ausmaß der Angst und Machtlosigkeit sowie die Kontrollerwartung des Patienten.
10. Beachten Sie die Dauer der Krankheit. (Patienten neigen bei längerfristigen, schwächenden Krankheiten dazu, passiv und abhängig zu werden.)

11. Besprechen Sie den psychologischen Hintergrund des Verhaltens mit anderen Mitgliedern des therapeutischen Teams.
12. Ermitteln Sie Hilfsmittel, die dem Patienten zugänglich sind.

II. Unterstützen des Patienten/Bezugsperson(en) beim Entwickeln von Strategien, um wirksam mit der Situation fertig zu werden

1. Bauen Sie eine therapeutische Beziehung zum Patienten/Bezugsperson(en) auf.
2. Treffen Sie Vereinbarungen mit dem Patienten, sich an der Pflege zu beteiligen.
3. Fordern Sie den Patienten zur Selbstpflege auf, geben Sie Hilfestellung, und leiten Sie an. Akzeptieren Sie Aussagen des Patienten bezüglich seiner eigenen Kräfte und Grenzen.
4. Sorgen Sie für die Kontinuität in der Pflege innerhalb und außerhalb des Spitals.
5. Geben Sie Informationen über Hilfestellungen, damit der Patient weiß, wo und wie er sich alleine zurechtfinden kann.
6. Informieren Sie den Patienten im Rahmen seiner persönlichen Möglichkeiten mündlich, schriftlich, audiovisuell.
7. Lassen Sie den Patienten die erhaltenen Informationen mit seinen Worten wiederholen.
8. Akzeptieren Sie die Entscheidung und Ansicht des Patienten.
9. Setzen Sie Nah- und Fernziele.

III. Förderung des Wohlbefindens

1. Besprechen Sie mit dem Patienten, wie wichtig sein Wissen und seine Motivation für die Behandlung (medikamentöse Therapie) sind und welche Konsequenzen sie für Handlungen und Entscheidungen haben.
2. Eruieren Sie, wie groß die Beteiligung an der gemeinsamen Zielsetzung ist. Der Patient wird eher zur Kooperation bereit sein, wenn er bei der Zielsetzung mitbestimmen kann.
3. Ermitteln Sie, welche Maßnahmen im Pflegeplan am wichtigsten sind, um das therapeutische Ziel zu erreichen, und welche für die Kooperation ungeeignet sind.
4. Entwickeln Sie mit dem Patienten eine Form der Selbstkontrolle, um ein Gefühl der Selbstbestimmung zu schaffen, und ermöglichen Sie ihm, den eigenen Fortschritt zu beobachten und mitzuhelfen, Entscheidungen zu treffen.
5. Informieren Sie über Beratungsstellen, Therapieangebote, Hilfsstellen.

6. Vgl.
PD 5.1.2.1.1. Bewältigungsformen der Familie, hemmendes Verhalten
PD 5.1.2.1.2. Bewältigungsformen der Familie, verletzendes Verhalten
PD 5.1.1.1. Bewältigungsformen des Betroffenen, ungenügend
PD 8.1.1. Wissensdefizit
PD 9.3.1. Angst.

Pflegediagnose 5.2.4 nach der NANDA Taxonomie

Behandlungsempfehlungen, erfolgreiche Handhabung

Thematische Gliederung: ***Abwendung von Gefahren***

Definition

Ein Verhaltensmuster eines Patienten, das Behandlungsprogramme für Krankheiten und Krankheitsspätfolgen steuert und in den Alltag integriert, um einen spezifische Gesundheitszustand zu erreichen.

Autorennotiz

Diese Pflegediagnose ist eine Gesundheitsdiagnose und kann angewendet werden bei Patienten, die den Wunsch nach Gesundheitsberatung zur Förderung und Erhaltung ihrer Gesundheit äußern. Es geht dabei um Patienten, die erfolgreich ihr Behandlungsprogramm durchführen, jedoch Informationen verlangen, wie sie zukünftig negative Einflüsse auf ihre Gesundheit voraussehen, bewältigen oder minimieren können.

Mögliche Ursachen

- Ursachen sind bei dieser Pflegediagnose nicht vorhanden

Merkmale

aus der Sicht des Patienten

- Patient wünscht sich, mit der Therapie der Krankheit und der Prävention von Spätfolgen zurechtzukommen.
- Krankheitssymptome bleiben im Bereich der Erwartungen.
- Patient äußert die Entschlossenheit, die Risikofaktoren für das Fortschreiten einer Krankheit und ihrer Spätfolgen zu reduzieren.
- Patient trifft eine angemessene Auswahl an Aktivitäten, um die Gesundheitsziele oder das Präventionsprogramm einzuhalten.

aus der Sicht der Pflegeperson

- Patient verhält sich nach den entsprechenden Behandlungsempfehlungen.

- Verbesserung der vorhandenen Krankheitssymptome.
- Patient holt aktiv Information zur Prävention ein.

Patientenbezogene Pflegeziele

1. Der Patient beschreibt Strategien zur Behandlung von Frühsymptomen oder Komplikationen.
2. Der Patient kennt Strategien, die einen erfolgreichen Umgang mit der Behandlung ermöglichen.
3. Der Patient nimmt am Problemlösungsprozeß teil.
4. Der Patient erkennt und nutzt vorhandene Ressourcen.

Maßnahmen

I. Ermitteln der individuellen Risikofaktoren

1. Ermitteln Sie den Wissensstand des Patienten.
2. Eruieren Sie mit dem Patienten vorhandene Ressourcen.
3. Informieren Sie sich über mögliche Belastungsfaktoren im Alltag des Patienten (Stressoren).

II. Unterstützen des Patienten, Behandlungsempfehlungen erfolgreich anzuwenden

1. Bieten Sie Gespräche an, um dem Patienten zu einer Lösung seiner Fragen zu verhelfen.
2. Sorgen Sie für Informationen. Zeigen Sie dem Patienten auf, wie und wo er selbständig Informationen einholen kann.
3. Bestärken Sie den Patienten in seinen Bemühungen für die Früherkennung von Krankheitsphasen und Symptomen.
4. Besprechen Sie Faktoren im Alltag, welche Streß erzeugen (Hochzeit, Scheidung, Geburt, Tod, Arbeit, Übersiedlung, etc.).
5. Zeigen Sie auf, wohin sich der Patient wenden kann, wenn bei der Behandlung Probleme auftreten oder er nicht zurechtkommt.

III. Fördern des Wohlbefindens

1. Informieren Sie über Beratungszentren, Selbsthilfegruppen, soziale Einrichtungen, etc.
2. Fördern Sie den Kontakt zu Patienten mit ähnlichen Problemstellungen.
3. Informieren Sie über Entspannungstechniken um Streß zu vermindern, z. B. Meditation, Spaziergänge, Lesen, Musikhören, etc.
4. Führen Sie Gesundheitsberatung durch, z. B. 7–8 Stunden Schlaf; Ernährungsberatung (Frühstück, Reduzierung von Fett, Koffein,

Steigerung von kohlehydratreicher Kost); tägliche Bewegungsübungen, Vermeidung bzw. Verminderung von Alkohol, Nikotin.

Pflegediagnose 5.4. nach der NANDA Taxonomie

Gesundheitsförderung, persönlich (im Detail angeben)

Thematische Gliederung: ***Abwendung von Gefahren***

Definition
Ein Zustand, bei dem ein gesunder Mensch aktiv nach Wegen sucht, um sein persönliches Gesundheitsverhalten und/oder Umweltbedingungen zu verändern, um einen optimalen Gesundheitszustand zu erreichen. „Gesund" in diesem Zusammenhang meint, daß eine Person altersangemessene Krankheitsprävention betreibt, über einen guten bis ausgezeichneten Gesundheitszustand berichtet und vorhandene Zeichen oder Symptome von Erkrankungen unter Kontrolle sind.

Autorennotiz

Diese Pflegediagnose hilft Patienten bei der Entscheidung, gesundheitsfördernde/gesundheitserhaltende Maßnahmen kennenzulernen und anzuwenden.

Mögliche Ursachen

- Rollenveränderung (Heirat, Elternschaft, Pensionierung)
- Mangelndes Wissen oder das Bedürfnis nach krankheitsvorbeugenden Verhältnissen (regelmäßige Programme zur körperlichen Betätigung, Vorsorgeuntersuchungen für bestimmte Alters- und Risikogruppen, Streßbewältigung, verbesserte Ernährung und Gewichtskontrolle)

Merkmale

aus der Sicht des Patienten

- Geäußerter Wunsch, ein verbessertes Wohlbefinden zu erlangen
- Geäußerter Wunsch, Verhaltensweisen in bezug auf die Gesundheit zu verbessern
- Geäußerter Wunsch, eine erhöhte Kontrolle über das Gesundheitsverhalten zu haben.

- Geäußerte Besorgnis, betreffend den Einfluß gegenwärtiger Umweltbedingung auf den Gesundheitszustand (z. B. rauchfreie Zonen)

aus der Sicht der Pflegeperson

- Erkannter Wunsch, ein verbessertes Wohlbefinden zu erlangen
- Erkannter Wunsch, einen größeren Einfluß auf das Gesundheitsverhalten auszuüben
- Beobachtetes Wissensdefizit in bezug auf gesundheitsfördernde Verhaltensweisen

Patientenbezogene Pflegeziele

1. Der Patient spricht den Wunsch aus, Gewohnheiten/Lebensweise so zu verändern, daß eine optimale Gesundheit erreicht wird.
2. Der Patient bemüht sich, Informationen über die erwünschte Veränderung zu erhalten.
3. Der Patient nimmt an der Planung der Umstellung teil.
4. Der Patient sucht Ressourcen im sozialen Umfeld.

Maßnahmen

I. Ermitteln der spezifischen Sorgen/Gewohnheiten/ Gegebenheiten, die der Patient verändern möchte

1. Besprechen Sie die Sorgen des Patienten, hören Sie aktiv zu, um die Hintergründe zu erfassen (körperliche, emotionale Hintergründe, Stressoren und/oder äußere Faktoren wie z. B. Umweltverschmutzung).
2. Eruieren Sie die früheren Verhaltensweisen und Gewohnheiten, um Bewältigungsstrategien zu entwickeln.
3. Erkennen Sie Verhaltensweisen und Maßnahmen, die einen Zusammenhang mit schlechten Gewohnheiten/Gesundheitsverhalten haben, um diese zu verändern.

II. Unterstützen des Patienten einen Plan für eine verbesserte Gesundheit zu erstellen

1. Besprechen Sie mit dem Patienten/Bezugsperson(en), auf welche Gesundheitsbereiche er/sie Einfluß nehmen will.
2. Besprechen Sie verschiedene Lösungsansätze für eine Veränderung. Ermitteln Sie, welche Schritte unternommen werden müssen, um die erwünschte Verbesserung zu erzielen.
3. Verhelfen Sie dem Patienten zu entsprechenden Informationen.
4. Sorgen Sie für eine Unterstützung der erwünschten Veränderungen

durch die Anwendung von therapeutischen Kommunikationsformen (z. B. Weight Watchers).

III. Förderung des Wohlbefindens

1. Empfehlen Sie dem Patienten Entspannungsmethoden wie Meditation, Visualisierung und Spaziergänge.
2. Instruieren Sie die einzelnen, abgestimmten, gesundheitsfördernden Verhaltensweisen (z. B. Selbstuntersuchung der Brust, regelmäßige, medizinische und zahnärztliche Kontrollen, gesundheitsbewußte Ernährung, Fitneßprogramme).
3. Informieren Sie bei speziellen Anliegen über Möglichkeiten im sozialen Umfeld (Ernährungsberatung/Gewichtskontrollprogramme, Raucher-Entwöhnungsgruppen, Anonyme Alkoholiker, Angehörigengruppen, Elternbildungskurse, Fachpersonen).

Pflegediagnose 6.4.2. nach der NANDA Taxonomie

Gesundheitsverhalten, verändert

Thematische Gliederung: ***Abwendung von Gefahren***

Definition

Die Unfähigkeit zu erkennen, wie die Gesundheit aufrechterhalten wird und/oder wann Hilfe aufgesucht werden muß. Diese Diagnose steht immer im Zusammenhang mit anderen Pflegediagnosen (z. B. *PD 8.1.1. Wissensdefizit; PD 2.1.1.1. Kommunikation, verbal, beeinträchtigt; 8.3. Denkprozeß, verändert; PD 5.1.1.1. Bewältigungsformen des Betroffenen, ungenügend*)

Mögliche Ursachen

- Fehlende oder veränderte Kommunikationsfähigkeit (schriftlich, verbal und/oder nonverbal)
- Beeinträchtigte Entwicklung
- Eingeschränkte Fähigkeit, bewußt und überlegte Urteile zu fällen
- Wahrnehmungs-/Denkstörung (vollständiger oder partieller Verlust der grob- und/oder feinmotorischen Fertigkeiten)
- Unwirksame individuelle Bewältigungsformen (nicht angemessenes Trauern, seelische Not)
- Unwirksame familiäre Bewältigungsform
- Fehlende materielle Ressourcen (Furcht vor Arbeitsverlust)

Merkmale

aus der Sicht des Patienten

- Kein Interesse, das Gesundheitsverhalten zu verbessern.
- Mangel an entsprechendem Material/Ausrüstung, finanziellen Mitteln und/oder anderen Ressourcen.
- Fehlende persönliche Unterstützung durch die Familie oder Bezugsperson(en).

aus der Sicht der Pflegeperson

- Wissensdefizit in bezug auf Grundregeln der Gesundheit.
- Mitgeteilte oder beobachtete Unfähigkeit die Verantwortung für die Gesundheitserhaltung in einem oder allen Lebensbereichen wahrzunehmen.

- Mangelnde Anpassung an Umgebungsveränderungen.
- Mangelndes Gesundheitsverhalten in der Vorgeschichte.

Patientenbezogene Pflegeziele

1. Der Patient übernimmt, wenn möglich, die Eigenverantwortung für die Gesundheitserhaltung.
2. Der Patient spricht über die Faktoren, welche die aktuelle Situation beeinflussen, und bringt sie mit seinem Gesundheitsverhalten in Zusammenhang.
3. Der Patient verändert seine Lebensweise, um die individuellen Ziele der Gesundheitserhaltung zu erreichen.
4. Die Familienmitglieder/Bezugsperson(en) sprechen aus, die gegenwärtige Situation bewältigen zu können.
5. Der Patient und die Familienmitglieder setzen die erhaltenen Informationen zielgerichtet um und nehmen die für sie erforderlichen Veränderungen vor.

Maßnahmen

I. Ermitteln der ursächlichen/begünstigenden Faktoren

1. Ermitteln Sie den Grad der Abhängigkeit/Unabhängigkeit (vollständig/teilweise abhängig, relativ unabhängig).
2. Beachten Sie, ob es sich um eine fortschreitende Erkrankung/ein langfristiges Gesundheitsproblem und/oder akute Verschlimmerung oder Komplikation einer chronischen Krankheit handelt.
3. Achten Sie auf Einnahme/Mißbrauch von Alkohol und anderen Suchtmitteln, Medikamenten.
4. Beachten Sie kürzlich aufgetretene Veränderungen in der Lebenssituation (z. B. ein Mann, der nach dem Tod seiner Gattin nicht in der Lage ist, für seine eigene Gesundheit und die Gesundheit seiner Familie zu sorgen).
5. Beachten Sie, in welcher Umgebung der Patient lebt.
6. Erkennen Sie Kommunikationsvermögen/-fähigkeit und den Bedarf einer Bezugsperson oder eines Dolmetschers.
7. Erkennen Sie den Fähigkeitsgrad zur Aufrechterhaltung der Gesundheit sowie zur persönlichen Pflege in bezug auf die Aktivitäten des täglichen Lebens.
8. Ermitteln Sie die intellektuellen Fähigkeiten, die Motivation und Ressourcen zur Informationsaufnahme und Umsetzung.
9. Beurteilen Sie das Umfeld, um festzustellen, welche individuellen Anpassungen notwendig sind.
10. Ermitteln Sie entwicklungsbedingte Behinderungen.

11. Beachten Sie, wie der Patient professionelle Dienstleistungen in Anspruch nehmen kann.
12. Erkennen Sie das Wissen des Patienten über vorhandene Ressourcen und die Fähigkeiten, diese in Anspruch zu nehmen.

II. Unterstützung des Patienten, das gewünschte Gesundheitsverhalten zu erreichen

1. Unterstützen Sie den Patienten und die Bezugspersonen, Selbstpflegedefizite zu erkennen und Stärken und Schwächen zu erfassen.
2. Sorgen Sie für Unterstützung, wenn das soziale Netz fehlt.
3. Planen Sie gemeinsam mit dem Patienten die Selbstpflege der Aktivitäten des täglichen Lebens, unter Berücksichtigung bestehender Behinderungen.
4. Unterstützen Sie den Patienten in Zeiten des Wohlbefindens oder während fortschreitender chronischer Erkrankung oder langfristigen gesundheitlichen Problemen, die normalen Gesundheitsgewohnheiten aufrechtzuerhalten.
5. Nehmen Sie sich Zeit, die Sorgen und Bedürfnisse des Patienten und die der Bezugspersonen anzuhören.
6. Fördern Sie die Sozialisation, um eine Regression zu verhindern.
7. Fördern und koordinieren Sie die Zusammenarbeit zwischen den Einrichtungen im Gesundheitswesen.
8. Überprüfen Sie das Einhalten der medizinischen Therapie.

III. Fördern des Wohlbefindens

1. Verhelfen Sie dem Patienten zu Informationen über notwendige individuelle Gesundheitspflege.
2. Helfen Sie dem Patienten/Bezugsperson(en), einen Pflegeplan zu erstellen, der es ermöglicht, den Patienten zu Hause zu pflegen.
3. Unterstützen Sie den Patienten/Bezugsperson(en), Fähigkeiten zu entwickeln, mit Streß umzugehen (Trainingshilfen).
4. Erkennen Sie Zeichen und Symptome, die eine weitere Beurteilung und Nachbetreuung erfordern.
5. Informieren Sie, und stellen Sie den Bedarf an Dienstleistungen von Hilfsorganisationen fest (Hauskrankenpflege, Heimhilfe, Essen auf Rädern, Selbsthilfegruppen ...).
6. Verweisen Sie bei finanziellen/rechtlichen/Unterkunftsproblemen auf soziale Dienststellen.

Pflegediagnose 6.1.1.1.1. nach der NANDA Taxonomie

Periphere neurovaskuläre Störung, hohes Risiko

Thematische Gliederung: ***Abwendung von Gefahren***

> **Definition**
> Der Zustand, bei dem ein Patient in hohem Maße gefährdet ist, eine Störung der Zirkulation, Sensibilität oder der Motorik einer Extremität zu erleiden.

Risikofaktoren

- Frakturen
- Mechanischer Druck (Staubinde, Gipsverband, Gurte, Kleidungsstücke, Zwangsfixierung, Stützapparat, Verbände)
- Orthopädische Operationen
- Verletzung durch äußere Gewalteinwirkung
- Bewegungseinschränkung
- Verbrennungen
- Vaskuläre Obstruktionen

Anmerkung

Eine potentielle Diagnose kann nicht durch Zeichen und Symptome belegt werden, da das Problem nicht aufgetreten ist und die Pflegemaßnahmen die Prävention bezwecken.

Patientenbezogene Pflegeziele

1. Der Patient hält die Funktionsfähigkeit nach der Verletzung oder Behandlung aufrecht.
2. Der Patient bestätigt dies durch normale Empfindungen und Bewegungen (Bewegen von Fingern, Zehen, peripherer Puls ist fühlbar, warme Extremitäten, etc).
3. Der Patient kennt die Risikofaktoren und Zeichen einer peripheren neurovaskulären Störung.
4. Der Patient zeigt Verhaltensweisen und nimmt an Aktivitäten teil, um Komplikationen vorzubeugen.

5. Der Patient meldet Zeichen und Symptome, die eine neue medizinische Begutachtung erfordern.

Maßnahmen

I. Ermitteln der Tragweite/des Ausmaßes einer potentiellen Gefährdung

1. Achten Sie auf individuelle Risikofaktoren, und ermitteln Sie frühere Zirkulations- und Sensibilitätsstörungen.
2. Messen Sie den Umfang der verletzten Extremität, und vergleichen Sie diesen mit der unverletzten Seite. Beobachten Sie Lage und Ausmaß aufgetretener Schwellungen und Ödeme.
3. Überprüfen Sie die Position und die Lage von Apparaten, die Druck oder Zug auf die betroffene Extremität ausüben.
4. Erfragen Sie die frühere oder momentane medikamentöse Therapie wie z. B. Antikoagulantien, vaskuläre Substanzen etc.

II. Verbesserung der Durchblutung in der betroffenen Extremität

1. Entfernen Sie sämtlichen Schmuck an der betroffenen Extremität.
2. Vermeiden bzw. schränken Sie die Verwendung von Vorrichtungen zur Zwangsruhigstellung ein (Unterbringungsgesetz).
3. Polstern Sie die Extremität. Überprüfen Sie regelmäßig den Zustand, falls eine Zwangsruhigstellung unumgänglich ist.
4. Polstern Sie Stützverbände an gefährdeten Stellen gut aus.
5. Achten Sie darauf, daß ruhiggestellte Gelenke in Funktionsstellung gelagert sind.
6. Kontrollieren Sie die gesamte verletzte Extremität regelmäßig auf Schwellung, Ödeme, Hämatome und deren Ausbreitung.
7. Kontrollieren Sie das Vorhandensein und die Qualität des peripheren Pulses distal der Verletzung, und vergleichen Sie die Qualität mit der unverletzten Seite.
8. Ermitteln Sie die kapillare Füllung, Hautfarbe und Temperatur der gefährdeten Extremität.
9. Kontrollieren Sie Veränderungen der Motorik und Sensorik. Bitten Sie den Patienten, Schmerzen und Gefühle des Mißbehagens zu lokalisieren.
10. Prüfen Sie entlang des Gipsverbandes Druckstellen, gehen Sie Aussagen des Patienten über ein brennendes Gefühl unter dem Gips nach.
11. Kontrollieren Sie die Position der Lagerungshilfsmittel, und führen Sie bei Bedarf eine Wiederanpassung durch.

12. Lagern Sie die verletzte Extremität, außer bei bestehenden Kontraindikationen, hoch.
13. Fordern Sie den Patienten auf, die Finger, Zehen und Gelenke distal der Verletzung durchzubewegen. Fördern Sie eine möglichst frühzeitige Mobilisation.
14. Führen Sie alle Thromboseprophylaxen durch.
15. Informieren Sie bei auftretenden Veränderungen den Arzt (Schmerzen, Schwellung, Hämatome, Pulsdefizit, usw.).

III. Förderung des Wohlbefindens

1. Überprüfen Sie, ob die Körperlage des Patienten und die Lagerung der Extremität korrekt sind.
2. Besprechen Sie mit dem Patienten die Notwendigkeit, einengende Kleidung, starkes Anwinkeln und Überkreuzen der Beine zu vermeiden. Zeigen Sie dem Patienten die korrekte Anwendung von Stützstrümpfen zur Thromboseprophylaxe bzw. Bandagen.
3. Überprüfen Sie das sichere Vorgehen bei Kälte- und Wärmetherapie.
4. Zeigen bzw. empfehlen Sie das Fortsetzen der Übungen, um die Funktionsfähigkeit und Durchblutung der Extremitäten aufrechtzuerhalten.

Pflegediagnose 9.1.1. nach der NANDA Taxonomie

Schmerz (akut)

Thematische Gliederung: ***Abwendung von Gefahren***

Definition
Ein Zustand, bei dem ein Patient starke Beschwerden durch akute Stimulierung der Schmerzrezeptoren erlebt (Sekunden bis max. 6 Monate).

Mögliche Ursachen

- Verletzende Einflüsse (biologisch, chemisch, physikalisch, psychisch)
- Postoperative Schmerzen
- Cardiovaskuläre Schmerzen
- Muskuloskelettäre Schmerzen
- Entbindungsschmerz
- Medikamentöser Schmerz
- Schmerzen aufgrund diagnostischer Maßnahmen
- Traumatischer Schmerz
- Emotionaler Schmerz (psychisch, spirituell)

Merkmale

aus der Sicht des Patienten

- Verbale/nonverbale Äußerungen über Schmerz

aus der Sicht der Pflegeperson

- Ausdrucksvolle Verhaltensweisen (Stöhnen, Weinen, Auf- und Abgehen, Kontakt zu anderen Leuten und/oder Beschäftigung suchen, Unruhe).
- Schon- und Schutzhaltungen
- Veränderter Muskeltonus (angespannte oder verkrampfte Muskulatur)
- Schlafstörungen
- Schmerzverzerrtes Gesicht
- Unwillkürliche Reaktionen, die beim chronischen Schmerz nicht

auftreten (kalter Schweiß, Blutdruck- und Pulsänderungen, erweiterte Pupillen, vermehrte oder verminderte Atemfrequenz, Übelkeit).

- ❑ Ich-Bezogenheit
- ❑ Eingeschränkte Wahrnehmung (verändertes Zeitgefühl, Rückzug aus sozialen Kontakten, eingeschränktes Denkvermögen).

Patientenbezogene Pflegeziele

1. Der Patient berichtet, daß der Schmerz erträglich/behoben ist.
2. Der Patient hält sich an die verordnete medikamentöse Therapie.
3. Der Patient nennt Methoden, die schmerzlindernd wirken.
4. Der Patient wendet Entspannungstechniken an und nützt ablenkende Tätigkeiten, je nach der individuellen Situation.

Maßnahmen

I. Ermitteln der ursächlichen/begünstigenden Faktoren

1. Ermitteln Sie mögliche Schmerzursachen.
2. Beachten Sie das Operationsgebiet, da es einen Einfluß auf das Ausmaß der Schmerzen haben kann.
3. Unterstützen Sie diagnostische Maßnahmen, die zur Abklärung der Schmerzursache beitragen.
4. Helfen Sie bei der differenzierten Diagnosestellung, einschließlich neurologischer und psychologischer Abklärungen (Fragebogen, psychologisches Interview) mit.

II. Ermitteln der Schmerzreaktionen des Patienten

1. Achten Sie auf nonverbale Zeichen: Gang des Patienten, Körperhaltung, Sitzen, Gesichtsausdruck, kalte Extremitäten, die auf eine Gefäßverengung hindeuten. Überprüfen Sie die objektiven Merkmale.
2. Ermitteln Sie die Bedeutung des Schmerzes für den Patienten.
3. Stellen Sie die Art der Schmerzen fest: stumpf, pochend, stechend, dauernd oder wechselnd. Akzeptieren Sie die Schmerzaussagen des Patienten. (Schmerz ist ein subjektives Empfinden und kann nicht von anderen nachempfunden werden.) Verwenden Sie eine Schmerzskala, um die Intensität zu messen bzw. die Wirksamkeit der Therapie zu überprüfen.
4. Achten Sie auf ausstrahlende Schmerzen.
5. Überwachen Sie die Vitalzeichen.
6. Befragen Sie den Patienten über frühere Schmerzerfahrungen.

III. Unterstützen des Patienten beim Ausprobieren von Methoden zur Schmerzlinderung/-kontrolle

1. Fordern Sie den Patienten dazu auf, sich bei auftretenden Schmerzen sofort zu melden.
2. Ermutigen Sie den Patienten, seine Schmerzempfindungen zu äußern.
3. Sorgen Sie für eine ruhige Umgebung, geruhsame Beschäftigung.
4. Sorgen Sie für wohltuende Maßnahmen (z. B. Rückenmassage, Lagewechsel, Anwendung von Kälte/Wärme).
5. Fördern Sie Entspannungsübungen durch den Einsatz von individuellen Methoden (z. B. Musik).
6. Unterstützen Sie den Patienten, ablenkende Beschäftigungen auszuüben (z. B. Fernsehen, Radio, Geselligkeit).
7. Unterstützen Sie die Behandlung der Schmerzursache.
8. Überprüfen Sie die Therapien/Erwartungen des Patienten. Teilen Sie ihm mit, wann er bei der Behandlung Schmerzen zu erwarten hat, um seine Ungewißheit und die damit verbundene Muskelverspannung zu reduzieren.
9. Verabreichen Sie Schmerzmittel nach Verordnung.
10. Zeigen und unterstützen Sie den Patienten bei der Selbstverabreichung von Medikamenten.
11. Beachten Sie den Bedarf und die Reaktion des Patienten auf die Schmerzmedikation.
12. Unterstützen Sie den Patienten bei der Beurteilung der medikamentösen Therapie (z. B. durch Führen eines Schmerzprotokolls, Schmerzskala).

IV. Förderung des Wohlbefindens

1. Planen Sie die rechtzeitige Verabreichung von Schmerzmedikamenten vor Pflegemaßnahmen und anderen Aktivitäten.
2. Ermutigen Sie den Patienten, angemessene Ruhepausen einzulegen, um Müdigkeit vorzubeugen.
3. Helfen Sie dem Patienten, Möglichkeiten kennenzulernen, wie Schmerzen vermieden/auf ein Mindestmaß reduziert werden können (z. B. Gegendruck auf die Naht während des Hustens).
4. Unterstützen Sie den Patienten, Maßnahmen zur Schmerzbekämpfung zu erlernen, wie z B. Biofeedback und andere Entspannungstechniken.
5. Besprechen Sie mit Bezugspersonen, wie sie dem Patienten Unterstützung geben und auslösende Faktoren (z. B. Teilnahme an Haushaltsarbeiten nach Bauchoperationen) vermeiden können.

Pflegediagnose 9.1.1.1. nach der NANDA Taxonomie

Schmerz, chronisch

Thematische Gliederung: ***Abwendung von Gefahren***

> **Definition**
> Ein Zustand, bei dem ein Patient seit mehr als 6 aufeinanderfolgenden Monaten Schmerzen verspürt.

Mögliche Ursachen

- Chronische physische/psychische Beeinträchtigung (Behinderung, Krankheit)

Merkmale

aus der Sicht des Patienten

- Aussagen über Schmerzen, die länger als 6 Monate anhalten
- Furcht vor erneuter Verletzung oder Erkrankung
- Veränderte Fähigkeit, frühere Aktivitäten fortzuführen
- Anorexie, Gewichtsänderungen (Magersucht, Adipositas)
- Veränderte Schlafgewohnheiten, Erschöpfung
- Zeitaufwendige Auseinandersetzung mit den Schmerzen
- Verzweifelte Suche nach möglichen Alternativen/Therapien zur Linderung/Kontrolle der Schmerzen

aus der Sicht der Pflegeperson

- Beobachtungen über das Vorhandensein von Schmerz seit mehr als 6 Monaten
- Sozialer Rückzug
- Maskenhafte Gesichtszüge, vorsichtige Bewegungen
- Ichbezogenheit
- Rastlosigkeit
- Niedergeschlagenheit
- Atrophie der betroffenen Muskelgruppen

Patientenbezogene Pflegeziele

1. Der Patient äußert verbal/nonverbal Linderung.

2. Der Patient ist fähig, mit dem Schmerz umzugehen.
3. Der Patient erkennt schmerzsteigernde Verhaltensweisen und handelt danach.
4. Die Familie/Bezugspersonen beteiligen sich bei der Schmerzbewältigung (vgl. *PD 5.1.2.2. Bewältigungsformen der Familie, Entwicklungsmöglichkeiten*).
5. Der Patient erkennt psychische Wechselwirkungen (z. B. familiäre Reaktionen) im Zusammenhang mit seiner Schmerzproblematik
6. Der Patient zeigt Verhaltensänderungen in der Lebensweise und angemessene Anwendungen von therapeutischen Maßnahmen.

Maßnahmen

I. Ermitteln der ursächlichen/begünstigenden Faktoren

1. Ermitteln Sie Faktoren, die bei *PD 9.1.1. Schmerz* beschrieben sind.
2. Helfen Sie bei der differenzierten Diagnosestellung, einschließlich neurologischer und psychologischen Abklärungen, mit.
3. Schätzen Sie die Beeinträchtigung durch Phantomschmerzen ein.
4. Stellen Sie transkulturelle Einflußfaktoren betreffend der Schmerzäußerung fest (z. B. stöhnen, stoische Ruhe, Erdulden, Verstärkung der Schmerzen, um andere davon zu überzeugen).
5. Schätzen Sie den Gebrauch von Medikamenten (Schmerzmittel usw.) und Suchtmittel (Nikotin, Alkohol, Koffein) ein.
6. Stellen Sie einen möglichen Krankheitsgewinn fest (z. B. Rente, Pflegegeld, Schmerzensgeld, Zuwendungen usw.).
7. Achten Sie bei einem Hausbesuch auf Farben, Pflanzen, familiäre Interaktion usw. in Zusammenhang mit den Auswirkungen auf den Patienten.

II. Ermitteln der Schmerzreaktion des Patienten

1. Beurteilen Sie das Verhalten bei Schmerzen.
2. Ermitteln Sie die individuelle Schmerzschwelle des Patienten (z. B. anhand einer Schmerzskala, Schmerzprotokoll).
3. Ermitteln Sie die Dauer des Schmerzproblems, wer beigezogen worden ist und welche Medikamente und Therapien schon ausprobiert worden sind.
4. Achten Sie auf Auswirkungen von Schmerzen (z. B. verminderte Aktivität, Gewichtsverlust, Schlafstörungen usw.).
5. Schätzen Sie das Ausmaß einer möglichen Fehlanpassung des Patienten ein (z. B. sozialer Rückzug).
6. Beurteilen Sie täglich die Schmerzsituation.

III. Unterstützen des Patienten im Umgang mit Schmerzen

1. Verwenden Sie geeignete Maßnahmen aus *PD 9.1.1. Schmerz* (z. B. Wärme-/Kälteanwendung, Ruhigstellung/Bewegungsübungen).
2. Überprüfen Sie die Erwartungen des Patienten gegenüber der Schmerzprognose.
3. Sprechen Sie mit dem Patienten über die physiologischen Auswirkungen von Anspannung/Angst und wie diese den Schmerz beeinflussen können.
4. Ermitteln Sie im multidisziplinären Team alternative Methoden zur Schmerzkontrolle (z. B. Visualisieren, geführtes Bilderleben, Entspannungstechniken, progressive Muskelentspannung, Biofeedback, Massage usw.).
5. Helfen Sie dem Patienten, Atemtechniken zu erlernen (z. B. Zwerchfellatmung).
6. Ermutigen Sie den Patienten zu positivem Denken.
7. Helfen Sie der Familie/Bezugspersonen beim Entwickeln eines Programms zur positiven Bestätigung.
8. Beachten Sie jegliche Änderung der Schmerzen, sie könnten ein neues Problem aufzeigen.

IV. Förderung des Wohlbefindens

1. Unterstützen Sie den Patienten/Bezugspersonen beim Umgang mit dem Schmerz (Schmerzkontrolle, Übernehmen der Selbstkontrolle, Information und sonstige Hilfen zur Zielerreichung).
2. Helfen Sie dem Patienten sein Schmerzverhalten zugunsten eines konstruktiven Verhaltens abzubauen.
3. Ermutigen Sie Familienmitglieder/Bezugspersonen Massagetechniken zu erlernen.
4. Empfehlen Sie dem Patienten/Bezugspersonen sich für sich selbst Zeit zu nehmen.
5. Informieren Sie über alternative Therapieangebote (Psychotherapie, Familientherapie, Lachtherapie usw.).
6. Vgl.
   PD 5.1.1.1.2. Bewältigungsformen des Betroffenen, defensiv;
   PD 5.1.2.1.2. Bewältigungformen der Familie, verletzendes Verhalten
   PD 3.2.2. Familienprozeß, verändert
   PD 6.3.1.1. Beschäftigungsdefizit
   PD 6.5. Selbstfürsorgedefizit
   PD 7.3.2. Machtlosigkeit

Pflegediagnose 5.1.1.1. nach der NANDA Taxonomie

Bewältigungsformen des Betroffenen (Coping), ungenügend

Thematische Gliederung: ***Integrität der Person***

Definition
Herabgesetzte Fähigkeit des Patienten, den täglichen Anforderungen des Lebens zu genügen und/oder eine herabgesetzte Problemlösungsfähigkeit.

Mögliche Ursachen

- Situations-/entwicklungsbedingte Krisen
- Persönliche Verletzlichkeit
- Ungenügende Unterstützungssysteme/Beziehungsnetze
- Mangelernährung
- Überarbeitung
- Unrealistische Wahrnehmung
- Mehrfache Stressoren, die sich in einem bestimmten Zeitraum wiederholen
- Mehrfache Änderungen der Lebensumstände, Konflikt
- Ungenügende Erholung, wenig oder keine Bewegung
- Unerfüllte Erwartungen
- Störung des Nervensystems
- Gedächtnisverlust
- Starke Schmerzen
- Überwältigende persönliche Bedrohung

Merkmale

aus der Sicht des Patienten

- Verbale Äußerungen über die Unfähigkeit, zurechtzukommen oder Hilfe zu suchen
- Berichte über Sorgen/Ängste/Niedergeschlagenheit, geringes Selbstwertgefühl
- Klagen über muskuläre/emotionale Anspannung, Appetitlosigkeit, chronische Müdigkeit, Schlaflosigkeit, generelle Reizbarkeit

aus der Sicht der Pflegeperson

- Unfähigkeit, Probleme zu lösen
- Unfähigkeit, Rollenerwartungen/Grundbedürfnisse zu erfüllen
- Veränderung im sozialen Verhalten
- Unangemessene Anwendung von Abwehrmechanismen
- Änderung der gewohnten Kommunikationsmuster
- Verbale Manipulation (z. B. Ausspielen der Pflegepersonen)
- Häufiges Kranksein (z. B. Hypertonie, Ulzera, Colon irritabile, häufige Kopf-/Nackenschmerzen)
- Hohe Unfallrate
- Destruktives Verhalten gegen sich selbst und andere (z. B. Überessen, übermäßiges Rauchen/Trinken/Alkohol, Mißbrauch von verordneten Tranquilizern)
- Mangel an selbstbewußtem Verhalten

Patientenbezogene Pflegeziele

1. Der Patient erkennt unwirksame Bewältigungsformen und ihre Konsequenzen.
2. Der Patient spricht aus, die eigenen Fähigkeiten zur Bewältigung wahrzunehmen.
3. Der Patient schätzt die momentane Situation richtig ein.
4. Der Patient erfüllt psychische Bedürfnisse, die durch angepaßte Gefühlsäußerungen, erkennen mehrerer Möglichkeiten und Nutzen von Ressourcen ersichtlich werden.
5. Die vom Patienten geäußerten Gefühle stimmen mit dem Verhalten überein.

Maßnahmen

I. Ermitteln des Ausmaßes der Beeinträchtigung

1. Ermitteln Sie die Fähigkeit des Patienten, Ereignisse zu verstehen. Sorgen Sie für eine realistische Einschätzung der Situation.
2. Ermitteln Sie den Entwicklungsstand beim Erfüllen alltäglicher Anforderungen. (Menschen neigen dazu, während einer Erkrankung/Krise in eine frühere Entwicklungsstufe zu regredieren.)
3. Ermitteln Sie die momentane Leistungsfähigkeit, und beobachten Sie, wie diese die Bewältigungsformen des Betroffenen beeinflussen.
4. Ermitteln Sie den Alkoholkonsum, die Rauchgewohnheiten und das Eßverhalten.
5. Ermitteln Sie, ob die Krankheit Auswirkungen auf das Sexualleben hat.

6. Sprechen Sie den Patienten auf mögliche Angstzustände und deren Bewältigungsformen an.
7. Achten Sie auf Sprachmuster (Tonfall, Lautstärke usw.).

II. Ermitteln der Bewältigungsformen

1. Ermitteln Sie das Verständnis des Patienten für die momentane Situation.
2. Hören Sie aktiv zu, und erkennen Sie, wie der Patient das momentane Geschehen wahrnimmt.
3. Ermitteln Sie frühere Strategien, mit Lebensproblemen umzugehen.

III. Unterstützen des Patienten, mit der gegenwärtigen Situation umzugehen

1. Ermutigen Sie den Patienten, sich dem Team/Bezugsperson(en) mitzuteilen.
2. Geben Sie dem Patienten Strukturierungshilfen (Tages- und Wochenpläne).
3. Sorgen Sie soweit wie möglich für eine kontinuierliche Pflege durch Bezugspersonen.
4. Erklären Sie Abläufe/Ereignisse auf einfache und präzise Weise.
5. Sorgen Sie für eine ruhige, angstfreie Umgebung.
6. Planen Sie Ruhephasen zwischen den einzelnen Aktivitäten ein. Steigern Sie die Aktivität allmählich.
7. Stellen Sie benötigte/vertraute Gegenstände in Sichtweite.
8. Betonen Sie positive Reaktionen des Körpers, aber verneinen Sie den Ernst der Situation nicht (z. B. stabiler Blutdruck bei blutendem Ulcus oder bessere Körperhaltung beim niedergeschlagenen Patienten).
9. Konfrontieren Sie den Patienten im geeigneten Moment mit seinem Verhalten, zeigen Sie ihm dabei die Diskrepanz zwischen Wort und Tat auf.
10. Unterstützen Sie den Patienten in angemessener Weise im Umgang mit der veränderten Wahrnehmung seines Körperbildes (vgl. *PD 7.1.1. Körperbild, Störung*).

IV. Erfüllen der psychischen Bedürfnisse des Patienten

1. Begegnen Sie dem Patienten höflich und mit Respekt. Drücken Sie sich sprachlich so aus, daß der Patient Sie versteht. Sorgen Sie für ein sinnvolles Gespräch während der Ausführung der Pflege. Nutzen Sie Lernsituationen.
2. Gestehen Sie dem Patienten zu, auf seine Weise zu reagieren, ohne

vom Pflegepersonal verurteilt zu werden. Geben Sie bei Bedarf Unterstützung.

3. Ermutigen Sie den Patienten zu verbalen Äußerungen über Befürchtungen, Ängste und Gefühle der Ablehnung, Niedergeschlagenheit und Wut. Lassen Sie ihn wissen, daß dies alles normale Reaktionen sind.
4. Räumen Sie dem Patienten die Möglichkeit ein, über sexuelle Anliegen zu sprechen.
5. Helfen Sie dem Patienten, beim Ausleben seiner Gefühle Grenzen zu finden, und zeigen Sie ihm Wege auf, wie er seine Gefühle in einer annehmbaren Weise äußern kann.

V. Fördern des Wohlbefindens des Patienten und seiner Bezugspersonen

1. Geben Sie nach der akuten Phase der Krankheit zusätzlich nötige Informationen über pflegerelevante Ereignisse, Ursachen (wenn bekannt) und deren weiteren Verlauf.
2. Informieren Sie den Patienten während der Rehabilitationsphase über die Wirkung/Nebenwirkungen der Medikamente/Therapien, sofern dies die Pflege betrifft.
3. Betonen Sie die Wichtigkeit der Nachbehandlung.
4. Ermutigen und unterstützen Sie den Patienten, seine Lebensweise zu überdenken. Finden Sie frühere Aktivitäten in Beruf und Freizeit heraus. Ermitteln Sie äußere Stressoren (z. B. Familie, Gesellschaft, Arbeitsklima). Sorgen Sie allmählich für notwendige Veränderungen.
5. Besprechen Sie das zu erwartende Vorgehen und die Anliegen des Patienten ebenso wie postoperative Erwartungen, wenn eine Operation empfohlen wird.
6. Informieren Sie über extramurale Einrichtungen und Therapiemöglichkeiten.
7. Organisieren Sie, je nach Bedürfnis/Wunsch, Seelsorge oder Beratung.
8. Informieren und beraten Sie den Patienten bei sexuellen Problemen.
9. Vgl.
   PD .1.1. Schmerz;
   PD 9.3.1. Angst;
   PD 2.1.1.1. Kommuninzieren, verbal, beeinträchtigt;
   PD 9.2.2. Gewalttätigkeit gegen andere, hohes Risiko;
   PD 9.2.2.2. Gewalttätigkeit gegen sich, hohes Risiko.

Pflegediagnose 5.1.1.1.1. nach der NANDA Taxonomie

Anpassung, beeinträchtigt

Thematische Gliederung: ***Integrität der Person***

Definition
Die Unfähigkeit eines Patienten, sein Verhalten oder seine Lebensweise so zu ändern, daß sie mit dem veränderten Gesundheitszustand übereinstimmen.

Mögliche Ursachen

- Unfähigkeit, Veränderungen im Lebensstil herbeizuführen
- Ungenügendes Unterstützungssystem/Beziehungsnetz
- Beeinträchtigte Wahrnehmung, Reizüberflutung
- Verletztes Selbstwertgefühl, veränderte Kontrollerwartung (locus of control)
- Nicht abgeschlossener Trauerprozeß (z. B. bei emotionell schwerwiegendem Verlust)
- Körperliche Einschränkungen und/oder Lernbehinderung
- Lebensbedrohender Zustand oder Krankheit

Merkmale

aus der Sicht des Patienten

- Verbale Äußerungen über Nicht-Wahrhaben-Wollen des veränderten Gesundheitszustandes

aus der Sicht der Pflegeperson

- Keine oder ungenügende Fähigkeiten, in die Problemlösung oder Zielsetzung miteinbezogen zu werden
- Mangelndes Streben nach Unabhängigkeit
- Lang andauernder Schockzustand, lang andauernde Verneinung oder lang andauernder Zorn in bezug auf den veränderten Gesundheitszustand
- Fehlendes zukunftsorientiertes Denken
- Verminderte Fähigkeit, Erwartungen an sich selbst zu begrenzen

Patientenbezogene Pflegeziele

1. Der Patient zeigt zunehmendes Interesse, sich aktiv und kooperativ an der eigenen Pflege zu beteiligen.

2. Der Patient entwickelt die Fähigkeit, die Verantwortung für eigene Bedürfnisse zu übernehmen.
3. Der Patient erkennt belastende Situationen, die zu beeinträchtigter Anpassung führen können und ergreift gezielte Gegenmaßnahmen.
4. Der Patient beginnt seine Lebensweise so zu verändern, daß eine Anpassung an die momentanen Lebensumstände möglich wird.

Maßnahmen

I. Ermitteln des Ausmaßes der beeinträchtigten Anpassung

1. Ermitteln Sie das Ausmaß der Einschränkung(en) im gegenwärtigen Zustand, und schließen Sie Informationen aus dem biopsychosozialen Bereich ein.
2. Hören Sie zu, wie der Patient seine Unfähigkeit, sich der gegenwärtigen Situation anzupassen, interpretiert.
3. Ermitteln Sie gemeinsam mit dem Patienten das wichtigste frühere Unterstützungssystem/Beziehungsnetz (Familie, Gruppen und Organisationen).
4. Beachten Sie die Gefühlsäußerungen der Patienten/Bezugsperson(en), die mit der beeinträchtigten Anpassung zusammenhängen (z. B. Furcht, Zorn, Ärger, passive und/oder aktive Verneinung).

II. Ermitteln der ursächlichen/begünstigenden Faktoren

1. Achten Sie darauf, wie der Patient die Ursachen, die zur momentanen Beeinträchtigung geführt haben, einschätzt.
2. Ermitteln Sie gemeinsam mit dem Patienten frühere Lebensumstände und Rollenwechsel. Erkennen Sie bereits entwickelte Anpassungsfähigkeiten.
3. Erkennen Sie Ressourcen, die dem Patienten bei früheren Anpassungen in anderen Lebensumständen geholfen haben (z. B. berufliche Wiedereingliederung, Arbeitserfahrungen oder psychosoziale Dienstleistungen).
4. Versuchen Sie aus der vorhandenen Dokumentation oder anderen Unterlagen mehr Biographisches über den Patienten zu erfahren (z. B. Krankengeschichte, Aussagen von Bezugspersonen, Berichte von anderen Dienststellen). Bei körperlich und/oder emotional extrem belastenden Situationen wird der Patient Umstände, die zur gegenwärtigen Situation geführt haben, eventuell nicht genau einschätzen können.
5. Organisieren Sie eine interdisziplinäre Besprechung mit dem Patienten, die sich auf begünstigende Faktoren der beeinträchtigten Anpassung konzentriert.

III. Unterstützen des Patienten bei Bewältigung/Umgang mit der beeinträchtigten Anpassung

1. Erkennen Sie die Bemühungen des Patienten bei seiner Anpassung an.
2. Planen Sie gemeinsam mit dem Patienten eine Vorgangsweise zur Erfüllung der dringlichsten Bedürfnisse (körperliche Sicherheit und Hygiene, psychische Unterstützung durch Bezugspersonen), und unterstützen Sie die Ausführung des Planes.
3. Beteiligen Sie Bezugsperson(en) bei der längerfristigen Planung der biopsychosozialen Bedürfnisse.
4. Sorgen Sie für eine offene Atmosphäre, so daß realistisch mit Gefühlsäußerungen umgegangen werden kann.
5. Wenden Sie therapeutische Kommunikationsfertigkeiten an (aktives Zuhören, Bestätigungen, Schweigen, Ich-Botschaften usw.).
6. Erkennen Sie mit dem Patienten Frustrationen in der täglichen Pflege, und lösen Sie diesbezügliche Probleme (die Auseinandersetzung mit kleineren Problemen ermöglicht dem Patienten die beeinträchtigte Anpassung aus einer weniger bedrohlichen Perspektive wahrzunehmen: Taktik der kleinen Schritte).

IV. Fördern des Wohlbefindens

1. Betonen Sie Stärken, die der Patient in der gegenwärtigen Lebenssituation zeigt. Beziehen Sie sich auf die Gegenwart, das Ungewisse der Zukunft könnte zu überwältigend sein.
2. Informieren Sie über andere Ressourcen bei der längerfristigen Pflegeplanung (z. B. Ergotherapie, berufliche Wiedereingliederung).
3. Unterstützen Sie den Patienten/Bezugsperson(en), entsprechende Veränderungen durch Selbstkontrolle zu erkennen.
4. Beraten Sie Bezugsperson(en) über geeignete Methoden zur Hilfeleistung im Umgang mit den gegenwärtigen Bedürfnissen (vgl. PD, die sich mit Defiziten des Patienten befassen).
5. Planen Sie Lernsituationen in geeigneten Abständen und zu sinnvollen Zeiten. Geben Sie Feedback (z. B. bei der Selbstkatheterisierung, Kontrakturenprophylaxe, Wundpflege, therapeutische Kommunikation).

Pflegediagnose 5.1.1.1.2. nach der NANDA Taxonomie

Bewältigungsformen (Coping), defensiv

Thematische Gliederung: ***Integrität der Person***

Definition
Eine falsch positive Selbsteinschätzung des Patienten aus Selbstschutz gegen eine empfundene Bedrohung des positiven Selbstbildes.

Mögliche Ursachen

- Vgl. *PD 5.1.1.1. Bewältigungsformen des Betroffenen, ungenügend*

Merkmale

aus der Sicht des Patienten

- Verneinung von offensichtlichen Problemen/Schwächen
- Projektion von Schuld/Verantwortung
- Überempfindlichkeit auf Nichtbeachtung/Kritik
- Grandiosität, Großartigkeit
- Rationalisieren von Mißerfolgen

aus der Sicht der Pflegeperson

- Überhebliche Haltung gegenüber anderen
- Schwierigkeiten, Beziehungen aufzubauen/aufrechtzuerhalten
- Feindseliges Lachen über andere oder sich über andere lustig machen
- Schwierigkeit bei der Realtitätseinschätzung
- Mangelndes Durchhaltevermögen, fehlende Teilnahme an einer Behandlung oder Therapie

Patientenbezogene Pflegeziele

1. Der Patient erkennt Sorgen-/Problembereiche.
2. Der Patient spricht aus, seine Probleme/Stressoren zu verstehen.
3. Der Patient beteiligt sich an einem Behandlungsprogramm/Therapie.
4. Der Patient zeigt, daß er die Verantwortung für das eigene Handeln, für Erfolge und Mißerfolge tragen kann.
5. Der Patient erhält Beziehungen aufrecht.

Maßnahmen

I. Ermitteln des Ausmaßes der Beeinträchtigung

1. Ermitteln Sie die Fähigkeit des Patienten, die gegenwärtige Situation sowie seine entwicklungsbedingte Handlungs- und Funktionsfähigkeit zu verstehen.
2. Ermitteln Sie das Ausmaß der Angst und die Wirksamkeit der Bewältigungsformen.
3. Ermitteln Sie, welche Bewältigungsstrategien der Patient anwendet (z. B. Projektion, Rationalisieren) und wie diese die gegenwärtige Situation beeinflussen.
4. Beschreiben Sie alle Aspekte des Problems mit Hilfe von therapeutischen Kommunikationsmitteln, wie z. B aktivem Zuhören.
5. Beobachten Sie Interaktionen mit anderen, beachten Sie dabei die Fähigkeit des Patienten, zufriedenstellende Beziehungen aufzubauen.
6. Achten Sie auf Zeichen von Großartigkeit im Vergleich zu seinen derzeitigen Lebensumständen (z. B.: „Ich werde mir ein neues Auto kaufen", wenn der Betroffene arbeitslos ist).

II. Unterstützen des Patienten, mit der gegenwärtigen Situation umzugehen

1. Erklären Sie die Rahmenbedingungen der Therapie und die Konsequenzen einer fehlenden Kooperation (Therapievertrag).
2. Setzen Sie Grenzen bei manipulativen Verhaltensweisen. Handeln Sie konsequent, wenn der Patient die Rahmenbedingungen mißachtet und die Grenzen zu überschreiten versucht.
3. Bauen Sie eine therapeutische Beziehung auf, die dem Patienten ermöglicht, neue Verhaltensweisen in einem geschützten Rahmen zu erproben. Versuchen Sie dem Patienten positiv und nicht wertend zu begegnen, und verwenden Sie Ich-Botschaften, um das Selbstwertgefühl des Patienten zu fördern.
4. Ermutigen Sie den Patienten, Gefühle wahrzunehmen und auszudrücken.
5. Helfen Sie dem Patienten zu erkennen, daß das Problem anders angegangen werden kann.
6. Sorgen Sie dafür, daß der Patient feindselige Gefühle auf eine „gesunde" Weise ausleben kann (z. B. Boxübungen mit Sandsack, Jogging). Lassen Sie den Patienten an einem Freizeitprogramm im Freien teilnehmen, sofern vorhanden (z. B. Fußballspielen, Schwimmen, Radsport, Wandern).
7. Sorgen Sie dafür, daß der Patient Gelegenheit hat, mit anderen auf

positive Weise zu interagieren, um dabei das Selbstwertgefühl zu steigern.

8. Unterstützen Sie den Patienten bei der Problemlösung. Erkennen Sie schlechte Bewältigungsformen, und empfehlen Sie Alternativen. Helfen Sie dem Patienten, bei Bedarf, konstruktivere Bewältigungsstrategien zu wählen.
9. Helfen Sie dem Patienten, seine Abwehrmechanismen (z. B. Verneinung, Projektion) zu erkennen, welche die Entwicklung von befriedigenden Beziehungen behindern, indem Sie ihn behutsam damit konfrontieren.

IV. Fördern des Wohlbefindens

1. Ermutigen Sie den Patienten, Entspannungs-, Visualisierungsmethoden zu erlernen.
2. Fördern Sie die Teilnahme an Aktivitäten/Kursen, wo der Patient neue Fähigkeiten üben und neue Beziehungen aufbauen kann.
3. Informieren Sie bei Bedarf über zusätzliche Ressourcen (z. B. Suchttherapie, Familientherapie/Eheberatung).

Vgl. *PD 5.1.1.1. Bewältigungsformen des Betroffenen, ungenügend.*

Pflegediagnose 5.1.1.1.3. nach der NANDA Taxonomie

Verneinung, unwirksam

Thematische Gliederung: ***Integrität der Person***

Definition
Bewußter oder unbewußter Versuch, das Wissen über eine Erkrankung/Situation oder deren Bedeutung zu verleugnen, um Angst zu verhindern (diese Verneinung schadet der Gesundheit).

Mögliche Ursachen

- Erhöhte persönliche Verletzlichkeit, persönliche Bedürfnisse bleiben unerfüllt
- Vorhandensein von überwältigenden angsterzeugenden Gefühlen/ Situationen; Tatsachen, die bewußt als unerträglich erlebt werden
- Länger durchgeführte Behandlung ohne positive Ergebnisse

Merkmale

aus der Sicht des Patienten

- Verharmlosung von Symptomen, Projezierung von Symptomen auf andere Organe
- Unfähigkeit, die Auswirkungen der Krankheit auf die Lebensweise zu erkennen
- Verdrängung von Furcht vor den Auswirkungen der Krankheit
- Nichtzulassen von Angst vor Tod oder Invalidität.

aus der Sicht der Pflegeperson

- Verzögerung oder Ablehnung von Gesundheitsfürsorge zum Schaden der eigenen Gesundheit
- Nichtwahrnehmung der persönlichen Tragweite der Symptome oder der Gefahr
- Selbstbehandlung in Form von Hausmitteln zur Symptomlinderung
- Abweisende Gesten oder Bemerkungen in Gesprächen über besorgniserregende Ereignisse
- Gefühlsäußerungen, die nicht der Situation entsprechen

Patientenbezogene Pflegeziele

1. Der Patient erkennt die Realität der Situation/Krankheit an.
2. Der Patient drückt realistische Sorgen/Gefühle bezüglich der Symptome/Krankheit aus.
3. Der Patient sucht sich entsprechende Hilfe, um das Problem zu besprechen.
4. Der Patient zeigt Gefühlsäußerungen, die der Situation entsprechen.
5. Der Patient drückt gewissermaßen Hoffnung aus, mit der Situation zurechtzukommen

Maßnahmen

I. Ermitteln der ursächlichen/begünstigenden Faktoren

1. Ermitteln Sie situationsbedingte Krisen/Probleme, und stellen Sie fest, wie der Patient die Situation wahrnimmt.
2. Ermitteln Sie Ausmaß und Phasen des Verneinungsverhaltens.
3. Vergleichen Sie die Symptome/die Zustände, die der Patient beschreibt, mit dem klinischen Bild, und ermitteln Sie daraus das Ausmaß des Verneinungs- bzw. Verleugnungsverhaltens.
4. Beachten Sie die Aussagen des Patienten über Auswirkungen der Krankheit/Probleme auf seine Lebensweise.

II. Unterstützen des Patienten im angemessenen Umgang mit der Situation

1. Bauen Sie eine therapeutische Beziehung auf.
2. Sorgen Sie für eine sichere, nicht bedrohliche Umgebung.
3. Ermutigen Sie den Patienten, seine Gefühle auszudrücken. Akzeptieren Sie dabei die Einstellung des Patienten zur Situation ohne Konfrontation. Setzen Sie Grenzen bei destruktivem Verhalten.
4. Informieren Sie den Patienten über Verhaltensweisen und Konsequenzen im Zusammenhang mit seiner Erkrankung.
5. Empfehlen Sie dem Patienten die Teilnahme an Gruppengesprächen, bei denen er andere Ansichten hört und seine eigene Auffassung hinterfragen kann.
6. Geben Sie bei konstruktiven Bestrebungen nach Unabhängigkeit positive Rückmeldungen.

III. Fördern des Wohlbefindens

1. Besorgen Sie Informationsmaterial über die Krankheit/Situation des Patienten.

2. Beziehen Sie Familienmitglieder/Bezugsperson(en) in den Pflegeprozeß mit ein.
3. Informieren Sie über extramurale Einrichtungen (z. B. Diabetesgesellschaft, Multiple Sklerose Vereinigung, Anonyme Alkoholiker), die den Patienten/Bezugsperson(en) in der langfristigen Anpassung unterstützen.
4. Vgl. *PD 5.1.1.1.2. Bewältigungsformen des Betroffenen, ungenügend.*

Pflegediagnose 5.1.2.1.1. nach der NANDA Taxonomie

Bewältigungsformen der Familie, ungenügend, hemmendes Verhalten

Thematische Gliederung: ***Integrität der Person***

Definition
Das Verhalten von Bezugsperson(en), das die Fähigkeiten des Patienten und der Angehörigen, mit der Situation fertig zu werden, behindert.

Mögliche Ursachen

- Bezugspersonen/Familienmitglieder, die an chronisch unterdrückten Gefühlen von Schuld, Angst, Feindseligkeit, Verzweiflung usw. leiden.
- Unterschiedliche Bewältigungsformen der Bezugspersonen und des Patienten, mit der Problematik umgehen zu können.
- Ambivalente familiäre Beziehungen
- Willkürlicher Widerstand der Bezugspersonen/Familienmitglieder gegenüber der Therapie

Merkmale

aus der Sicht des Patienten

- Verzweiflung bezüglich der Reaktion der Familie (fehlende Beteiligung, Anteilnahme)

aus der Sicht der Pflegeperson

- Die Bezugsperson zeigt ein intolerantes, ablehnendes Verhalten (im Stich lassen).
- Die Bezugsperson wirkt feindselig, aggressiv, niedergeschlagen, erregt etc.
- Die Bezugsperson übernimmt Symptome der Erkrankung des Patienten.
- Die Bezugsperson vernachlässigt die Beziehungen zu anderen Familienmitgliedern.
- Die Bezugsperson führt die Alltagsroutine, ohne Rücksicht auf die Bedürfnisse des Patienten weiter.
- Die Bezugsperson vernachlässigt die Pflege des Patienten und die Behandlung der Krankheit.

- Die Bezugsperson verzerrt die Realität angesichts des Gesundheitsproblems des Patienten (z. B. Leugnen des Schweregrades der Erkrankung).
- Die Bezugsperson trifft Entscheidungen und setzt Handlungen, die für das ökonomische oder soziale Wohlbefinden nachteilig sind.
- Die Bezugsperson hemmt die Entwicklung der Selbständigkeit des Patienten (Überfürsorge, Entwicklung von Hilflosigkeit).

Patientenbezogene Pflegeziele

- Die Bezugspersonen/Familienmitglieder zeigen Verständnis und sprechen realistische Erwartungen an den Patienten aus.
- Die Bezugspersonen/Familienmitglieder kommen regelmäßig zu Besuch.
- Die Bezugspersonen/Familienmitglieder nehmen innerhalb der Grenzen ihrer Möglichkeiten konstruktiv an der Pflege des Patienten teil.
- Die Bezugspersonen/Familienmitglieder drücken ihre Gefühle offen und ehrlich aus.

Maßnahmen

I. Ermitteln der ursächlichen/begünstigenden Faktoren

1. Ermitteln Sie Verhaltensweisen/Interaktionsmuster der Familie vor der Erkrankung.
2. Ermitteln Sie die gegenwärtige Verhaltensweisen der Familienmitglieder (z. B. Rückzug – kein Besuch, kurze Besuche und/oder Nichtbeachten des Patienten während des Besuches. Wut und Feindseligkeit gegenüber dem Patienten und anderen, Körperkontakt unter den Familienmitgliedern, Ausdruck von Schuldgefühlen).
3. Achten Sie auf andere Faktoren, die für die Familie belastend sein könnten (z. B. finanzielle Sorgen, fehlende Unterstützung durch das soziale Netz).
4. Ermitteln Sie die Bereitschaft der Bezugsperson(en), sich an der Pflege des Patienten zu beteiligen.

II. Unterstützen der Familie bei der Bewältigung der gegenwärtigen Situation

1. Beziehen Sie Bezugsperson(en) in die Planung der Pflege mit ein.
2. Führen Sie regelmäßige Gespräche mit den Bezugsperson(en) durch (aktives Zuhören).
3. Erkennen und akzeptieren Sie die Situation, in der sich die Familie befindet.

4. Achten Sie auf mangelnde Fürsorge und Überfürsorglichkeit.
5. Lassen Sie freie Gefühlsäußerungen zu, einschließlich Frustration, Wut, Feindseligkeit und Hoffnungslosigkeit.
6. Geben Sie genaue Informationen an die Bezugspersonen/Familienmitglieder.
7. Erklären und erläutern Sie der Familie und dem Patienten die notwendigen Pflegemaßnahmen.
8. Schulen Sie Bezugspersonen/Familienmitglieder in der Anwendung von diversen Geräten, bezogen auf die Pflege. Informieren Sie über Fachpersonen, die bei technischen Problemen helfen können.
9. Schulen Sie Bezugsperson(en) in den nötigen Fertigkeiten zur Pflege der Patienten.
10. Bieten Sie der/den Bezugsperson(en) bei offenen Fragen Unterstützung an.
11. Unterstützen Sie die Familienmitglieder, eine helfende Beziehung zum Patienten aufzubauen.

II. Fördern des Wohlbefindens

1. Unterstützen Sie die Familienmitglieder, fördernde/hemmende Bewältigungsstrategien zu erkennen.
2. Achten Sie auf positive Formulierungen.
3. Respektieren Sie das Bedürfnis der Familienmitglieder, sich zurückzuziehen, und vermitteln Sie diese Tatsache dem Patienten auf verständnisvolle Weise.
4. Ermutigen Sie die Familie, die Ziele in kleinen Schritten zu erreichen.
5. Motivieren Sie die Familie, dem Patienten vertraute Gegenstände mitzubringen (z. B. Familienbild).
6. Informieren Sie die Familie über geeignete soziale Einrichtungen.

Pflegediagnose 5.1.2.1.2. nach der NANDA Taxonomie

Bewältigungsformen der Familie, ungenügend, verletzendes Verhalten

Thematische Gliederung: ***Integrität der Person***

Definition

Eine normalerweise wichtige Bezugsperson (Familienmitglied oder nahestehende/r Freund/in) leistet ungenügende, unwirksame oder gefährdende Unterstützung. Der Patient würde mehr und wirksamere Unterstützung brauchen, um mit der veränderten Lebenssituation fertig zu werden.

Mögliche Ursachen

- Ungenaue oder falsche Informationen oder mangelndes Verständnis einer Bezugsperson
- Bezugsperson(en), die vorübergehend eigene emotionale Konflikte und Leiden zu meistern haben. (Sie sind dadurch unfähig, die Bedürfnisse des Patienten wahrzunehmen und sich entsprechend zu verhalten.)
- Andere situations- und entwicklungsbedingte Krisen oder Situationen, in denen sich die Bezugsperson befindet
- Der Patient zeigt ablehnendes Verhalten gegenüber der Bezugsperson
- Lang andauernde Krankheit oder fortschreitende Behinderung, welche die Kräfte der Bezugspersonen erschöpfen

Merkmale

aus der Sicht des Patienten

- Der Patient äußert sich besorgt über die Reaktionen der Bezugspersonen auf seinen Gesundheitszustand.
- Bezugspersonen können mit der eigenen Reaktion auf den veränderten Gesundheitszustand nicht umgehen (Furcht, Trauer, Angst).
- Die Bezugsperson gibt ungenügendes Verständnis oder Wissen an.

aus der Sicht der Pflegeperson

- Die Bezugsperson unternimmt den Versuch, sich hilfreich und unterstützend zu verhalten, jedoch mit unbefriedigender Wirkung.

- Die Bezugsperson zieht sich zurück oder schränkt die Kommunikation zu einem Zeitpunkt ein, zu dem der Patient diese benötigt.
- Die Bezugsperson zeigt zuviel oder zuwenig beschützendes Verhalten. Den Fähigkeiten oder den Bedürfnissen des Klienten nach Selbständigkeit wird nicht entsprochen.

Familienbezogene Pflegeziele

1. Die Bezugspersonen sprechen über/erkennen die eigenen Möglichkeiten, mit der Situation umzugehen.
2. Die Bezugspersonen reagieren angemessen auf den Patienten und die Pflegepersonen, indem sie bei Bedarf Unterstützung und Hilfe geben.
3. Die Bezugspersonen bieten dem Patienten die Gelegenheit, auf seine Art und Weise mit der Situation umzugehen.
4. Die Bezugspersonen sprechen aus, die Erkrankung oder Behinderung zu verstehen und die notwendigen Kenntnisse zu besitzen.
5. Die Bezugspersonen erkennen das Bedürfnis nach Unterstützung von außen und bemühen sich darum.

Maßnahmen

I. Ermitteln der ursächlichen/begünstigenden Faktoren

1. Ermitteln Sie die zugrundeliegenden Situation(en), die einen Einfluß auf die Fähigkeiten der Familie haben könnte(n), dem Patienten die nötige Unterstützung zu verweigern.
2. Berücksichtigen Sie die Dauer der Erkrankung (z. B. bei Krebs, Multipler Sklerose oder anderen chronischen Erkrankungen).
3. Eruieren Sie, welche Informationen der Bezugsperson zugänglich waren und wie sie aufgenommen und verarbeitet wurden.
4. Ermitteln Sie die Rolle des Patienten in der Familie und inwiefern die Erkrankung die Familienorganisation verändert hat.

II. Unterstützen der Familie, die Fähigkeiten wiederzuerlangen oder zu entwickeln, um mit der gegenwärtigen Situation fertig zu werden

1. Achten Sie auf Bemerkungen und ausgesprochene Sorgen. Achten Sie auf nonverbale Verhaltensweisen und Reaktionen.
2. Ermutigen Sie die Familienmitglieder, ihre Gefühle offen und klar auszudrücken.
3. Helfen Sie der Bezugsperson, Verhaltensweisen des Patienten zu verstehen/zu akzeptieren und damit umzugehen.

4. Ermutigen sie den Patienten/Bezugsperson(en) Problemlösungsstrategien zu entwickeln, um mit der Situation umzugehen.

III. Fördern des Wohlbefindens

1. Geben Sie der Bezugsperson Informationen über die Selbstfürsorge und mögliche Selbstfürsorgedefizite.
2. Beteiligen Sie den Patienten und die Bezugsperson(en) an der Planung der Pflege.
3. Informieren Sie über weitere soziale Einrichtungen.
4. Vgl.
   PD 9.3.1. Angst;
   PD 9.3.2. Furcht;
   PD 5.1.1.1. Bewältigungsformen des Betroffenen, ungenügend;
   PD 5.1.2.1.1. Bewältigungsformen der Familie, hemmendes Verhalten;
   PD 5.1.2.2. Bewältigungsformen der Familie, Entwicklungsmöglichkeiten.

Pflegediagnose 5.1.2.2. nach der NANDA Taxonomie

Bewältigungsformen der Familie (Coping), Entwicklungsmöglichkeiten

Thematische Gliederung: ***Integrität der Person***

> **Definition**
> Das Familienmitglied hat sich wirksam an den veränderten Gesundheitszustand des Klienten angepaßt und zeigt den Wunsch und die Bereitschaft, die eigene Gesundheit zu verbessern und gemeinsam an der Situation zu reifen.

Mögliche Ursachen

- Die Grundbedürfnisse der Person sind genügend erfüllt, und die Anpassungsarbeit ist erfolgreich geleistet worden, so daß die Zielvorstellung der Selbsterfahrung verwirklicht werden kann.

Merkmale

aus der Sicht des Patienten

- Familienmitglieder versuchen, den Prozeß zu verstehen.
- Das Familienmitglied spricht von den Auswirkungen, welche die Krankheit auf die eigenen Wertvorstellungen hat.
- Familienmitglieder erkennen den Prozeß, der in bezug auf ihre eigenen Werte, Prioritäten, Ziele oder Beziehungen in Gang gekommen ist
- Familienmitglieder zeigen Interesse, Kontakt mit anderen Personen oder Selbsthilfegruppen aufzunehmen.

aus der Sicht der Pflegeperson

- Das Familienmitglied fördert seine Gesundheit und führt einen erfüllten Lebensstil, der den Reifeprozeß unterstützt. Das Familienmitglied prüft und bringt Behandlungsmöglichkeiten zustande und strebt im allgemeinen Erfahrungen an, die das Wohlbefinden möglichst steigern.

Familienbezogene Pflegeziele

1. Das Familienmitglied spricht die Bereitschaft aus, den eigenen Anteil beizutragen.

2. Das Familienmitglied spricht den Wunsch aus, Schritte zur Veränderung zu unternehmen.
3. Das Familienmitglied äußert sich zufrieden über die gesetzten Schritte.
4. Das Familienmitglied paßt die häusliche Situation an die gegebenen Erfordernisse an.

Maßnahmen

I. Beurteilen der Situation und der Anpassungsmechanismen der Familienmitglieder

1. Ermitteln Sie die individuelle Situation und die Bereitschaft der Familie.
2. Hören Sie zu, wie die Familie über Hoffnungen, Pläne, Auswirkungen auf Beziehungen/Lebensumstände spricht.
3. Achten Sie auf Aussagen, die auf eine Wertveränderung hinweisen.
4. Beobachten Sie die Kommunikations- und Interaktionsmuster in der Familie.

II. Fördern der Entwicklungsmöglichkeit der Familie

1. Nehmen Sie sich Zeit, und sprechen Sie mit der Familie über ihre Situation.
2. Fördern Sie die Beziehung zwischen Familie und Patienten.
3. Geben Sie der Familie Identifikationsmöglichkeiten (Beispiele erfolgreicher Bewältigungsformen in ähnlichen Situationen).
4. Sprechen Sie darüber, wie wichtig es ist, offen und ehrlich miteinander umzugehen.
5. Helfen Sie der Familie, wirksame Kommunikationsformen zu entwickeln (durch aktives Zuhören, Ich-Botschaften und Problemlösungsverfahren).

III. Fördern des Wohlbefindens

1. Helfen Sie der Familie, den Patienten darin zu unterstützen, die eigenen Bedürfnisse im Rahmen des Möglichen zu erfüllen.
2. Zeigen Sie der Familie auf, wie wichtig es ist, für die einzelnen Familienmitglieder Erholungsphasen einzuplanen und sich abzugrenzen.
3. Finden Sie andere Patienten/Gruppen, die in einer ähnlichen Situation sind, und helfen Sie dem Patienten/der Familie, Kontakt aufzunehmen (Selbsthilfegruppen).
4. Unterstützen Sie die Familienmitglieder darin, neue, wirksame Möglichkeiten im Umgang mit ihren Gefühlen kennenzulernen.

Pflegediagnose 5.3.1.1. nach der NANDA Taxonomie

Entscheidungskonflikt

Thematische Gliederung: ***Integrität der Person***

Definition
Der Zustand, bei dem ein Patient unsicher ist, welchen Weg er wählen soll, wenn die Wahl ein Risiko bedeutet und/oder einen Verlust bzw. Infragestellung der eigenen Wertvorstellungen mit sich bringt.

Mögliche Ursachen

- Unklare persönliche Wertvorstellungen/Einstellungen zu Glaubensfragen; empfundene Bedrohung des persönlichen Wertsystems
- Mangelnde Erfahrung oder Störung im Entscheidungsprozeß
- Fehlen relevanter Informationen; mehrere oder unterschiedliche Informationsquellen.
- Mangelnde Unterstützung

Merkmale

aus der Sicht des Patienten

- Aussagen über die Unsicherheit, die richtige Entscheidung zu treffen.
- Geäußerte Gefühle der Verzweiflung oder Infragestellung persönlicher Wertvorstellungen und Verunsicherung in Glaubensfragen während der Entscheidungsfindung.

aus der Sicht der Pflegeperson

- Unschlüssigkeit zwischen mehreren Entscheidungsmöglichkeiten; verzögerter Entscheidungsprozeß, wechselt laufend die Entscheidung.
- Egozentrik
- Körperliche Zeichen der Verzweiflung oder Anspannung (erhöhter Puls, erhöhte Muskelspannung, Unruhe usw.) beim Versuch der Entscheidungsfindung.

Patientenbezogene Pflegeziele

1. Der Patient spricht aus, positive und negative Aspekte der Entscheidungsmöglichkeiten/Alternativen zu erkennen.
2. Der Patient anerkennt Gefühle der Angst und der Verzweiflung im Zusammenhang mit der schwierigen Entscheidungsfindung.
3. Der Patient holt Informationen für die Entscheidungsfindung ein und kann Vor- und Nachteile abwägen.
4. Der Patient wünscht und akzeptiert Hilfestellung bei der Entscheidungsfindung
5. Der Patient trifft Entscheidung(en) und spricht aus, über die getroffene Wahl zufrieden zu sein.
6. Der Patient erfüllt seine psychischen Bedürfnisse, was sich in angemessenen Gefühlsäußerungen, Identifikation mit der Wahl und Nutzen von Ressourcen zeigt.
7. Der Patient zeigt bei der Entscheidungsfindung ein entspanntes und ruhiges Verhalten, frei von körperlichen Zeichen der Verzweiflung.

Maßnahmen

I. Ermitteln der ursächlichen/begünstigenden Faktoren

1. Achten Sie auf Zeichen der Unentschlossenheit, der Abhängigkeit von anderen und die übliche Fähigkeit, die eigenen Angelegenheiten zu regeln.
2. Hören Sie aktiv zu, um den Grund für die Unentschlossenheit zu erkennen und das Problem zu klären.
3. Erkennen Sie, ob positive Bewältigungsformen (z. B. Anwendung von Entspannungsmethoden, Bereitschaft zur Gefühlsäußerung) vorhanden sind.
4. Ermitteln Sie körperliche Zeichen der Angst (z. B. erhöhter Puls, Muskelspannung). Vgl. *PD 9.3.1. Angst.*
5. Achten Sie auf Äußerungen über die Unfähigkeit, den Sinn des Lebens zu finden, auf Gefühle der Nutzlosigkeit und/oder auf einen Glaubenskonflikt.

II. Unterstützen des Patienten, Fähigkeiten zur Problemlösung zu entwickeln

1. Erkennen Sie positive Aspekte des Konfliktes, und helfen Sie dem Patienten, diese als Lerngelegenheit für das Entwickeln von neuen, kreativen Lösungen zu betrachten.
2. Besprechen Sie mögliche Fehlauffassungen mit dem Patienten und verhelfen Sie ihm zu sachlichen Informationen.

3. Sorgen Sie dafür, daß der Patient Gelegenheit hat, Entscheidungen bezüglich der Aktivitäten des täglichen Lebens zu treffen. Akzeptieren Sie, wenn der Patient dies nicht will.
4. Sorgen Sie, falls nötig, für eine sichere Umgebung, bis der Patient seine Selbstkontrolle wiedererlangt.
5. Ermutigen Sie den Patienten, seine Probleme mit Angehörige zu besprechen und zu diskutieren.
6. Akzeptieren Sie verbale Äußerungen von Wut, setzen Sie Grenzen bei destruktivem Verhalten.
7. Sprechen Sie über zeitliche Faktoren, setzen Sie Zeitgrenzen für kleine Schritte und denken Sie an auftretende Probleme, wenn Entscheidungen nicht sofort getroffen werden können.
8. Lassen Sie den Patienten veschiedene Lösungsmöglichkeiten aufzählen.
9. Unterstützen Sie den Patienten beim Erlernen des Problemlösungsverfahrens, und üben Sie dieses anhand der gegenwärtigen Situation/Entscheidung.
10. Ermutigen Sie den Patienten, seine Wertvorstellungen und Glaubenspraktiken auch während des Krankenhausaufenthaltes auszuüben, und akzeptieren Sie diese.

III. Beratung und Anleitung des Patienten und seiner Bezugsperson(en)

1. Sorgen Sie für Gelegenheiten, die Fähigkeiten zur Konfliktbewältigung anzuwenden, und dokumentieren Sie das schrittweise Vorgehen des Patienten.
2. Fördern Sie die Beteiligung der Familie/Bezugsperson(en), wenn erwünscht/verfügbar, um dem Patienten Unterstützung zu geben.
3. Ermutigen Sie den Patienten zum Besuch von Kursen zum Streßabbau oder zur Erhöhung des Selbstwertgefühles.
4. Informieren Sie über andere Ressourcen (z. B. Seelsorge, psychiatrische Beratungsstellen, Familientherapie/Eheberatung, Selbsthilfegruppen).

Pflegediagnose 6.6. nach der NANDA Taxonomie

Wachstum und Entwicklung, verändert

Thematische Gliederung: ***Integrität der Person***

Definition
Der Zustand, bei dem ein Patient Abweichungen von den Normen seiner Altersgruppe aufweist.

Autorennotiz

Diese Pflegediagnose konzentriert sich vorwiegend auf Kinder und Jugendliche.

Mögliche Ursachen

- Unzulängliche Fürsorge (körperliche/seelische Vernachlässigung und/oder Mißbrauch)
- Gleichgültigkeit, Interesselosigkeit, inkonsequente Reaktionsweise seitens der Betreuungsperson(en)
- mehrere Betreuungspersonen
- Trennung von Bezugspersonen
- Mangelnde Umgebungsreize und Anregungen
- Unfähigkeit, altersgemäße Selbstpflegeaktivitäten durchzuführen oder Selbstkontrolle auszuüben
- Auswirkungen körperlicher Behinderung
- Abhängigkeitsverhältnis (zu betreuenden Personen und Institutionen)

Merkmale

aus der Sicht des Patienten

- Verzögerung oder Schwierigkeiten bei der Ausübung von Tätigkeiten, die für die Altersgruppe typisch sind.
- Verändertes körperliches Wachstum
- Unfähigkeit, dem Alter entsprechende Aktivitäten in bezug auf persönliche Pflege oder Selbstkontrolle auszuüben.
- Verlust bereits erworbener Fähigkeiten; verfrühtes oder beschleunigtes Aneignen von Fähigkeiten.

aus der Sicht der Pflegeperson

- Wenige Gefühlsregungen
- Lustlosigkeit, verminderte Reaktionen
- Begrenzter Blick- und Sozialkontakt
- Rückläufige (Reduzierte) Selbstpflege

Patientenbezogene Pflegeziele

1. Der Patient weist alterstypische motorische, soziale Fähigkeiten und/oder Ausdrucksmöglichkeiten auf.
2. Der Patient zeigt altersentsprechende Selbstpflegeeigenschaften und übt die nötige Selbstkontrolle aus.
3. Bezugspersonen und Erziehungsverantwortliche haben Verständnis für die Entwicklungsverzögerungen und Entwicklungsabweichungen sowie für geplante Maßnahmen.

Maßnahmen

I. Ermitteln der ursächlichen/begünstigenden Faktoren

1. Stellen Sie fest, was zur Entwicklungsabweichung beiträgt (z. B. begrenzte intellektuelle Fähigkeiten, körperliche Behinderung, verändertes Körperwachstum, chronische Krankheit, Mehrfachgeburt).
2. Stellen Sie fest, wie die Bezugsperson(en) ihre Pflichten erfüllen (z. B. unzulänglich, inkonsequent, unrealistische/ungenügende Erwartungshaltung, Mangel an Stimulation, wie Grenzen aufgezeigt werden, Reaktionsweisen).
3. Beachten Sie den Ernst und die Dringlichkeit der Situation (z. B. langfristiger körperlicher/emotionaler Mißbrauch im Gegensatz zu situationsbedingter Entwurzelung oder ungenügendem Beistand während einer Krise oder Übergangszeit).
4. Ermitteln Sie bedeutsame und auch belastende Ereignisse (z. B. im Stich gelassen werden, Scheidung, Tod eines Elternteils, Partners oder Kindes, Arbeitslosigkeit, Älterwerden) und umweltbedingte Veränderungen (z. B. Wohnorts-, Stellenwechsel, Veränderung der Familienkonstellation).
5. Beurteilen Sie, ob in der Institution oder Lebensumwelt angemessene Möglichkeiten zur Förderung (z. B. Freizeitaktivitäten/Spielen/Lernen) bestehen.

II. Ermitteln von Abweichungen zu den Entwicklungsnormen

1. Stellen Sie Entwicklungsalter und -stufe fest.
2. Informieren Sie sich über Fähigkeiten und Aktivitäten des Patienten.

3. Beachten Sie das Ausmaß der individuellen Abweichungen der betroffenen Fähigkeiten (z. B. Sprache, Motorik, Sozialisation).
4. Achten Sie darauf, ob es sich um vorübergehende oder bleibende Schwierigkeiten handelt (z. B. Rückfall oder Verzögerung im Gegensatz zu einem irreversiblen Zustand wie bei bestimmten Formen von Schädel-Hirntrauma, Schlaganfall).

III. Unterstützen des Patienten/Betreuungsperson(en) die Entwicklungsverzögerung oder Regression zu verhindern oder auf ein Mindestmaß zu reduzieren

1. Vermitteln Sie geeignete Fachpersonen (z. B. Ergotherapie, Logopädie, Heilpädagogik, Berufsberatung) und koordinieren Sie die Pflegeplanung.
2. Vermeiden Sie Schuldzuweisungen.
3. Unterstützen und ermutigen Sie den Patienten/Bezugsperson, die Selbstkontrolle oder persönliche Pflege aufrechtzuerhalten oder wiederzuerlangen.
4. Beachten Sie eine kurzfristige, realistische Zielsetzung.
5. Schaffen Sie für den Patienten Gelegenheiten, neue Verhaltensformen zu üben (z. B. im Rahmen von Gruppenaktivitäten und Rollenspielen).
6. Beurteilen Sie den Prozeß kontinuierlich. Steigern Sie die Leistung nach entsprechendem Fortschritt.
7. Geben Sie dem Patienten positive Rückmeldungen für erzielte Fortschritte und Erfolge.
8. Helfen Sie dem Patienten/Bezugsperson(en), Abweichungen in der Entwicklung zu akzeptieren und sich diesen anzupassen.

IV. Förderung des Wohlbefindens

1. Verhelfen Sie zu Informationen über normales Wachstum und Entwicklung.
2. Empfehlen Sie Bildungsprogramme (z. B. Kurse/Elternberatung, spezielle Seminare).
3. Ermitteln Sie entsprechende Ressourcen im sozialen Umfeld: Hilfsorganisationen, Talentförderungsprogramme und geschützte Werkstätten.
4. Sorgen Sie für spezielles Informationsmaterial und entsprechende Broschüren.
5. Vgl. *PD 3.2.1.1.1. Elterliche Pflege, verändert;*
   PD 3.2.2. Familienprozeß, verändert
   PD 3.1.1. Soziale Interaktion, beeinträchtigt
   PD.5.1.1.1. Bewältigungsformen des Betroffenen, ungenügend

Pflegediagnose 6.8.1. nach der NANDA Taxonomie

Kindliche Verhaltensorganisation, unausgereift, hohes Risiko

Thematische Gliederung: ***Integrität der Person***

Definition
Das Vorliegen von Risikofaktoren und Risikoindikatoren für eine Veränderung in der Integration und Anpassung der physiologischen und verhaltensbezogenen Systeme eines Neugeborenen.

Risikofaktoren

- Schmerzen
- Orale/motorische Probleme
- Nicht tolerieren von Fütterungsversuchen
- Überstimulation durch die Umgebung
- Fehlendes Einhüllen und Fehlen von Begrenzungen, Grenzziehung
- Frühgeburt (Unreife)
- Massive/schmerzhafte Behandlungen
- Infektionen (prä- oder perinatal)
- Hyperbilirubinämie
- Hypothermie
- Anlagebedingte Störungen
- Respiratorische, neurologische, kardiale Dysfunktion
- Sucht

Ziele/Maßnahmen

Siehe *PD 6.8.2. Kindliche Verhaltensorganisation, unausgereift.*

Pflegediagnose 6.8.2. nach der NANDA Taxonomie

Kindliche Verhaltensorganisation, unausgereift

Thematische Gliederung: ***Integrität der Person***

Definition

Der Zustand, bei dem ein Neugeborenes eine ungenügende Adaption an die extrauterinen Verhältnisse (sogenannte Anpassungsstörungen der physiologischen und verhaltensbezogenen Systeme) aufweist.

Autorennotiz

Diese Pflegediagnose beschreibt ein Neugeborenes, welches Schwierigkeiten bei der Regulierung und Verarbeitung von externen Reizen hat. Wenn ein Säugling solche Adaptionsstörungen aufweist, ist dies immer mit einem erhöhten Energieaufwand kombiniert, welcher sich auf das Wachstum und die Entwicklung des Säuglings negativ auswirkt. Die Aufgabe der Pflegenden ist es, den Säugling hinsichtlich seines Energiehaushaltes zu unterstützen, bei gleichzeitiger Reduzierung/Abschirmung von streßerzeugenden Reizen. Dadurch hat der Säugling genug Zeit zur Adaption und Regulierung der vorhandenen Reize, um sich physiologisch und psychologisch an die neue Umgebung anzupassen.

Mögliche Ursachen:

- Schmerzen
- Orale/motorische Probleme
- Nicht tolerieren von Fütterungsversuchen
- Überstimulation durch die Umgebung
- Fehlendes Einhüllen und Fehlen von Begrenzungen, Grenzziehung
- Frühgeburt (Unreife)
- Massive/schmerzhafte Behandlungen
- Infektionen (prä- oder perinatal)
- Hyperbilirubinämie
- Hypothermie
- Anlagebedingte Störungen
- Respiratorische, neurologische, kardiale Dysfunktion
- Sucht

Merkmale

Aus der Sicht der Pflegeperson

- Abweichung von physiologischen Normalwerten (gelbe Haut und Skleren)
- Zittern, Schreckhaftigkeit, Zuckungen, Krämpfe
- Überstreckung von Armen und Beinen
- Diffuser, oberflächlicher Schlaf
- Unzulängliches, selbstregulierendes Verhalten
- Unzulängliche Reaktion auf visuelle und auditive Reize
- Gähnen
- Apnoeattacken
- Nicht nahrungsbezogenes Saugen, Saugschwäche –Trinkunlust

Patientenbezogene Pflegeziele

1. Der Säugling zeigt geringe Schwankungen der Kraft und der Muskelspannung.
2. Der Säugling hat einen ruhigen, ausgeglichenen Schlaf.
3. Der Säugling zeigt eine Verbesserung der Atemfunktion und eine normale Hautfarbe während der Pflegehandlungen.
4. Die Eltern erkennen belastende Faktoren und die Auswirkungen auf den Säugling.
5. Die Eltern kennen und beschreiben Techniken, um den Umgebungsstreß zu reduzieren.

Maßnahmen

I. Ermitteln des Ausmaßes der Beeinträchtigung und der ursächlichen/begünstigenden Faktoren

1. Ermitteln Sie ursächliche/begünstigende Faktoren (Schmerz, unausgeglichener Wach-/Schlafrhythmus, Ernährungsprobleme, Erschöpfungszustände) des Säuglings.
2. Informieren Sie sich über Laborparameter.
3. Ermitteln Sie das Ausmaß der Beeinträchtigung/der fehlenden Anpassung (körperlich und psychisch).
4. Ermitteln Sie die Fähigkeiten/Verhalten der Eltern, mit dem derzeitigen Umstand umzugehen.
5. Achten Sie auf Ängste und Unsicherheit der Eltern in bezug auf die Situation.
6. Ermitteln Sie Probleme bei der Nahrungsaufnahme.

II. Reduzieren und Beseitigen von beitragenden Faktoren

1. Ermitteln Sie, wann und in welchem Ausmaß Schmerzen beim Säugling auftreten, und dokumentieren Sie dies. Leiten Sie diese Informationen an den Arzt weiter, um eine effektive Schmerzbehandlung einzuleiten. (Zeichen für Schmerzen: im Gesichtsausdruck: offener Mund, geschwollener Augenbrauenbogen, grimassieren, nasolabiale Falte, starre Zunge, zitterndes Kinn; motorische Zeichen: zucken, Muskelsteifheit, zusammengepreßte Hände, Rückzugsverhalten.)
2. Ermitteln Sie die Schlaf-/Wachphasen und dokumentieren Sie diese. Eruieren Sie die Notwendigkeit und die Frequenz der Interventionen. Organisieren Sie den Pflegeplan so, daß die Pflegeinterventionen nur alle 4 Stunden stattfinden.

III. Unterstützen des Säuglings, den Gesundheitszustand und die Anpassung zu verbessern

1. Reduzieren Sie den Streß bei der Nahrungsaufnahme. Kontaktieren Sie den Säugling langsam, berühren Sie leicht seinen Rücken, achten Sie auf geringe visuelle und auditive Stimulation (sprechen Sie nicht).
2. Wenden Sie, nachdem der Säugling gefüttert wurde, Entspannungstechniken an (Hände halten, berühren).
3. Falls der Säugling in einem nicht weckbaren Zustand ist, wenden Sie basale Stimulation (Massage, streicheln) oder beruhigende Musik (intrauterine Geräusche/Klänge) an.
4. Reduzieren Sie die Umgebungsreize/Geräusche: Nicht am Inkubator anstoßen, leises Öffnen und Schließen von Türen und Läden, sprechen Sie am Bett leise und nur falls notwendig, lassen Sie den Kopf langsam auf die Matratze sinken, positionieren Sie das Bett des Säuglings so, daß es nicht von Lärm gestört wird (Telefon, Klingel), evaluieren Sie die Wirksamkeit der Maßnahmen, und informieren Sie darüber das Team und die Bezugspersonen.
5. Verwenden Sie kein grelles Licht in der Nähe des Bettes. Verdunkeln Sie das Kinderbett, den Inkubator und Wärmestrahler während der Schlafperioden, oder verdunkeln Sie die Augen des Säuglings.
6. Setzen Sie streßreduzierende Maßnahmen bei allen Pflegehandlungen (gehen Sie langsam und behutsam vor).
7. Gehen Sie beim Transport/Transfer behutsam vor.
8. Achten Sie beim Transport/Transfer darauf, daß sich jedes Teammitglied genau nach Plan verhält.

9. Versichern Sie sich, daß notwendige Gegenstände für den Transport bereitgestellt sind (Inkubator, weiche und warme Unterlagen).
10. Sollte sich Streßverhalten einstellen, stoppen Sie den Transport/Transfer und bringen Sie den Säugling in einen stabilen Zustand.

IV. Fördern des Wohlbefindens

1. Geben Sie den Eltern Sicherheit, und beteiligen Sie diese an der Betreuung.
2. Fordern Sie die Eltern auf, über Gefühle, Ängste und Erwartungen zu sprechen. Stellen Sie Mißverständnisse richtig.
3. Informieren Sie die Eltern über Verhaltensauffälligkeiten und Zeichen von Streß des Säuglings.
4. Unterstützen Sie die Eltern bei einer angemessenen Interaktion mit dem Säugling.
5. Bereiten Sie die Eltern auf die Entlassung vor.
6. Unterweisen Sie die Eltern betreffend der Gesundheitsförderung (Füttern, Hygiene, Sicherheit, Temperatur, Krankheit, Infektion, Größe und Entwicklung)
7. Unterweisen Sie die Eltern, in der Pflege des Säuglings betreffend: angemessene Stimulation, Schlaf/Wachmuster, Eltern-Kind-Interaktion, Rolle von Vater und Geschwistern, spielen mit dem Säugling.
8. Stellen Sie den Kontakt zu unterstützenden Systemen her (Hauskrankenpflege, Mutterberatung, Stillberatung).
9. Informieren Sie die Eltern, bei welchen Symptomen fachliche Hilfe nötig ist.

Pflegediagnose 6.8.3. nach der NANDA Taxonomie

Kindliche Verhaltensorganisation, Möglichkeit zur Verbesserung

Thematische Gliederung: ***Integrität der Person***

Definition

Ein zufriedenstellendes Verhaltensmuster der Anpassung von physiologischen und verhaltensbezogenen Funktionssystemen eines Neugeborenen.

Autorennotiz

Bei dieser Pflegediagnose handelt es sich um eine Gesundheitsdiagnose. Mögliche Ursachen sind hier nicht angeführt.

Merkmale

Aus der Sicht der Pflegeperson

- Stabile Vitalzeichen
- Physiologischer Schlaf/Wachzustand
- Selbstregulierendes Verhalten zur Befriedigung der Grundbedürfnisse (Nahrung, Nähe, Ausscheidung)
- Adäquate Reaktion auf entwicklungsfördernde Anregungen (somatische, vestibuläre, vibratorische, orale, auditive, taktil-haptische und visuelle Stimulation).
- Physiologische Bewegungsmuster
- Dem Entwicklungsstand entsprechende Aufmerksamkeit und Interaktion

Patientenbezogene Pflegeziele

1. Der Säugling zeigt eine altersentsprechende Größe und Entwicklung.
2. Der Säugling kommt mit den Umgebungsreizen gut zurecht.
3. Die Eltern erkennen belastende Faktoren und die Auswirkungen auf den Säugling.
4. Die Eltern kennen und beschreiben Techniken, um den Umgebungsstreß zu reduzieren.
5. Die Eltern beschreiben notwendige Pflegehandlungen und können diese ausführen.

Maßnahmen

I. Ermitteln des Entwicklungsstandes des Säuglings

1. Ermitteln Sie die entwicklungsbedingten Bedürfnisse des Säuglings (z. B. visuelle, auditive, motorische, taktile, olfaktorische und gustatorische Stimulation, Phasen der Wach- und Schlafperioden).
2. Ermitteln Sie die Auswirkungen der Umgebungsreize auf den Säugling.
3. Dokumentieren Sie Belastungssituationen für den Säugling.

II. Unterstützen des Säuglings bei der Anpassung an die Umgebung und an die pflegerischen Aktivitäten

1. Führen Sie entwicklungsfördernde Maßnahmen nur dann durch, wenn der Säugling aufnahmebereit ist.
2. Beginnen Sie die Kontaktaufnahme mit nur einem Reiz zur gleichen Zeit (z. B. Berühren, Sprechen).
3. Achten Sie darauf, daß Sie den Säugling nicht überfordern (zeitlich begrenzte Aktivitäten).
4. Passen Sie die Steigerung der Aktivitäten an die Bedürfnisse des Säuglings an.
5. Planen Sie kurze, regelmäßige anstatt intensiver, langer Aktivitäten.
6. Achten Sie auf die Ruhephasen des Säuglings (z. B. Betreten des Raumes langsam und leise, Vorhänge langsam öffnen, keine Unterbrechung des Schlafes).
7. Achten Sie darauf, daß der Säugling beim Wechsel von der Schlaf- in die Wachphase nicht überfordert wird (z. B. langsames, kontrolliertes Herausnehmen, warme Raumtemperatur).
8. Füttern Sie den Säugling nur, wenn er Bereitschaft dazu zeigt (hungrig ist).
9. Achten Sie bei der Körperpflege auf mögliche Streßfaktoren (z. B. Temperaturunterschiede, hektisches Verhalten usw.).

III. Unterstützen der Eltern bei der Verbesserung der kindlichen Verhaltensorganisation

1. Ermitteln Sie den Wissenstand der Eltern bezüglich der Pflege und Förderung des Säuglings.
2. Informieren Sie Pflegende und Bezugspersonen über die Reaktion des Säuglings auf bestimmte, beobachtete streßauslösende Reize.
3. Zeigen Sie den Eltern Beispiele der ermittelten Zeichen ihres Kindes, bei denen es aufmerksam bzw. nicht aufmerksam ist.
4. Erklären Sie die Anforderungen, die die Elternrolle mit sich bringt

(Vgl. *PD 5.1.2.2. Bewältigungsform der Familie, Entwicklungsmöglichkeit; PD 3.2.2.2. Rolle als Pflegende, Belastung, hohes Risiko*).

5. Beobachten Sie, welche entwicklungsfördernden Maßnahmen die Eltern ergreifen
   - *visuell:* z. B. Augenkontakt, Spielsachen mit Kontrastfarben
   - *auditiv:* z. B. hohe Stimmlage, gedämpfte ruhige Musik, Nennen des Kindernamens, abwechslungsreiche Sprache
   - *taktil:* z. B. Hautkontakt in warmer Umgebung, Verwendung verschiedener, natürlicher Textilien
   - *motorisch:* z. B. Wiegen des Säuglings, langsame Positionswechsel während der Beschäftigung
   - *olfaktorisch:* z. B. keine zu intensiven Düfte
   - *gustatorisch:* z. B. geeignete Saugmöglichkeiten – keine Nahrung, sondern Schnuller u. ä.)
6. Erklären Sie den Eltern, wie außerhalb der Wohnung eine Überreizung durch die Umwelt vermieden werden kann (Augen vor grellem Licht schützen, Bewegungsfreiheit der Arme, laute Geräusche vermeiden).

IV. Förderung des Wohlbefindens

1. Geben Sie den Eltern positive Rückmeldung bei erfolgreich durchgeführten Handlungen.
2. Informieren Sie die Eltern über gesundheitsfördernde Maßnahmen.
3. Informieren Sie die Eltern über vorhandene Ressourcen und Unterstützungsangebote (Kinderberatungsstellen, Mutterberatung, Elternberatungen, La-Leche-Liga).

Pflegediagnose 6.7. nach der NANDA Taxonomie

Verlegungsstreß-Syndrom

Thematische Gliederung: ***Integrität der Person***

Definition
Der Zustand eines Patienten, bei dem physiologische und/oder psychosoziale Störungen infolge der Verlegung von einer Umgebung in eine andere auftreten.

Autorennotiz

Verlegungsstreßsyndrom wurde von der NANDA als Syndromdiagnose akzeptiert. Diese Pflegediagnose erfüllt jedoch nicht wirklich die Kriterien einer Syndromdiagnose, da sie keine Ansammlung von aktuellen und Hochrisikodiagnosen darstellt. Die definierenden Charakteristika oder Zeichen deuten jedoch auf den Zustand Verlegungsstreß hin. Carpenito empfiehlt in diesem Fall das Wort Syndrom wegzulassen und vom Verlegungsstreß als Pflegediagnose zu sprechen und diese Diagnose auch als „hohes Risiko für Verlegungsstreß" zu verwenden.

Mögliche Ursachen

- Vergangene, gleichzeitig auftretende und vor kurzem erlittene Verluste
- Verluste im Zusammenhang mit der Entscheidung umzuziehen
- Gefühl der Machtlosigkeit
- Fehlen eines angemessenen Unterstützungssystems
- Geringfügige oder fehlende Vorbereitung auf bevorstehenden Umzug/Verlegung/Transferierung
- Mäßiges bis hohes Ausmaß an Umgebungsveränderung
- Erlebnisse mit früheren Verlegungen
- Beeinträchtigter psychosozialer Gesundheitszustand
- Verminderter körperlicher Gesundheitszustand

Merkmale

aus der Sicht des Patienten

- Angst

- Besorgnis
- Niedergeschlagenheit
- Einsamkeit
- Aussagen über Widerwilligkeit bezüglich der Verlegung
- Schlafstörungen
- Veränderung der Eßgewohnheiten
- Gastrointestinale Störung
- Vermehrtes Aussprechen von Bedürfnissen
- Unsicherheit
- Fehlendes Vertrauen
- Unvorteilhafter Vergleich zwischen jetzigem und früherem Personal
- Aussage, wegen der Verlegung besorgt oder betroffen zu sein

aus der Sicht der Pflegeperson

- Umgebungs-/Ortswechsel
- Zunehmende Zeichen der Verwirrtheit (bei älteren Menschen)
- Abhängigkeit
- Ausdruck von Traurigkeit (Gesichtsausdruck/Körperhaltung)
- Erhöhte Wachsamkeit
- Ruhelos
- Veränderung des Körpergewichts
- Rückzug

Patientenbezogene Pflegeziele

1. Der Patient äußert Verständnis für den Grund der Veränderung.
2. Der Patient spricht seine Befürchtungen und Ängste aus.
3. Der Patient zeigt angemessene Gefühle und verminderte Angst.
4. Der Patient spricht aus, die Situation zu akzeptieren.
5. Der Patient erlebt die Situation als nicht verhängnisvoll.
6. Der Patient beteiligt sich an den Verlegungsvorbereitungen nach Bedarf und Fähigkeiten.
7. Der Patient beteiligt sich an den Aktivitäten in der neuen Umgebung.

Maßnahmen

I. Ermitteln des vom Patienten wahrgenommenen Streßzustandes und Ermitteln der wahrgenommenen Probleme, betreffend der Sicherheit

1. Ermitteln sie, wie der Patient über die Veränderung und seine Zukunftsaussichten denkt.

2. Ermitteln Sie, ob der Patient mißtrauisch, reizbar, defensiv ist. Vergleichen sie, wie seine Reaktionen von Bezugspersonen/Team geschildert werden.
3. Achten Sie auf erhöhten Streß, körperliches Mißbehagen/Schmerz und Müdigkeit, welche die derzeitige Situation vorübergehend verschlimmern und die Kommunikationsfähigkeit stärker beeinträchtigen.
4. Ermitteln Sie, ob Sorgen/Konflikte in soziokultureller Hinsicht vorhanden sind.

II. Unterstützen des Patienten mit der Situation/Veränderung umzugehen

1. Stellen Sie für den Veränderungsprozeß eine Bezugsperson zur Verfügung, um Sicherheit zu vermitteln und das Gefühl des „Alleinegelassenwerdens", des „Abschiebens" zu verhindern.
2. Beziehen Sie die Bezugspersonen in die Veränderungsvorhaben mit ein.
3. Informieren Sie den Patienten über Umgebung/Zeitplan. Ermöglichen Sie ihm das Kennenlernen der Teammitglieder, Mitpatienten/Heimbewohner. Sorgen Sie für klare, offene Informationen über Handlungen/Ereignisse.
4. Fördern Sie das freie Äußern von Gefühlen. Erkennen Sie die Tragweite der Situation für den Patienten.
5. Erkennen Sie Stärken/erfolgreiche Bewältigungsformen, die der Patient früher anwendete.
6. Bieten Sie dem Patienten Kommunikationsmöglichkeiten an, damit er wichtige Bezugspersonen kontaktieren kann (Telefon, Briefpapier, Besuche).
7. Ermitteln Sie vorhandene Ressourcen des Patienten, welche ihm die Anpassung in der neuen Umgebung erleichtern können.
8. Ermutigen Sie den Patienten und die Bezugspersonen die Umgebung mit Bildern, eigenen Gegenständen und dergleichen persönlich zu gestalten.
9. Ermitteln Sie die Gewohnheiten im bisherigen Tagesablauf, und bauen Sie diese nach Möglichkeit in den jetzigen ein.
10. Integrieren Sie die Bezugspersonen in den pflegetherapeutischen Behandlungsprozeß.
11. Begegnen Sie aggressivem Verhalten, indem Sie ruhig und bestimmt Grenzen setzen. Schützen Sie weitere Personen vor störendem Verhalten des Patienten.

III. Förderung des Wohlbefindens

1. Informieren Sie die Bezugspersonen über mögliche Kennzeichen und Symptome des Verlegungsstresses.
2. Erkennen Sie Frühzeichen oder Risiken des Verlegungsstresses.
3. Beteiligen Sie den Patienten/Bezugspersonen am Erstellen des Pflegeplans.
4. Betonen Sie die Notwendigkeit ausgewogener Nahrungs- und Flüssigkeitszufuhr, Ruhe und Bewegung, um das körperliche Wohlbefinden aufrechtzuerhalten.
5. Beteiligen Sie den Patienten nach Fähigkeit an streßreduzierenden Aktivitäten.
6. Fördern Sie das Ausüben von Aktivitäten/Hobbys und die Interaktion mit anderen Menschen.

Pflegediagnose 7.1.1. nach der NANDA Taxonomie

Körperbild, Störung

Thematische Gliederung: ***Integrität der Person***

Definition
Ein Zustand, bei dem ein Patient eine negative oder gestörte Wahrnehmung des Körpers hat.

Mögliche Ursachen

- Biologisch / physisch (körperliches Trauma / Verstümmelung, Schwangerschaft, körperliche Veränderung aufgrund von biochemischen Substanzen [Medikamente], Abhängigkeit von Apparaten).
- Psychosoziale Ursachen
- Kulturelle oder spirituelle Gründe
- Wahrnehmungsstörungen
- Entwicklungsbedingte Veränderungen

Merkmale

- A. Verbale Reaktion auf tatsächliche oder wahrgenommene Veränderung der Struktur und/oder Funktion
- B. Nonverbale Reaktion auf tatsächliche oder wahrgenommene Veränderung der Struktur und/oder Funktion
- Punkt A oder B muß vorhanden sein, um die Diagnose Körperbild, Störung stellen zu können.

aus der Sicht des Patienten

- Verbale Äußerungen über Veränderung der Lebensweise
- Verbale Äußerungen über Angst vor Ablehnung oder Reaktionen anderer
- Verbale Äußerungen über Vergleich mit früherer Kraft, Dynamik und Erscheinung
- Verbale Äußerungen über negative Gefühle zum eigenen Körper
- Gefühle der Hilflosigkeit, Hoffnungslosigkeit oder Machtlosigkeit
- Ständige Sorge um die Veränderung oder den Verlust der eigenen Persönlichkeit
- Weigerung, die tatsächliche Veränderung anzuerkennen
- Betonung noch vorhandener Kräfte, erhöhter Leistung (Überzeichnung)

- Entpersonalisierung des Körperteiles oder des Verlustes durch sächliche Fürwörter.
- Erweiterung der körperlichen Grenzen durch Einverleiben von Gegenständen

aus der Sicht der Pflegeperson

- Fehlender Körperteil
- Bestehende Veränderung in der Struktur und/oder Funktion
- Nichtbeachten/-berühren des betroffenen Körperteiles
- Verdecken oder Entblößen des Körperteiles (bewußt oder unbewußt)
- Trauma in bezug auf den nicht funktionierenden Körperteil
- Veränderung der sozialen Anteilnahme
- Veränderung der Beziehung des Körpers zum Raum (räumliches Orientierungsvermögen)
- Unfähigkeit innere/äußere Reize zu unterscheiden, Verlust der Ich-Grenzen

Patientenbezogene Pflegeziele

1. Der Patient nimmt sich in seiner Situation an (z. B. chronisch progressive Krankheit, Amputation, verminderte Unabhängigkeit, gegenwärtiges Gewicht, Auswirkungen der Therapie).
2. Der Patient spricht aus, die körperlichen Veränderungen zu verstehen.
3. Der Patient übernimmt neue Bewältigungsstrategien.
4. Der Patient berichtet über eine Verminderung der Angst.
5. Der Patient erkennt und integriert in angemessener Weise die Veränderung in sein Selbstkonzept.
6. Der Patient bemüht sich um Informationen und strebt nach weiterer persönlicher Reifung.
7. Der Patient versteht sich als Person, die für sich selbst verantwortlich ist.
8. Der Patient benützt Hilfsmittel/Prothesen auf angemessene Weise.

Maßnahmen

I. Ermitteln der ursächlichen/begünstigenden Faktoren

1. Ermitteln Sie bestehende pathophysiologischen Zustände und/oder Situationen, die Auswirkungen auf den Patienten haben. Anmerkung: Wenn die Veränderung des Körperbildes einen Zusammenhang mit einem neurologischen Ausfall (z. B. cerebralvaskulärer Insult) hat, vgl. *PD 7.2.1.1. Halbseitige Vernachlässigung.*

2. Ermitteln Sie den Wissensstand des Patienten und das Ausmaß der Angst im Zusammenhang mit der Situation.
3. Lassen Sie den Patienten sich selbst beschreiben, achten Sie darauf, was positiv, negativ bewertet wird. Beachten Sie die Meinung des Patienten über Fremdbilder von ihm (Meinung anderer).
4. Beachten Sie die soziokulturellen Hintergründe/Wertvorstellungen.
5. Achten Sie auf die Kommentare/Reaktionen des Patienten zur Situation. Je nach individuellen Bewältigungsformen empfinden Personen Situationen unterschiedlich belastend.
6. Besprechen Sie mit dem Patienten, was der Verlust/die Veränderung für ihn bedeutet.
7. Achten Sie auf Rückzugsverhalten und Verneinung. Dies kann eine normale Reaktion auf die Situation oder ein Hinweis auf eine psychische Krankheit (z. B. Schizophrenie) sein. Vgl. *PD 5.1.1.1.3. Verneinung, unwirksam.*
8. Achten Sie auf Verhaltensweisen, die auf eine übertriebene Sorge um den Körper und seine Vorgänge hinweisen.
9. Beobachten Sie Interaktionen des Patienten mit seinen Bezugspersonen. Verzerrungen des Körperbildes können von Familienmitgliedern unbewußt verstärkt werden und/oder ein sekundärer Krankheitsgewinn kann den Fortschritt hemmen.
10. Schätzen Sie die psychischen/physischen Auswirkungen der Krankheit auf den Gemütszustand des Patienten ein (z. B. bei Erkrankungen des endokrinen Systems, Steroidtherapie usw.).
11. Achten Sie auf den Konsum von Suchtmitteln/Alkohol, der auf Kompensationsmechanismen hindeuten kann.
12. Achten Sie auf Stimmungsschwankungen.
13. Achten Sie auf Zeichen des Trauerns und Zeichen einer schweren oder lang andauernden Niedergeschlagenheit.
14. Erkennen Sie soziale Aspekte der Krankheit (z. B. von Infektionskrankheiten, Sterilität, chronischen Zuständen).
15. Achten Sie auf akute/chronische Schmerzen.
16. Ermitteln Sie den momentanen Anpassungsgrad und Fortschritt des Patienten.

II. Unterstützen des Patienten/Bezugspersonen, mit den Problemen des veränderten Körperbildes umzugehen

1. Schaffen Sie eine therapeutische Beziehung zum Patienten/Bezugspersonen.
2. Sprechen Sie mit dem Patienten über Sorgen und Ängste vor Verstümmelung, Prognose, Ablehnung, sozialen Konflikten und Problemen am Arbeitsplatz.

3. Ermutigen Sie den Patienten/Bezugspersonen, einander ihre Gefühle mitzuteilen.
4. Akzeptieren Sie Gefühle von Abhängigkeit, Trauer und Feindseligkeit.
5. Gehen Sie von der Annahme aus, daß alle Menschen auf Veränderungen ihres Aussehens empfindlich reagieren und vermeiden Sie Stereotypen.
6. Setzen Sie Grenzen bei destruktiven Verhaltensweisen und helfen Sie dem Patienten bei der Erkennung positiver Verhaltensweisen, die zur Genesung beitragen.
7. Sorgen Sie für angemessene Informationen, entsprechend dem Bedürfnis/Wunsch des Patienten. Wiederholen Sie frühere Informationen.
8. Informieren Sie schrittweise, so daß die Aufnahme erleichtert wird. Vergewissern Sie sich, ob die Informationen vom Patienten auch verstanden wurden.
9. Schaffen Sie Gelegenheiten, sich Sorgen und Fragen anzuhören.
10. Machen Sie Bezugspersonen darauf aufmerksam, daß sie sich ihrer Körpersprache in bezug auf das Aussehen des Patienten bewußt werden (z. B. Ekel, Akzeptanz usw.).
11. Ermutigen Sie den Patienten, seinen betroffenen Körperteil anzusehen/zu berühren.
12. Gestehen Sie dem Patienten zu, Abwehrstrategien zu benutzen, ohne diese zu verstärken oder abzuwehren (z. B. der Patient kann sich zu Beginn weigern, den Anus praeter anzuschauen, die Pflegeperson sagt: „Ich werde Ihnen nun den Colostomiesack wechseln" und mit der Aufgabe beginnen).
13. Helfen Sie dem Patienten, sich so zu kleiden, daß körperliche Veränderungen möglichst wenig sichtbar sind, um dadurch das Aussehen zu verbessern.
14. Unterstützen Sie den Patienten bei der Bildung eines neuen Selbstkonzeptes (-bildes).
15. Ermutigen Sie die Familienmitglieder, den Patienten als normal, nicht als invalid zu behandeln.
16. Schauen Sie häufig nach dem Patienten und begegnen Sie ihm mit Wertschätzung.
17. Informieren Sie über die Möglichkeiten von unterstützenden Maßnahmen und Hilfsmitteln.
18. Informieren Sie über die Hintergründe der Isolation und weiterer notwendiger Maßnahmen. Planen Sie Zeit für ein Gespräch ein.
19. Geben Sie notwendige Unterstützung bei der persönlichen Pflege.

III. Fördern des Wohlbefindens

1. Beginnen Sie so schnell wie möglich mit der Beratung.
2. Ermutigen und unterstützen Sie den Patienten, soziale Kontakte wiederaufzunehmen (Telefonieren, Briefe schreiben).
3. Informieren Sie entsprechend der Aufnahmefähigkeit des Patienten.
4. Unterstützen Sie den Patienten, die Krankheitsverarbeitung in die Aktivitäten des täglichen Lebens zu integrieren (z. B. während der Haushaltsarbeiten Übungen zu machen).
5. Ermutigen Sie den Patienten, eigene Entscheidungen zu treffen/eigene Stärken und Schwächen zu akzeptieren.
6. Unterstützen Sie den Patienten, Gefühlen Ausdruck zu verleihen und mit ihnen umzugehen.
7. Geben Sie positive Rückmeldungen bei erzielten Leistungen (z. B. Gesichtspflege, Benutzung einer Prothese usw.).
8. Schulen Sie Bezugspersonen im Gebrauch von Hilfsmitteln und in der Anwendung von Pflegetechniken.
9. Informieren Sie bei Bedarf über Selbsthilfegruppen/Beratungen/Therapien.

Pflegediagnose 7.1.2. nach der NANDA Taxonomie

Selbstwertgefühl, Störung

Thematische Gliederung: ***Integrität der Person***

Definition
Negative Selbsteinschätzung/Gefühle eines Patienten in bezug auf sich selbst oder die eigenen Fähigkeiten, die direkt oder indirekt ausgedrückt werden können.

Mögliche Ursachen

- Unbefriedigende Eltern-Kind-Beziehung
- Unrealistische Erwartungen (sich selbst oder anderen gegenüber)
- Unerfüllte Bedürfnisse in einem Abhängigkeitsverhältnis
- Fehlende, unberechenbare oder inkonsequente elterliche Disziplin
- Gestörte Familienverhältnisse
- Kindesmißhandlung/sexueller Mißbrauch oder Vernachlässigung
- Negative Vorbilder
- Desorganisiertes oder chaotisches Umfeld
- Armut
- Fehlendes positives Feedback, wiederholt negatives Feedback
- Wahrgenommene/zahlreiche Mißerfolge (erlernte Hilflosigkeit); „Mißlingen" bei wichtigen Ereignissen im Leben (z. B. Arbeitsplatzverlust, Scheidung, Beziehungsprobleme)
- Eingeschränkte Wahrnehmung, die eine negative Selbsteinschätzung fördert
- Altern
- Andauernde, negative Einschätzung der eigenen Person/Fähigkeiten während der Kindheit
- Persönliche Verletzlichkeit
- Gefühl, von der Bezugsperson im Stich gelassen zu werden

Merkmale

aus der Sicht des Patienten

- Selbstabwertende Äußerungen
- Drückt Scham-/Schuldgefühle aus
- Schätzt sich selbst unfähig ein, mit Ereignissen umzugehen

- Rationalisiert weg/weist positives Feedback ab und überbewertet negatives Feedback
- Unfähigkeit positive Bestätigung anzunehmen

aus der Sicht der Pflegeperson

- Zögern, Neues auszuprobieren
- Überempfindlichkeit auf Nichtbeachtung oder Kritik
- Großartigkeit
- Verneinen von offensichtlichen Problemen
- Projektion von Schuld/Verantwortung für Probleme
- Rationalisieren von persönlichem Mißlingen
- Keine Übernahme von Verantwortung bei der persönlichen Pflege (Vernachlässigung der eigenen Person)
- Fehlendes Durchhaltevermögen
- Fehlende Teilnahme an der Therapie
- Selbstzerstörerische Verhaltensweise

Patientenbezogene Pflegeziele

1. Der Patient erkennt negative Gefühle und entwickelt Methoden, seine Eigenwahrnehmung zu verbessern.
2. Der Patient nimmt Kontakt zu anderen Personen auf und nutzt Hilfsangebote.
3. Der Patient äußert sich positiv zur eigenen Person und erkennt seine Stärken.
4. Weitere Ziele sind abhängig vom Grundproblem, z. B. chronisches Tief.
5. Vgl.
   PD 7.1.2.1. Selbstwertgefühl, chronisch tief;
   PD 7.1.2.2. Selbstwertgefühl, situationsbedingt tief.

Maßnahmen

I. Ermitteln der ursächlichen/begünstigenden Faktoren

1. Ermitteln Sie die individuelle Situation, die einen Zusammenhang mit dem mangelnden/niedrigen Selbstwertgefühl unter den momentanen Umständen hat.
2. Stellen Sie sowohl das grundlegende Selbstwertgefühl des Patienten als auch sein Selbstbild fest – existentiell, psychisch, physisch.
3. Stellen Sie die Wahrnehmung des Patienten zur Selbstbedrohung fest.
4. Ermitteln Sie die zwischenmenschlichen Beziehungen/Unterstützungen von Bezugspersonen.

5. Ermitteln Sie das Bewußtsein des Patienten in Bezug auf seine Selbstverantwortung im Umgang mit der Situation, seinen persönlichen Reifeprozeß usw.
6. Achten Sie auf das Selbstkonzept des Patienten im Zusammenhang mit soziokulturellen Werten.
7. Ermitteln Sie die negative Grundhaltung des Patienten und deren Auswirkung.
8. Informieren Sie sich in der Vorgeschichte des Patienten über sein Durchhaltevermögen bei Aktivitäten und/oder beim Bewältigen von Problemen im Reifeprozeß.
9. Ermitteln Sie selbstzerstörerisches/suizidales Verhalten.
10. Beobachten Sie die Körpersprache des Patienten.
11. Ermitteln Sie die Sichtweise des Patienten in Bezug auf Selbstkontrolle der Situation.
12. Ermitteln Sie frühere Anpassungsweisen an Krankheiten/einschneidende Ereignisse im Leben. (Kann einen Hinweis auf den zu erwartenden erfolgreichen Ausgang geben.)
13. Vgl. für weitere Pflegeprioritäten/-maßnahmen:
    PD 7.1.2.1. Selbstwertgefühl, chronisch tief;
    PD 7.1.2.2. Selbstwertgefühl, situationsbedingt tief.

Pflegediagnose 7.1.2.1. nach der NANDA Taxonomie

Selbstwertgefühl, chronisch tief

Thematische Gliederung: ***Integrität der Person***

Definition
Lang anhaltende, negative Selbsteinschätzung/negative Gefühle eines Patienten in bezug auf sich selbst oder die eigenen Fähigkeiten.

Mögliche Ursachen

- ❑ Verlust eines Körperteiles, einer Körperfunktion
- ❑ Entstellung durch Trauma, OP, Verletzungen
- ❑ Fixierung auf eine frühere Entwicklungsstufe
- ❑ Andauernde, negative Einschätzung der eigenen Person/Fähigkeiten während der Kindheit
- ❑ Persönliche Verletzlichkeit
- ❑ Lebensentscheidungen, die fortwährend Mißerfolge nach sich ziehen
- ❑ Gefühl, von der Bezugsperson im Stich gelassen zu werden

Merkmale

aus der Sicht des Patienten

- ❑ Selbstverneinende Äußerungen
- ❑ Äußerung von Scham-/Schuldgefühlen
- ❑ Beurteilt sich als unfähig, mit Ereignissen umzugehen
- ❑ Rationalisiert positive Rückmeldungen weg/lehnt sie ab und übertreibt Rückmeldungen zu seiner Person ins Negative

aus der Sicht der Pflegeperson

- ❑ Zögern, neue Dinge/Situationen kennenzulernen
- ❑ Häufig mangelnder Erfolg bei der Arbeit oder anderen wichtigen Lebensereignissen
- ❑ Übertrieben angepaßt, abhängig von Meinungen anderer
- ❑ Fehlender Augenkontakt
- ❑ Unbestimmt/passiv, unentschlossen
- ❑ Übermäßige Suche nach Bestätigung

Patientenbezogene Pflegeziele

1. Der Patient spricht aus, die negative Selbsteinschätzung sowie ihre Ursache(n) zu verstehen.
2. Der Patient nimmt an einem Therapieprogramm teil, um eine Veränderung der Selbsteinschätzung zu bewirken.
3. Der Patient zeigt Verhaltensweisen/Veränderungen in der Lebensweise, die ein positives Selbstwertgefühl fördern.
4. Der Patient spricht aus, in der gegenwärtigen Situation ein verbessertes Selbstwertgefühl zu empfinden.
5. Der Patient spricht aus, positive Eigenschaften an sich zu erkennen.
6. Der Patient stellt sein selbstschädigendes Verhalten ein.
7. Der Patient nimmt an Aktivitäten in der Familie/Gruppe/Gemeinschaft teil, um die Veränderung zu fördern.

Maßnahmen

I. Ermitteln der ursächlichen/begünstigenden Faktoren

1. Ermitteln Sie Faktoren des niedrigen Selbstwertgefühls, die einen Zusammenhang mit der momentanen Situation haben.
2. Ermitteln Sie den Inhalt negativer Selbstbeeinflussung.
3. Ermitteln Sie die Verfügbarkeit und die Unterstützung der Bezugspersonen.
4. Ermitteln Sie, wie die zwischenmenschliche Dynamik in der Familie früher war und heute ist.
5. Achten Sie auf nonverbales Verhalten, z. B. nervöse Bewegungen, fehlender Augenkontakt.
6. Ermitteln Sie, in welchem Maße der Patient an der Therapie teilnimmt/kooperiert.
7. Vgl. *PD 7.1.2. Selbstwertgefühl, Störung* für die weitere Informationssammlung.

II. Fördern des Selbstwertgefühls des Patienten im Umgang mit seiner Situation

1. Schaffen Sie eine therapeutische Beziehung zum Patienten und vermitteln Sie ihm das Gefühl, ein vollwertiger Partner zu sein.
2. Beziehen Sie den Patienten in die tägliche Pflege und in Entscheidungen zur Pflegeplanung mit ein.
3. Akzeptieren Sie die Wahrnehmung/Meinung des Patienten zur Situation.
4. Stellen Sie die Wahrnehmung des Patienten in einen Kontext zur Realität.

5. Betonen Sie die Notwendigkeit, den Vergleich mit Idolen zu meiden.
6. Lassen Sie den Patienten von gegenwärtigen/früheren Erfolgen und Stärken erzählen. Meiden Sie wiederholte Diskussionen über vergangene Fehler.
7. Unterstützen Sie den Patienten bei der Entwicklung eines gesteigerten Selbstwertgefühles durch positive „Ich-Botschaften".
8. Verwenden Sie therapeutische Kommunikationsmethoden wie aktives Zuhören und „Ich-Botschaften" im Zusammenhang mit der therapeutischen Beziehung.
9. Besprechen Sie, was eine positive Einstellung für den Patienten bewirken kann (positive Absicht).
10. Helfen Sie dem Patienten, mit Ohnmachtsgefühlen fertig zu werden. Vgl. *PD 7.3.2. Machtlosigkeit.*
11. Setzen Sie Grenzen bei aggressivem oder problematischem Verhalten, wie z. B. ständigen Selbstmordgedanken, Grübeln (z. B. Therapievertrag).
12. Fühlen Sie sich in den Patienten ein (Empathie - nicht Sympathie).
13. Geben Sie positive Bestätigung bei sichtbaren Fortschritten. Ermutigen und unterstützen Sie die Entwicklung von positiven Bewältigungsformen (coping).
14. Gestehen Sie dem Patienten zu, nach eigenem Ermessen Fortschritte zu machen. Die Anpassung an eine Veränderung des Selbstkonzeptes ist abhängig von der Bedeutung für den Patienten selbst, der Störung in der Lebensweise und der Dauer der Krankheit/des Schwächezustandes.
15. Helfen Sie dem Patienten, Ereignisse und Veränderungen zu erkennen, um Kontrollverluste zu verstehen und Veränderungen in sein Selbstkonzept zu integrieren.
16. Lassen Sie den Patienten an Aktivitäten/Übungsprogrammen teilnehmen (Soziotherapie).

III. Förderung des Wohlbefindens

1. Besprechen Sie mit dem Patienten/Bezugspersonen die Fehlinterpretation von Wahrnehmungen des Patienten.
2. Bereiten Sie den Patienten auf zu erwartende Ereignisse/ Veränderungen vor.
3. Betonen Sie die Wichtigkeit einer gepflegten äußeren Erscheinung. Helfen Sie, entsprechende Fähigkeiten zu entwickeln und zu fördern.
4. Helfen Sie dem Patienten, erreichbare Ziele zu erkennen.
5. Unterstützen Sie die Entwicklung sozialer/beruflicher Fähigkeiten.

Fördern Sie die Teilnahme an Gruppen/Aktivitäten (Kaffeehausbesuch, Freizeittraining).

6. Unterstützen Sie die Entwicklung von Hobbys, die der Patient mag oder gerne kennenlernen würde.
7. Informieren Sie den Patienten/Bezugspersonen über Selbsthilfegruppen, Beratungs- und Therapiemöglichkeiten, die zur weiteren Förderung des Selbstwertgefühls beitragen.

Pflegediagnose 7.1.2.2. nach der NANDA Taxonomie

Selbstwertgefühl, situationsbedingt tief

Thematische Gliederung: ***Integrität der Person***

Definition
Der Zustand, bei dem ein Patient aufgrund einer Veränderung oder eines Verlustes negative Selbsteinschätzung/negative Gefühle gegenüber sich selbst oder den eigenen Fähigkeiten entwickelt.

Mögliche Ursachen

- Mißerfolg bei wichtigen Ereignissen im Leben (z. B. Arbeitsplatzverlust, finanzielle Verluste, Scheidung, Mißerfolge in der Schule)
- Altern
- Verlust eines Körperteiles, einer Körperfunktion
- Entstellung durch Trauma, OP, Verletzungen
- Zu- und Abnahme des Körpergewichtes
- Gefühl, von der Bezugsperson im Stich gelassen zu werden

Merkmale

aus der Sicht des Patienten

- Äußerung über episodisch auftretende, negative Selbstbeurteilung, als Reaktion auf wichtige Ereignisse in seinem Leben, die zuvor positiv war.
- Äußerung von negativen Gefühlen über sich selbst (Hilflosigkeit, Nutzlosigkeit)
- Selbstverneinende Äußerungen, Äußerungen von Scham-/Schuldgefühlen
- Beurteilt sich selbst als unfähig mit Situationen/Ereignissen umzugehen

aus der Sicht der Pflegeperson

- Schwierigkeiten, Entscheidungen zu treffen
- Selbstvernachlässigung
- Soziale Isolation

Patientenbezogene Pflegeziele

1. Der Patient spricht aus, die individuellen Faktoren, welche die gegenwärtige Situation ausgelöst haben, zu verstehen.
2. Der Patient beurteilt sich selbst/seine Fähigkeiten positiv.
3. Der Patient zeigt ein gepflegtes Erscheinungsbild und beginnt seine früheren Aktivitäten wiederaufzunehmen.
4. Der Patient zeigt Verhaltensweisen, die das Wiedererlangen eines positiven Selbstwertgefühls ermöglichen.
5. Der Patient analysiert sein Verhalten und zieht daraus die erforderlichen Konsequenzen.
6. Der Patient nimmt an Therapieprogrammen/Aktivitäten teil, um die Krise zu bewältigen.

Maßnahmen

I. Ermitteln der ursächlichen/begünstigenden Faktoren

1. Ermitteln Sie das Ausmaß der Bedrohung aufgrund der Krise/Auffassung des Patienten über die Krise.
2. Ermitteln Sie frühere Bewältigungsformen im Vergleich zur gegenwärtigen Situation.
3. Beachten Sie die innere/äußere Kontrollerwartung (locus of control) des Patienten.
4. Ermitteln Sie Verhaltens- und Interaktionsmuster zu anderen Personen.

II. Unterstützung des Patienten, mit dem Verlust/der Veränderung umzugehen und ein positives Selbstwertgefühl zu erlangen

1. Hören Sie den Sorgen/negativen Äußerungen des Patienten ohne Kommentar und Urteil aktiv zu.
2. Erkennen Sie die individuellen Stärken/Vorzüge des Patienten und geben Sie positive Rückmeldungen.
3. Unterstützen Sie den Patienten, positive und negative Gefühle zu akzeptieren.
4. Unterstützen Sie den Patienten, seine Probleme zu lösen. Erstellen Sie hierfür einen Therapieplan und setzen Sie Ziele fest, um das erwünschte Ergebnis zu erreichen.
5. Sorgen Sie dafür, daß der Patient Gelegenheit hat, andere Bewältigungsstrategien zu erproben (z. B. soziale Kontakte pflegen).
6. Ermutigen Sie den Patienten, an Aktivitäten (z. B. Sport, Entspannungsübungen) teilzunehmen, um ein positives Selbstwertgefühl zu fördern.

7. Geben Sie dem Patienten Rückmeldungen über selbstverneinende Bemerkungen/Verhaltensweisen, verwenden Sie dabei Ich-Botschaften, damit der Patient eine andere Sichtweise kennenlernt.
8. Fördern Sie die Beteiligung an pflegerischen Entscheidungen.

III. Förderung des Wohlbefindens

1. Ermutigen Sie den Patienten, langfristige Ziele festzusetzen, um die notwendigen Veränderungen der Lebensweise zu erreichen.
2. Fördern Sie bei Bedarf die Teilnahme an einer Therapie/Selbsthilfegruppe.
3. Beziehen Sie die Bezugspersonen in den Therapieplan ein.
4. Geben Sie dem Patienten Informationen/Informationsmaterial, um ihn darin zu unterstützen, die erwünschten Veränderungen vorzunehmen.
5. Empfehlen Sie die Teilnahme an Gruppen-/Vereinsaktivitäten (z. B. Selbstbehauptungstraining, Freiwilligendienst/soziale Einrichtungen, weitere Hilfsgruppen).
6. Vgl. *PD 7.1.2. Selbstwertgefühl, Störung.*

Pflegediagnose 7.1.3. nach der NANDA Taxonomie

Persönliche Identität, Störung

Thematische Gliederung: ***Integrität der Person***

> **Definition**
> Der Zustand, in dem ein Patient unfähig ist, zwischen sich und der Außenwelt zu unterscheiden.

Mögliche Ursachen

- Psychotische Störungen (schizophrene, depressive Zustände)
- Organisches Psychosyndrom
- Persönlichkeitsstörungen (Borderlinepersönlichkeiten, bipolare Störungen, Depression)
- Schlechte Selbstdifferenzierung, wie bei psychotischem Erleben (Halluzinationen, Depersonalisierung, paranoide Ideen)
- Angst-, Panikzustände
- Biochemische körperliche Veränderungen

Merkmale

aus der Sicht des Patienten

- Verwirrung in bezug auf Selbstwahrnehmung, Selbstbetrachtung und Identität (Körpergefühl)
- Unsicherheit bezüglich Lebenssinn oder -ziel
- Unsicherheit in der Rollenfunktion (sexuelle Identifikation/Präferenz)
- Mitteilung von Affekten und Stimmungsschwankungen

aus der Sicht der Pflegeperson

- Entscheidungsschwierigkeiten (ratloses-, ambivalentes Verhalten)
- Kognitive Einschränkungen
- Schlecht differenzierte Ich-Grenzen
- Verändertes Kommunikationsmuster – Interaktion
- Vernachlässigte Erscheinung (Kleidung, Hygiene)
- Sozialer Rückzug, furchtsames Auftreten, Mangel an Orientierung
- Vgl. *PD 9.3.1. Angst*

Patientenbezogene Pflegeziele

1. Der Patient erkennt die Bedrohung der persönlichen Identität.
2. Der Patient hat Vertrauen zu den Betreuungspersonen.
3. Der Patient integriert die Bedrohung auf eine gesunde, positive Art (sagt z. B., daß sich der Angstzustand vermindert hat, macht Zukunftspläne).
4. Der Patient kann sich als Person wahrnehmen und akzeptieren.
5. Der Patient spricht aus, erfolgte Veränderungen zu akzeptieren.

Maßnahmen

I. Ermitteln der ursächlichen/begünstigenden Faktoren

1. Ermitteln Sie das Ausmaß der Selbstbedrohung, die der Patient wahrnimmt und beobachten Sie, wie er mit der Situation umgeht.
2. Achten Sie auf eventuelle Störungen des Körperbildes (das Körperbild ist Teil der persönlichen Identität).
3. Beobachten Sie das Verhalten des Patienten zu sich und seine Interaktion zu anderen.
4. Beobachten Sie körperliche Zeichen eines panischen Zustandes (vgl. PD 9.3.1. Angst).
5. Beachten Sie das Alter des Patienten. (Eine ältere Person wird eventuell vermehrt Schwierigkeiten haben, eine Bedrohung der Identität zu akzeptieren und damit umzugehen.)
6. Ermitteln Sie das soziale Netz und die Reaktion der Bezugspersonen.
7. Beobachten Sie Zeichen von automatisierten und regressiven Verhaltensweisen.
8. Achten Sie auf Zeichen einer allgemeinen Verwirrung im Verhalten, Halluzinationen/Wahnvorstellungen.
9. Achten Sie auf Verzerrungen in der Realitätswahrnehmung des Patienten.
10. Ermitteln Sie, wie rasch die Bedrohung aufgetreten ist. (Ein plötzlich aufgetretenes Ereignis kann eher bedrohlich sein.)

II. Unterstützen des Patienten, mit der Bedrohung umzugehen

1. Planen Sie Zeit für Gespräche mit dem Patienten in ruhiger Umgebung ein. Ermutigen Sie ihn, Gefühle von Angst, Unverständnis und Feindseligkeit auszudrücken.
2. Nehmen Sie eine schützende Rolle für den Patienten ein (gegenüber Angehörigen, Bezugspersonen).
3. Vermitteln Sie Akzeptanz und respektieren Sie freie Interaktionen.

4. Verwenden Sie Grundlagen der Krisenintervention, um nach Möglichkeit das innere Gleichgewicht des Patienten wiederherzustellen.
5. Unterstützen Sie den Patienten, Strategien zu entwickeln, um mit der Bedrohung der eigenen Identität umzugehen.
6. Lassen Sie den Patienten an Aktivitäten teilnehmen, die ihm helfen, sich als Person zu erkennen.
7. Sorgen Sie für einfache und konkrete Aufgaben und Aktivitäten.
8. Geben Sie positives Feedback.
9. Ermöglichen Sie dem Patienten, sich schrittweise mit der Situation auseinanderzusetzen; er kann bei Überforderung evtl. nicht übergeordnet (abstrakt/logisch) denken.
10. Helfen Sie dem Patienten, ein individuelles Übungsprogramm zu entwickeln/daran teilzunehmen (z. B. Spazierengehen, Gymnastik).
11. Geben Sie bei Bedarf konkrete Hilfeleistungen (z. B. Hilfe bei den Aktivitäten des täglichen Lebens).
12. Achten Sie auf Gelegenheiten, den Reifeprozeß zu fördern. Bedenken Sie, daß der Patient in der Krisensituation Lernschwierigkeiten haben wird.
13. Orientieren Sie sich an den gegebenen Umständen, ohne den Patienten damit zu konfrontieren.
14. Gehen Sie mit Humor vorsichtig um.
15. Besprechen Sie die Möglichkeiten, mit Problemen der Geschlechtlichkeit umzugehen (z. B. Therapie/Geschlechtsumwandlung, wenn der Patient transsexuell ist).
16. Vgl.
    PD 7.1.1. Körperbild, Störung;
    PD 7.1.2. Selbstwertgefühl, Störung

III. Fördern des Wohlbefindens

1. Informieren Sie über die Bedrohungen und mögliche Konsequenzen für den Betroffenen.
2. Unterstützen Sie den Patienten und die Bezugspersonen, die Bedrohung anzuerkennen und in die Zukunftsplanung zu integrieren (z. B. Veränderung der Lebensweise, um einer Geschlechtsumwandlung des transsexuellen Patienten Rechnung zu tragen).
3. Informieren Sie über entsprechende Stellen (z. B. Beratung/Psychotherapie, Hilfsgruppen, Selbsthilfegruppen).

Pflegediagnose 7.2 .nach der NANDA Taxonomie

Sinneswahrnehmungen, verändert (im Detail angeben) visuell, akustisch, kinästhetisch, gustatorisch, taktil, olfaktorisch

Thematische Gliederung: ***Integrität der Person***

Definition
Die verminderte oder veränderte Fähigkeit eines Patienten, empfangene sensorische Reize zu interpretieren (begleitet von einer verminderten, übermäßigen, verzerrten oder beeinträchtigten Reaktion auf diese Reize).

Mögliche Ursachen

- Behandlungsbedingt (z. B. Isolierung, Intensivpflege, Bettruhe, Extension, behindernde Erkrankungen, Inkubator …)
- Sozial bedingt (z. B. Institutionalisierung, Alter, chronische Krankheiten, monotone Umgebung, Arbeitsbedingungen, übermäßiger Lärmpegel, Sicht, Temperatur, Entzug von Zuwendung)
- Patho-physiologische bedingt, veränderte Reizaufnahme, Reizüberleitung und/oder -verarbeitung (z. B. Neurologische Krankheit, Verletzung oder Defizit, veränderter Zustand der Sinnesorgane, Unfähigkeit zu kommunizieren, zu verstehen, zu sprechen oder zu reagieren, Schlafmangel, Schmerz)
- Chemische Veränderungen:
  - Endogene (Elektrolytverschiebung, erhöhter Harnstoff, Kreatinin, Blutzucker, erhöhtes Ammoniak, Hypoxie)
  - Exogene Stimulantien oder Sedativa mit Einfluß auf das Zentralnervensystem (Medikamente usw.), bewußtseinsverändernde Mittel
- Psychischer Streß (Eingeschränkte Wahrnehmung aufgrund von Angst)

Merkmale

aus der Sicht des Patienten

- Angst

- Hinweis auf ein verändertes Körperbild
- Aussagen über eine Veränderung der Sinnesschärfe (z. B. Lichtempfindlichkeit, Hypo-/Hyperästhesien, verminderter/veränderter Geschmackssinn, Unfähigkeit, die Lage der Körperteile wahrzunehmen)
- Schmerz
- Müdigkeit

aus der Sicht der Pflegeperson

- Desorientierung bezüglich Zeit, Ort, Person
- Veränderte Auffassungsgabe
- Veränderung der gewohnten Reaktion auf Reize (emotionale Reaktion)
- Veränderung der Problemlösungsfähigkeit (eingeschränktes Konzentrationsvermögen)
- Gemessene Veränderung der sensorischen Empfindung
- Veränderte Verhaltensmuster
- Apathie
- Unruhe, Reizbarkeit
- Niedergeschlagenheit
- Halluzination/optisch, akustisch
- Motorische Fehlkoordination, veränderter Gleichgewichtssinn (z. B. Ménière-Syndrom)
- Veränderte Kommunikationsmuster
- Veränderung des Muskeltonus
- Wahnvorstellungen
- Veränderung der Körperhaltung

Patientenbezogene Pflegeziele

1. Der Patient erlangt oder bewahrt den gewohnten Bewußtseinszustand.
2. Der Patient erkennt und behandelt sensorische Störungen.
3. Der Patient spricht aus, seine Bedürfnisse bezüglich Sinneswahrnehmungen zu erkennen und eine Reizüberflutung und/oder Mangel an Reizen wahrzunehmen.
4. Der Patient erkennt äußere Faktoren, die Veränderungen der sensorischen Fähigkeiten/Wahrnehmung begünstigen.
5. Der Patient erkennt und nutzt seine Ressourcen.
6. Der Patient zieht sich keine Verletzungen zu.
7. Der Patient erkennt und vermeidet Risikofaktoren.
8. Der Patient versteht und akzeptiert seinen Behandlungsplan.

Maßnahmen

I. Ermitteln der ursächlichen/begünstigenden Faktoren

1. Ermitteln Sie zugrundeliegende Ursachen für Veränderungen in der sensorischen Wahrnehmung.
2. Informieren Sie sich über Laborwerte (z. B. Elektrolyte, Blutgasanalyse, Blutspiegel von Medikamenten).
3. Überprüfen Sie die Sprechfähigkeit und die Reaktion auf einfache Aufforderungen und auf schmerzhafte Reize.
4. Ermitteln Sie das sensorische Empfindungsvermögen (Kälte, Wärme, Bewegungsempfindung und Lagekontrolle der Körperteile).
5. Achten Sie auf Verhaltensreaktionen (z. B. Halluzinationen, Affektlabilität, Verwirrtheit, Desorientiertheit).
6. Achten Sie bei Risikopatienten auf Verlust/Veränderungen der sensorischen Empfindung/Wahrnehmung (z. B. ataktischer Gang, Schwindel bei verändertem Hirndruck), auf Nebenwirkungen von Medikamenten, verändertes Gleichgewicht.

II. Fördern von normalen Reaktionen auf Reize

1. Achten Sie auf das Ausmaß der Veränderung einzelner oder mehrerer Sinne.
2. Berücksichtigen und respektieren Sie die Aussagen des Patienten bezüglich Wahrnehmungsverlusten.
3. Sorgen Sie für Kommunikationshilfen.
4. Achten Sie darauf, daß der Patient nicht isoliert wird.
5. Unterstützen Sie den Patienten, die veränderte Wahrnehmung von der Realität zu unterscheiden (geben Sie Rückmeldungen).
6. Geben Sie Orientierungshilfen bezüglich Zeit, Ort, Personen und Ereignisse.
7. Geben Sie angemessene Erklärungen über Aktivitäten, Pflegehandlungen und Untersuchungen.
8. Achten Sie darauf, in Gesprächen keine negativen Belange anzusprechen, die der Patient auf sich beziehen bzw. falsch interpretieren könnte.
9. Vermeiden Sie unnötige Reize (z. B. Lärm, Licht, Wärme/Kälte).
10. Sorgen Sie für ungestörte Ruhe- und Schlafpausen.
11. Stellen Sie Getränke, Essen und persönliche Gegenstände so bereit, daß vorhandene Ressourcen genutzt werden.
12. Sprechen Sie während der Pflegehandlungen, um für eine auditive Stimulation zu sorgen und eine Schreckreaktion zu verhindern.
13. Sorgen Sie für eine sensorische Stimulation (bekannte Gerüche, Geräusche, taktile Stimulation).

14. Fordern Sie die Bezugspersonen auf, bekannte Gegenstände mitzubringen, mit dem Patienten zu sprechen und ihn häufig zu berühren.
15. Sorgen Sie für eine passende Beschäftigung (z. B. Fernsehen/Radio, Gespräche, Bücher mit großer Schrift oder Literaturkassetten).
16. Vgl. *PD 6.3.1.1. Beschäftigungsdefizit.*
17. Arbeiten Sie mit anderen Berufsgruppen zusammen, um die Stimulation zu erhalten (Musik, Ergo- und Bewegungstherapie).
18. Informieren Sie sich über vorhandene Hilfsmittel (Sehhilfen, Hörapparate), und geben Sie Hilfestellung bei deren Anwendung.

III. Vermeidung von Komplikationen und Verletzungen

1. Achten Sie darauf, daß die Glocke in Reichweite des Patienten ist, und überprüfen Sie, ob er in der Lage ist, sie zu benutzen.
2. Sorgen Sie für entsprechende Sicherheitsvorkehrungen.
3. Achten Sie auf Wirkung bzw. Nebenwirkung der medikamentösen Therapie (Blutdruckmittel, Sedativa usw.).
4. Beschreiben Sie dem Patienten, wo sich die betroffenen Körperteile beim Bewegen befinden.
5. Vgl.:
   PD 1.6.1. Verletzung, hohes Risiko;
   PD 1.6.1.3. Körperschädigung, hohes Risiko.

IV. Förderung des Wohlbefindens

1. Unterstützen Sie den Patienten/Bezugspersonen, wirksame Bewältigungsformen bei sensorischen Störungen zu erlernen.
2. Erarbeiten Sie mit dem Patienten Alternativen im Umgang mit Empfindungsdefiziten.
3. Planen Sie die Pflege mit dem Patienten und beteiligen Sie Bezugspersonen.
4. Informieren Sie bei der Entlassung über notwendige Sicherheitsvorkehrungen.
5. Informieren und organisieren Sie soziale Unterstützung bzw. Selbsthilfegruppen (vgl.: PD 3.1.2. Soziale Isolation).
6. Vgl.:
   PD 9.3.1. Angst
   PD 8.3. Denkprozeß, verändert
   PD 7.2.1.1. Halbseitige Vernachlässigung

Pflegediagnose 4.1.1. nach der NANDA Taxonomie

Verzweiflung (seelisches Leiden, spirituelle Not)

Thematische Gliederung: ***Integrität der Person***

Definition
Trennung oder Entfremdung von Lebensgrundsätzen, religiösen Traditionen oder spirituellen Werten.

Mögliche Ursachen

- Trennung von religiösen und/oder kulturellen Bindungen
- Infragestellung von Glaubensgrundsätzen und/oder Wertvorstellungen als Folge der moralischen/ethischen Tragweite einer Therapie (z. B: Abtreibungen, Organtransplantationen, Bluttransfusionen, Ernährungsgewohnheiten, Medikamente, Körperreinigungsrituale, medizinische Untersuchungen)
- Infragestellung von Glaubensgrundsätzen und/oder Wertvorstellungen als Folge von intensivem Leiden (z. B. Verlust von Körperteilen und Funktionen, Krankheiten im Endstadium, schweres Trauma, heftige Schmerzen, Totgeburt)

Merkmale

aus der Sicht des Patienten

- Äußern von Besorgnis über den Sinn des Lebens und Sterbens und/oder von Glaubensgrundsätzen
- Zorn gegen Gott (gemäß der Definition des Betroffenen); Übertragung von Zorn auf religiöse Vertreter
- Äußern eines inneren Glaubenskonfliktes über Glaubensfragen/Besorgnis über die Beziehung zu Gott. Gott wird dabei als nicht vergebend erlebt
- Hinterfragung des Daseinssinnes
- Hinterfragung moralischer/ethischer Werte bei therapeutischen Verrichtungen
- Hinterfragung des Leidenssinnes
- Suchen nach seelischer Hilfe
- Schilderungen von Alpträumen oder Schlafstörungen
- Unfähigkeit, sich zu entscheiden, an gewohnten religiösen Handlungen/Bräuchen teilzunehmen

- ❑ Krankheit wird als Strafe gesehen
- ❑ Unfähigkeit, sich selbst zu akzeptieren
- ❑ Schilderung von somatischen Beschwerden

aus der Sicht der Pflegeperson

- ❑ Verhaltensänderung oder Stimmungsschwankung, gekennzeichnet durch Zorn, Weinen, Rückzug, von Sorgen eingenommen, Angst, Feindseligkeit, Apathie usw.

Patientenbezogene Pflegeziele

1. Der Patient spricht ein erhöhtes Selbstwertgefühl und Hoffnung für die Zukunft aus.
2. Der Patient demonstriert Selbsthilfe und Teilnahme an der Pflege.
3. Der Patient sucht die soziale Interaktion und beteiligt sich an Gruppenaktivitäten.
4. Der Patient drückt betreffend Glaubensfragen Zufriedenheit und Zuversicht aus.
5. Der Patient spricht aus, sich selbst ohne Schuldzuweisungen zu akzeptieren.
6. Der Patient übt seine religiösen/spirituellen Praktiken ohne schädigenden Einfluß auf seine Gesundheit aus.

Maßnahmen

I. Ermitteln der ursächlichen/begünstigenden Faktoren

1. Ermitteln Sie die religiöse/geistige Einstellung des Patienten.
2. Beachten Sie Klagen des Patienten/Bezugsperson(en), Angstäußerungen, Besorgnis vor der Entfremdung von Gott; Aussagen, daß die Krankheit/Situation eine Bestrafung für Fehlverhalten sei.
3. Achten Sie auf Äußerungen über die Unfähigkeit, einen Lebenssinn, einen Grund zum Leben zu finden.
4. Beobachten Sie das Verhalten des Patienten und registrieren Sie eventuelle Verhaltensänderungen (siehe Merkmale).
5. Ermitteln Sie den Mißbrauch von Medikamenten und Suchtmitteln.
6. Ermitteln Sie Gefühle der Sinnlosigkeit, Hoffnungslosigkeit und Hilflosigkeit und fehlender Motivation zur Selbsthilfe.
7. Ermitteln Sie das Selbstwertgefühl, den Lebenssinn, die Fähigkeit, Beziehungen einzugehen.
8. Ermitteln Sie ob und in welcher Form ein Unterstützungssystem für Patient/Bezugsperson(en) vorhanden ist.
9. Begegnen Sie dem Patienten mit Empathie und versuchen Sie dabei

nicht, Ihre persönlichen Wertvorstellungen und Ihre spirituelle Haltung argumentativ einzubringen.

10. Erkennen Sie, ob religiöse Glaubensgrundsätze oder transkulturelle Aspekte vorhanden sind, die einen Einfluß auf die Pflege und persönlichen Bedürfnisse haben, und ob diese einen Konflikt zwischen Glauben und Therapie hervorrufen.

II. Unterstützen des Patienten/Bezugsperson(en), mit Gefühlen/Situationen umzugehen

1. Bauen Sie eine therapeutische Beziehung auf.
2. Beteiligen Sie sich in therapeutischer Form an Problemlösungen bei auftretenden Konflikten (transkulturelle Pflege).
3. Schaffen Sie eine Atmosphäre, die das freie Äußern von Gefühlen und Sorgen zuläßt.
4. Setzen Sie Grenzen bei aggressiven/destruktiven Verhaltensweisen.
5. Beziehen Sie Patient/Bezugsperson(en) in den Pflegeprozeß ein.
6. Verwenden Sie Kommunikationsmethoden (aktives Zuhören, klientenzentrierte Gesprächsführung, Entlastungsgespräch), um den Patienten in der Lösungsfindung zu unterstützen.
7. Überwachen Sie bei Vernachlässigung die körperliche Pflege.
8. Ermöglichen Sie die Ausübung von religiösen Aktivitäten.
9. Informieren Sie sich über entsprechende Ressourcen zur Hilfeleistung (z. B. Psychotherapie, Anonyme Alkoholiker/Anonyme Drogensüchtige, seelsorgerische Beratung usw.).
10. Vgl.
    PD 5.1.1.1. Bewältigungsformen des Betroffenen, ungenügend;
    PD 7.3.2. Machtlosigkeit;
    PD 7.1.2. Selbstwertgefühl, Störung;
    PD 3.1.2. Soziale Isolation.

III. Fördern des Wohlbefindens

1. Unterstützen Sie den Patienten, Zielvorstellungen zu entwickeln, um mit dem Leben/der Krankheitssituation zurechtzukommen.
2. Unterstützen Sie den Patienten bei der Suche nach dem Sinn des Lebens.
3. Helfen Sie bei der Entwicklung von Bewältigungsstrategien, um mit den Krankheitsbelastungen und den notwendigen Veränderungen der Lebensweise fertig zu werden.
4. Helfen Sie dem Patienten bei der Erkennung spiritueller Ressourcen (nehmen Sie z. B. Kontakt mit Seelsorger und Psychotherapeuten auf, die qualifiziert sind und Erfahrungen im Umgang mit speziellen Problemen wie z. B. Suchtmittelmißbrauch, Suizid haben).

Pflegediagnose 7.3.1. nach der NANDA Taxonomie

Hoffnungslosigkeit

Thematische Gliederung: ***Integrität der Person***

Definition
Die Unfähigkeit eines Patienten, persönliche Wahlmöglichkeiten zu erkennen und vorhandene Ressourcen zu nutzen.

Mögliche Ursachen

- Aktivitätseinschränkung, welche zu einer Isolation führt
- Sich verschlechternder körperlicher Zustand, körperliches Versagen
- Längerfristiger Streß/fühlt sich verlassen
- Verlorener Glaube an grundlegende Werte

Merkmale

aus der Sicht des Patienten

- Verbale Hinweise (mutloser Inhalt, z. B. „Ich kann nicht", „alles ist sinnlos")
- Seufzen

aus der Sicht der Pflegeperson

- Passivität, Wortkargheit
- Herabgesetzte Affektivität
- Mangel an Initiative
- Verminderte Reaktion auf Reize
- Sich Abwenden von der sprechenden Person
- Schließen der Augen
- Achselzucken als Reaktion auf die sprechende Person
- Appetitlosigkeit, Schlafstörungen
- Teilnahmslosigkeit bei der Pflege/passives Erdulden der Pflege
- Rückzug aus der Umgebung
- Teilnahmslosigkeit/Desinteresse, betreffend der Bezugsperson(en), Kinder, Partner
- Wutausbrüche

Patientenbezogene Pflegeziele

1. Der Patient erkennt und beschreibt die Gefühle der Hoffnungslosigkeit.
2. Der Patient erkennt und wendet Bewältigungsstrategien an, um den Gefühlen der Hilflosigkeit entgegenzuwirken.
3. Der Patient beteiligt sich an den Aktivitäten des täglichen Lebens und hat die Kontrolle darüber (im Rahmen der individuellen Situation).
4. Der Patient setzt aufbauende Nahziele fest, um Verhaltensveränderungen und Zukunftsaussichten zu entwickeln, zu begünstigen und aufrechtzuerhalten.
5. Der Patient beteiligt sich an Freizeitbeschäftigungen nach eigener Wahl.

Maßnahmen

I. Ermitteln der ursächlichen/begünstigenden Faktoren

1. Ermitteln Sie die familiäre/soziale und körperliche Anamnese, z. B. auf unzureichende Bewältigungsformen in der Vergangenheit, auf gestörte familiäre Beziehungsmuster, seelische Probleme, Sprach-/Kulturbarrieren (die zu einem Isolationsgefühl führen können), vor kurzem aufgetretene oder länger andauernde Erkrankung des Patienten oder eines Familienmitgliedes, mehrfache soziale und/oder körperliche Traumen/Schockzustände des Patienten oder der Familienmitglieder.
2. Ermitteln Sie die momentane familiäre/soziale/körperliche Situation des Patienten (z. B. neu diagnostizierte chronische/terminale Krankheit, Sprach-/Kulturbarrieren, Fehlen eines sozialen Netzes, kürzlicher Verlust der Arbeitsstelle, Verlust des Glaubens, kürzlich aufgetretene mehrfache Traumen).
3. Ermitteln Sie vorhandene Bewältigungsformen und Abwehrmechanismen.

II. Ermitteln des Ausmaßes der Hoffnungslosigkeit

1. Beobachten Sie Verhaltensweisen, die auf Hoffnungslosigkeit hinweisen (vgl. Merkmale).
2. Achten Sie auf verwendete Bewältigungsformen (Problemlösungsstrategien, Äußern von Befürchtungen, Festlegen von Zielen usw.).
3. Beobachten Sie, ob Abwehrmechanismen angewendet werden (Zunahme der Schlafdauer, Medikamentenkonsum, Krankheit, Essensbeschwerden, Verweigerung, Vergeßlichkeit, Tagträumen,

ineffektive organisatorische Bemühungen, Hintergehen der eigenen Ziele, Regression).

III. Unterstützen des Patienten, Gefühle wahrzunehmen und beginnen, mit den vom Patienten wahrgenommenen Problemen umzugehen

1. Bauen Sie eine therapeutische Beziehung auf (z. B. positive Haltung zum Patienten; der Patient hat Vertrauen, wagt Gefühle zu zeigen, fühlt sich verstanden).
2. Informieren Sie den Patienten laufend über Maßnahmen und erzielte Fortschritte in der Pflege.
3. Ermutigen Sie den Patienten, Gefühle und Empfindungen zu erkennen und auszudrücken (z. B. Zorn, Hilflosigkeit, Ohnmacht, Verwirrung, Mutlosigkeit, Isolation, Trauer).
4. Vermitteln Sie dem Patienten Hoffnung und fordern Sie Bezugspersonen und andere Teammitglieder auf, dasselbe zu tun.
5. Sorgen Sie dafür, daß keine Situationen, die beim Patienten zu Gefühlen der Isolation oder zu Kontrollverlust führen können, eintreten.
6. Fördern Sie die Mitbestimmung des Patienten beim Festsetzen der Zeit, des Ortes, der Häufigkeit von Therapien.
7. Erarbeiten Sie gemeinsam mit dem Patienten, welche Änderungen vorgenommen werden können, um teilweise die Kontrolle über die Situation zu gewinnen.
8. Fördern Sie die Risikobereitschaft in Situationen, die der Patient meistern kann.
9. Helfen Sie dem Patienten, Bewältigungsstrategien zu entwickeln, die erlernt und erfolgreich angewendet werden können, um der Hoffnungslosigkeit zu begegnen.
10. Fördern Sie eine kontrollierte Steigerung der körperlichen Aktivität.
11. Fördern Sie Entspannungsübungen und Visualisierungstechniken.
12. Beziehen Sie Bezugspersonen in die Therapie mit ein.

IV. Fördern des Wohlbefindens

1. Fördern Sie vermehrt die Anwendung von Bewältigungsstrategien und vermindern Sie die Anwendung von Abwehrmechanismen. Geben Sie positive Rückmeldungen über ausgeführte Tätigkeiten, um mit Gefühlen der Hoffnungslosigkeit umzugehen und diese zu überwinden.
2. Unterstützen Sie den Patienten/Bezugsperson(en), sich der Ursa-

chen/Situationen bewußt zu werden, die zu Gefühlen der Hoffnungslosigkeit führen können.

3. Informieren Sie über Vorzeichen der Hoffnungslosigkeit (z. B. Aufschieben von Problemen, zunehmendes Schlafbedürfnis, verminderte körperliche Aktivität, verminderte Teilnahme an sozialen/familiären Aktivitäten).
4. Ermutigen Sie den Patienten/Bezugsperson(en) dazu, Unterstützungshilfen im gemeindenahen Bereich in Anspruch zu nehmen.
5. Informieren Sie den Patienten über Selbsthilfegruppen.
6. Informieren Sie über andere Ressourcen zur Unterstützung (z. B. Fachpersonen, soziale Dienste usw.).

Pflegediagnose 7.3.2. nach der NANDA Taxonomie

Machtlosigkeit

Thematische Gliederung: ***Integrität der Person***

Definition
Die Wahrnehmung eines Patienten, daß das eigene Handeln keinen wesentlichen Einfluß auf den Ausgang einer Sache haben wird.

Mögliche Ursachen

- Einflüsse durch die Organisation des Gesundheitswesens
- Zwischenmenschliche Interaktion
- Krankheitsbezogene Therapien
- Hilflosigkeit in seiner Lebensweise

Merkmale

aus der Sicht des Patienten

gravierende

- Verbale Äußerungen, weder die Kontrolle noch Einfluß auf die Situation, das Resultat oder die persönliche Pflege zu haben
- Niedergeschlagenheit aufgrund des fortschreitenden körperlichen Verfalls, der trotz Kooperation („Compliance") des Patienten in der Therapie auftritt

mäßige

- Nichtbeteiligung an der Pflege oder an Entscheidungen bei gegebenen Gelegenheiten
- Äußerung von Unzufriedenheit und Frustration über die Unfähigkeit, frühere Handlungen und/oder Aktivitäten ausführen zu können
- Geäußerte Zweifel in bezug auf die Rollenerfüllung
- Angst, wahre Gefühle zu äußern und vor der Entfremdung von den Pflegepersonen/Bezugspersonen

geringfügige

- Geäußerte Verunsicherung über wechselnde Kraftzustände

aus der Sicht der Pflegeperson

gravierende

- Teilnahmslosigkeit (Rückzug, Resignation, Weinen, Wut)

mäßige

- Keine Registrierung eines Fortschritts
- Abhängigkeitsverhältnis, das zu Reizbarkeit, Ärger, Wut und Schuldgefühlen führen kann
- Unfähigkeit, sich Informationen bezüglich der Pflege zu holen
- Keine Verteidigung eigener pflegerischen Gewohnheiten, wenn diese in Frage gestellt werden
- Passivität

geringfügige

- Passivität

Patientenbezogene Pflegeziele

1. Der Patient drückt ein Gefühl der Kontrolle über die gegenwärtige Situation und den Ausgang von zukünftigen Angelegenheiten aus.
2. Der Patient fällt Entscheidungen, welche die Pflege, Behandlung und Zukunft betreffen und beteiligt sich daran.
3. Der Patient identifiziert Ursachen, die er kontrollieren kann.
4. Der Patient erkennt die Tatsache an, daß es Bereiche gibt, über die er keine Kontrolle hat.

Maßnahmen

I. Ermitteln der ursächlichen/begünstigenden Faktoren

1. Ermitteln Sie situationsbedingte Umstände (z. B. fremde Umgebung, Immobilität, Diagnose einer terminalen/chronischen Krankheit, fehlendes Unterstützungssystem, fehlende Information zur Situation).
2. Ermitteln Sie die Erwartungen (locus of control) des Patienten (z. B.: „Es hat eh keinen Sinn mehr!")
3. Achten Sie auf Aussagen, die auf Resignation hinweisen: „Es wird sowieso nichts nützen".
4. Ermitteln Sie, wie der Patient sein Leben bisher gemeistert hat.
5. Stellen Sie mögliche Veränderungen in der Beziehung zu Bezugspersonen fest.
6. Überprüfen Sie pflegerische Maßnahmen. Unterstützen Sie die Selbstkontrolle/Eigenverantwortung des Patienten.

II. Ermitteln des Ausmaßes, der vom Patienten/Bezugsperson(en) wahrgenommenen Machtlosigkeit

1. Hören Sie auf Aussagen des Patienten: „Es ist Ihnen egal.", „Es wird keinen Unterschied bewirken.", „Scherzen Sie?".
2. Achten Sie auf Aussagen über Furcht.
3. Beziehen Sie die Erwartungen des Patienten in die individuelle Pflegeplanung ein (z. B. bei Patienten mit einer inneren Kontrollerwartung: Ermutigen Sie ihn, die Kontrolle über seine Pflege zu übernehmen; bei Patienten mit äußerer Kontrollerwartung: Beginnen Sie mit kleinen Aufgaben und steigern Sie diese je nach Zustand des Patienten).
4. Beobachten Sie fehlende verbale Kommunikation, flache Affektivität und fehlenden Augenkontakt.
5. Erkennen Sie, wann der Patient Informationen möchte, und ermitteln Sie Wahrnehmung/Wissensstand des Patienten über seinen Zustand und Therapieplan.
6. Stellen Sie fest, wie der Patient auf die Therapie reagiert. Kennt der Patient die Zusammenhänge und versteht er, daß all dies in seinem Interesse geschieht, oder ist der Patient angepaßt und antriebslos?
7. Stellen Sie fest, ob manipulatives Verhalten angewendet wird, und ermitteln Sie die Reaktionen des Patienten und der Pflegepersonen. (Manipulation wird zur Bewältigung von Machtlosigkeit, aufgrund von Mißtrauen gegenüber anderen, Angst vor Nähe, Suche nach Anerkennung und nach Bestätigung der eigenen Geschlechtlichkeit benutzt.)

III. Unterstützung des Patienten beim Erkennen von Ursachen, über die er die Kontrolle hat und bei der Verminderung von hilflosem Verhalten

1. Vermitteln Sie dem Patienten die Wertschätzung seiner Person.
2. Planen Sie Zeit für Gespräche mit dem Patienten ein.
3. Akzeptieren Sie Wut und Hoffnungslosigkeit und vermeiden Sie Diskussionen darüber. (Der Patient wird nicht glauben, daß sich etwas verändern kann.)
4. Besprechen Sie Manipulationen offen und setzen Sie die nötigen Maßnahmen fest, um die Bedürfnisse des Patienten zu erfüllen.
5. Lenken Sie im geeigneten Moment die Gedanken des Patienten von der Gegenwart in die Zukunft.
6. Wahren Sie Hoffnung im Sinne des Patienten.
7. Erkennen Sie die Stärken/Vorteile des Patienten, um ihm Zuversicht zu geben.

8. Helfen Sie dem Patienten zu erkennen, wozu er selbst fähig ist. Erkennen Sie, was der Patient kontrollieren/nicht kontrollieren kann.
9. Unterstützen Sie den Patienten, realistische Ziele/Erwartungen zu setzen.
10. Vermeiden Sie Situationen, in denen das Gefühl der Machtlosigkeit entsteht.
11. Optimieren Sie die Umgebung des Patienten so weit, daß die Gegenstände des persönlichen Bedarfes selbständig erreicht werden können (Taschentücher, Zeitungen, Radio etc.).
12. Ermutigen Sie den Patienten, die Pflege selbst durchzuführen.
13. Schaffen und wahren Sie so oft wie möglich eine ungestörte Privatsphäre.
14. Helfen Sie dem Patienten, das Ausmaß seiner Situation wahrzunehmen.
15. Respektieren Sie Entscheidungen und Wünsche des Patienten und fördern Sie selbständige Verhaltensweisen.
16. Schränken Sie die Verhaltensregeln und Überwachung auf ein Mindestmaß ein, so daß die Sicherheit noch gewährleistet ist, um dem Patienten das Gefühl der Selbstkontrolle zu geben.
17. Bestätigen und verstärken Sie positive Verhaltensweisen und Aktivitäten.
18. Geben Sie dem Patienten das Gefühl der Sicherheit, da zu sein, wenn er Sie braucht.
19. Beziehen Sie Bezugspersonen in die Pflege mit ein.

IV. Förderung des Wohlbefindens

1. Sorgen Sie für exakte mündliche und schriftliche Informationen über die Pflege und besprechen Sie diese mit dem Patienten/Bezugsperson(en). Wiederholen Sie dies so oft, wie nötig.
2. Unterstützen Sie den Patienten beim Erlernen von Fähigkeiten zur Selbstbehauptung.
3. Erleichtern Sie das Zurückkehren zu einer produktiven Rolle in einer für den Patienten möglichen Form.
4. Ermutigen Sie den Patienten zum positiven Denken.
5. Regen Sie den Patienten zur regelmäßigen Überprüfung der eigenen Bedürfnisse/Ziele an.
6. Informieren Sie über Selbsthilfegruppen, soziale Einrichtungen und Institutionen.

Pflegediagnose 8.1.1. nach der NANDA Taxonomie

Wissensdefizit (im Detail angeben), [Lernbedarf]

Thematische Gliederung: ***Integrität der Person***

Definition
Fehlen von Information oder mangelhaftes Verstehen von Informationen oder Unfähigkeit, Handlungen durchzuführen, die für die Gesundheit notwendig sind.

Mögliche Ursachen

- Mangelnde Vertrautheit mit den Informationsquellen
- Mangelndes Erinnerungsvermögen
- Kein Zugang zu Informationen
- Fehlinterpretation von Informationen
- Kognitive Einschränkung
- Fehlendes Interesse am Lernen
- Wunsch des Patienten, keine Informationen zu erhalten
- Ungenaue/unvollständige Information
- Unfähigkeit, Informationsunterlagen und -quellen zu nutzen (kulturelle und/oder sprachliche Probleme)

Merkmale

aus der Sicht des Patienten

- Der Patient spricht mangelnde Wissensgrundlage und Gewandtheit aus
- Der Patient äußert Fehlinterpretation oder Mißverständnis

aus der Sicht der Pflegeperson

- Falsche Wahrnehmung seines derzeitigen Gesundheitszustandes
- Ungenaue Durchführung einer Anleitung
- Unzulängliches Ausführen eines Tests oder unzulängliche Demonstration einer Fähigkeit
- Unzureichende Reaktion auf Information
- Fehlende Integration des Behandlungsplanes in die täglichen Aktivitäten
- Unangemessene oder übertriebene Verhaltensweisen (z. B. hysterisch, feindselig, erregt, apathisch)

Patientenbezogene Pflegeziele

1. Der Patient nimmt aktiv am Lernprozeß teil.
2. Der Patient zeigt und verbalisiert zunehmendes Interesse am Lernen.
3. Der Patient übernimmt Verantwortung für das eigene Lernen und beginnt, sich Informationen zu holen und Fragen zu stellen.
4. Der Patient spricht aus, den eigenen Gesundheitszustand und die Behandlung zu verstehen und die ursächlichen Zusammenhänge zu erkennen.
5. Der Patient führt notwendige Maßnahmen korrekt aus und kann sie begründen.
6. Der Patient nimmt am Behandlungsplan teil und leitet notwendige Veränderungen der Lebensweise ein.

Maßnahmen

I. Erkennen der ursächlichen Zusammenhänge

1. Ermitteln Sie den Wissensstand und die Bedürfnisse des Patienten.
2. Ermitteln Sie die Lernfähigkeit des Patienten. (Der Patient ist eventuell physisch, psychisch, emotional oder kognitiv beeinträchtigt.)
3. Beachten Sie Zeichen des Vermeidens/Ausweichens/der Umgehung. Unter Umständen muß der Patient erst die Folgen des mangelnden Wissens spüren, bevor er bereit ist, Informationen anzunehmen.
4. Ermitteln Sie Hilfspersonen/Bezugspersonen, für die eine Informationsweitergabe wichtig ist.
5. Beachten Sie persönliche Faktoren (z. B. Alter, Geschlecht, sozialen/kulturellen Hintergrund, konfessionelle Zugehörigkeit, Lebenserfahrungen, Ausbildungsstand, Gefühl der Machtlosigkeit).
6. Erkennen Sie Lernhindernisse: Sprachbarrieren (z. B. Fremdsprachigkeit), körperliche Faktoren (sensorische Defizite, wie Aphasie), psychische Stabilität (z. B. akute Erkrankung, Aktivitätsintoleranz).
7. Erkennen Sie motivierende Faktoren für den Betroffenen.
8. Informieren Sie den Patienten situationsbezogen.
9. Bestärken Sie den Patienten durch positive Rückmeldungen.

II. Unterstützen des Patienten/der Bezugsperson(en)

1. Erstellen Sie gemeinsam mit dem Patienten eine Prioritätenliste zur besseren Bewältigung seiner Bedürfnisse.
2. Bereiten Sie die Informationen so auf, daß diese für den Patienten verständlich und einprägsam sind.

3. Berücksichtigen Sie bei der Informationsaufbereitung die Gefühle, Einstellungen und Wertvorstellungen des Patienten.
4. Formulieren Sie meßbare Lernziele in der Sprache des Lernenden.
5. Evaluieren Sie die erbrachte Leistung mit dem Patienten.
6. Stellen Sie fest, welche Lernmethode für den Patienten am besten geeignet ist (z. B. Diskussionen, Frage-Antwort-Spiele, audio/visuelle Hilfen, mündliche oder schriftliche Methoden).
7. Vereinbaren Sie in Absprache mit dem multiprofessionellen Team Verträge und Abmachungen mit dem Patienten.
8. Stellen Sie schriftliches Informationsmaterial für den Patienten zur Verfügung.
9. Setzen Sie Häufigkeit und Zeitpunkt der Lernphasen und Lernaktivitäten entsprechend den Bedürfnissen des Patienten fest.
10. Sorgen Sie für eine Umgebung, die das Lernen fördert bzw. begünstigt.
11. Sorgen Sie dafür, daß der Patient aktiv am Lernprozeß teilnimmt, damit er die Kontrolle darüber hat.
12. Achten Sie auf eine ständige wie auch beiläufige Informationsübermittlung (z. B. das Beantworten von Fragen während der Routinepflege, des Verteilens von Mahlzeiten/Medikamenten und weiterer pflegerischer Tätigkeiten).
13. Unterstützen Sie den Patienten, die erworbenen Informationen in allen möglichen Bereichen zu nutzen (z. B. situations-, umfeld-, persönlichkeitsbezogen).

III. Förderung des Wohlbefindens

1. Informieren Sie bei der Entlassung über Selbsthilfegruppen und Beratungsstellen.
2. Vermitteln Sie Informationen über zusätzliche Lernhilfen (z. B. Bibliographie, Tonbandkassetten usw.), die weiteres Lernen fördern können.

Pflegediagnose 8.2.2. nach der NANDA Taxonomie

Verwirrtheit, akut

Thematische Gliederung: ***Integrität der Person***

Definition
Eine plötzlich einsetzende Häufung von allgemeinen, vorübergehenden Veränderungen und Störungen von Aufmerksamkeit, Wahrnehmung, Auffassung, Gedächtnis, Denken, Bewußtseinszustand und/oder Schlaf-Wach-Rhythmus sowie Veränderungen der psychomotorischen Aktivitäten.

Mögliche Ursachen

- Alkoholabusus
- Drogenmißbrauch, Medikamentenmißbrauch
- Entzugserscheinungen
- Traumatische und/oder metabolische Störungen des Zentralnervensystems (Zustand nach Schädelhirntrauma, Hyper-/Hypoglykämie usw.)
- Cerebrovaskuläre Störungen
- Medikamentennebenwirkungen bzw. Überdosierung
- Intoxikationen
- Mangelerscheinungen
- Exsikkose
- Hypotonie

Merkmale

aus der Sicht des Patienten

- Unbehagen
- Angst
- Agitiertheit
- Äußerte Besorgnis über seinen veränderten Zustand

aus der Sicht der Pflegeperson

- Akutes Auftreten von Störungen: Bewußtsein, Aufmerksamkeit, Gedächtnis, Auffassung, Orientierung, Denken
- Plötzlicher Beginn von Störungen im Schlaf-Wach-Rhythmus
- Auffälligkeiten der psychomotorischen Verhaltensweisen (z. B.

Reaktionsvermögen, Redefluß, unfreiwillige Bewegungen, Hyper-/Hypoaktivität usw.)
- ❑ Auffälliges soziales Verhalten (Distanzlosigkeit, Rückzug)

Patientenbezogene Pflegeziele

1. Der Patient weist verringerte Phasen der Verwirrtheit auf.
2. Der Patient fühlt sich sicher in seiner Umgebung.

Maßnahmen

I. Beurteilen des Ausmaßes der akuten Verwirrtheit

1. Ermitteln Sie das Ausmaß der Verwirrtheit (Bewußtsein, Aufmerksamkeit, Auffassung, Gedächtnis, Orientierung).
2. Erheben Sie die Einstellung zur Verwirrtheit (Patient, Bezugspersonen).
3. Achten Sie auf medizinische Diagnosen in Zusammenhang mit der Verwirrtheit.
4. Ermitteln Sie, wie sehr der Patient sich selbst und/oder seine Umwelt gefährdet.
5. Beziehen Sie die Angehörigen/Bezugsperson(en) in die Pflegeanamnese ein (z. B. Biographie).
6. Ermitteln Sie die Selbstpflegefähigkeit des Patienten.

II. Gestalten des Umfeldes des Patienten, um Sicherheit zu gewährleisten

1. Sorgen Sie für eine sichere Umgebung (z. B. gefährdende Stoffe/Gegenstände versperren).
2. Fördern Sie die Akzeptanz bei Mitpatienten und Angehörigen.
3. Statten Sie den Patienten mit einem Identifizierungsarmband aus.
4. Sorgen Sie für soziale Kontakte.
5. Sorgen Sie für individuell angepaßte Kommunikationsmittel.
6. Vgl.
   PD 6.5.1. Essen;
   PD 6.5.2. Waschen/Sauberhalten;
   PD 6.5.3. Kleiden/Pflegen der äußeren Erscheinung;
   PD 6.5.4. Ausscheiden;
   PD 6.4.1.1. Haushaltsführung, beeinträchtigt;
   PD 6.3.1.1. Beschäftigungsdefizit.

III. Fördern des bestmöglichen Verhaltens

1. Bieten Sie dem Patienten immer wieder Orientierungshilfen an.

2. Ermutigen Sie Bezugspersonen, vertraute Dinge mitzunehmen (z. B. Fotos, persönliche Kleidungsstücke usw.).
3. Besprechen Sie gegenwärtige Ereignisse (z. B. jahreszeitliches Geschehen, aktuelles Tagesgeschehen, biographische Daten usw.).
4. Planen Sie mit dem Patienten/Bezugsperson(en) eine individuelle Tagesstruktur.
5. Ermutigen Sie den Patienten, an Entscheidungen teilzunehmen.
6. Fördern Sie alle Maßnahmen, die dazu beitragen, einen Realitätsbezug herzustellen (z. B. nicht mit ihm streiten, verwirrten Aussagen nicht zustimmen usw.).
7. Formulieren Sie Informationen kurz und unmißverständlich.
8. Geben Sie dem Patienten genügend Zeit zur Informationsverarbeitung.

IV. Förderung des Wohlbefindens

1. Evaluieren Sie regelmäßig, ob die gesetzten Maßnahmen vom Patienten toleriert werden (z. B. Dauerkatheter, Venflon, zuverlässige Medikamenteneinnahme usw.).
2. Fördern Sie „zuträgliche" soziale Kontakte.
3. Fördern Sie eine individuelle, angenehme Atmosphäre (z. B. Düfte, Musik usw.).
4. Informieren Sie Angehörige/Bezugsperson(en) über Selbsthilfegruppen und sonstige soziale Einrichtungen.

Pflegediagnose 8.2.3. nach der NANDA Taxonomie

Verwirrtheit, chronisch

Thematische Gliederung: ***Integrität der Person***

Definition
Ein Zustand, in dem ein Patient eine irreversible, lang andauernde und/oder fortschreitende Verschlechterung von Intellekt und Persönlichkeit erlebt.

Mögliche Ursachen

- Dementielle Prozesse
- Cerebrale Schädigung durch Intoxikationen/Hypoxien
- Neurologisch-degenerative Erkrankungen
- Traumatisch-degenerative Erkrankungen
- Traumatische und/oder metabolische Schädigungen des Zentralnervensystems
- Hirntumore
- Krankheiten im Endstadium (z. B. Nierenversagen, AIDS, cerebrale Infektionskrankheiten)

Merkmale

aus der Sicht der Pflegeperson

- Gedächtnisstörung
- Gestörtes Zeitgefühl
- Unfähigkeit, eine Auswahl oder Entscheidung zu treffen
- Veränderte Wahrnehmung
- Beeinträchtigung der Sprachfähigkeit
- Vermindertes Urteilsvermögen
- Veränderungen im Gefühlsleben (z. B. Niedergeschlagenheit)
- Nachlassende Hemmungen
- Zunehmend gedankenverloren
- Psychotisch-paranoides Verhalten
- Asoziales Verhalten
- Beeinträchtigung der kognitiven Fähigkeiten (Verlust der Fähigkeit, alltägliche Handlungen zu planen und zielorientiert durchzuführen)
- Zunehmend verminderte Streßtoleranz (z. B. ängstliches, aufgeregtes oder gewalttätiges Verhalten, Zurückgezogenheit oder Vermeidung, zwanghaft wiederholtes Verhalten)

- Vermindertes Orientierungsvermögen bezüglich Zeit, Ort, Person, Situation

Patientenbezogene Pflegeziele

1. Der Patient nimmt an pflegetherapeutischen Maßnahmen teil.
2. Der Patient zeigt verminderte Phasen der Unruhe, Aggressivität und/oder Zurückgezogenheit.
3. Der Patient fühlt sich ruhig und entspannt.
4. Der Patient zeigt einen normalen Wach-Schlaf-Rhythmus.

Maßnahmen

Vgl.: *PD 8.2.2. Verwirrtheit, akut – Maßnahmen I bis IV.*

I. Ermitteln des Ausmaßes der Verwirrtheit (Person, Ort, Zeit, Situation)

1. Ermitteln Sie das Ausmaß der Verwirrtheit (Bewußtsein, Aufmerksamkeit, Auffassung, Gedächtnis, Orientierung).
2. Erheben Sie die Einstellung zur Verwirrtheit (Patient, Bezugspersonen).
3. Achten Sie auf medizinische Diagnosen in Zusammenhang mit der Verwirrtheit.
4. Ermitteln Sie, wie sehr der Patient sich selbst und/oder seine Umwelt gefährdet.
5. Ermitteln Sie die Gründe für Angst/Frustration, die mit dem aggressiven Verhalten des Patienten in Verbindung stehen (z. B. Beschränkungen, Angst vor Wasser usw.).

II. Gestalten des Umfeldes des Patienten, um Sicherheit zu gewährleisten

1. Passen Sie die Kommunikation den Fähigkeiten des Patienten an.
2. Wenden Sie Techniken zur Steigerung der Streßtoleranz an (z. B. konkurrierende oder exzessive Reize vermindern, umherwandern erlauben, bei Ausdruck von Müdigkeit und/oder steigender Angst Reize reduzieren usw.).

III. Fördern des Wohlbefindens

1. Verwenden Sie Techniken, die den Patienten anregen bzw. fördern (z. B. Musiktherapie, Entspannungstherapie, Gruppenspiele, Puzzles, Methoden der basalen Stimulation, Validation, sensorisches Training, Erinnerungstherapie, Gerontogogik).

Pflegediagnose 8.3. nach der NANDA Taxonomie

Denkprozeß, verändert

Thematische Gliederung: ***Integrität der Person***

Definition

Der Zustand, bei dem ein Patient eine Störung der kognitiven Abläufe (= Situationen richtig erkennen, verarbeiten und zuordnen) und Vorgänge erlebt.

Mögliche Ursachen

- Physiologische Veränderungen, Altern, Hypoxie, Kopfverletzungen
- Hirnorganische Veränderungen
- Schlafentzug
- Psychische Konflikte

Merkmale

aus der Sicht des Patienten

- Veränderte Wahrnehmung
- Wahnvorstellungen

aus der Sicht der Pflegeperson

- Ungenaue Interpretation der Umwelt
- Gedächtnisdefizit/-probleme (Desorientierung bezüglich Zeit, Ort, Person, Umstände und Ereignisse)
- Erhöhte oder verminderte Aufmerksamkeit gegenüber der Umwelt
- Kognitive Störung (beeinträchtigte Fähigkeit, Gedanken nachzuvollziehen, Probleme zu lösen, rational zu denken, abstrakt oder begrifflich zu denken)
- Ablenkbarkeit (veränderte Konzentration)
- Ich-Bezogenheit (Ereignisse und Bedeutungen werden auf die eigene Person bezogen)
- Konfabulation (Erzählung meist zufälliger Einfälle, ohne Bezug zur jeweiligen Situation)
- Unangemessenes, soziales Verhalten
- Unangepaßtes, unrealistisches Denken

Patientenbezogene Pflegeziele

1. Der Patient erkennt Veränderungen im Denken und Verhalten.
2. Der Patient zeigt Verhaltensweisen/Veränderungen der Lebensweise, um Veränderungen des geistigen Zustandes vorzubeugen oder diese auf ein Mindestmaß zu beschränken.
3. Der Patient erkennt Maßnahmen, um wirksam mit der Situation umgehen zu können.
4. Der Patient versteht und spricht über die ursächlichen/begünstigenden Faktoren.
5. Der Patient wahrt den gewohnten Realitätssinn.

Maßnahmen

I. Ermitteln der ursächlichen/begünstigenden Faktoren

1. Ermitteln Sie Faktoren, die von Bedeutung sind (z. B. organisches Psychosyndrom [akut/chronisch], Alzheimer Krankheit, Hirndruck, Infektionen, Mangelernährung, sensorische Verluste, Delirium).
2. Ermitteln Sie den Medikamenten-/Suchtmittelkonsum, der möglicherweise Nebenwirkungen bzw. veränderte Gedankenabläufe und veränderte sensorische Wahrnehmung verursacht.
3. Ermitteln Sie die Nahrungszufuhr/Ernährungszustand.
4. Beobachten Sie das Auftreten von Verfolgungswahn, Wahnvorstellungen und Halluzinationen.

II. Ermitteln des Ausmaßes der Beeinträchtigung

1. Ermitteln Sie das Ausmaß der Beeinträchtigung beim Denkvermögen, Gedächtnis, bei der Orientierung in bezug auf Person/Ort/Zeit.
2. Beobachten Sie die Konzentrationsspanne/Ablenkbarkeit.
3. Beachten Sie Veränderungen im Verhalten, wie z. B. persönliche Vernachlässigung. Beobachten Sie eine verlangsamte und/oder verwaschene Sprache.
4. Sprechen Sie mit Bezugsperson(en) über die Vorgeschichte, gewohntes Denkvermögen, Gesamtdauer des Problems und sammeln Sie andere sachdienliche Informationen.
5. Ermitteln Sie den Angstzustand in der gegebenen Situation.

III. Vorbeugen von weiterem Abbau und Fördern des bestmöglichen Denkvermögens

1. Leisten Sie situationsbezogen Mithilfe bei der Therapie der zugrundeliegenden Probleme (z. B. bei Anorexie, erhöhtem Hirndruck, Schlafstörungen usw.).
2. Überwachen und dokumentieren Sie die Vitalzeichen nach Bedarf.
3. Führen Sie bei Bedarf eine neurologische Überwachung durch (Gerstenbrand-Skala, Glasgow-Koma-Skala). Beobachten Sie dabei Veränderungen der Bewußtseinslage.
4. Informieren Sie sich über die Laborwerte bezüglich metabolischer Alkalose, Hypokaliämie, Ammoniakspiegel, Infektionszeichen usw.
5. Prüfen Sie die Fähigkeit des Patienten, Mitteilungen aufzunehmen und sich selbst mitzuteilen. Benutzen Sie andere Möglichkeiten, wenn der Patient nicht verbal kommunizieren kann.
6. Informieren Sie den Patienten über Zeit/Ort/Person als Orientierungshilfe.
7. Führen Sie regelmäßig Schriftproben durch, um Unterschiede festzustellen.
8. Sorgen Sie für Sicherheitsvorkehrungen (z. B. Bettgitter, Polsterungen) und kontrollieren Sie diese.
9. Beobachten Sie Verhaltensweisen, die auf Gewalttätigkeit schließen lassen, und unternehmen Sie die entsprechenden Schritte.
10. Überwachen Sie die medikamentöse Therapie.
11. Sorgen Sie dafür, daß die Bezugsperson(en) Informationen erhalten.
12. Beziehen Sie die Familie/Bezugsperson(en) in die Planungsschritte mit ein.

IV. Unterstützen des Patienten/Bezugsperson(en), Bewältigungsstrategien zu entwickeln, wenn der Zustand irreversibel ist

1. Wahren Sie eine angenehme, ruhige Atmosphäre und gehen Sie behutsam und ruhig auf den Patienten zu.
2. Geben Sie einfache Anweisungen, verwenden Sie kurze Wörter und einfache Sätze.
3. Hören Sie aufmerksam zu, um dem Betroffenen Interesse und Wertschätzung zu vermitteln.
4. Wahren Sie eine realitätsorientierte Beziehung und Umfeld (Uhren, Kalender, persönliche Gegenstände, Dekorationen entsprechend der Jahreszeit).

5. Beschreiben Sie den Realitätsbezug präzise und stellen Sie unlogisches Denken nicht in Frage, dies kann zu defensiven Reaktionen führen.
6. Vermindern Sie provokante Stimuli, negative Kritik, Argumente und Konfrontationen, um Kampf-/Fluchtreaktionen zu vermeiden.
7. Überfordern Sie den Patienten nicht mit Aktivitäten und forcierter Kommunikation.
8. Respektieren Sie Individualität, Privatsphäre und Ruhebedürfnisse des Patienten.
9. Gehen Sie mit Körperkontakt umsichtig um, respektieren Sie persönliche Bedürfnisse. Beachten Sie dabei die Bedeutung des Körperkontaktes in physischer und psychischer Hinsicht.
10. Sorgen Sie für ausgewogene Ernährung. Ermutigen Sie den Patienten zu essen. Sorgen Sie für eine angenehme Atmosphäre und lassen Sie dem Patienten genügend Zeit zum Essen.
11. Lassen Sie dem Patienten vermehrt Zeit, um auf Fragen/Bemerkungen zu reagieren und einfache Entscheidungen treffen zu können.
12. Unterstützen Sie den Patienten/Bezugsperson(en) beim Trauerprozeß über Ich-Verlust/Verlust von Fähigkeiten (z. B. bei Alzheimer-Krankheit).
13. Informieren Sie den Patienten über die Teilnahme an Selbsthilfegruppen.

V. Fördern des Wohlbefindens

1. Helfen Sie mit, das für den Patienten entsprechende Therapie-/Rehabilitationsprogramm herauszufinden.
2. Erklären Sie die Wichtigkeit der Kooperation in der Therapie.
3. Fördern Sie eine soziale Eingliederung im Rahmen der individuellen Möglichkeiten.
4. Helfen Sie dem Patienten/Bezugsperson(en) bei der weiteren Lebensplanung, wenn das Problem fortschreitend/längerfristig ist.
5. Verweisen Sie auf soziale Institutionen (z. B. Tageszentren, Hilfsgruppen usw.).
6. Vgl.
   PD 6.5. Selbstpflegedefizit;
   PD 9.2.1.1. Trauern, nicht angemessen;
   PD 9.2.1.2. Trauern, vorzeitig;
   PD 7.2. Sinneswahrnehmungen, verändert;
   PD 1.4.1.1. Gewebedurchblutung, verändert.

Pflegediagnose 8.3.1. nach der NANDA Taxonomie

Gedächtnis, beeinträchtigt

Thematische Gliederung: ***Integrität der Person***

Definition
Die Unfähigkeit des Patienten, sich an bestimmte Gedächtnisinhalte zu erinnern oder bestimmte Verhaltensweisen abzurufen. (Eine beeinträchtigte Gedächtnisleistung kann in Verbindung mit pathophysiologischen oder situativen Faktoren auftreten und vorübergehend oder dauerhaft sein.)

Mögliche Ursachen

Pathophysiologische Ursachen

- Traumatische und/oder metabolische Störungen des Zentralnervensystems
- Intoxikation (endogene bzw. exogene)
- Cerebrovaskuläre Störung
- Medikamentennebenwirkungen
- Raumfordernde Prozesse
- Gestörter Flüssigkeitshaushalt
- Psychische Erkrankung

Situative Ursachen

- Streß
- Müdigkeit
- Schmerz
- Angst
- Drogen
- Trauer
- Schlafdefizit/Schlafstörung
- Negative Ereignisse
- Entwicklungsrückstand

Merkmale

aus der Sicht des Patienten

- Äußerung über das Unvermögen, Neues zu lernen und/oder sich zu merken

- Äußerung über die Unfähigkeit, sich an kürzlich oder vergangenes Geschehen zu erinnern
- Erfahrungen im Zusammenhang mit dem Vergessen

aus der Sicht der Pflegeperson

- Unfähigkeit, sich zu erinnern, ob eine bestimmte Handlung durchgeführt wurde
- Unfähigkeit, neue Verhaltensweisen oder Information zu erlernen oder zu behalten
- Unfähigkeit, ein zuvor erlerntes Verhalten auszuführen
- Unfähigkeit, sich an Faktenwissen zu erinnern
- Unfähigkeit, sich an jüngste oder vergangene Ereignisse zu erinnern
- Vergißt, eine Verhaltensweise zu einem festgelegten Zeitpunkt auszuführen
- Einschränkungen in den sozialen Fähigkeiten

Patientenbezogene Pflegeziele

1. Der Patient erkennt und/oder akzeptiert seine Beeinträchtigung.
2. Der Patient kennt Verhaltensweisen, die seine Sicherheit gewährleisten.
3. Der Patient kennt Techniken, um sein Gedächtnis zu trainieren.

Maßnahmen

I. Ermitteln der ursächlichen/begünstigenden Faktoren

1. Ermitteln Sie, welche Faktoren von Bedeutung für den Patienten sind.
2. Ermitteln Sie das Ausmaß der Gedächtnisbeeinträchtigung.
3. Ermitteln Sie, inwieweit der Patient sich selbst oder die Umwelt gefährdet.
4. Beziehen Sie Angehörige/Bezugsperson(en) in die Pflegeanamnese (Biographie) ein.
5. Ermitteln Sie die günstigsten Zeiten für ein Gedächtnistraining.
6. Beachten Sie Veränderungen der Stimmungslage (negative Erlebnisse können Ursache für Gedächtnisstörungen sein).
7. Erheben Sie die Selbstpflegefähigkeit des Patienten.
8. Vgl.:
   PD 6.5.1. Essen;
   PD 6.5.2. Waschen/Sauberhalten;
   PD 6.5.3. Kleiden/Pflege der äußeren Erscheinung;
   PD 6.5.4. Ausscheidung;

PD 6.4.1.1. Haushaltsführung, beeinträchtigt;
PD 6.3.1.1. Beschäftigungsdefizit.

II. Vorbeugen von weiterem Abbau und Fördern der bestmöglichen Gedächtnisleistung

1. Korrigieren Sie den Patienten bei falschen Interpretationen.
2. Formulieren Sie Informationen kurz und unmißverständlich.
3. Fördern Sie alle Maßnahmen, die dazu beitragen, einen Realitätsbezug herzustellen (z. B. falschen Aussagen nicht zustimmen).
4. Geben Sie dem Patienten genügend Zeit zur Informationsverarbeitung.
5. Bieten Sie dem Patienten immer wieder Orientierungshilfen an.
6. Sorgen Sie für angemessene Sicherheitsmaßnahmen.
7. Setzen Sie klare, kurze und direkte Ziele zur Pflege und Selbstfürsorge.

III. Unterstützen und Erstellen eines Trainingsprogrammes mit dem Patienten/Bezugsperson(en)

1. Schreiben Sie Dinge nieder (Merkhilfen).
2. Verwenden Sie akustische Reize (z. B. Glocke, Wecker) zur Erinnerung.
3. Vereinbaren Sie bestimmte Plätze für bestimmte Gegenstände (z. B. Schlüssel).
4. Strukturieren Sie mit dem Patienten einen gleichmäßigen Tagesablauf.
5. Besprechen Sie mit dem Patienten Merkhilfen („Eselsbrücken").
6. Geben Sie dem Patienten die Möglichkeit, über seine Gefühle zu reden.
7. Gestalten Sie die Umgebung des Patienten mit persönlichen Dingen (z. B. Fotos), um die Erinnerung anzuregen.

IV. Fördern des Wohlbefindens

1. Schaffen Sie eine die Lernsituation begünstigende Atmosphäre.
2. Informieren Sie den Patienten/Bezugsperson(en) über soziale Einrichtungen und Selbsthilfegruppen.
3. Geben Sie dem Patienten/Bezugsperson(en) positives Feedback.
4. Schulen Sie Angehörige/Bezugsperson(en) ein.
5. Beraten Sie den Patienten über gesundheitsfördernde Maßnahmen in Zusammenhang mit der Ursache der Pflegediagnose.

Pflegediagnose 9.2.1.1. nach der NANDA Taxonomie

Trauern, nicht angemessen

Thematische Gliederung: ***Integrität der Person***

Definition
Verlängertes, erfolgloses Trauern eines Patienten auf subjektiv/objektiv wahrnehmbaren oder potentiellen Verlust.

Mögliche Ursachen

- Aktueller oder möglicher Verlust einer Person oder eines Objektes. Dies schließt Menschen, Besitz, einen Arbeitsplatz, Status, Heim, Ideale, Körperteile und -funktionen mit ein.
- Nicht vorhandene Unterstützungssysteme
- Die nicht erfüllte Erwartung „stark zu sein"

Merkmale

aus der Sicht des Patienten

- Äußert, mit dem Verlust nicht zurecht zu kommen
- Äußert ungelöste Fragen
- Äußert Schmerz über den Verlust
- Idealisierung der verlorenen Person/Sache
- Nicht-Wahrhaben-Wollen des Verlustes
- Zorn, Niedergeschlagebheit über einen langen Zeitraum
- Veränderungen der Gewohnheiten beim Essen, Schlafen und Träumen, des Aktivitätsgrades, der Libido, der Konzentration und/oder im Erfüllen der täglichen Pflichten
- Aufleben lassen weit zurückliegender Erinnerungen
- Ausdruck von Schuldgefühlen
- Probleme im Aufbau neuer Beziehungen, Finden neuer Interessen
- Probleme nach dem Verlust, das eigene Leben neu zu gestalten
- Hoffnungslosigkeit

aus der Sicht der Pflegeperson

- Weinen
- Verzögerte emotionale Reaktionen
- Zorn
- Traurigkeit

- ❑ Schreien
- ❑ Schwierigkeiten, den Verlust auszudrücken
- ❑ Einschnitt in die Lebensfunktionen
- ❑ Labiler Gemütszustand
- ❑ Regression auf eine frühere Entwicklungsstufe
- ❑ Soziale Isolation
- ❑ Ablehnung von Hilfe bei der Trauerbewältigung

Patientenbezogene Pflegeziele

1. Der Patient erkennt den Verlust an.
2. Der Patient akzeptiert den Trauerprozeß.
3. Der Patient zeigt abnehmende Reaktionen von Trauer und Schmerz
4. Der Patient beteiligt sich an den Aktivitäten des täglichen Lebens.
5. Der Patient spricht ein Gefühl des Fortschrittes im Verarbeiten der Trauer und Hoffnung für die Zukunft aus.

Maßnahmen

I. Ermitteln der ursächlichen/begünstigenden Faktoren

1. Stellen Sie den erlittenen Verlust fest. Achten Sie auf subtile Zeichen der Traurigkeit (z. B. Seufzen, abwesender Blick).
2. Beachten Sie, welche Trauerphase ausgedrückt wird: Nicht-Wahrhaben-Wollen, Zorn, Verhandeln, Depression, Annahme.
3. Stellen Sie das Leistungsvermögen und die Fähigkeit für sich selbst zu sorgen fest.
4. Achten Sie auf ausweichendes Verhalten (z. B. Zorn, Rückzug).
5. Ermitteln Sie transkulturelle Faktoren und die Art, wie der Betroffene mit früherem Verlust umgegangen ist.
6. Ermitteln Sie die Bedürfnisse der Bezugspersonen.
7. Vgl. *PD 9.2.1.2. Trauern, vorzeitig.*

II. Unterstützen des Patienten, mit dem Verlust angemessen umzugehen

1. Ermutigen Sie zum Gespräch ohne Konfrontation mit der Realität (hilfreich bei beginnender Verarbeitung und Annahme).
2. Ermutigen Sie den Patienten, über das zu sprechen, was er möchte, und versuchen Sie nicht, den Patienten zu zwingen, „den Tatsachen ins Auge zu sehen".
3. Hören Sie den Gefühlsäußerungen aktiv zu und seien Sie zur Hilfe bereit. Drücken Sie Anteilnahme aus.
4. Ermutigen Sie den Patienten, Angst und Furcht auszudrücken (Vgl. *PD 9.3.1., Angst; PD 9.3.2. Furcht*)

5. Anerkennen Sie die Gefühle des Patienten (Zorn, Wut, Trauer), setzen Sie aber Grenzen bei destruktivem Verhalten.
6. Anerkennen Sie vorhandene Schuldgefühle und unterstützen Sie den Patienten, Schritte zur Verarbeitung zu unternehmen.
7. Unterstützen Sie Bezugspersonen, mit der Reaktion des Patienten umzugehen. (Bezugspersonen reagieren nach eigener Betroffenheit, die miteinbezogen werden muß.)
8. Respektieren Sie Bedürfnisse und Wünsche des Patienten nach Stille, Privatsphäre und/oder Gespräch.
9. Gestehen Sie dem Patienten eine depressive Phase zu.
10. Verstärken Sie die Anwendung von Bewältigungsformen, die früher geholfen haben.
11. Vergleichen Sie *PD 5.1.1.1.3. Verneinung, unwirksam,* wenn die Verleugnung des Verlustes aufrechterhalten wird.

III. Förderung des Wohlbefindens

1. Sprechen Sie mit dem Patienten über wirksame Möglichkeiten, mit schwierigen Situationen umzugehen.
2. Informieren Sie über einen normalen Trauerprozeß.
3. Lassen Sie den Patienten familiäre, religiöse und kulturelle Faktoren bestimmen, die für ihn bedeutsam sind.
4. Ermutigen Sie den Patienten zur Teilnahme an Aktivitäten (Sport, Spiel etc.).
5. Fördern Sie den Kontakt zu anderen, entsprechend den Fähigkeiten des Patienten/Trauerphase.
6. Besprechen und erleichtern Sie nach Bedarf die Planung der Zukunft (z. B. Beerdigung).
7. Informieren Sie über andere Unterstützungssysteme (z. B. Beratung, Psychotherapie, Hilfsgruppen, Krisenintervention), wenn zusätzliche Hilfe erforderlich ist, um die gegenwärtigen Probleme zu lösen.

Pflegediagnose 9.2.1.2. nach der NANDA Taxonomie

Trauern, vorzeitig

Thematische Gliederung: ***Integrität der Person***

Definition
Der Zustand eines Patienten, der trauert, bevor ein erwarteter Verlust eintritt.

Mögliche Ursachen

- Der potentielle Verlust einer Bezugsperson, eines wichtigen Objektes.

  Pathophysiologisch:
  Verlust einer Funktion oder der Unabhängigkeit durch: neurologische, cardiovaskuläre, muskuloskelettäre Beeinträchtigung, Verdauungsstörungen, renale Beeinträchtigungen, Trauma

  Behandlungsbedingt
  Langzeitdialyse, chirurgische Eingriffe, wie Amputation, Colostomie, Hysterektomie etc.

  Situationsbezogen
  Auswirkungen von chronischen Schmerzen, terminale Erkrankungen, Tod
  Änderungen in den Lebensgewohnheiten, wie Heirat, Geburt, Trennungen, Scheidung, Kinder verlassen das Elternhaus, Pensionierung

  Entwicklungsbedingt
  Verlust der früheren Fähigkeiten durch Altern, der Aufgabe (Beruf)
  Verlust von Freunden, der Heimat
  Besetzung (Krieg)

Merkmale

aus der Sicht des Patienten

- Ausdruck von Schmerz über einen potentiellen Verlust
- Trauer, Schuldgefühle, Wut, Ärger, unterdrückte/verdrängte Gefühle
- Nicht-Wahrhaben-Wollen eines potentiellen Verlustes

- Änderungen im Aktivitätsgrad, Schlafgewohnheiten
- Veränderte Essensgewohnheiten
- Änderung der sozialen Gewohnheiten
- Veränderte Libido

aus der Sicht der Pflegeperson

- Potentieller Verlust einer wichtigen Person/Sache
- Veränderte Kommunikationsmuster
- Veränderter Affekt
- Weinen

Patientenbezogene Pflegeziele

1. Der Patient nimmt seine Gefühle wahr und drückt sie aus (z. B. Traurigkeit, Schuldgefühle, Furcht).
2. Der Patient erkennt Probleme im Zusammenhang mit dem Trauerprozeß (z. B. körperliche Probleme in bezug auf Essen, Schlafen usw.) und sucht entsprechende Hilfe.
3. Der Patient beteiligt sich an Entscheidungen für die Zukunft.
4. Der Patient beteiligt seine Bezugspersonen bei seinen Angelegenheiten.

Maßnahmen

I. Ermitteln der ursächlichen/begünstigenden Faktoren

1. Ermitteln Sie die Ursache und ihre Bedeutung für den Patienten. „Welche Befürchtungen haben Sie?" – „Welche Auswirkungen könnte dies auf Sie persönlich haben?" – „Was sind Ihre Anliegen?"
2. Beobachten Sie, wie die Bezugspersonen auf die Sorgen des Patienten reagiert.

II. Ermitteln, wie der Betroffene mit der Situation umgeht

1. Ermitteln Sie frühere Lebenserfahrungen, Rollenwechsel und Bewältigungsformen, die mit der Gegenwart in Zusammenhang stehen.
2. Hören Sie, wie sich der Patient zu seiner Situation äußert.
3. Beobachten Sie die Körpersprache und klären Sie ihre Bedeutung mit dem Patienten ab.
4. Beachten Sie zurückgezogenes, zorniges Verhalten.
5. Ermitteln Sie Probleme, die sich auf Essen, Aktivitätsgrad, Sexualität, Rollenerfüllung auswirken (z. B. Arbeit, Elternschaft).
6. Beobachten Sie Kommunikation/Interaktion in der Familie.

III. Unterstützung des Patienten im Umgang mit der Situation

1. Bauen Sie eine therapeutische Beziehung auf.
2. Ermöglichen Sie angemessene Ausdrucksformen der Wut, Furcht (vgl. *PD 9.3.1. Angst; PD 9.3.2. Furcht*).
3. Respektieren Sie den Wunsch/die Bitte des Patienten, noch nicht über die Situation zu sprechen.
4. Informieren Sie den Patienten, daß individuelle Trauerreaktionen normal sind.
5. Seien Sie ehrlich beim Beantworten von Fragen und verhelfen Sie dem Patienten zu Informationen
6. Nehmen Sie eine positive Haltung ein. Wecken Sie jedoch keine falschen Hoffnungen.
7. Erkennen Sie vorhandene körperliche Probleme und gehen Sie darauf ein.
8. Besprechen Sie die Verabreichung von Beruhigungsmitteln/Tranquilizern im Behandlungsteam, weil sie das Durchleben der Trauerphase verzögern können.
9. Sprechen Sie über Einflußmöglichkeiten, z. B. was vom Betroffenen selbst verändert werden kann und was außerhalb seines Einflußbereiches liegt.
10. Lassen Sie Bezugspersonen an der Problemlösung, bei der Unterstützung und Begleitung des Patienten im Umgang mit der Situation teilnehmen.
11. Beziehen Sie den Patienten in entsprechende Übungsprogramme ein, unterstützen Sie ihn bei der Anwendung von Visualisierungs- und Entspannungstechniken.
12. Ermutigen Sie ihn zum Fortsetzen von gewohnten Aktivitäten des täglichen Lebens.

IV. Förderung des Wohlbefindens

1. Erkennen Sie Stärken/Vorteile, die der Patient bei sich selbst/innerhalb der Situation sieht.
2. Ermitteln Sie Unterstützungssysteme, Familie, Freunde usw.
3. Teilen Sie dem Patienten mit, daß es gut ist, Gefühle hochkommen zu lassen und sie entsprechend zu zeigen.
4. Ermutigen Sie den Patienten, wieder Aktivitäten und Aufgaben zu übernehmen.
5. Informieren Sie bei Bedarf über andere Ressourcen, wie z. B. Beratungsstellen, Krisenintervention, Psychotherapie, Hilfsgruppen.

Pflegediagnose 9.2.3. nach der NANDA Taxonomie

Posttraumatische Reaktion

Thematische Gliederung: ***Integrität der Person***

Definition
Der Zustand, bei dem ein Patient eine anhaltend schmerzhafte Reaktion auf ein unerwartetes, außergewöhnliches Ereignis erlebt.

Mögliche Ursachen

- Katastrophen (z. B. Überschwemmungen, Erdbeben, Wirbelstürme, Brände, Reaktorunfall), Kriege, Epidemien, Vergewaltigung, Überfall, Folter, schwere Krankheit oder Unfall, Geiselnahme

Merkmale

aus der Sicht des Patienten

- Wiedererleben des traumatischen Ereignisses, das aufgrund von kognitiven, affektiven und/oder sensomotorischen Aktivitäten erkannt werden kann (Rückblenden, eindringliche Gedanken, wiederholte Träume oder Alpträume, übermäßig wiederholtes Erzählen des traumatischen Ereignisses, Äußerungen von Schuldgefühlen als Überlebender oder wegen des, zum Überleben notwendigen Verhaltens)
- Niedergeschlagenheit, Angst, Selbstvorwürfe, Furcht vor Gewalt gegen sich oder andere

aus der Sicht der Pflegeperson

- Psychische Beeinträchtigungen (beeinträchtigte Wahrnehmung der Realität, Verwirrung, Dissoziation oder Amnesie, Unklarheit über das traumatische Geschehen, unterdrückter Affekt)
- Veränderte Lebensweise (Selbstzerstörung, wie z. B. Suchtverhalten, Selbstmordversuch oder andere Verhaltensauffälligkeiten; Schwierigkeiten in zwischenmenschlichen Beziehungen (fehlendes Gefühl für Intimität/Sexualität); Entwicklung einer Phobie in bezug auf das Trauma; schlechte Impulskontrolle/Reizbarkeit und Jähzorn
- Fehlende Anteilnahme an den gewohnten Aktivitäten

Patientenbezogene Pflegeziele

1. Der Patient äußert seine Gefühle und Ängste in bezug auf das traumatische Ereignis.
2. Der Patient teilt Erlebnisse mit seinen Bezugspersonen.
3. Der Patient äußert, daß die Angst/Furcht vermindert ist, wenn Erinnerungen wach werden.
4. Der Patient weist die Fähigkeit auf, mit psychischen Reaktionen auf eine individuelle, angemessene Weise umzugehen.
5. Der Patient berichtet, daß keine körperlichen Komplikationen und keine momentanen Schmerzen oder Mißbehagen vorhanden sind.
6. Der Patient spricht über ein positives Selbstbild.
7. Der Patient zeigt angemessene Veränderungen der Lebensweise (z. B. Stellen-/Wohnortswechsel) und erhält nach Bedarf Hilfe von Bezugspersonen.
8. Der Patient nimmt an Programmen zur pflegerischen Nachbetreuung, Beratung aktiv teil.
9. Der Patient zeigt Interaktionen mit anderen Menschen/Gruppen auf erwünschte und akzeptable Art.

Maßnahmen

- Vgl. *PD 9.2.3.1. Vergewaltigungssyndrom,* wenn das Trauma Folge einer Vergewaltigung ist.

I. Ermitteln der ursächlichen/begünstigenden Faktoren

Akute Phase

1. Informieren Sie sich über die körperliche Verletzung, und ermitteln Sie Symptome, wie Benommenheit, Kopfschmerzen, Engegefühl in der Brustgegend, Übelkeit, Herzklopfen usw.
2. Ermitteln Sie soziale Aspekte des Traumas/Ereignisses (z. B. körperliche Entstellung, chronische Zustände, bleibende Behinderungen).
3. Ermitteln Sie die Angst im Zusammenhang mit der Situation und den Wissenstand der Person darüber.
4. Ermitteln und dokumentieren Sie psychische Reaktionen wie Zorn, Schock, Angst, Verwirrung, Verleugnung, Schuldgefühle, Selbstvorwürfe.
5. Beachten Sie den soziokulturellen Hintergrund in bezug auf die eigene Deutung des Vorfalls (z. B. Strafe Gottes, „es mußte ja so kommen").
6. Ermitteln Sie, ob der Vorfall frühere Ereignisse aufgewühlt hat, wel-

che die Einstellungen des Patienten zum derzeitigen Trauma beeinflussen.
7. Ermitteln Sie, ob Beziehungsstörungen vorhanden sind (z. B. Familie, Freunde, Mitarbeiter, weitere Bezugspersonen).
8. Achten Sie auf reserviertes Verhalten und Verweigerungstaktiken.
9. Achten Sie auf Zeichen zunehmender Angst (z. B. Schweigen, Stottern, Unruhe).
10. Achten Sie auf verbale/nonverbale Äußerungen von Schuldgefühlen oder Selbstvorwürfen, wenn der Patient ein Ereignis überlebt hat, das andere nicht überlebt haben.
11. Ermitteln Sie Zeichen/Phasen der Trauer.
12. Erkennen Sie die Entwicklung von phobischen Reaktionen auf alltägliche Dinge (z. B. Messer, Läuten der Türglocke, das Zufallen von Türen).

Chronische Phase

1. Achten Sie auf Zeichen einer längerdauernden Depression, das Auftreten von Rückblenden, auf eindringliche Erinnerungen und Alpträume.
2. Achten Sie auf das Vorhandensein von chronischen Schmerzen oder Schmerzsymptomen in bezug auf die körperliche Verletzung.
3. Achten Sie auf andauernde somatische Beschwerden (z. B. Übelkeit, Muskelspannung, Kopfschmerzen).
4. Ermitteln Sie das Ausmaß der gestörten Bewältigungsformen (z. B. Suchtverhalten).

II. Unterstützen des Patienten, mit der bestehenden Situation fertig zu werden

Akute Phase

1. Vermitteln Sie dem Patienten durch ihre Anwesenheit das Gefühl der Sicherheit.
2. Unterstützen Sie, falls nötig, den Patienten bei der Einvernahme durch Behörden.
3. Bauen Sie eine therapeutische Beziehung auf, damit sich der Patient frei über Gefühle und Befürchtungen äußern kann.
4. Achten Sie auf körperliche Beschwerden und beschreiben Sie das Zustandsbild.
5. Unterstützen Sie den Patienten bei Aktivitäten des täglichen Lebens.
6. Geben Sie Orientierungshilfen und unterstützen Sie den Patienten bei der Reorientierung.

7. Unterstützen Sie den Patienten dabei, seine eigenen Stärken positiv zu nutzen.
8. Finden Sie Bezugspersonen, die dem Patienten bestmögliche Unterstützung geben können.
9. Überlassen Sie es dem Patienten, sich auf seine Weise mit der Situation auseinanderzusetzen (kann sich zurückziehen oder nicht bereit sein, zu sprechen).
10. Vermeiden Sie Aktivitäten, durch welche die Traumasymptome verstärkt werden (laute Geräusche, schmerzhafte Behandlung, helles Licht oder Dunkelheit).

Chronische Phase

1. Planen Sie weiterhin Zeit für Gespräche mit dem Patienten ein.
2. Ermutigen Sie den Patienten, über das Ereignis, Gefühle der Furcht, Angst, Verlust/Trauer zu sprechen (vgl. *PD 9.2.1.1. Trauern,* nicht angemessen).
3. Fordern Sie den Patienten dazu auf, sich der eigenen Gefühle bewußt zu werden und diese zu akzeptieren.
4. Lassen Sie den Patienten weiterhin nach seinem Rhythmus Fortschritte machen.
5. Lassen Sie zu, daß der Patient seinem Ärger auf akzeptable Art gegenüber seinem Täter/der Situation Luft machen kann.
6. Halten Sie die Diskussion auf konkreter Gefühlsebene, anstatt das Erlebnis zu intellektualisieren.
7. Geben Sie Hilfestellung bei Sorgen über die Auswirkungen des Ereignisses, Gerichtsvorladung, Beziehung zu Bezugspersonen usw.
8. Informieren Sie den Patienten, über Möglichkeiten der Psychotherapie.
9. Helfen Sie dem Patienten über die Gefühle während einer Therapie zu sprechen. Dokumentieren Sie Aussagen des Patienten zur Therapie, welche für die weitere Therapie bedeutend sein können.
10. Überwachen Sie die Medikamenteneinnahme.

III. Fördern des Wohlbefindens

1. Informieren Sie den Patienten, mit welchen Reaktionen er während den einzelnen Phasen rechnen muß. Lassen Sie den Patienten wissen, daß dies normale Reaktionen sind. Achten Sie darauf, sich neutral auszudrücken (z. B. „Es ist möglich, daß Sie ...").
2. Helfen Sie dem Patienten, Faktoren zu erkennen, die möglicherweise eine risikoreiche Situation hervorgerufen haben, und raten

Sie ihm, wie er sie in den Griff bekommen kann, um sich in Zukunft davor zu schützen. Achten Sie darauf, keine Werturteile zu fällen.

3. Besprechen Sie Veränderungen der Lebensweise, die der Patient erwägt, und ihren Einfluß auf die Genesung.
4. Geben Sie Hilfestellung beim Erlernen von streßreduzierenden Techniken.
5. Besprechen Sie das Wiederaufleben von Erinnerungen und Reaktionen beim Jahrestag, lassen Sie den Patienten wissen, daß das Wiederauftreten von Gedanken und Gefühlen normal ist.
6. Schlagen Sie den Bezugspersonen die Teilnahme an Selbsthilfegruppen vor, um den Patienten besser zu verstehen und Anregungen zu erhalten, mit der Situation umzugehen.
7. Ermutigen Sie den Patienten zu einer psychiatrischen Konsultation, wenn er übermäßig gewalttätig/untröstlich ist oder keine Zeichen des Fortschrittes bei der sozialen Anpassung sichtbar sind. Die Teilnahme an einer Gruppe kann hilfreich sein.
8. Informieren Sie, falls angezeigt, über Familien-/Eheberatungen.
9. Vgl.:
   PD 7.3.2. Machtlosigkeit;
   PD 5.1.1.1. Bewältigungsformen des Betroffenen, ungenügend;
   PD 9.2.1.2. Trauern, vorzeitig.

Pflegediagnose 9.3.1. nach der NANDA Taxonomie

Angst (geringfügige, mäßige, ausgeprägte, panische)

Thematische Gliederung: ***Integrität der Person***

Definition
Ein vages, unsicheres Gefühl, dessen Ursache diesem Patienten oft unklar und/oder unbekannt sind.

Mögliche Ursachen

- Unbewußter Konflikt über grundsätzliche Werte, Glaubensfragen und Lebenssinn
- Situative und/oder entwicklungsbedingte Krisen
- Zwischenmenschliche Übertragung
- Bedrohung des Selbstkonzeptes, subjektiv oder objektiv
- Unbewußter Konflikt
- Todesangst, subjektiv oder objektiv
- Bedrohung oder Veränderung des Gesundheitszustandes (terminale Erkrankung), der Rollenfunktion, der Umgebung (Sicherheit), der Interaktionsmuster, des sozioökonomischen Status
- Unerfüllte Bedürfnisse
- positive oder negative Selbstbeeinflussung

Merkmale

aus der Sicht des Patienten

- Erhöhte Anspannung
- Gefühle des Bedauerns
- Verängstigt; zittrig
- Übererregt, erschüttert, verzweifelt
- Besorgnis, Unsicherheit, Furchtsamkeit
- Unzulänglichkeitsgefühle
- Furcht vor unklaren Folgen
- Ausgedrückte Besorgnis um Veränderungen der Lebensumstände
- Beunruhigt, ängstlich, nervös
- Schmerzvolle und zunehmend anhaltende Hilflosigkeit
- Somatische Beschwerden
- Schlaflosigkeit

- Gefühl eines drohenden Unheils
- Hoffnungslosigkeit

aus der Sicht der Pflegeperson

- Sympathotone Stimulation (kardiovaskuläre Erregung, periphere Vasokonstriktion, erweiterte Pupillen)
- Erhöhte Vorsicht, Umherschauen, wenig Augenkontakt
- Fahrige Bewegungen (Herumschieben der Füße, Hand-, Armbewegungen)
- Vermehrtes Schwitzen
- Zittern/Tremor der Hände, Ruhelosigkeit
- Schlaflosigkeit
- Angespannte Gesichtszüge
- Zitternde Stimme
- Ichbezogenheit
- Häufiges Urinieren
- Wiederholtes Fragen
- Auf- und Abschreiten/ziellose Tätigkeit
- Beeinträchtigte Mobilität

Patientenbezogene Pflegeziele

1. Der Patient macht einen ruhigen Eindruck und teilt mit, daß sich seine Angst auf ein erträgliches Maß reduziert hat.
2. Der Patient spricht Angstgefühle aus.
3. Der Patient erkennt sinnvolle Möglichkeiten, mit der Angst umzugehen.
4. Der Patient zeigt, daß er fähig ist, Probleme zu lösen.
5. Der Patient nutzt seine Ressourcen wirksam aus.

Maßnahmen

I. Einschätzen des Angstzustandes

1. Ermitteln Sie den bisherigen Medikamentenkonsum und eventuelle Erbkrankheiten (z. B. erblich bedingte Depressionsform, anamnestisch bekannte Schilddrüsenerkrankungen, Einnahme von Kortikosteroiden usw.).
2. Ermitteln Sie, was der Patient in seiner Situation als Bedrohung wahrnimmt.
3. Überwachen Sie seine körperlichen Reaktionen: Herzklopfen, Tachykardie, stereotype Bewegungen, Auf- und Abschreiten.
4. Beobachten Sie sein Verhalten, um den betreffenden Angstzustand zu ermitteln:

Geringfügig

- Wachsam, gesteigerte Wahrnehmung der Umgebung, Aufmerksamkeit auf Umgebung und unmittelbare Ereignisse fixiert
- Unruhig, reizbar, schlaflos
- Der Patient ist noch motiviert, sich mit den vorhandenen Problemen zu befassen

Mäßig

- Wahrnehmung eingeschränkt, erhöhte Konzentration, der Patient läßt sich bei der Problemlösung nicht ablenken
- Der Patient hat eine zittrige Stimme oder einen veränderten Tonfall
- Zittern, erhöhte(r) Puls/Atemfrequenz

Ausgeprägt

- Wahrnehmung ist vermindert, die Angst beeinträchtigt Alltagsfunktionen
- Der Patient ist vom Gefühl des Mißbehagens/drohenden Unheils eingenommen
- Erhöhte(r) Puls/Atemfrequenz mit Klagen über Schwindel, Kribbeln, Kopfschmerzen usw.

Panisch

- Gestörte Konzentrationsfähigkeit; unangepaßtes Verhalten
- Der Patient nimmt die Situation verzerrt wahr, er kann Geschehnisse nicht richtig einordnen. Er erlebt möglicherweise Terror und Verwirrung, ist unfähig zu sprechen oder sich zu bewegen (vor Angst gelähmt).

5. Ermitteln Sie das Rückzugsverhalten, z. B. Konsum von Drogen/Medikamenten/Alkohol im Zusammenhang mit Problemen, Schlafstörungen (im speziellen Schlaflosigkeit oder übermäßiges Schlafen), Beschränkung/Vermeidung von Interaktionen mit anderen.
6. Beachten Sie Abwehrmechanismen. Der Patient könnte in der Phase der Verneinung, Regression usw. sein.
7. Ermitteln Sie, welche Bewältigungsformen der Patient zur Zeit anwendet: Zorn, Tagträumen, Vergeßlichkeit, Essen, Rauchen, Lösen des Problems.
8. Ermitteln Sie frühere Bewältigungsformen.
9. Anmerkung: Die Pflegeperson muß sich der eigenen Angst und der Gefühle des Unbehagens bewußt sein, die oft einen Hinweis auf den Angstzustand des Patienten geben können (Übertragung).

II. Unterstützen des Patienten, Gefühle zu erkennen und zu beginnen, sich mit seinen Problemen auseinanderzusetzen

1. Bauen Sie eine therapeutische Beziehung durch Empathie und positive Wertschätzung auf.
2. Ermutigen Sie den Patienten, Gefühle zuzulassen und auszudrücken: Weinen (Traurigkeit), Lachen (Furcht, Abwehr), Fluchen (Furcht, Zorn).
3. Unterstützen Sie den Patienten, sein eigenes verbales und nonverbales Verhalten wahrzunehmen.
4. Klären Sie die Bedeutung von Gefühlen/Handlungen durch Feedback und Überprüfung ab.
5. Erkennen Sie Angst/Furcht an. Verneinen Sie sie nicht oder versuchen Sie nicht, dem Patienten zu versichern, daß alles in Ordnung sein wird.
6. Geben Sie genaue Informationen über die Situation. Helfen Sie dem Patienten den Bezug zur Realität herzustellen.
7. Sorgen Sie für wohltuende Maßnahmen (z. B. ein warmes Bad, Rückenmassage).
8. Nehmen Sie den Patienten an, wie er ist. (Es kann für den Patienten grundlegend wichtig sein, die betreffende Phase zu durchleben.)
9. Gestehen Sie dem Patienten sein Verhalten zu und beziehen Sie es nicht auf sich.
10. Unterstützen Sie den Patienten, den Angstzustand auszunutzen, wenn dieser für die Bewältigung der derzeitigen Situation hilfreich ist (mäßige Angst kann die Konzentration fördern).

Panischer Zustand

1. Bleiben Sie beim Patienten, und bewahren Sie eine ruhige, sichere Haltung.
2. Sprechen Sie in kurzen Sätzen und mit einfachen Worten.
3. Sorgen Sie für eine nicht bedrohliche, beständige Umgebung/Atmosphäre. Vermindern Sie die Reizeinwirkungen auf ein Minimum. Achten Sie dabei auf (schädigende) Interaktionen.
4. Begrenzen Sie sein destruktives Verhalten und helfen Sie dem Patienten, annehmbare Verhaltensweisen im Umgang mit seiner Panik zu entwickeln. Anmerkung: die Pflegepersonen müssen Sicherheitsmaßnahmen ergreifen, bis der Patient seine Selbstkontrolle wiedererlangt.
5. Steigern Sie entsprechend der Verminderung der Angst die Aktivitäten/ Beschäftigungen mit anderen.
6. Verabreichen Sie die verordneten Medikamente.

III. Fördern des Wohlbefindens

1. Leiten Sie den Patienten an, Methoden zu erkennen, um die lähmende Angst zu bewältigen.
2. Informieren Sie den Patienten über mögliche auslösende Ursachen.
3. Ermitteln Sie Ereignisse, Gedanken und Gefühle, die dem Angstzustand (dem Panikzustand) vorausgegangen sind.
4. Finden Sie frühere Bewältigungsformen des Patienten bei Nervosität/Angstgefühlen heraus.
5. Nützen Sie hilfreiche, vorhandene Ressourcen/Personen, einschließlich des Not-, Sorgentelefons oder der Krisenberatung.
6. Unterstützen Sie den Patienten, ein Übungs-/Aktivitätsprogramm zu entwickeln, das beim Abbau des Angstzustandes hilfreich sein kann.
7. Unterstützen Sie die Entwicklung von Fähigkeiten, die negative Selbstbeeinflussung ausschalten (z. B. Bewußtmachung von negativen Gedanken und positives Denken).
8. Ermitteln Sie Strategien für den Umgang mit angstauslösenden Situationen, Rollenspiele und Visualisierungstechniken, um die Reaktion auf zu erwartende Ereignisse zu üben.
9. Informieren Sie den Patienten über Einzel- und/oder Gruppentherapie bei chronischen Angstzuständen.

Pflegediagnose 9.3.2. nach der NANDA Taxonomie

Furcht

Thematische Gliederung: ***Integrität der Person***

Definition

Furcht ist ein Gefühl des Schreckens, das sich auf eine erkennbare, für diesen Patienten bedeutende Ursache bezieht.

Mögliche Ursachen

- Drohender Verlust eines Körperteiles oder einer Körperfunktion
- Unheilbare Krankheit
- Sensorische Beeinträchtigung
- Kognitive Beeinträchtigung
- Längerdauernde Invalidität
- Todesbedrohung am Ende einer Krankheit
- Hospitalisation, operativer Eingriff und seine Auswirkungen, Anästhesie, Bestrahlung
- Geplante Untersuchungen
- Schmerzen
- Neue Umgebung, neue Behandlungspersonen
- Mangelnde Kenntnis über die Behandlung, Mißerfolge und Fehlschläge
- Wissensdefizit
- Scheidung, Trennung, Konflikte, Spannungen
- Fehlende Unterstützung bei Bedrohung
- Sprachbarrieren, Unfähigkeit zu kommunizieren

Merkmale

aus der Sicht des Patienten

- Gefühl der Furcht, Panik, Schuld, Anspannung und des Erschrekkens
- Ungewöhnliche Bewältigung
- Kann den Grund für die Furcht erkennen
- Impulsivität
- Verminderte Selbstsicherheit
- Körperliche Begleitsymptome: Übelkeit, „Herzjagen", usw.
- Kontrollverlust

aus der Sicht der Pflegeperson

- Verhaltensauffälligkeiten (Schreien, Aggression, Körperhaltung, Rückzug)
- Aufgerissene Augen, erhöhte Wachsamkeit, volle Aufmerksamkeit auf die Ursache gerichtet (wirkt verstört)
- Somatische Beschwerden (Sympathotone Stimulation: kardiovaskuläre Erregung, oberflächliche Vasokonstriktion, erweiterte Pupillen, Kurzatmigkeit, Muskelanspannung, Erbrechen, Durchfall, Schweißausbruch usw.).
- Veränderung der Schlafgewohnheiten

Patientenbezogene Pflegeziele

1. Der Patient anerkennt und spricht über seine Furcht, unterscheidet dabei gesunde gegenüber ungesunden Befürchtungen.
2. Der Patient äußert genaue Kenntnisse über die Situation.
3. Der Patient zeigt Einsicht durch Anwenden wirksamer Bewältigungsformen und aktive Teilnahme an der Behandlung.
4. Der Patient zeigt angemessene Gefühlsreaktionen und verminderte Furcht.
5. Der Patient bemüht sich um eine Problemlösung und nutzt Ressourcen wirksam.

Maßnahmen

I. Ermitteln des Ausmaßes der Furcht und der tatsächlichen Bedrohung, die der Patient wahrnimmt

1. Besprechen Sie die Situation und das Verständnis für die Situation mit dem Patienten/Bezugsperson(en).
2. Beobachen Sie verbale/nonverbale Reaktionen und ihre Auswirkungen.
3. Achten sie auf Zeichen der Abwehr/Niedergeschlagenheit.
4. Achten Sie auf mögliche sensorische Defizite, z. B. Schwerhörigkeit, Sehschwäche.
5. Hören Sie dem Patienten aktiv zu.
6. Beobachten Sie die Konzentrationsfähigkeit und worauf die Aufmerksamkeit gerichtet wird.
7. Beachten Sie subjektive Erlebnisse, die der Patient schildert (es könnten Wahnvorstellungen/Halluzinationen sein).
8. Achten Sie auf mögliche Gewalttätigkeit.
9. Kontrollieren Sie Vitalzeichen und beachten Sie deren Ausmaß.
10. Ermitteln Sie frühere Bewältigungsformen.

11. Ermitteln Sie die Ressourcen.
12. Ermitteln Sie die Familienbeziehungen usw.
13. Vgl.
    PD 5.1.2.1.1. Bewältigungsformen der Familie, hemmendes Verhalten;
    PD 5.1.2.1.2. Bewältigungsformen der Familie, verletzendes Verhalten;
    PD 5.1.2.2. Bewältigungsformen der Familie, Entwicklungsmöglichkeit;
    PD 9.3.1. Angst.

II. Unterstützen des Patienten/Bezugsperson(en) im Umgang mit der Furcht/Situation

1. Bleiben Sie beim Patienten oder organisieren Sie, daß jemand anderer anwesend ist.
2. Geben Sie dem Patienten/Bezugsperson(en) mündliche und schriftliche Informationen.
3. Geben Sie Gelegenheit für Fragen und beantworten Sie diese ehrlich.
4. Erkennen Sie Furcht, Schmerzen, Verzweiflung und lassen Sie es zu, daß Gefühle entsprechend/frei ausgedrückt werden können.
5. Akzeptieren Sie die Wahrnehmungen des Patienten zur Situation. Geben Sie objektive Informationen und lassen Sie die Ansicht des Patienten dabei gelten.
6. Nehmen Sie eine nicht wertende offene Haltung ein, um Sicherheit zu vermitteln.
7. Fördern Sie, wenn möglich, die Mitbestimmung des Patienten (z. B. Tagesablaufplan) und helfen Sie ihm, diejenigen Dinge zu akzeptieren, über die er keine Kontrolle haben kann.
8. Fördern Sie den Kontakt mit Personen, die eine ähnlich furchtauslösende Situation konstruktiv bewältigt haben.

III. Unterstützen des Patienten beim Lernen, die eigenen Reaktionen für die Problemlösung zu nutzen

1. Anerkennen Sie Furcht als möglichen Selbstschutz.
2. Fördern Sie die Verantwortung des Patienten bei der Problemlösung und zeigen Sie Unterstützungsbereitschaft.
3. Entwickeln Sie eine therapeutische Beziehung.
4. Beziehen Sie den Patienten bei der Pflege- und Therapieplanung und deren Durchführung so oft wie möglich mit ein.
5. Erklären Sie dem Patienten das Vorgehen entsprechend seiner Aufnahme- und Handlungsfähigkeit. (Berücksichtigen Sie den Informationsbedarf des Patienten.)

6. Bestätigen Sie den Zusammenhang zwischen Krankheit und Symptomen.
7. Überprüfen Sie die Einnahme verordneter, eventuell angstauslösender Medikamente.

IV. Beratung und Anleitung des Patienten und seiner Bezugsperson(en)

1. Unterstützen Sie Maßnahmen (Pläne des Patienten), die ihn befähigen, mit der Realität umzugehen (Realitätstraining).
2. Unterstützen Sie den Patienten beim Erlernen von Entspannungstechniken und Visualisierungsmethoden.
3. Entwickeln Sie ein Übungsprogramm für Streßabbau (z. B. Sport).
4. Sorgen Sie für einen angemessenen Umgang mit sensorischen Defiziten (z. B. artikulierte Aussprache, vorsichtiges, der Situation angepaßtes Berühren).
5. Informieren Sie über Hilfsgruppen, Gemeindefürsorgestellen/-organisationen für weiterführende Betreuung.

Pflegediagnose 3.2.2.1. nach der NANDA Taxonomie

Rolle als Pflegende, Belastung

Thematische Gliederung: ***Integrität der Person***

Definition
Wahrgenommene Schwierigkeiten der Laienpflegeperson bei der Ausübung der Betreuerrolle in der Familie.

Mögliche Ursachen

Pathophysiologische/physiologische

- Schwerwiegende Krankheit des Pflegeempfängers
- Sucht des Pflegeempfängers oder Co-Abhängigkeit der Laienpflegeperson
- Frühgeburt, angeborene Mißbildungen/Fehlfunktionen
- Entlassung eines Familienmitgliedes mit einem großen Bedarf an Pflege
- Beeinträchtigte Gesundheit der Laienpflegeperson
- Unvorhersehbarer Krankheitsverlauf oder instabile Gesundheit des Pflegeempfängers

Entwicklungsbedingte

- Die Person ist von der Entwicklung her nicht bereit, die Rolle des Pflegenden zu übernehmen, z. B. jugendlicher Erwachsener, der Eltern mittleren Alters pflegen muß
- Entwicklungsverzögerung oder geistige Behinderung des Pflegeempfängers und/oder des Pflegenden

Psychosoziale

- Psychosoziale oder kognitive Probleme des Pflegeempfängers
- Ungenügende Anpassung der Familie
- Ungenügende Bewältigungsformen der Pflegenden
- In der Vorgeschichte bereits belastete Beziehung zwischen Laienpflegeperson und Pflegempfänger
- Laienpflegeperson ist Gatte oder Gattin
- Pflegeempfänger weist von der Norm abweichendes, eigentümliches Verhalten auf

Situative

- Beschimpfung oder Gewaltanwendung
- Situationsbedingte Stressoren, die normalerweise eine Auswirkung auf Familien haben, z. B. große Verluste, Unglück oder Krise, Armut oder wirtschaftliche Unsicherheit, bedeutende Ereignisse im Leben (Geburt, Spitalsaufenthalt, Übersiedlung von/nach zu Hause, Heirat, Scheidung, Berufswechsel, Pension, Tod)
- Andauernde Pflege ist erforderlich
- Ungeeignetes Umfeld zur Ausübung der Pflege, z. B. Unterkunft, Transportmöglichkeiten, soziale Unterstüzungen, Pflegehilfsmittel und Ausstattung
- Isolation der Familie/der Pflegenden
- Fehlende Entspannung und Erholung der Pflegenden
- Unerfahrenheit in der Pflege
- Konkurrenzierende Rollenverpflichtung der Laienpflegeperson
- Komplexität/Ausmaß der Pflegeaufgaben

Merkmale

aus der Sicht der Laienpflegeperson

- Pflegende sagen, daß sie ungenügende Ressourcen zur Ausübung der erforderlichen Pflege haben
- Pflegende finden es schwierig, bestimmte Pflegeverrichtungen auszuführen
- Pflegende machen sich Sorgen um Dinge, wie körperliche und seelische Gesundheit des Pflegeempfängers, darum, den Pflegeempfänger in eine Institution geben zu müssen, und sorgen sich auch, wer den Pflegeempfänger betreuen wird, falls der Laienpflegeperson selbst etwas zustoßen sollte
- Pflegende fühlen, daß die Pflege andere wichtige Rollen in ihrem Leben stört, wie die Rolle als Arbeitnehmer, Elternteil, Ehe-/Lebenspartner, Freund/Freundin
- Pflegende sehen sich in offenen Konflikten, weil sich Familienmitglieder nicht an der Pflege beteiligen oder die Leistungen des Pflegenden nicht genügend anerkannt werden
- Pflegende empfinden Streß oder Nervosität in der Beziehung zum Pflegeempfänger
- Pflegende fühlen sich niedergeschlagen (Verzweiflung, Angst).

aus der Sicht der Pflegeperson

- Ungenügende Fähigkeit, die Rolle als Pflegender zu erfüllen (Verwahrlosung des Pflegeempfängers und der Umgebung)
- Überforderung der Laienpflegeperson

Laienpflegeperson-bezogene Pflegeziele

1. Die Laienpflegeperson erkennt persönliche Ressourcen, um mit der Situation fertig zu werden.
2. Die Laienpflegeperson gibt dem Pflegeempfänger die Möglichkeit, mit der Situation auf eigene Weise fertig zu werden.
3. Die Laienpflegeperson zeigt Verständnis und realistische Erwartungen gegenüber dem Pflegeempfänger.
4. Die Laienpflegeperson zeigt Verhaltensweisen/Veränderungen in der Lebensweise, um mit den problematischen Einflüssen fertig zu werden.
5. Die Laienpflegeperson berichtet über verbessertes Allgemeinbefinden und die Fähigkeit, die Situation zu bewältigen.
6. Die Laienpflegeperson erstellt einen Wochenplan für zusätzliche Hilfen (Familie, soziale Einrichtungen).

Maßnahmen

I. Ermitteln des Ausmaßes der beeinträchtigten Funktion

1. Ermitteln Sie die momentanen Kenntnisse der Situation. Achten Sie auf irrtümliche Annahmen, Informationsdefizite, welche die Reaktion von Pflegeperson/Pflegeempfänger auf die Krankheit/den Zustand stören können.
2. Ermitteln Sie die Komplexität/das Ausmaß der erforderlichen Pflegeaufgaben.
3. Erfassen Sie Verhaltensweisen vor/nach der Krankheit, welche die Pflege/Genesung des Pflegeempfängers stören könnten.
4. Erfragen/beobachten Sie den körperlichen Zustand und das Umfeld des Pflegeempfängers.
5. Ermitteln Sie die Arbeitsweise der Pflegenden zum jetzigen Zeitpunkt und die Reaktion des Pflegeempfängers darauf.
6. Achten Sie auf verfügbare Ressourcen und den Gebrauch von Unterstützungsmöglichkeiten.
7. Beobachten Sie die familiären Interaktionen und Reaktionen und das Verhalten in Problemsituationen (Konfliktlösung).
8. Ermitteln Sie belastende Faktoren des Pflegenden und des Pflegeempfängers.
9. Bedenken Sie die mögliche Einnahme von Medikamenten oder Alkohol, um mit der Situation fertig zu werden.

II. Ermitteln der ursächlichen/begünstigenden Faktoren, die einen Zusammenhang mit der Beeinträchtigung haben

1. Stellen Sie fest, welche Beziehung zwischen Laienpflegeperson und Pflegeempfänger besteht (z. B. Ehe-/Lebenspartner, Eltern/Kind, Geschwister, Freund/Freundin).
2. Ermitteln Sie, wie nahe sich Laienpflegeperson und Pflegeempfänger stehen.
3. Achten Sie auf den psychischen/physischen Zustand und die Behandlungsvorschriften des Pflegeempfängers.
4. Ermitteln Sie, wie groß die Verantwortung der Laienpflegeperson ist, wie sehr sie an der Pflege beteiligt ist und die voraussichtliche Pflegedauer.
5. Stellen Sie Entwicklungsstand/Fähigkeiten und zusätzliche Verantwortungsbereiche der Laienpflegeperson fest (Stressoren).
6. Stellen Sie Stärken der Laienpflegeperson und des Pflegeempfängers fest.
7. Besprechen Sie mit der Laienpflegeperson ihre Meinung zur Situation und ihre Sorgen.
8. Stellen Sie momentan beanspruchte, zur Verfügung stehende Unterstützungsmöglichkeiten und Ressourcen fest.
9. Achten Sie auf eine Co-Abhängigkeit der Laienpflegeperson.

III. Unterstützen der Laienpflegeperson, Gefühle wahrzunehmen und sich mit Problemen auseinanderzusetzen

1. Stellen Sie eine therapeutische Beziehung her, die Einfühlungsvermögen und vorbehaltlose positive Wertschätzung vermittelt.
2. Anerkennen Sie die Schwierigkeit der Situation für Laienpflegeperson/Familie.
3. Ermutigen Sie die Pflegenden, sich negative Gefühle einzugestehen und auszudrücken. Erklären Sie, daß diese Reaktionen normal sind.
4. Besprechen Sie die Wahrnehmungen der Laienpflegeperson und ihre Erwartungen an sich selbst, achten Sie dabei auf unrealistische Denkweisen.
5. Erkennen Sie individuelle, kulturelle Faktoren und ihre Auswirkungen auf die Laienpflegeperson.
6. Diskutieren Sie die Auswirkung von situationsbedingten Rollenveränderungen und den Umgang damit.

IV. Die Laienpflegeperson besser befähigen, mit der momentanen Situation umzugehen

1. Schulen Sie die Pflegenden in Techniken, um die Pflege einfacher zu gestalten (Lagerungs- und Mobilisationstechniken).
2. Besprechen Sie Strategien, die Pflege und andere Verpflichtungen zu koordinieren (z. B. berufliche Tätigkeit, Pflege von Kindern/weiteren abhängigen Personen, Führung des Haushaltes).
3. Ermöglichen Sie, wenn angebracht, eine Besprechung mit der ganzen Familie, um Informationen auszutauschen und einen Plan zur Beteiligung an den Pflegeaktivitäten zu erstellen.
4. Ermutigen Sie die Pflegenden, mögliche formelle und informelle Hilfen zu suchen (Pflegedienste, Selbsthilfegruppen, Freunde, Familienmitglieder).
5. Verweisen Sie auf Kurse und/oder Fachpersonen (z. B. Nothelfer-/Reanimationskurse, Stomaberatung, Physiotherapie).
6. Ermitteln Sie zusätzliche Ressourcen zur finanziellen/rechtlichen Unterstützung und zur Entlastung der Laienpflegeperson.
7. Geben Sie Informationen über Vorgehensweisen bei gewalttätigem oder verwirrtem Verhalten und/oder demonstrieren Sie entsprechende Hilfstechniken.
8. Bestimmen Sie, welche Geräte, Hilfsmittel anzuschaffen/vorhanden sind, um die Selbständigkeit und Sicherheit des Pflegeempfängers zu erhöhen.
9. Bestimmen Sie, falls erforderlich, eine verantwortliche Kontaktperson, um die Pflege zu koordinieren.

IV. Förderung des Wohlbefindens

1. Unterstützen Sie die Laienpflegeperson(en) in der Planung von Veränderungen, die eventuell notwendig sind (z. B. Hauspflege, Anmeldung in ein Pflege- oder Altenheim).
2. Besprechen/demonstrieren Sie Methoden zur Streßbewältigung.
3. Betonen Sie die Wichtigkeit der Selbstpflege, z. B. der anhaltenden Förderung persönlicher Entwicklung, persönlicher Bedürfnisse, Hobbys und sozialer Aktivitäten.
4. Fördern Sie die Teilnahme an einer Selbsthilfegruppe.
5. Verweisen Sie bei Bedarf auf Kurse/Therapien.
6. Informieren Sie über die Möglichkeit eines Selbsthilfeprogramms, wenn eine Co-Abhängigkeit die Handlungsfähigkeit beeinträchtigt.
7. Verweisen Sie bei Bedarf auf eine Beratung oder Psychotherapie.
8. Sorgen Sie für geeignete Literaturangaben und regen Sie zur Diskussion dieser Informationen an.

Pflegediagnose 3.2.2.2. nach der NANDA Taxonomie

Rolle als Pflegende, Belastung, hohes Risiko

Thematische Gliederung: ***Integrität der Person***

Definition

Ein Zustand, bei dem für eine Laienpflegeperson das Risiko besteht, Schwierigkeiten mit der Betreuerrolle in der Familie zu erleben.

Risikofaktoren

Pathophysiologische/physiologische

- Schwerwiegende Krankheit des Pflegeempfängers
- Sucht des Pflegeempfängers oder Co-Abhängigkeit der Laienpflegeperson
- Frühgeburt, angeborene Mißbildungen/Fehlfunktionen
- Entlassung eines Familienmitgliedes mit einem großen Bedarf an Pflege
- Beeinträchtigte Gesundheit der Laienpflegeperson
- Unvorhersehbarer Krankheitsverlauf oder instabile Gesundheit des Pflegeempfängers

Entwicklungsbedingte

- Die Person ist von der Entwicklung her nicht bereit, die Rolle des Pflegenden zu übernehmen, z. B. jugendlicher Erwachsener, der Eltern mittleren Alters pflegen muß
- Entwicklungsverzögerung oder geistige Behinderung des Pflegeempfängers

Psychologisch

- Psychologische oder kognitive Probleme des Pflegeempfängers
- Ungenügende Anpassung in der Familie an die Situation
- Ungenügende Bewältigungsformen der Pflegenden
- In der Vorgeschichte bereits belastete Beziehung zwischen Laienpflegeperson und Pflegempfänger
- Laienpflegeperson ist Gatte oder Gattin
- Pflegeempfänger weist von der Norm abweichendes, eigentümliches Verhalten auf

Situative

- Beschimpfung oder Gewaltanwendung
- Situationsbedingte Stressoren, die normalerweise eine Auswirkung auf Familien haben, z. B. große Verluste, Unglück oder Krise, Armut oder wirtschaftliche Unsicherheit, bedeutende Ereignisse im Leben (Geburt, Spitalsaufenthalt, Übersiedlung von/nach zu Hause, Heirat, Scheidung, Berufswechsel, Pension, Tod)
- Andauernde Pflege ist erforderlich
- Ungeeignetes Umfeld zur Ausübung der Pflege, z. B. Unterkunft, Transportmöglichkeiten, Pflegehilfsmittel und Ausstattung, soziale Einrichtungen
- Isolation der Familie/der Pflegenden
- Fehlende Entspannung und Erholung der Pflegenden
- Unerfahrenheit in der Pflege
- Konkurrenzierende Rollenverpflichtung der Laienpflegeperson
- Komplexität/Ausmaß der Pflegeaufgaben

Anmerkung

Eine potentielle Diagnose kann nicht durch Zeichen und Symptome belegt werden, da das Problem nicht aufgetreten ist und die Pflegemaßnahmen die Prävention bezwecken.

Laienpflegeperson-bezogene Pflegeziele

1. Die Laienpflegeperson erkennt für sich wichtige Aktivitäten und plant diese ein.
2. Die Laienpflegeperson erkennt individuelle Risikofaktoren und entsprechende Maßnahmen.
3. Die Laienpflegeperson zeigt/regt Verhaltensweisen oder Veränderungen der Lebensweise an, um zu verhindern, daß ihre Handlungsfähigkeit beeinträchtigt wird.
4. Die Laienpflegeperson setzt verfügbare Ressourcen angemessen ein.
5. Die Laienpflegeperson äußert, mit der momentanen Situation zufrieden zu sein.

Maßnahmen

I. Ermitteln der Faktoren, welche die momentane Situation beeinflussen

1. Stellen Sie fest, welche Beziehung zwischen Laienpflegeperson und Pflegeempfänger besteht (z. B. Ehe-/Lebenspartner, Eltern/Kind, Geschwister, Freund/ Freundin).

2. Ermitteln Sie, wie nahe sich Laienpflegeperson und Pflegeempfänger stehen.
3. Achten Sie auf den psychischen/physischen Zustand und die Behandlungsvorschriften des Pflegeempfängers.
4. Ermitteln Sie, wie groß die Verantwortung der Laienpflegeperson ist, wie sehr sie an der Pflege beteiligt ist und die voraussichtliche Pflegedauer.
5. Stellen Sie Entwicklungsstand/Fähigkeiten und zusätzliche Verantwortungsbereiche der Laienpflegeperson fest (Stressoren).
6. Stellen Sie die Stärken der Laienpflegeperson und des Pflegeempfängers fest.
7. Besprechen Sie mit der Laienpflegeperson ihre Meinung zur Situation und ihre Sorgen.
8. Stellen Sie momentan beanspruchte, zur Verfügung stehende Unterstützungsmöglichkeiten und Ressourcen fest.
9. Achten Sie auf eine Co-Abhängigkeit der Laienpflegeperson.

II. Die Laienpflegeperson besser befähigen, mit der momentanen Situation umzugehen

1. Schulen Sie die Pflegenden in Techniken, um die Pflege einfacher zu gestalten (Lagerungs- und Mobilisationstechniken).
2. Besprechen Sie Strategien, die Pflege und andere Verpflichtungen zu koordinieren (z. B. berufliche Tätigkeit, Pflege der Kinder/weiterer abhängiger Personen, Führung des Haushaltes).
3. Ermöglichen Sie eine Besprechung mit der ganzen Familie, um Informationen auszutauschen und einen Plan zur Beteiligung an den Pflegeaktivitäten zu erstellen.
4. Ermutigen Sie die Pflegenden, mögliche formelle und informelle Hilfen zu suchen (Pflegedienste, Selbsthilfegruppen, Freunde, Familienmitglieder).
5. Verweisen Sie auf Kurse und/oder Fachpersonen (z. B. Nothelfer-/Reanimationskurse, Stomaberatung/Physiotherapie).
6. Ermitteln Sie zusätzliche Ressourcen zur finanziellen/rechtlichen Unterstützung und zur Entlastung der Laienpflegeperson.
7. Geben Sie Informationen über Vorgehensweisen bei gewalttätigem oder verwirrtem Verhalten und/oder demonstrieren Sie entsprechende Techniken.
8. Bestimmen Sie, welche Geräte, Hilfsmittel anzuschaffen/vorhanden sind, um die Selbständigkeit und Sicherheit des Pflegeempfängers zu erhöhen.
9. Bestimmen Sie, falls erforderlich, eine verantwortliche Kontaktperson, um die Pflege zu koordinieren.

10. Unterstützen Sie die Laienpflegeperson hinsichtlich des Erkennens von Verhaltensweisen, die auf eine Co-Abhängigkeit schließen lassen.

III. Förderung des Wohlbefindens

1. Unterstützen Sie die Laienpflegeperson(en) in der Planung von Veränderungen, die eventuell notwendig sind (z. B. Hauspflege, Anmeldung in ein Pflege- oder Altenheim).
2. Besprechen/demonstrieren Sie Methoden zur Streßbewältigung.
3. Betonen Sie die Wichtigkeit der Selbstpflege, z. B. der anhaltenden Förderung persönlicher Entwicklung, persönlicher Bedürfnisse, Hobbys und sozialer Aktivitäten.
4. Fördern Sie die Teilnahme an einer Selbsthilfegruppe.
5. Verweisen Sie bei Bedarf auf Kurse/Therapien.
6. Informieren Sie über die Möglichkeit eines Selbsthilfeprogramms, wenn eine Co-Abhängigkeit die Handlungsfähigkeit beeinträchtigt.
7. Verweisen Sie bei Bedarf auf eine Beratung oder Psychotherapie.
8. Sorgen Sie für geeignete Literaturangaben, und regen Sie zur Diskussion dieser Informationen an.

3. Personal- und Organisationsentwicklungsbedarf bei der Implementierung der Pflegediagnosen. Theoretischer Hintergrund und praktische Hinweise

3.1 Einleitung

Das novellierte österreichische Gesundheits- und Krankenpflegegesetz besteht nunmehr länger als ein Jahr. In einigen Bereichen der Pflege zeichnen sich bereits Veränderungen und Auswirkungen im Sinne eines neuen Selbstverständnisses und Selbstbewußtseins seitens der Pflegenden ab. Die Pflege war schon längere Zeit sehr professionell in ihren ablauforganisatorischen Mechanismen (z. B. Pflegeplanung, Pflegedokumentation, Mitarbeiterbeurteilungs-, Fördersysteme) und auch im Bereich psychosozialer Fähigkeiten und Fertigkeiten (z. B. Weiterbildungen im Bereich von Kommunikation, Sterbebegleitung etc.), weniger im „verkaufen" dieser Aspekte.
Einige dieser genannten Mechanismen haben jetzt eine legistische Basis bekommen. Dies bedeutet einen „Aufwind" für die Protagonisten von Innovationen im Bereich der Pflege – die vielleicht über lange Strecken eher als „Hobby" skeptisch oder auch lächelnd von anderen Berufsgruppen – aber auch von Mitgliedern der eigenen Berufsgruppe – betrachtet wurden.
Vor der gesetzlichen Fundierung hatten es deshalb Vordenker manchmal auch in den eigenen Reihen schwer. Jetzt ist bereits eine Basis für ihre Anliegen hergestellt. Vorsicht ist jedoch angebracht, wenn es um die Betätigung des „Gaspedals" geht. Dies gilt auch beispielhaft für die offizielle Einführung der Pflegediagnosen. Aus diesem Grund ist den organisations- und personalentwicklerischen Begleitgedanken und Hilfsmitteln bei der Umsetzung einer derartigen Änderung ein Beitrag gewidmet.

3.2 Entstehung dieses Beitrages

Aus der Beratungspraxis von Gruppen, Teams oder Organisationen, die Veränderungspozesse planen, durchführen oder reflektieren, erscheint es wichtig, daß organisationsentwicklerisch relevante Gedanken in dieses Handbuch aufgenommen werden. Im Rahmen von Lehrveranstaltungen im 1. Universitätslehrgang für leitendes Pflegepersonal in Wien wurden die Themen „Leitbild", „Organisationsentwicklung" und „Personalentwicklung" bearbeitet. Diese spezifischen Fachgebiete sollten im Sinne der zukünftigen Anwender aus der Sicht des Personalentwicklungs- und Organisationsentwicklungsmanagements, verbunden mit praktischen Verfahrenshinweisen, betrachtet werden.

3.3 Intention und Grenzen dieses Beitrages

Die folgende Darstellung soll versuchen, die im Unterricht exemplarisch mit dem Projektteam skizzierten und wiedergegebenen Inhalte und Methoden einem breiten Anwenderpublikum in konzentrierter und möglichst praxisnaher Form nahezubringen. Im Rahmen der ersten Schritte bei der Einführung der Pflegediagnosen wurde über weite Strecken in gewisser Weise der Prozeß der typischen Phasen der Organisationsentwicklung: „Auftauen des Bisherigen, Verändern, Stabilisieren, sprich implementieren" (nach *Lewin,* zit. nach *v. Rosenstiel,* 1986, S. 186f) vollzogen, der u. a. auch Thema dieses Kapitels ist. Es soll dabei inhaltlich auf theoretisch-wissenschaftliche Hintergründe der praxisunterstützenden Gedanken nicht verzichtet werden. Dies geschieht aus der Überzeugung, daß neben dem richtigen Tun das richtige „Benennen können" dessen, was man tut, sehr entscheidend ist für das Selbstbewußtsein und für die Präsentierbarkeit des Erreichten.

Im vorliegenden Beitrag geht es nun darum, wie man mit organisatorischen oder „psychosozialen, klimatischen" Problemen bei der Einführung umgeht bzw. warum sie auftreten können.

Diese Probleme wurden in der Arbeit der AutorInnen exemplarisch vorvollzogen, die Fragen des „Wie" im Veränderungsprozeß (der ja zunächst in den Köpfen der Beteiligten passieren muß) in der allerersten Phase exemplarisch besprochen, theoretisch fundiert und schrittweise gelöst (z. B. „wer wird von wem, wann, wie und wieso informiert", Erfahrungsaustausch, Integration von Kritik in die nächsten Schritte, Maßnahmenplanungen etc.). Dadurch sind viele Prozesse, die den Arbeitsteams an den Stationen noch bevorstehen, exemplarisch durchexerziert worden. Dabei wurde versucht, diese Erfahrungen in den ersten Anwenderschulungen, neben den Fachinhalten, einzubauen (vgl. Rolle der Multiplikatoren).

Um den Rahmen dieses Beitrages nicht zu sprengen, soll auch immer wieder auf weiterführende und detaillierte Literatur verwiesen werden.

3.4 Was sind Organisationsentwicklung (OE) und Personalentwicklung (PE)? – ihre Rolle für die Implementation der Pflegediagnosen

Hier werden kurz die griffigsten und für die folgenden Ausführungen relevanten Arbeitsdefinitionen von Organisationsentwicklung (OE) und Personalentwicklung (PE) dargestellt.
Für weitere Informationen ist an kompetenter Stelle (für OE: *Gebert*, 1984, für PE: *Neuberger* [1991], *Berthel* [1979], *Comelli* [1985]) nachzulesen.

Organisationsentwicklung

„Organisationsentwicklung ist ein zusammenfassender Begriff für die Bemühungen, zur Humanisierung der Arbeitsbedingungen sowie zur Steigerung der Flexibilität und Veränderungsbereitschaft einer Organisation beizutragen" (*Gebert*, 1984). Einfacher ausgedrückt, versteht man darunter *geplanten Wandel* im Vergleich zu z. B. Krisenmanagement, Reagieren auf Veränderungen, Vertrauen auf die „glorreiche Vergangenheit" oder „Bombenwurf-Strategie" (*v. Rosenstiel*, 1986, S. 186). Wichtig für diesen geplant durchgeführten Wandel ist, daß sich jemand (oder mehrere) dafür verantwortlich fühlen und den Wandel professionell begleiten, ohne die Gesamtorganisation zu überfordern *„... bei mangelnder Integration der Gesamtorganisation in die Organisationsentwicklung besteht die Gefahr, daß die Organisation veränderndes Handeln nicht erlernt, sondern vom ‚great man' an der Spitze abhängig bleibt"* (*Gebert*, 1984, S. 85). Dies bedeutet für unser Thema, daß es zum einen notwendig ist, den Wandel von Beratern (extern oder intern – in der OE heißen sie *„Change Agents"* (s. o.), Begleiter und Planer des Wandels) begleiten zu lassen, aber möglichst bald Sie alle (das *Klientensystem* in der Sprache der OE) einzubinden.

Mit dem Vorgehen der AutorInnen, gezielt und geplant Informationen bereitzustellen und bald MultiplikatorInnen auszubilden, erfolgt genau dies. Beim Probelauf des pflegediagnosenorientierten Anamnesebogens wurde mit einer klassischen Methode der OE, der Aktionsforschung, gearbeitet: *„... eine vom Praktiker unternommene Forschung zum Zweck der Verbesserung seiner Praktiken"* (*v. Rosenstiel*, 1986, S. 193), die in einem wiederholten Prozeß aus Zielfestlegung, Datensammlung, Handlungsplanung und Bewertung besteht (hier eine deutliche Parallele zum Pflegeprozeß!). Deren wesentlichstes Kriterium ist die Einbindung derjenigen, die zukünftig in der Praxis mit den geplanten Veränderungen zu tun haben.

Diese Handhabung soll als Prinzip der Implementation so weitergeführt werden – es spiegelt sich in den vorgeschlagenen Vorgehensweisen wider (s. u.). Nach diesem in der Anfangsphase praktizierten, in der Organisationstheorie „Top-Down-Prozeß (von oben nach unten)" genannten Vorgehen, wird mit Einsetzen der Multiplikatoren aus unterschiedlichen Funktionen und Ebenen des Wiener Krankenanstaltenverbundes ein sogenanntes „Multipler-Nucleus"-Vorgehen praktiziert. Dies ist zu verstehen als ein Prozeß, bei dem an verschiedenen Stellen „Keimzellen" für Veränderung gesetzt werden, die sich von dort ausbreiten sollen. So wurden die Vorteile beider Arten von Organisationslernen planvoll miteinander verbunden: Beim Top-down-Prozeß ist positiv, daß alles von oben „abgesegnet" und getragen ist; beim „Multiplen-Nucleus"-Vorgehen wird vor Ort auf die richtige Art und Weise informiert.

Den Nachteilen – bei ersterem die Akzeptanzschwierigkeiten der Basis und die mögliche Verwässerung der Information und bei zweiterem die Gefahr einer schwer zu kontrollierenden Dynamik – wurde durch eben das gewählte Vorgehen der planvollen, dosierten und gleichförmigen Informationsgabe und dem Prinzip des langsamen Übertragens dieser Aufgabe auf neue, aber vorbereitete Personen versucht vorzubeugen. Mit diesem Handbuch soll letztlich diese Gleichförmigkeit, Nachvollziehbarkeit und Gleichzeitigkeit der Information weiter gesichert werden.

Hier sei vor allem an die „Vordenker" innerhalb der Pflege appelliert, Geduld im Sinne der Sache zu haben: Selbst, wenn man schon das Gefühl hat, „nun müsse doch schon alles klar sein", ist es für die Betroffenen oft nicht wirklich der Fall. Dies ist häufig ein Grund für das Scheitern von Projekten oder für große, mittelfristig schwer durchdringbare Widerstände. Schlick beschreibt beispielhaft für viele andere: *„Nur wenn alle Mitarbeiter das Projektziel verstanden und verinnerlicht haben, ist zu erwarten, daß sich ihr Potential an Motivation und Kreativität entfaltet"* (*Schlick*, 1996, S. 187).

Jeder Versuch, diese Veränderungen voreilig durchführen zu wollen, ist zum Scheitern verurteilt, unrealistisch und ohne gut geplante und vernünftig durchgeführte Informationspolitik nicht möglich. Ein Zeithorizont von 3 bis 10 Jahren, abhängig von den jeweiligen Rahmenbedingungen, erscheint dafür realistisch.

Im ersten Multiplikatorenworkshop in Wien im Mai 1998, formulierte eine Teilnehmerin sehr treffend: „Bei der Einführung des Pflegeprozesses tun wir uns seit 1981 schwer, weil wir geglaubt und uns als Ziel gesetzt haben, diesen bald zum Leben erwecken zu können. Diesmal sollten wir von Beginn an realistisch an die Sache herangehen, um uns Enttäuschungen zu ersparen" (sinngemäß zitiert).

Zum Thema Projektmangagement sei bei Bedarf an dieser Stelle auf weitere Literatur verwiesen (z. B. *Schlick,* 1996).

Personalentwicklung

Personalentwicklung (PE) ist oft im Zusammenhang mit Organisationsentwicklung zu sehen, in deren Rahmen detailliere Veränderungsprozesse notwendig werden. Sie ist definiert als eine Summe von Tätigkeiten, die für das Personal nach einem einheitlichen und durchdachten Konzept systematisch vollzogen wird. Sie soll helfen, persönliche und betriebliche Ziele gleichermaßen zu erreichen und in Zusammenarbeit mit den Betroffenen erfolgen. Bedarfsermittlung, Programmplanung und -durchführung sowie Kontrolle – im Gegensatz zu punktuell, unreflektiert, unsystematisch, sporadisch und unkontolliert – wird im Rahmen eines geschlossenen problem- und zielorientierten Konzeptes durchgeführt.

Nun reduziert sich Personalentwicklung nicht, wie das oft oberflächlich angenommen wird, auf Schulung oder Fortbildung, sondern umfaßt folgende Teilbereiche (*Berthel,* 1979, S. 213–245, als Klassiker in diesem Gebiet):

- *Bildung* (Ausbildung wie Berufsausbildung, Traineeausbildung und Anlernausbildung sowie Fortbildung, wie Anpassungsfortbildung und Aufstiegsfortbildung)
  Hier seien nun direkt die Bereiche erwähnt, die im Bezug zu unserem Thema relevant sind – vor allem die Integration der Pflegediagnosen in die Berufsausbildung zur GUKP und die Anpassungsfortbildung, die fortan alle Betroffenen absolvieren müssen.
  Zu diesem Bereich gibt es schon sehr konkrete und ausführliche, sehr detaillierte Vorschläge für Personalentwicklungsmaßnahmen von Eberl (*Eberl,* 1998).
- *Arbeitsstrukturierung* (Job Rotation – gezielter Arbeitswechsel, Job enrichment – qualitative Arbeitsfeldvergrößerung, Job enlargement – quantitative Arbeitsfeldvergrößerung, teilautonome Arbeitsgruppen jeglicher Art)

Es bleibt zu hoffen, daß die Arbeit mit den Pflegediagnosen letztlich als Job enrichment gesehen, erlebt und gelebt wird und nicht, wie vielleicht zunächst (siehe unten, mögliche Vorbehalte) „nur“ als negative Mehrarbeit.

Dieser Unterschied wird eben wesentlich durch das „Wie“ des geplanten Wandels determiniert und geprägt!

- *Karriereplanung.* Dabei ist zu beachten, daß darunter nicht nur vertikale Karriere verstanden wird, d. h. „aufsteigen in der Hierarchie, in der Linie“, sondern auch „Karriere zur Seite hin“, d. h. z. B. auf sogenannte „Stabstellen“, die Berater- und Expertenfunktion in der Organisation haben. Die derzeitige Position der hauptamtlichen Hygienefachkräfte, Verantwortlichen für innerbetriebliche Fortbildung oder Qualiätsmanagement sind solche Stabstellen. Letztlich gilt dieser Status für die Dauer der Einführung der Pflegediagnosen auch für Multiplikatoren; danach wird es eine Aufgabe der Linienführungskräfte.

Wie erwähnt, soll an dieser Stelle das Thema Personalentwicklung in bezug auf die Einführung der Pflegediagnosen nicht detaillierter ausgeführt werden, da dies vor allem maßgeschneidert in Ihren einzelnen Bereichen erfolgen muß und von Eberl bereits ganz speziell und exemplarisch fachbezogen dargestellt wurde (*Eberl,* 1998). Allgemeine Zusammenstellungen der Methoden und Systematiken zu Bedarfserhebung und Durchführung von Personalentwicklung finden sich z. B. bei Berthel (*Berthel,* 1979, S. 246ff), bei Neuberger (*Neuberger,* 1991) und bei Comelli (*Comelli,* 1985).

Außerdem finden Sie konkret und auf Ihre Realität bezogen Beispiele in den Hausarbeiten aller Teilnehmer des 1. Universitätslehrganges für leitendes Pflegepersonal bzgl. der Ausgangssituationen zur PE für zumindest 15 Bereiche des Wiener Krankenanstaltenverbundes.

Für Ihren eigenen Bereich als Multiplikatoren oder Linienvorgesetzte sollten Sie folgende Fragestellungen (ev. unter Zuhilfenahme interner oder externer Experten) bearbeiten:

Erstellung eines Konzeptes zur Implementation der Pflegediagnosen für den eigenen Bereich (Station, Abteilung, Haus). Dabei ist die Ausgangssituation, die Sie im Hinblick auf Personalentwicklung vorfinden, zu berücksichtigen. Konkret heißt dies:

1. *Beschreibung und Bewertung des derzeitigen Status quo der Personalentwicklung im eigenen Bereich.*

2. *Auf der Basis von Punkt 1 Erstellung eines inhaltlichen und zeitlichen Konzeptes zur Implementation der Pflegediagnosen (Schulungsbedarf, Umgang mit Widerständen (Information, Aufarbeitung).*
3. *Beschreibung der eigenen Position, des eigenen Handlungsspielraumes im Bereich (damit auch Möglichkeiten und Grenzen der Realisierung des Konzeptes) und Verhandlung/Gestaltung dieser Rolle.*

Dies ist letztlich exakt die personalentwicklerisch relevante Fragestellung, der sich jede(r) MultikplikatorIn und jede Führungskraft demnächst stellen wird müssen, um diesen Teil des geplanten Wandels vollziehen zu können.

Zu der Frage der Voraussetzungen für geplanten Wandel findet sich in einem Beitrag von Beckhard (Beckhard, 1977 in Sievers, 1977, S. 136) ein prägnanter Satz in einem Kapitel über die Bestimmung der Bereitschaft und der Fähigkeit zum Wandel. *„Damit Veränderungen möglich werden und sich Engagement entwickelt, muß es genügend Unzufriedenheit mit dem gegenwärtigen Stand der Dinge geben [Anm. „in therapeutischer Sprache ‚Leidensdruck' genannt"], damit Energien für die Veränderung mobilisiert werden. Außerdem muß eine in etwa klare Vorstellung vorhanden sein, wie der Lauf der Dinge für den Fall einer erfolgreichen Veränderung sein soll …"*

3.5 Veränderungsbedarf in der Berufsgruppe der GUKP's in Zusammenhang mit den Pflegediagnosen

3.5.1 Die Änderung des Selbstverständnisses und des Berusfbildes innerhalb der Gruppe der Gesundheits- und Krankenpflegepersonen

Wie bereits angedeutet, muß die Gruppe der Pflegepersonen neben der Tatsache, diesen Prozeß nach außen im Sinne organisationsentwicklerischer Notwendigkeiten von sich aus zu steuern, vor allem aber auch innerhalb der eigenen Berufsgruppe wichtige und breite Überzeugungs- und Informationsarbeit leisten.

Zur Fundierung dieser These sollen einerseits die Erfahrungen bei der Einführung von Neuerungen im Pflegebereich (bei denen die anderen

Berufsgruppen höchstens ablauforganisatorisch betroffen waren), z. B. bei flexiblen Arbeitszeitmodellen, Abschaffung von Sonn- und Feiertagsdiensten bei Chargen, Pflegedokumentation, Pflegeplanung, systematische Personalentwicklung auf Stations- und Abteilungsebene im Sinne von Mitarbeiterbeurteilung- und -förderung und andererseits auf die typischen Auslöser für Organisationsentwicklung aus der Theorie heraus, in Erinnerung gerufen werden.

So beschreibt Lippitt 1958 (zit. nach *v. Rosenstiel*) einige auslösende Bedingungen für Organisationsentwicklung, von denen zwei für die vorliegende Thematik relevant erscheinen: Die Organisation ist aufgrund extremen Drucks, z. B. von außen, genötigt, Änderungen vorzunehmen. Hier werden explizit gesetzliche Änderungen genannt. Auch interner Druck als Auslösesituation wird genannt, speziell Bewußtseinsveränderung bei Mitarbeitern und Unternehmensleitung, Verschiebung der Bedürfnisse, die durch die Organisation erfüllt werden sollen (*v. Rosenstiel*, 1986, S. 187).

Dies weist konkret auf drei Aspekte hin, die in diesem Beitrag berücksichtigt werden:

- die gesetzliche Änderung, die sicher auch auf Bedürfnissen des Marktes (die Gesellschaft, die [potentiellen] Patienten) beruht (z. B. Anspruch auf ganzheitliche Pflege, mehr Mündigkeit des Patienten), aber auch mit finanziellen Entwicklungen einhergeht (LKF – leistungsorientierte Krankenanstaltenfinanzierung)
- die Änderung in dem Anspruch vieler Pflegepersonen, die de facto Eigenverantwortung und stärkste Präsenz (größte Berufsgruppe im Gesundheitswesen mit den meisten Patientenkontakten) auch de jure bestätigt zu bekommen, sowie die Erhöhung des eigenen Pflegequalitätsanspruches (Ressourcenansatz, ganzheitliche Pflege etc., siehe auch Beitrag über Menschenbild in diesem Handbuch)
- das berufspolitische Interesse, sich als eigenverantwortliche Profession im Gesundheitswesen darzustellen und weiterzuentwickeln.

Zu den erwähnten Bewußtseinsveränderungen, die sich in der Gruppe der Pflegepersonen schon seit Jahren vollziehen, finden sich noch einige arbeitspsychologische Fakten:

Im Bereich der Arbeitszufriedenheit zeigen sich Überlegungen, die als theoretische Fundierung, z. B. für den Pflegeprozeß, konkret Pflegeanamnese, Pflegediagnose und Pflegeplanung, Evaluierung, nutzbar sind. So zitiert z. B. Schuler, einer der führenden Theoretiker zur Organisationspsychologie, Hellpach (von 1922, zit. nach *Schuler* 1995, S. 193 f): *„... zu einer Aufgabe gehören eigene Planung, Entwurf*

der Aufgabe, ... Entscheidung für eine Lösung und Verantwortungsübernahme für die Entscheidung ..." und weiters finden sich als Merkmale vollständiger Tätigkeiten:
„*1. selbständiges Setzen von Zielen ...,*
2. selbständige Handlungsvorschläge ...,
3. Auswahl der Mittel ...,
4. Ausführungsfunktionen mit Ablauffeedback ...,
5. Kontrolle ..."

Daraus ergibt sich der ebenfalls bei Schuler (*Schuler* 1995, S. 192) dargestellte Aspekt: „*... der Vorteil der Ganzheitlichkeit einer Aufgabe liegt einerseits darin, daß der Mitarbeiter den Bedeutungsgehalt und den Stellenwert seiner Tätigkeit im betrieblichen Arbeitsablauf klarer erkennen kann und andererseits darin, daß die Möglichkeit von Rückmeldung über den Arbeitsfortschritt aus der Tätigkeit selbst gegeben ist.*" Diese Kernaussagen bestätigen die Sinnhaftigkeit, diesen Weg auch in der Pflege konsequent weiterzugehen und sich aus dem ausschließlichen Assistentenstatus zu befreien.

3.5.2 Das Selbstbewußtsein der Gesundheits- und Krankenpflegepersonen in der interdisziplinären Kooperation

Ein anderer Aspekt von Bewußtseinsveränderung ist, daß Pflegende ihre vielfältigen Leistungen im Gesundheitswesen transparent darstellen wollen. Dies war bisher in Ermangelung einer einheitlichen Fachsprache nicht zufriedenstellend. Mit Pflegediagnosen wird es den Pflegepersonen möglich, das eigene Tätigkeitsfeld systematisch zu organisieren, ihre Leistungen exakt zu beschreiben und dies durch eine klare und in sich schlüssige Pflegedokumentation zu belegen. Dadurch wird eine berufsgruppenübergreifende Kommunikations- und Informationsbasis geschaffen. Laut Weinhold (*Weinhold*, 1997, S. 13): „*... wird unter medizinischer Kommunikation nur die ärztliche Kommunikation verstanden, wie der von Redder und Wiese herausgegebene Sammelband (1994) belegt. In der Regel werden weder das Pflegepersonal noch andere Berufsgruppen der medizinischen Institutionen bei Veröffentlichungen zur medizinischen Kommunikation einbezogen.*"

Dies ist nun keineswegs leichtfertig nur einer „ärztlichen Dominanz" zuzuschreiben, sondern auch dem pflegerischen Selbstbewußtsein bzw. eben dem häufigen Fehlen des Selbstbewußtseins – hier bestehen vielfache Wechselwirkungen.

Dies wurde im Bezug auf fachliche Mitsprache sehr eindrucksvoll vor kurzem im Bereich der neurologischen Krankenpflege gezeigt (*Geissler* 1998), wo Pflegepersonen aus Wien im Spezialbereich Neurologie es explizit formulierten.

Diese Erkenntnis ist auch in der Pflegeliteratur veröffentlicht, z. B. findet sich bei Seidl, einer Pflegeforscherin: *„Eine Imageverbesserung und Professionalisierung der Pflege oder ein Einwirken auf die persönlichen Motive der MitarbeiterInnen sind durch das Haus kaum zu realisieren. Die Weiterentwicklung von Aus- und Weiterbildung, der Ausbau von Pflegeforschung und die Akademisierung der Krankenpflege sind Strategien einer langfristigen Attraktivitätsverbesserung des Pflegeberufs, ...“* (*Seidl* 1995). Dabei werden Basisführungskräfte sicherlich eine Schlüsselrolle besitzen.

3.5.3 Konkrete Umsetzungshinweise innerhalb der eigenen Berufsgruppe

Vorbemerkungen

Im folgenden sollen mögliche konkrete Vorbehalte gegen die Einführung bzw. die Arbeit mit Pflegediagnosen besprochen werden. Diese werden im Alltag im besten Falle durch Einwände kommuniziert, im schlechtesten Falle durch subversiven Widerstand oder offene bzw. versteckte Verweigerung ausgedrückt. Sie stammen zum Teil aus der Diskussion mit TeilnehmerInnen der MultiplikatorInnenschulung, aber auch zum großen Teil aus der Erfahrung bei der Begleitung von Veränderungsprozessen und Organisationslernen.
Es ist dabei nicht gedacht und gemeint, daß jede Gegenmeinung oder skeptische Äußerung argumentativ „hinweggefegt" werden soll. Es sollen lediglich sachliche Argumente angeführt werden.

In der Kommunikationstheorie sieht man „Einwände als Wegweiser zum Erfolg", und es geht darum, zu verstehen, was im Einzelfall hinter dem Einwand steckt .

Dies kann von inhaltlichem Nichtwissen bis hin zur Nichtakzeptanz der Person gehen. In einer guten, d. h. konstruktiven, offenen Auseinandersetzung mit Einwänden im Sinne konkreter Problemklärung, wird in wertschätzender Art und Weise versucht, den Hintergrund des Einwandes zu verstehen und ihn demgemäß zu bereinigen. Dies ist nicht als Manipulation gemeint, sondern als Motivation und ernstzunehmendes Miteinander. Somit sollte es auch beinhalten, Irrtümer zuzugeben und Geschwindigkeiten (des Redens, Denkens, Fühlens und Tuns) zu überprüfen und zu adaptieren.

Die Besprechung der möglichen Gegenargumente zu den geäußerten Vorbehalten hat auch den Sinn, diejenigen, die sich schon länger intensiv mit der Thematik beschäftigt haben, (wieder) zu sensibilisieren für die Vorbehalte, Ängste, Mißverständnisse und das Tempo der anderen!

Welches Argument/welcher Vorbehalt/welcher Einwand kann vorgebracht werden?
Was ist dazu zu sagen? Was ist anzubieten?

1. „Altes ist nicht fertig, ist versandet, wieso sollte es diesmal funktionieren/anders sein ?"
   Diese Argumentation ist an sich sehr stimmig und letztlich ja auch ein Grund, warum man geplanten Wandel betreiben möchte. Aus den alten Fehlern wurde gelernt, und das Argument, das zunächst den Enthusiasmus bremsen soll, entpuppt sich in Wirklichkeit als Plädoyer dafür, es besser zu machen. Dies erfolgt u. a. durch einen hohen Zeit- und Planungsaufwand. Damit soll auch mit den Ängsten, Vorbehalten und Mißverständnissen besser umgegangen werden bzw. wird konkret danach gefragt, anstatt zu hoffen, daß möglichst wenig Widerspruch kommt.

2. „Ängste vor Versagen, Ängste, es nicht zu schaffen"
   Es ist an dieser Stelle auf jeden Fall notwendig und ehrlich zu sagen, daß die Arbeit mit den Pflegediagnosen sicher gelernt werden muß. Trotz aufwendiger Schulungsprogramme werden Fehler gemacht werden. Aber: Fehler machen heißt nicht „versagen", und „versagen" hieße nicht Köpfe rollen. Zudem wird es z. B. Menüs und Formulierungshilfen für den Anfang geben, und man wird bei diesem anspruchsvollen Lernprozeß nicht alleine gelassen.

3. „Angst vor Verantwortung"
   Dazu gibt es eine einfache, fast banale Antwort: Verantwortung für Pflegehandlungen an Menschen durch Pflegepersonen bestand ohnehin immer (!!), sie wird nur jetzt offiziell und spürbar!

4. „Die Pflegedokumentation ist auch ein Fehlernachweis! – Nachvollziehbarkeit"
   Zum einen vergleiche man hierzu die Argumentation von Punkt 2 und 3.
   Zum anderen zeigt die Dokumentation, getragen durch Pflegeanamnese, Pflegediagnosen und Pflegeplanung, Erfolge und Wirksamkeit der Pflege auf. Eine professionelle Analyse, aber auch Fehleranalyse, die zur Klärung von Mißerfolgen beiträgt, ist letztlich im Interesse aller!

Je klarer eine Berufsgruppe Leistungen sichtbar machen kann, desto besser ist sie für den Wettwerb und die Stellung im interdisziplinären Team gerüstet.

5. „Ablehnen von Mehrarbeit"
Dieses in der Praxis sehr relevante und häufige Argument ist zumindest kurzfristig und punktuell teilweise berechtigt und auch verständlich. Das Erstellen der Pflegediagnosen ist aber eine Schlüsselfunktion im Pflegeprozess. Diese Tatsache gibt die berechtigte Hoffnung, bei gewisser Routine auch „Umwegrentabilität" zu erreichen.
Außerdem entsteht der Effekt, daß Zusammenhänge besser erkannt und komplexe Wirklichkeit einfacher dargestellt werden.
Des weiteren muß der Patient ohnehin fundierte Informationen über seinen Pflegebedarf erhalten und dies ist im Rahmen der Gespräche zur Pflegeplanung integrierbar.

6. „Die Sinnhaftigkeit ist unklar/nicht vorhanden, die Handhabung ist praxisfern"
Dazu ist zu bemerken, daß es die Begriffe „Pflegeprobleme, Pflegeplanung" schon lange gibt. Damit können Patienten ganzheitlicher betreut werden. Es ist auch ein Versuch, von der rein medizinisch-reduktionistischen Sicht wegzukommen, hin zu einem biopsychosozialen Menschenbild (vgl. oben).
Zudem ist wichtig, zu betonen, daß im klinischen Alltag durch die hohe Präsenz am Krankenbett die Pflegenden diesem Menschenbild am meisten entsprechen können und es erfreulich ist, dies mit vorzeigbaren Mechanismen zu begründen.

Praktische Schritte für die Umsetzung vor Ort:

- *Handlungsspielraum abstecken – was ist fix vorgegeben für die Umsetzung und das Endergebnis, was ist offen?*
- *Literatur anbieten*
- *persönliche Ansprechpartner mit „hotline"-Telefonnummer zur Verfügung stellen*
- *Diskussionen im Team fördern – zeigen, daß auch die kritische Auseinandersetzung damit positiv sein kann*
- *Gründliche, geplante und gut vorbereitete Informationen auf verschiedenen „Kanälen"*
- *praktische Übungen bei den Schulungen, Rückmeldungen*
- *Erfolge aufzeigen, Effizienz darstellen*
- *eigene Erfahrungs- und Skepsisberichte*
- *Exkursionen ermöglichen.*

7. „Derzeit passiert zuviel auf einmal. Wir erleben bereits eine Übersättigung, Überlastung"
   Dies ist ein Argument, das man sicherlich akzeptieren muß. Es hat in der Tat in den letzten Jahren sehr viele Neuerungen gegeben. Wenn man sich diese genauer ansieht, so sind ohnehin viele davon im Zusammenhang mit dem Pflegeprozeß und der Identifzierbarkeit der Leistungen zu sehen. Die Verbindung zu den Pflegediagnosen und deren Umsetzung ist damit geschaffen und man kann sich hier teilweise auf die bei Punkt 6 beschriebenen Argumente beziehen.
   Um den Prinzipien des geplanten Wandels zu entsprechen, müssen bei der Implementation in die Praxis folgende konkrete Schritte eingehalten werden:
   - *Ziele gemeinsam mit den Stationsteams festlegen und einen Stufenplan mit verschiedenen „Ausbaustufen" erstellen*
   - *aus der gemeinsamen Erfahrung heraus festlegen, was letztlich bei korrekt erstellten Diagnosen einfacher wird*
   - *abschätzen, wie viele und welche Diagnosen im eigenen Bereich vorwiegend zur Anwendung kommen werden*
   - *konzentriertes Wissen didaktisch gut aufbereitet anbieten*
   - *richtigen Zeitpunkt für Informationen wählen, Reifestatus der Diskussion berücksichtigen*
   - *strategisch planen und gegebenenfalls korrigieren (vgl. konkrete Überlegungen zur systematischen Einführung der Pflegediagnosen, EBERL, 1998)*
   - *von Beginn an festlegen, wann man mit welchem Modus die bisherige Vorgangsweise evaluiert.*

8. „*Inhalte* von Personen werden abgelehnt, weil man die *Person* als ‚Wichtigtuer' ablehnt – Akzeptanzproblem"
   Diese Überlegung, die oft eine wichtigere Rolle spielt als inhaltliche Argumente und die oft die besten Planungen vereiteln kann, muß unbedingt eingebunden werden in die Auswahl der Multiplikatoren. Sobald diese Auswahl sinnvoll getroffen ist, müssen folgende Reflexions- und Schulungsmöglichkeiten geboten werden:
   - *Arbeit mit den Multiplikatoren an ihrer offiziellen und inoffiziellen Rolle*
   - *Schulung der sozialen Kompetenz und des Konfliktmanagements der Multiplikatoren*
   - *diesen Einwand unter Umständen vorwegnehmen*
   - *wenn nötig, externe Begleitung anbieten („inhaltliche Vorbehalte abklären und klären, was die Vorbehalte mit der vermittelnden Person zu tun haben?)*

- *de facto und rituell-moralische Unterstützung der Multiplikatoren durch die Linienvorgesetzten und die Pflegedienstleitung des Hauses*
- *Mechanismen schaffen, inhaltliche Fragen bei den Multiplikatoren zu deponieren (Fragebox, Sprechstunden, Hot-Line u. ä.), um inhaltliche Begegnungen zu fördern und Kompetenz zu zeigen*
- *möglichst hohe Präsenz der Multiplikatoren auf den Stationen.*

9. „Man lehnt Inhalte ab, weil man die vermittelnde Person nicht für kompetent hält"
Hier gelten alle Aspekte von Punkt 8, inklusive der folgenden Punkte:
   - *Die Multiplikatoren müssen gut eingeschult und didaktisch kompetent sein*
   - *Sie müssen in Grenzfällen wissen, wo sie nachschauen, nachfragen können.*

10. „‚Von oben' als Feindbild"
Dieser Grund für Widerstände kann sehr leicht auftauchen, da nach den vielen Neuerungen auch und vor allem im disziplinären Bereich einige Mitarbeiter eine „trau keinem von oben"-Haltung erworben haben. Diese zunächst verständliche Reaktion, die vielleicht im Rahmen der konkreten Führungsarbeit nicht überall verhindert oder vermindert werden konnte, muß im Zusammenhang mit den Pflegediagnosen auf jeden Fall zunächst der Argumentation weichen, daß die Einführung der Pflegediagnosen ein Gesetzesauftrag ist und nicht das Hobby der jeweiligen Vorgesetzten. Grundsätzlich ist natürlich die Tatsache und der Ursprung dieses (sicher existierenden) Vorgesetztenbildes zu hinterfragen.

11. Hilfsmittel fehlen
Wenn dieser Vorbehalt nach objektiver Prüfung nicht als Vorwand für anderes zu sehen ist, muß versucht werden, die Mittel zu beschaffen bzw. Alternativen anzubieten. Andernfalls wird das Unterfangen unglaubwürdig.
Unter Hilfsmittel sind neben Formularen auch Zeit und Räumlichkeiten sowie die Akzeptanz der Kollegen zu verstehen!
Ist das Argument offensichtlich ein Vorwand, ist zu überprüfen, ob nicht eines der Argumente von 1–10 dahintersteckt.

Im Rahmen dieser Überlegungen wird deutlich, daß es unbedingt wichtig sein wird, immer auf eine machbare Balance zwischen Bewahren und Verändern zu achten, um einerseits nicht zu bremsen und andererseits nicht zu überfordern. Diese Aufgabe läuft fast nur über Kommunikation in ihren verschiedensten Erscheinungsformen.

3.6 Die Rolle der Multiplikatoren in diesem Prozeß

Derzeit gibt es in einigen Bereichen geschulte Multiplikatoren. In Zukunft werden Führungskräfte auf verschiedenen Ebenen als Träger des Wandels fungieren, die die Multiplikatoren als Berater beiziehen können.

Wie wichtig dies ist, wird auch in einem Beitrag von Grossmann und Heller deutlich: *„... die Leistungsfähigkeit und der Erfolg der Krankenhäuser sind eng gekoppelt an die Fähigkeit, sich als Organisation zu entwickeln, Veränderungen zu managen, Prozesse des organisatorischen Wandels auch gezielt initiieren und betreuen zu können. ... Organisationsentwicklung wird zur Aufgabe der Leitungskräfte in der Pflege“* (*Grossmann & Heller,* 1994, S. 12).

Je schneller und selbständiger dieser Wandel vollzogen wird, desto näher ist die Implementation. Dabei sollte die Maxime gelten, daß der Beratungsprozeß um so erfolgreicher ist, je schneller der Berater überflüssig wird (*Münker-Kramer,* 1995).

3.6.1 Die Aufgabe und Rolle der Multiplikatoren als erste „Beratergeneration“ in den Häusern

Folgende Fragen müssen die Multiplikatoren für sich individuell bewußt abklären und danach ihren Veränderungsprozeß im eigenen Bereich planen (gilt später bei der Übernahme der Aufgabe auch für Linienführungskräfte):

Die Multiplikatoren als Person und Funktion betreffend:

- ❑ Meine persönliche Meinung und Motivation zum Projekt?
- ❑ Wieso wurde ich ausgewählt?
- ❑ Meine Rolle im Haus (Abteilung, Station, Bereich)?
- ❑ Meine zeitliche und funktionsmäßige Verfügbarkeit (freigestellt, zusätzlich, teilweise freigestellt)?
- ❑ Welche Verbündeten habe ich im Haus?
- ❑ Wie kann ich mich selbst kompetent(er) machen, um auch Inkompetenz in bestimmten Bereichen zugeben zu können?

Dazu seien einige notwendige Qualifikationen für Berater angeführt: *„Die Fähigkeit, Gruppenentwicklung und Arbeitsprozeß zu steuern, systematisch, ziel- und lösungsorientiert vorzugehen, Distanz zu eigenen Interessen und Überzeugungen einnehmen zu können, auf die Entwicklung von Personen wie von Organisationen (bzw. Strukuren) zu achten“* (*Wagner* et al. 1996).

Die Organisation betreffend:

- Bisherige offizielle und inoffizielle Projekterfahrungen auf Abteilungs-, Stations-, und Bereichsebene?
- Derzeitiger Informations- und Umsetzungsgrad bzgl. Pflegeprozeß, Pflegedokumentation, Pflegeplanung, Pflegediagnosen, Gerüchte, Stimmung?
- Kann das Schulungkonzept *(Eberl)* adaptiert werden?
- Voraussetzungen im Haus (Skripten, Unterlagen/Pflegepersonal/andere Berufsgruppen/eigene Zeitressourcen/Struktur und Größe des Hauses, Räume u. ä.)?
- Power-System (= informelles Organigramm, wer bestimmt was, abgesehen von offiziellen Berichtslinien)?

Die notwendigen Rollenklärungen und Mechanismen betreffend:

Siehe Punkt 8 und Punkt 9 der Aufstellung über mögliche Komplikationen bei der Aktzeptanz der Multiplikatoren. Zusätzlich sind noch folgende persönliche Vorbereitungen auf die Aufgabe nötig:
- Welche Austauschmöglichkeiten/Supervision/inhaltliche Hilfen sind für die Multiplikatoren vorgesehen und/oder können sie in Anspruch nehmen?
- Gibt es eine geplante Kooperation der Multiplikatoren mit den Qualitätsmanagern?
- Wie ist der Informationsstand und das Interesse der Qualitätsmanager?

Entsprechend den Antworten auf obige Fragen müssen die folgenden nächsten Aspekte geklärt und Schritte geplant werden:

- Wie lange wird es dauern?
- Wo fange ich an, wen brauche ich extern oder und intern als Unterstützung wofür?
- Wo sind Fallen und Tücken, welche vorbeugenden Informationen muß ich anbieten, welche Argumente vorwegnehmen (vgl. Auflistung)?
- Wie kann ich realistisch und authentisch bleiben, wo wende ich mich selbst mit Fragen und Problemen hin?
- Wie melde ich Erfolge und Positives möglichst wirksam?

Um die kompliziert aussehende, in der Praxis aber notwendige Vorarbeit aus der Theorie zu begründen, folgendes Zitat von Grossmann und Heller: „*Organisationsentwicklung muß problembezogen alle (ein Kriterium, das leicht unterschätzt wird) relevanten Kräfte der Organisation einbinden und die wichtigen Dimensionen des Systems erfassen*" (*Grossmann & Heller,* 1994, S. 13). Dieses Zitat, das aufgrund praktischer Erfahrung bei der Begleitung von Veränderungsprozessen untermauert wird, macht die hohe Verantwortung der einzelnen „change agents" und die „Notwendigkeit" der Planung nochmals deutlich.

Dazu müssen neben der inhaltlich-fachlichen Information im Multiplikatorenworkshop folgende organisationsentwicklerisch relevanten Inhalte behandelt werden:

3.7 Veränderungsbedarf in der Gesamtorganisation und in der Kooperation mit den anderen Berufsgruppen

Im Bereich der Pflege verfügt man über jahrelange Erfahrungen in der Einführung neuer Mechanismen und Methoden, die die Abläufe professionalisieren. Kein anderer Begriff, als der der Pflegediagnose führte zu solch kontroversen Diskussionen zwischen den Berufsgruppen im Gesundheitswesen. Gab und gibt es beim Begriff „Klinisch-psychologische Diagnostik" seit langem offene und verdeckte Kontroversen zwischen Klinischen Psychologen und Ärzten (§ 1 Ärztegesetz, Art. 2, § 3 (2) Psychologengesetz), so tritt eine weitere im klinischen Alltag tätige Berufsgruppe nun mit dem Anspruch und dem gesetzlichen Auftrag auf, in ihrem Fachgebiet in die Sphären der Diagnostik vorzudringen. Offensichtlich ist nunmehr, daß der Begriff „Diagnose" nicht mehr länger etwas genuin Ärztliches ist, was es jahrzehntelang war.

Dies wird deshalb angeführt, weil darauf hingewiesen werden soll, daß wir mit einer stillen Revolution im klinischen Alltag und klinischen Miteinander zu rechnen haben, deren Tragweite (auch jetzt schon) an der Höhe der Widerstände gemessen werden kann.

Dies sollte allerdings überhaupt nicht nur negativ gesehen werden, im Gegenteil, es „bewegt" (sich) etwas. Hier sei Weisbord zitiert, der das Ziel von OE in der Reduktion der Diskrepanz zwischen einem beobachteten Ist und einem definierten Soll sieht und sagt: „*... andererseits* *muß versucht werden, die Energie, die zunächst zur Aufrechterhaltung dieser Diskrepanz aufgewendet wurde, für die Verwirklichung neuer Möglichkeiten zu mobilisieren“* (*Weisbord* 1977, S. 236).

Nun können engagierte Pflegepersonen, auf der Basis von Theorie und Praxis der Organisationsentwicklung und des Projektmanagements als Katalysatoren oder in der OE-Sprache *„Change agents“* agieren. Mit oder ohne internen und externen Hilfestellungen und Beratungen haben die Pflegeexperten letztlich eine spannende und lohnenswerte Aufgabe vor sich, wenn sie reflektiert, planvoll und wertschätzend im Kontext der Gesamtorganisation vorgehen, wie es oben für die eigene Berufsgruppe beschrieben wurde.

In der Organisation Krankenhaus, in der Zusammenarbeit mit Ärzten, Psychologen, medizinisch-technischen Diensten (hier vor allem die therapeutischen Sparten wie: Physiotherapie, Ergotherapie, Logopädie und Diätassistenz/ernährungsmedizinische Beratung sowie Strahlentherapie) wird der Schwerpunkt der Einführungsarbeit im Abbau von Skepsis und Angst, im Aufbau guter Information, im Erstellen gangbarer Vorschläge zur Kooperation liegen. Damit ähnelt das Vorgehen sehr dem Prozedere in der eigenen Berufsgruppe, nur ist hier ein Top-Down-Vorgehen jeder anderen Möglichkeit vorzuziehen.

Prozesse und persönliche Haltungen, wie „Mauern" und „ätsch jetzt haben wir auch …"-Haltungen werden nur dem Patienten schaden, bedingen sich leider oft gegenseitig und schaukeln sich auf.

Übermäßig deutlich wird die Wichtigkeit der sozialen Kompetenz beider Seiten, da über die gesetzlich festgelegten Fakten letztlich ohnehin nicht diskutiert werden kann.

Angesichts der Veränderungen im Gesundheitswesen müssen die einzelnen Berufsgruppen in den Krankenhäusern „zusammenrücken", um eine einheitliche „corporate Identity" bieten zu können. Darüber hinaus haben Untersuchungen bewiesen (z. B. *Orendi* 1993, zit. nach *Grossmann & Heller* 1994, S. 12), „… daß Arbeitszufriedenheit und die Qualität der Arbeit wesentlich abhängig sind von der Qualität der interprofessionellen Kooperation und den Gelegenheiten zur Mitgestaltung der alltäglichen Arbeitsorganisation". Dies ist ein Plädoyer für das gemeinsame Tragen der Veränderungen zum Wohle des Patienten (als Markt) und letztlich auch für die eigene und gemeinsame Organisation.

3.7.1 Die strategische Relevanz der geplanten Veränderung für die Gesamtorganisation

Welchen Vorteil kann nun die Gesamtorganisation/der Träger durch die Einführung der Pflegediagnosen erzielen?

Hier finden sich Antworten in einem völlig anderen Gebiet der Organisationstheorie, dem strategischen Management (Michael Porter, 1994). So sagt das Konzept der „Business Idea" aus, daß für eine finanzell und imagemäßig abgesicherte Branchenposition die Beziehung zwischen Markt , Produkt und Organisation eine Kohärenz aufweisen muß. Dies ist dann gegeben, wenn das Produkt (im Fall der Pflege eine Dienstleistung, nämlich Pflege) den aktuellen und zukünftigen Bedürfnissen des Marktes antwortet (z. B. ganzheitlicher Blickwinkel auf den Patienten, Mitbestimmung und Einbindung, kompetente Information) und, das ist hier entscheidend, wenn dazu noch die Organisation über die notwendigen funktionierenden Strukturen, Mechanismen und Prozesse verfügt, um dies bieten zu können. Genau dies ermöglicht eine professionellere Pflege, indem sie mögliche Diskrepanzen zwischen Markt, Organisation und Produkt reduziert.

Dies ist ein weiteres Plädoyer für geplanten Wandel (= OE) in einem so wichtigen und letztlich öffentlichkeitswirksamen Vorhaben wie der Einführung der Pflegediagnosen.

3.8 Zusammenfassung und Ausblick

Fast alle in den letzten Abschnitten diskutierten Aspekte und Details passen im Prinzip und im konkreten Prozedere auch auf andere größere Organsiationsentwicklungsvorhaben – geplanter Wandel ist der gemeinsame Nenner.

In diesem Beitrag wird ansatzweise auf die Komponenten, Überlegungen und Grundlagen der Organisationspsychologie bei dem vorliegenden großen Schritt im Rahmen der Pflege hingewiesen. Es wird vieles bewußt nur angerissen, um den Bedarf an gezielter Planung deutlich und den Leser neugierig zu machen – vor allem darauf, sich in den einzelnen Organisationen und Umsetzungsbereichen eigene geplante Wege zu definieren.

Hier wird der Spontaneität nicht abgesprochen, diese wird im Alltag in der Arbeit mit den Pflegediagnosen oft genug gefragt und notwendig sein. Diese wesentliche Neuerung für die gesamte Gesundheitsorganisation in bezug auf die Stellung am „Markt" und die optimale Versorgung der Patienten sollte jedoch nicht „irgendwie" eingeführt werden.

Der wesentlichste Vorteil für die Patienten ist die Tatsache, daß mit Hilfe der Pflegediagnosen und dem folgenden Pflegeprozeß ein professionelles Instrument erarbeitet wurde. Die „rund um die Uhr"-klinischen Beobachtungen und Maßnahmen der Berufsgruppe, welche am meisten mit den Patienten zu tun hat, werden nachvollziehbar erfaßt und werden Garant dafür, daß die Beobachtungen in ihrem Interesse in die Behandlung(sentscheidungen) integriert werden.

4. Taxonomie 1 nach NANDA

Klassifikation der NANDA-Pflegediagnosen

1. Austauschen

1.1. Veränderung der Ernährung
1.1.1. (Zellulär)
1.1.2. (Systemisch)
1.1.2.1. Mehr als der Körperbedarf
1.1.2.2. Weniger als der Körperbedarf
1.1.2.3. Überernährung, hohes Risiko

1.2. (Veränderung der Körperregulation)
1.2.1. (Immunologisch)
1.2.1.1. Infektion, hohes Risiko
1.2.2. Veränderung der Körpertemperatur
1.2.2.1. Körpertemperatur, verändert, hohes Risiko
1.2.2.2. Körpertemperatur, erniedrigt
1.2.2.3. Körpertemperatur, erhöht
1.2.2.4. Wärmeregulation, ungenügend
1.2.3. (—)
1.2.3.1. Dysreflexie
1.2.3.2. (Dysreflexie, autonom, hohes Risiko)*

1.3. (Veränderung der Ausscheidung)
1.3.1. (Darm)
1.3.1.1. Verstopfung
1.3.1.1.1. Verstopfung, subjektiv
1.3.1.1.2. Verstopfung, kolonisch
1.3.1.2. Durchfall
1.3.1.3. Stuhlinkontinenz
1.3.1.4. (Verstopfung, hohes Risiko)*

1.3.2. Urinausscheidung, verändert
1.3.2.1. (Inkontinenz)
1.3.2.1.1. Streßinkontinenz
1.3.2.1.2. Reflexinkontinenz
1.3.2.1.3. Dranginkontinenz
1.3.2.1.4. Inkontinenz, funktionell
1.3.2.1.5. Inkontinenz, total
1.3.2.1.6. (Dranginkontinenz, hohes Risiko)*
1.3.2.2. Harnverhalten (akut, chronisch)

1.3.3. (Haut)

1.4. (Veränderung der Durchblutung)
1.4.1. (Vaskulär)
1.4.1.1. Gewebedurchblutung, verändert
1.4.1.2. (Flüssigkeitsbalance, unausgeglichen, hohes Risiko)*
1.4.1.2.1. Flüssigkeitsüberschuß
1.4.1.2.2.1. Flüssigkeitsdefizit (Aktiver Verlust und Stoffwechselstörung)
1.4.1.2.2.2. Flüssigkeitsdefizit, hohes Risiko

1.4.2. (Kardial)
1.4.2.1. (Herzzeitvolumen, vermindert)

1.5. (Veränderung der Oxygenierung)
1.5.1. (Atmung)
1.5.1.1. Gasaustausch, beeinträchtigt
1.5.1.2. Freihalten der Atemwege, ungenügend
1.5.1.3. Atemvorgang, ungenügend
1.5.1.3.1. Spontanatmung, ungenügend
1.5.1.3.2. Entwöhnung vom Respirator, gestörte Reaktion

1.6. (Veränderung der körperlichen Integrität)
1.6.1. Verletzung, hohes Risiko
1.6.1.1. Erstickung, hohes Risiko
1.6.1.2. Vergiftung, hohes Risiko
1.6.1.3. Körperschädigung, hohes Risiko
1.6.1.4. Aspiration, hohes Risiko
1.6.1.5. Inaktivitätssyndrom, hohes Risiko
1.6.1.6. (Latexallergie)*
1.6.1.7. (Latexallergie, hohes Risiko)*

1.6.2. Selbstschutz, verändert
1.6.2.1. Gewebeschädigung (Integrität des Gewebes, verändert)
1.6.2.1.1. Mundschleimhaut, verändert
1.6.2.1.2.1. Hautdefekt, bestehend (Integrität der Haut, verändert)
1.6.2.1.2.2. Hautdefekt, hohes Risiko
1.6.2.1.3. (Gebiß, verändert)

1.7.1. (Adaptionsfähigkeit, vermindert, intrakraniell)

1.8.1. (Energiefeldstörung)

2. Kommunizieren

2.1. (Veränderung der Kommunikation)
2.1.1. (Verbal)
2.1.1.1. Kommunizieren, verbal, beeinträchtigt
2.1.2. (Nonverbal)

3. In Beziehung treten

3.1. (Veränderung der Sozialisation)
3.1.1. Soziale Interaktion, beeinträchtigt
3.1.2. Soziale Isolation
3.1.3 Einsamkeit, hohes Risiko

3.2. (Veränderung der Rolle)
3.2.1. Rollenerfüllung, gestört
3.2.1.1.1. Elterliche Pflege, verändert
3.2.1.1.2. Elterliche Pflege, verändert, hohes Risiko
3.2.1.1.2.1. Eltern-Kind-Beziehung, gestört, hohes Risiko
3.2.1.2. (Sexuell)
3.2.1.2.1. Sexuelle Störung
3.2.1.3. (Arbeit)

3.2.2. Familienprozeß verändert
3.2.2.1. Rolle als Pflegende, Belastung
3.2.2.2. Rolle als Pflegende, Belastung, hohes Risiko
3.2.2.3.1. Familienprozeß, verändert, Alkoholismus
3.2.3.1. Elternrollenkonflikt

3.3. Sexualverhalten, Veränderung

4. Wertschätzen

4.1. Spiritueller Zustand (Veränderung)
4.1.1. Verzweiflung
4.1.2. (Verzweiflung, hohes Risiko)*

4.2. (Potential für verbessertes spirituelles Wohlbefinden)

5. Wählen

5.1.	(Veränderung der Bewältigungsformen)
5.1.1.	(Betroffene)
5.1.1.1.	Bewältigungsformen des Betroffenen, ungenügend
5.1.1.1.1.	Anpassung, beeinträchtigt
5.1.1.1.2.	Bewältigungsformen, defensiv
5.1.1.1.3.	Verneinung, unwirksam
5.1.2.	(Familie)
5.1.2.1.	(Bewältigungsformen der Familie, ungenügend)
5.1.2.1.1.	Bewältigungsformen der Familie, hemmendes Verhalten
5.1.2.1.2.	Bewältigungsformen der Familie, verletzendes Verhalten
5.1.2.2.	Bewältigungsformen der Familie, Entwicklungsmöglichkeiten
5.1.3.	(Gemeinde)
5.1.3.1.	(Potential für erweiterte kommunale Bewältigung)
5.1.3.2	(Ineffektive kommunale Bewältigung)
5.2.	(Veränderung der Teilnahme)
5.2.1.	Behandlungsempfehlungen, unwirksame Handhabung
5.2.1.1.	Kooperationsbereitschaft, fehlend
5.2.2.	(Behandlungsempfehlungen, unwirksame Handhabung, Familie)
5.2.3.	(Behandlungsempfehlungen, unwirksame Handhabung, Gemeinde)
5.2.4.	Behandlungsempfehlungen, erfolgreiche Handhabung
5.3.1.1.	Entscheidungskonflikt (im Detail angeben)
5.4.	Gesundheitsförderung, persönlich (im Detail angeben)

6. Sich bewegen

6.1.	(Veränderung der Aktivität)
6.1.1.	(Körperliche Mobilität)
6.1.1.1.	Körperliche Mobilität, beeinträchtigt
6.1.1.1.1.	Periphere neurovaskuläre Störung, hohes Risiko
6.1.1.1.2.	Perioperativ positionierte Verletzung, hohes Risiko
6.1.1.1.3.	(Gehen, beeinträchtigt)*
6.1.1.1.4.	(Rollstuhlmobilität, beeinträchtigt)*
6.1.1.1.5.	(Rollstuhltransfer, beeinträchtigt)*

6.1.1.1.6. (Mobilität im Bett, beeinträchtigt)*
6.1.1.2. Aktivitätsintoleranz
6.1.1.2.1. Müdigkeit
6.1.1.3. Aktivitätsintoleranz, hohes Risiko

6.1.2. (Soziale Mobilität)
6.2. (Veränderung der Ruhezeit)
6.2.1. Schlafgewohnheiten, gestört
6.2.1.1. (Schlafdefizit)*

6.3. (Veränderung der Freizeit)
6.3.1. (Freizeitaktivitäten)
6.3.1.1. Beschäftigungsdefizit

6.4. Veränderung der Aktivitäten des täglichen Lebens
6.4.1. (Haushaltsführung)
6.4.1.1. Haushaltsführung, beeinträchtigt

6.4.2. Gesundheitsverhalten, verändert
6.4.2.1. (Erholung nach chirurgischem Eingriff, verzögert)*
6.4.2.2. (Gesundungsprozeß, ausbleibend)*

6.5. (Veränderung der persönlichen Pflege)
6.5.1. Essen
6.5.1.1. Schlucken, beeinträchtigt
6.5.1.2. Stillen, unwirksam
6.5.1.2.1. Stillen, unterbrochen
6.5.1.3. Stillen, erfolgreich
6.5.1.4. Nahrungsaufnahme des Säuglings, beeinträchtigt

6.5.2. Waschen/Sich Sauberhalten
6.5.3. Kleiden/Pflegen der äußeren Erscheinung
6.5.4. Ausscheiden

6.6. Wachstum und Entwicklung, verändert
6.6.1. (Entwicklung, verändert, hohes Risiko)*
6.6.2. (Wachstum, verändert, hohes Risiko)*

6.7. Verlegungsstreßsyndrom

6.8. (Kindliche Verhaltensorganisation)
6.8.1. Kindliche Verhaltensorganisation, unausgereift, hohes Risiko
6.8.2. Kindliche Verhaltensorganisation, unausgereift
6.8.3. Kindliche Verhaltensorganisation, Möglichkeit zur Verbesserung

7. Wahrnehmen

7.1.	(Veränderung des Selbstkonzeptes)
7.1.1.	Körperbild, Störung
7.1.2.	Selbstwertgefühl, Störung
7.1.2.1.	Selbstwertgefühl, chronisch tief
7.1.2.2.	Selbstwertgefühl, situationsbedingt tief
7.1.3.	Persönliche Identität, Störung
7.2.	Sinneswahrnehmungen, verändert (sensorisch – perzeptorisch)
7.2.1.1.	Halbseitige Vernachlässigung
7.3.	(Veränderung der Bedeutsamkeit)
7.3.1.	Hoffnungslosigkeit
7.3.2.	Machtlosigkeit

8. Wissen

8.1.	(Veränderung des Wissensstandes)
8.1.1.	Wissensdefizit
8.2.	(Veränderung der Lernfähigkeit)
8.2.1.	Desorientiertheit (in Bearbeitung)
8.2.2.	Verwirrtheit, akut
8.2.3.	Verwirrtheit, chronisch
8.3.	Denkprozeß verändert
8.3.1.	Gedächtnis, beeinträchtigt

9. Fühlen

9.1.	(Veränderung des Wohlbefindens)
9.1.1.	Schmerzen
9.1.1.1.	Schmerzen, chronisch
9.1.2.	(Übelkeit)
9.2.	(Veränderung der emotionalen Integrität)
9.2.1.	(Trauern)
9.2.1.1.	Trauern, nicht angemessen
9.2.1.2.	Trauern, vorzeitig

9.2.1.3. (Kummer, chronisch)*

9.2.2. Gewalttätigkeit: gegen andere, hohes Risiko
9.2.2.1. Selbstverstümmelung, hohes Risiko
9.2.2.2. Gewalttätigkeit gegen sich, hohes Risiko
9.2.3. Posttraumatische Reaktion
9.2.3.1. Vergewaltigungssyndrom
9.2.3.1.1. Vergewaltigungssyndrom, komplexe Reaktion
9.2.3.1.2. Vergewaltigungssyndrom, stille Reaktion

9.2.4. (Posttraumatisches Syndrom, hohes Risiko)*

9.3.1. Angst
9.3.1.1. (Todesangst)*

9.3.2. Furcht

Anmerkungen

Pflegediagnosen in ( ) sind solche, die im vorliegenden Handbuch von den AutorInnen nicht bearbeitet wurden.
Pflegediagnosen mit * sind Diagnosen der NANDA von 1999–2000.

5. Kurzfassung der Pflegediagnosen

Pflegediagnosen und Definition	Mögliche Ursachen und Risikofaktoren
Aktivitätsintoleranz Die Unfähigkeit des Patienten, einfache Aktivitäten auszuführen (Aktivitäten des täglichen Lebens), weil nicht genügend physische oder psychische Kraft vorhanden ist.	❑ Allgemeine Schwäche ❑ Bewegungsarme Lebensweise (z. B. Adipositas) ❑ Bettruhe oder Immobilität ❑ Aktivität wird wegen Atemnot oder Schmerzen häufig unterbrochen ❑ Beeinträchtigtes Lernvermögen ❑ Psychische Veränderungen (veränderter Gemütszustand) ❑ Andere Grundkrankheiten
Aktivitätsintoleranz, hohes Risiko Ein Zustand, bei dem der Patient der Gefahr ausgesetzt ist, nur ungenügende physische oder psychische Kraft zu haben, um die Aktivitäten des täglichen Lebens auszuführen.	❑ Von früher bekannte Einschränkung ❑ Bestehende Kreislauf-/Atemprobleme ❑ Schlechter Allgemeinzustand ❑ Mangelnde Erfahrung mit der betreffenden Aktivität ❑ Nach Aufklärung über einen progressiven Krankheitszustand (z. B. Krebs, Multiple Sklerose, chronisch obstruktive Lungenerkrankungen, große Operation) ❑ Äußerung von Unvermögen/Unfähigkeit, die erwartete Aktivität auszuführen ❑ Angeordnete Bettruhe ❑ Schlafmangel ❑ Erhöhter Energiebedarf (z. B. bei Fieber, große Wunden, Rastlosigkeit, Aufregung)
Angst Ein vages, unsicheres Gefühl, dessen Ursache dem Patienten oft unklar und/oder unbekannt ist.	❑ Unbewußter Konflikt über grundsätzliche Werte, Glaubensfragen und Lebenssinn

Pflegediagnosen und Definition	Mögliche Ursachen und Risikofaktoren
	❑ Situative und/oder entwicklungsbedingte Krisen ❑ Zwischenmenschliche Übertragung ❑ Bedrohung des Selbstkonzeptes, subjektiv oder objektiv ❑ Unbewußter Konflikt ❑ Todesangst, subjektiv oder objektiv ❑ Bedrohung oder Veränderung des Gesundheitszustandes (terminale Erkrankung), Rollenfunktion, Umgebung (Sicherheit), Interaktionsmuster, sozioökonomischer Status ❑ Unerfüllte Bedürfnisse ❑ positive oder negative Selbstbeeinflussung
Anpassung, beeinträchtigt Die Unfähigkeit eines Patienten, sein Verhalten oder seine Lebensweise so zu ändern, daß sie mit dem veränderten Gesundheitszustand übereinstimmen.	❑ Unfähigkeit, Veränderungen im Lebensstil herbeizuführen ❑ Ungenügendes Unterstützungssystem/Beziehungsnetz ❑ Beeinträchtigte Wahrnehmung, Reizüberflutung ❑ Verletztes Selbstwertgefühl, veränderte Kontrollerwartung (locus of control) ❑ Nicht abgeschlossener Trauerprozeß (z. B. bei emotionell schwerwiegendem Verlust) ❑ Körperliche Einschränkungen und/oder Lernbehinderung ❑ Lebensbedrohender Zustand oder Krankheit

Pflegediagnosen und Definition	Mögliche Ursachen und Risikofaktoren
Aspiration, hohes Risiko Der Zustand, bei dem ein Patient der Gefahr ausgesetzt ist, daß Sekrete aus Magen, Rachen und Mund feste Nahrungsbestandteile und/oder Flüssigkeiten in den tracheobronchialen Raum eintreten (aufgrund von Dysfunktion oder Fehlen der normalen Schutzmechanismen).	❑ Verminderter Husten- und Würgereflex ❑ Beeinträchtigtes Schluckvermögen (aufgrund des Unvermögens der Epiglottis und Stimmbänder, die Trachea abzuschließen) ❑ Operation oder Trauma im Gesichts-/Mund-/Halsbereich; verdrahteter Kiefer ❑ Situation, in der eine erhöhte Oberkörperlagerung nicht möglich ist ❑ Verzögerte Entleerung des Magens, verminderte gastrointestinale Motilität, erhöhter Druck im Magen, vermehrter Restmageninhalt ❑ Bestehende Tracheotomie oder endotrachealer Tubus (Übermäßig oder ungenügend aufgeblasener Cuff des endotrachealen Tubus) ❑ Gastrointestinale Sonden, Sondenkostverabreichungen in Bolusform/Medikamentenverabreichungen durch eine gastrointestinale Sonde
Atemvorgang, ungenügend Der Zustand, bei dem der Inspirations- und / oder Exspirationsvorgang eines Patienten zu einer ungenügenden Füllung oder Entleerung der Lunge führt.	❑ Neuromuskuläre/muskuloskelettäre Beeinträchtigung ❑ Angst ❑ Schmerz ❑ Wahrnehmungs-/Bewußtseinsstörung ❑ Verminderte Kraft/Müdigkeit ❑ Ineffektiver Husten ❑ Tracheobronchiale Infektion

Pflegediagnosen und Definition	Mögliche Ursachen und Risikofaktoren
	❑ Veränderung des normalen O_2/CO_2 Verhältnisses, z. B. O_2-Therapie bei chronisch obstruktiver Lungenerkrankung (COPD) ❑ Herz-Kreislaufstörung ❑ Langjähriges Rauchen
Behandlungsempfehlung (individuell), unwirksames Handhaben Die Unfähigkeit des Patienten, das Behandlungsprogramm und seine Auswirkungen in das tägliche Leben zu integrieren.	❑ Nicht durchschaubares, zu komplexes Gesundheitssystem/Behandlungsvorschriften ❑ Entscheidungskonflikte und Familienkonflikt ❑ Wirtschaftliche Schwierigkeiten ❑ Übermäßige Forderungen, die an Einzelperson oder Familie gestellt werden ❑ Verhaltensmuster der Familie in bezug auf die Gesundheitspflege ❑ Ungenügende Auswahlmöglichkeiten zum Handeln ❑ Wissensdefizite ❑ Mißtrauen gegenüber den Behandlungsvorschriften und dem Pflegepersonal ❑ Krankheit als schwerwiegend wahrgenommen, Anfälligkeit, Hindernisse ❑ Krankheitsgewinn (Nutzen aus der Krankheit ziehen) ❑ Machtlosigkeit ❑ Mangelnde soziale Unterstützung ❑ Wahrgenommene geringe Behandlungschancen ❑ Kaum wahrgenommene Ernsthaftigkeit der Erkrankung und deren Spätfolgen

Pflegediagnosen und Definition	Mögliche Ursachen und Risikofaktoren
Behandlungsempfehlung, erfolgreiche Handhabung Ein Verhaltensmuster eines Patienten, das Behandlungsprogramme für Krankheiten und Krankheitsspätfolgen steuert und in den Alltag integriert, um einen spezifische Gesundheitszustand zu erreichen.	**Anmerkung** Diese Pflegediagnose ist eine Gesundheitsdiagnose und kann angewendet werden bei Patienten, die den Wunsch nach Gesundheitsberatung zur Förderung und Erhaltung ihrer Gesundheit äußern. Es geht dabei um Patienten, die erfolgreich ihr Behandlungsprogramm durchführen, jedoch Informationen verlangen, wie sie zukünftig negative Einflüsse auf ihre Gesundheit voraussehen, bewältigen oder minimieren können.
Beschäftigungsdefizit Der Zustand, in dem ein Patient einen verminderten Antrieb, mangelndes Interesse oder Engagement für die Gestaltung von Freizeit und Erholung erlebt.	❑ Mangel an Beschäftigungsmöglichkeiten in der Umgebung (z. B. bei längerfristiger Hospitalisierung, häufigen und lang dauernden Behandlungen) ❑ Körperliche Einschränkungen, Bettlägerigkeit ❑ Situations-, entwicklungsbedingte Probleme ❑ Psychischer Zustand (z. B. Niedergeschlagenheit)
Bewältigungsformen (Coping), defensiv Eine falsch positive Selbsteinschätzung des Patienten aus Selbstschutz gegen eine empfundene Bedrohung des positiven Selbstbildes.	❑ Vgl. *PD 5.1.1.1 Bewältigungsformen des Betroffenen, ungenügend*

Pflegediagnosen und Definition	Mögliche Ursachen und Risikofaktoren
Bewältigungsformen der Familie (Coping), Entwicklungsmöglichkeiten Das Familienmitglied hat sich wirksam an den veränderten Gesundheitszustand des Patienten angepaßt und zeigt den Wunsch und die Bereitschaft, die eigene Gesundheit zu verbessern und gemeinsam an der Situation zu reifen.	❑ Die Grundbedürfnisse der Person sind genügend erfüllt, und die Anpassungsfähigkeit ist erfolgreich geleistet worden, so daß die Zielvorstellung der Selbsterfahrung verwirklicht werden kann.
Bewältigungsformen der Familie, hemmendes Verhalten Das Verhalten von Bezugsperson(en), das die Fähigkeiten des Patienten und der Angehörigen mit der Situation fertig zu werden, behindert.	❑ Bezugspersonen/Familienmitglieder, die an chronisch unterdrückten Gefühlen von Schuld, Angst, Feindseligkeit, Verzweiflung usw. leiden. ❑ Unterschiedliche Bewältigungsformen der Bezugspersonen und des Patienten mit der Problematik umgehen zu können. ❑ Ambivalente familiäre Beziehungen ❑ Willkürlicher Widerstand der Bezugspersonen/Familienmitglieder gegenüber der Therapie
Bewältigungsformen der Familie, verletzendes Verhalten Eine normalerweise wichtige Bezugsperson (Familienmitglied oder nahestehende/r Freund/in) bietet ungenügende, unwirksame oder gefährdende Unterstützung. Der Patient würde mehr und wirksamere Unterstützung brauchen, um mit der veränderten Lebenssituation fertig zu werden.	❑ Ungenaue oder falsche Informationen oder mangelndes Verständnis einer Bezugsperson ❑ Bezugsperson(en), die vorübergehend eigene emotionale Konflikte und Leiden zu meistern haben (Sie sind dadurch unfähig die Bedürfnisse des Patienten wahrzunehmen und sich entsprechend zu verhalten.)

Pflegediagnosen und Definition	Mögliche Ursachen und Risikofaktoren
	❑ Andere situations- und entwicklungsbedingte Krisen oder Situationen, in denen sich die Bezugsperson befindet ❑ Der Patient zeigt ablehnendes Verhalten gegenüber der Bezugsperson ❑ Lang andauernde Krankheit oder fortschreitende Behinderung, welche die Kräfte der Bezugspersonen erschöpfen
Bewältigungsformen des Betroffenen (Coping), ungenügend Herabgesetzte Fähigkeit des Patienten, den täglichen Anforderungen des Lebens zu genügen und/oder eine herabgesetzte Problemlösungsfähigkeit.	❑ Situations-/entwicklungsbedingte Krisen ❑ Persönliche Verletzlichkeit ❑ Ungenügende Unterstützungssysteme/Beziehungsnetze ❑ Mangelernährung ❑ Überarbeitung ❑ Unrealistische Wahrnehmung ❑ Mehrfache Stressoren, die sich in einem bestimmten Zeitraum wiederholen ❑ Mehrfache Änderungen der Lebensumstände, Konflikt ❑ Ungenügende Erholung, wenig oder keine Bewegung ❑ Unerfüllte Erwartungen ❑ Störung des Nervensystems ❑ Gedächtnisverlust ❑ Starke Schmerzen ❑ Überwältigende persönliche Bedrohung

Pflegediagnosen und Definition	Mögliche Ursachen und Risikofaktoren
Denkprozeß, verändert Der Zustand, bei dem ein Patient eine Störung der kognitiven Abläufe (= Situationen richtig erkennen, verarbeiten und zuordnen) und Vorgänge erlebt.	❑ Physiologische Veränderungen, Altern, Hypoxie, Kopfverletzungen ❑ Hirnorganische Veränderungen ❑ Schlafentzug ❑ Psychische Konflikte
Dranginkontinenz Ein unkontrollierter Harnverlust des Patienten, der unmittelbar nach einem Harndrang auftritt.	❑ Verkleinertes Blasenfüllungsvermögen ❑ Reizung der Blasendehnungsrezeptoren, die einen Spasmus verursacht (z. B. Harnwegsinfektion), Alkohol, Koffein, erhöhte Flüssigkeitszufuhr, erhöhte Urinkonzentration, Blasenüberdehnung
Durchfall Ein Zustand, bei dem ein Patient eine Veränderung der normalen Stuhlgewohnheiten erfährt, welche durch mehrmalige Ausscheidung von dünnem, wäßrigem, ungeformtem Stuhl gekennzeichnet ist.	❑ Streß und Angst ❑ Medikamente, Bestrahlung, Toxine, Schadstoffe ❑ Nahrungsmittel, Sondennahrung, Diätumstellungen ❑ Darmerkrankungen, Darminfektionen
Dysreflexie Der Zustand, bei dem ein Patient mit einer Rückenmarksverletzung oberhalb Th6 auf einen schädlichen Reiz eine lebensbedrohende, ungehemmte, autonome Reaktion des Nervensystems erlebt.	❑ Blasenüberdehnung ❑ Hautreizung ❑ Wissensdefizit des Patienten ❑ Wissensdefizit der Pflegeperson ❑ sexuelle Übererregung

Pflegediagnosen und Definition	Mögliche Ursachen und Risikofaktoren
Einsamkeit, hohes Risiko Der subjektive Zustand, bei dem der Patient ein Unbehagen im Kontakt und Umgang mit anderen verspürt, oder aber den Wunsch oder das Bedürfnis nach Kontakt mit anderen äußert.	*Pathophysiologisch* ❑ Physische Beeinträchtigung (z. B. Lähmung, Amputation) ❑ Krebs (z. B. verunstaltende Operation an sichtbaren Körperstellen) ❑ Fettleibigkeit ❑ Emotionale Beeinträchtigung (z. B. Angstzustände, Niedergeschlagenheit, Paranoia, Phobien) ❑ Inkontinenz ❑ Psychiatrische Erkrankungen (z. B. Schizophrenie, Persönlichkeitsstörungen) ❑ Schwächende Krankheiten ❑ Infektiöse Krankheiten (z. B. AIDS) *Behandlungsbedingt* ❑ Therapeutische Isolation (z. B. Immunsupprimierte Patienten nach Chemotherapie, TBC) *Situationsbedingt (persönlich und umweltbedingt)* ❑ Pensionsschock ❑ Verlust einer Bezugsperson (z. B. Tod, Scheidung) ❑ Armut, Arbeitslosigkeit, Aufenthalt in einer Institution ❑ Wechsel in einen anderen Kulturkreis (unbekannte Sprache, Religion) ❑ Suchterkrankungen (Alkohol, Drogen) ❑ Anpassungsunfähigkeit ❑ Von der Gesellschaft nicht akzeptiertes Verhalten ❑ Unfähigkeit, gewohnte Transportmittel in Anspruch zu nehmen

Pflegediagnosen und Definition	Mögliche Ursachen und Risikofaktoren
	❑ Isolierte Erziehung bei Kindern (over protective, nicht integrative Erziehungsmethoden), oder übertragbare Krankheiten
Elterliche Pflege, verändert, hohes Risiko Der Zustand, bei dem die erziehenden Person(en) gefährdet sind, sich unfähig zu fühlen, eine Umwelt zu schaffen, in der ein Kind optimal wachsen und sich entwickeln kann. (Die Anpassung an die Elternrolle ist im allgemeinen ein normaler Reifeprozeß, der von seiten der Pflege präventive Maßnahmen zur Verhinderung von potentiellen Problemen und zur Gesundheitserziehung erfordert, falls er nicht stattfindet.)	❑ Fehlen eines Vorbildes ❑ Mangelnde Unterstützung von Bezugsperson(en) ❑ Störung im Aufbau der Beziehung (z. B. von seiten der Mutter, der Eltern, oder anderer Personen) ❑ Psychische oder physische Krankheit ❑ Wissensdefizit ❑ Kognitive Einschränkungen ❑ Mehrfachschwangerschaften ❑ Unrealistische Erwartungen an sich selbst, an das Kleinkind, den Partner ❑ Körperlicher und psychosozialer Mißbrauch der erziehenden Person(en) ❑ Nicht erfüllte soziale/psychische Bedürfnisse der erziehenden Person in bezug auf den Reifeprozeß ❑ Existenzielle physische/psychische Bedrohung des eigenen Lebens ❑ Bestehender Streßzustand (finanzielle, rechtliche, kürzlich erlebte Krise, kulturelle Veränderung [z. B. Umzug aus einem anderen Land, andere Nationalität]) ❑ Fehlende Identifikation mit der Rolle ❑ Unangemessene Reaktion des Kindes in der Beziehung

Pflegediagnosen und Definition	Mögliche Ursachen und Risikofaktoren
Elterliche Pflege, verändert Der Zustand, bei dem die erziehenden Person(en) sich unfähig fühlen, eine Umwelt zu schaffen, in der ein Kind optimal wachsen und sich entwickeln kann. (Die Anpassung an die Elternrolle ist im allgemeinen ein normaler Reifeprozeß, der von seiten der Pflege präventive Maßnahmen zur Verhinderung von potentiellen Problemen und zur Gesundheitserziehung erfordert, falls er nicht stattfindet.)	❑ Fehlen eines Vorbildes ❑ Mangelnde Unterstützung von Bezugsperson(en) ❑ Störung im Aufbau der Beziehung (z. B. von seiten der Mutter, der Eltern, oder anderer Personen) ❑ Psychische oder physische Krankheit ❑ Wissensdefizit ❑ Kognitive Einschränkungen ❑ Mehrfachschwangerschaften ❑ Unrealistische Erwartungen an sich selbst, an das Kleinkind, den Partner ❑ Körperlicher und psychosozialer Mißbrauch der erziehenden Person(en) ❑ Nicht erfüllte soziale/psychische Bedürfnisse der erziehenden Person in bezug auf den Reifeprozeß ❑ Existentielle physische/psychische Bedrohung des eigenen Lebens ❑ Bestehender Streßzustand (finanzielle, rechtliche, kürzlich erlebte Krise, kulturelle Veränderung [z. B. Umzug aus einem anderen Land, andere Nationalität]) ❑ Fehlende Identifikation mit der Rolle ❑ Unangemessene Reaktion des Kindes in der Beziehung

Pflegediagnosen und Definition	Mögliche Ursachen und Risikofaktoren
Eltern-Kind-Beziehung, gestört, hohes Risiko Unterbrechung des Interaktionsprozesses zwischen Eltern/Bezugspersonen und Kind, der für die Entwicklung einer beschützenden, fürsorglichen, wechselseitigen Beziehung erforderlich ist.	❑ Unfähigkeit der Eltern ihre eigenen Bedürfnisse zu befriedigen ❑ Ängste in Verbindung mit der Elternrolle ❑ Drogenabhängigkeit ❑ Frühgeborenes Kind ❑ Kranker Säugling/krankes Kind, das aufgrund einer veränderten Verhaltensorganisation unfähig ist, wirkungsvoll einen Anstoß für elterlichen Kontakt zu geben. ❑ Eltern-Kind-Trennung ❑ Physische Barrieren ❑ Soziale Situation ❑ Ablehnung des Kindes ❑ Erkrankung eines oder beider Elternteile
Elternrollenkonflikt Zustand, bei dem sich ein oder beide Elternteile aufgrund einer Krise in einem Konflikt befinden und der Elternrolle nicht gerecht werden.	❑ Eltern-Kind-Trennung aufgrund einer chronischen Krankheit oder Scheidung ❑ Verunsicherung durch invasive oder restriktive Maßnahmen (z. B. durch Isolation, Besuchsverbot bei akutem Drogenentzug, Tbc, Intensivpflege). ❑ Spezielle Pflegebedürftigkeit eines Kindes in der elterlichen Wohnung (z. B. Apnoe-Überwachung, parenterale Ernährung). ❑ Veränderung des Ehestandes ❑ Beeinträchtigung des Familienlebens aufgrund des pflegebedürftigen Kindes (z. B. Therapien, Pflegeperson, fehlende Erholungsmöglichkeiten).

Pflegediagnosen und Definition	Mögliche Ursachen und Risikofaktoren
Entscheidungskonflikt Der Zustand, bei dem ein Patient unsicher ist, welchen Weg er wählen soll, wenn die Wahl ein Risiko bedeutet und/oder einen Verlust bzw. Infragestellung der eigenen Wertvorstellungen mit sich bringt.	❑ Unklare Wertvorstellungen/Einstellungen zu Glaubensfragen; wahrgenommene Bedrohung des persönlichen Wertsystems ❑ Mangelnde Erfahrung oder Störung im Entscheidungsprozeß ❑ Fehlen relevanter Informationen; mehrere oder unterschiedliche Informationsquellen. ❑ Mangelnde Unterstützung
Entwöhnung vom Respirator, gestörte Reaktion Der Zustand, bei dem sich der Patient nicht an das erniedrigte Leistungsniveau der künstlichen Beatmung anpassen kann, was den Entwöhnungsprozeß stört und hinauszögert.	*physische* ❑ Ungenügendes Freihalten der Atemwege (z. B. zähflüssiges oder vermehrtes Bronchialsekret) ❑ Unzureichende Kalorienzufuhr ❑ Schmerzen oder Mißbehagen ❑ Zentrale Dämpfung (z. B. Sedierung) ❑ Muskelschwäche, Unfähigkeit zur Kontrolle der Atemmuskulatur ❑ Zwerchfellhochstand (z. B. Adipositas) *psychische* ❑ Wissensdefizit bezüglich Entwöhnungsprozeß und Rolle des Patienten (Fehlen der Aufklärung bzw. Information) ❑ Verminderte Motivation ❑ Erniedrigtes Selbstwertgefühl ❑ Mäßige, ausgeprägte Angst ❑ Furcht

Pflegediagnosen und Definition	Mögliche Ursachen und Risikofaktoren
	❑ Hoffnungslosigkeit ❑ Machtlosigkeit ❑ Ungenügendes Vertrauen in die Pflegeperson *situative* ❑ Nicht angemessenes Tempo bei der Entwöhnung ❑ Ungenügende soziale Unterstützung ❑ Ungünstiges Umfeld; laute, unruhige Umgebung; negative Ereignisse im Zimmer; ungünstiges Verhältnis von Pflegeperson(en)/Patientenanzahl, längere Abwesenheit der Pflegeperson ❑ Patient wird länger als eine Woche beatmet ❑ Mehrere erfolglose Entwöhnungsversuche
Erstickung, hohes Risiko Erhöhtes Risiko einer Erstickung (ungenügendes Luftangebot zur Atmung).	*Innere (individuelle)* ❑ Vermindertes Riechvermögen ❑ Verminderte motorische Fähigkeiten ❑ Sensorische Beeinträchtigungen ❑ Mangelhafte Sicherheitserziehung; Vorsichtsmaßnahmen ❑ Kognitive oder emotionale Schwierigkeiten (z. B. veränderter Bewußtseinszustand) ❑ Krankheit oder Verletzung ❑ Mangelnd ausgebildete Reflexe *Äußere (umweltbedingte)* ❑ Kissen/Saugflasche im Bett eines Säuglings

Pflegediagnosen und Definition	Mögliche Ursachen und Risikofaktoren
	❑ Schnuller um den Hals eines Säuglings gehängt ❑ Kinder, die mit Plastiksäcken spielen oder kleine Objekte in Mund oder Nase stecken ❑ Unbeaufsichtigte Kinder in Badewannen oder Schwimmbädern ❑ Ausrangierte oder unbenutzte Kühlschränke/Tiefkühler mit Türen ❑ Laufender Automotor in geschlossener Garage ❑ Gaslecks in Haushalt/Wohnwagen ❑ Rauchen im Bett ❑ Benutzung von Ölheizungen ohne Abluftvorrichtung ❑ Schlucken von großen Bissen ❑ Suizidversuche ❑ Falsche Essenseingabe
Familienprozeß, verändert Der Zustand, bei dem eine Familie, die normalerweise wirksam funktioniert, eine Störung erlebt.	❑ Situationsbedingter Wechsel oder Krise (z. B. ökonomisch, Rollenwechsel, Krankheit) ❑ Entwicklungsbedingter Wechsel oder Krise (z. B. Verlust oder Hinzukommen eines Familienmitglieds)
Familienprozeß, verändert, Alkoholismus Der Zustand, bei dem die psychosozialen, geistigen und physiologischen Funktionen der Familieneinheit chronisch desorganisiert sind. Dieser Zustand führt zu Konflikten, Leugnen von Problemen, Widerstand gegen Problemlösungen sowie eine	❑ Alkoholabusus ❑ Alkoholismus in der Familiengeschichte, Behandlungsresistenz ❑ Unangemessene Bewältigungsmuster ❑ Genetische Prädisposition ❑ Zur Sucht neigende Persönlichkeit

Pflegediagnosen und Definition	Mögliche Ursachen und Risikofaktoren
Reihe von sich selbst erneuernden Krisen.	❑ Mangel an Problemlösungsfähigkeiten ❑ Biochemische Einfluß faktoren
Flüssigkeitsdefizit, aktiver Verlust Der Zustand, bei dem ein Patient eine intravasale, intrazelluläre oder interstitielle Dehydratation erlebt. (Übermäßiger Verlust bei mangelhafter Substitution)	❑ Aktiver Verlust (z. B. bei Verbrennungen, abdominalem Tumor, Blutung, Durchfall, Fisteln, Anwendung von hyperosmotischen Röntgenkontrastmitteln)
Flüssigkeitsdefizit, hohes Risiko Der Zustand, bei dem ein Patient der erhöhten Gefahr eines (intravasalen, intrazellulären oder interstitiellen) Flüssigkeitsverlusten ausgesetzt ist.	❑ Altersextreme und Gewicht, Außentemperatur, Faktoren, die den Flüssigkeitsbedarf eines Menschen beeinflussen. (Fieber, trockene und heiße Umgebung, erhöhter Stoffwechsel, Genußmittel). ❑ Erhöhte Flüssigkeitsausscheidung auf normalem Weg (z. B. bei Durchfall, Erbrechen) ❑ Flüssigkeitsverlust auf ungewöhnlichem Weg (aufgrund von Drainagen, Sonden, Fisteln) ❑ Körperliche oder psychische Veränderungen, die dem Zugang zu Flüssigkeiten, deren Einnahme oder Absorption beeinflussen (körperliche Immobilität, Bewußtlosigkeit) ❑ Wissensdefizit bezüglich Flüssigkeitsbedarf ❑ Medikamente (z. B. Diuretika, Seditiva)

Pflegediagnosen und Definition	Mögliche Ursachen und Risikofaktoren
Flüssigkeitsdefizit, Stoffwechselstörung Der Zustand, bei dem ein Patient eine intravasale, intrazelluläre oder interstitielle Dehydratation erlebt. (Übermäßiger Verlust aufgrund einer Stoffwechselstörung bei ungenügender Substitution)	❑ Versagen der regulatorischen Mechanismen (z. B. Erkrankung der Nebenniere, Erholungsphase bei akutem Nierenversagen, unkontrollierter Diabetes mellitus/insipidus)
Flüssigkeitsüberschuß Der Zustand, bei dem ein Patient eine Zunahme der Flüssigkeitsansammlung und Ödeme erlebt.	❑ Gefährdeter Regulationsmechanismus (z. B. verminderte Plasmaeiweiße bei Mangelernährung, Fisteln mit eiweißreichen Verlusten, Brandwunden, Organversagen) ❑ Erhöhte Flüssigkeitseinnahme ❑ Erhöhte Salzeinnahme ❑ Medikamentöse Therapien, hormonelle Umstellungen
Freihalten der Atemwege, ungenügend Ein Zustand, bei dem ein Patient unfähig ist, Sekrete oder Hindernisse des Respirationstraktes zu entfernen, um die Atemwege freizuhalten.	❑ Tracheobronchiale Infektion, Obstruktion, erhöhte Sekretion ❑ Verminderte Kraft/Müdigkeit (verminderte Muskeltätigkeit des Respiratortraktes bei Sedierung, Analgesie, Erschöpfung, Immobilität) ❑ Veränderte Wahrnehmung, veränderter Bewußtseinszustand, kognitive Einschränkungen ❑ Trauma ❑ Schmerzen

Pflegediagnosen und Definition	Mögliche Ursachen und Risikofaktoren
Furcht Furcht ist ein Gefühl des Schreckens, das sich auf eine erkennbare, für diesen Patienten bedeutende Ursache bezieht.	❑ Drohender Verlust eines Körperteiles oder einer Körperfunktion ❑ Unheilbare Krankheit ❑ Sensorische Beeinträchtigung ❑ Kognitive Beeinträchtigung ❑ Längerdauernde Invalidität ❑ Todesbedrohung am Ende einer Krankheit ❑ Hospitalisation, operativer Eingriff und seine Auswirkungen, Anästhesie, Bestrahlung ❑ Geplante Untersuchungen ❑ Schmerzen ❑ Neue Umgebung, neue Behandlungspersonen ❑ Mangelnde Kenntnis über die Behandlung, Mißerfolge und Fehlschläge ❑ Wissensdefizit ❑ Scheidung, Trennung, Konflikte, Spannungen ❑ Fehlende Unterstützung bei Bedrohung ❑ Sprachbarrieren, Unfähigkeit zu kommunizieren
Gasaustausch, beeinträchtigt Störung des Sauerstoff- oder Kohlendioxidaustausches in den Lungen oder auf zellulärer Ebene.	❑ Gestörtes Verhältnis zwischen Ventilation und Perfusion ❑ Veränderter Blutstrom (z. B. Lungenembolie, erhöhter Gefäßwiderstand) ❑ Alveolär-kapilläre Veränderungen an den Membranen (z. B. akutes respiratorisches Distreßsyndrom [ARDS]), chronische Zustände wie z. B. Pneumokoniose, Asbestose/Silikose

Pflegediagnosen und Definition	Mögliche Ursachen und Risikofaktoren
	❑ Veränderte Sauerstoffzufuhr (z. B. Höhenkrankheit) ❑ Veränderte Sauerstoffbindungskapazität des Blutes (z. B. bei Sichelzell-/anderer Anämie, Kohlenmonoxydvergiftung)
Gedächtnis, beeinträchtigt Die Unfähigkeit des Patienten, sich an bestimmte Gedächtnisinhalte zu erinnern oder bestimmte Verhaltensweisen abzurufen. (Eine beeinträchtigte Gedächtnisleistung kann in Verbindung mit pathophysiologischen oder situativen Faktoren auftreten und vorübergehend oder dauerhaft sein.)	*Pathophysiologische Ursachen* ❑ Traumatische und/oder metabolische Störungen des Zentralnervensystems ❑ Intoxikation (endogene bzw. exogene) ❑ Cerebrovaskuläre Störung ❑ Medikamentennebenwirkungen ❑ Raumfordernde Prozesse ❑ Gestörter Flüssigkeitshaushalt ❑ Psychische Erkrankung *Situative Ursachen* ❑ Streß ❑ Müdigkeit ❑ Schmerz ❑ Angst ❑ Drogen ❑ Trauer ❑ Schlafdefizit/Schlafstörung ❑ Negative Ereignisse ❑ Entwicklungsrückstand
Gesundheitsförderung, persönlich (im Detail angeben) Ein Zustand, bei dem ein gesunder Mensch aktiv nach Wegen sucht, um sein persönliches Gesundheitsverhalten und/oder Umweltbedingungen zu verändern, um einen optimalen Ge-	❑ Rollenveränderung (Heirat, Elternschaft, Pensionierung) ❑ Mangelndes Wissen oder das Bedürfnis nach krankheitsvorbeugenden Verhältnissen (regelmäßige Programme zur körperlichen Betätigung, Vorsorgeuntersuchungen für be-

Pflegediagnosen und Definition	Mögliche Ursachen und Risikofaktoren
sundheitszustand zu erreichen. „Gesund" in diesem Zusammenhang meint, daß eine Person altersangemessene Krankheitsprävention betreibt, über einen guten bis ausgezeichneten Gesundheitszustand berichtet und vorhandene Zeichen oder Symptome von Erkrankungen unter Kontrolle sind.	stimmte Alters- und Risikogruppen, Streßbewältigung, verbesserte Ernährung und Gewichtskontrolle)
Gesundheitsverhalten, verändert Die Unfähigkeit zu erkennen, wie die Gesundheit aufrechterhalten wird und/oder wann Hilfe aufgesucht werden muß. Diese Diagnose steht immer im Zusammenhang mit anderen Pflegediagnosen (z. B. *Wissensdefizit; Kommunikation, verbal, beeinträchtigt; Denkprozesse, verändert; Bewältigungsformen, unwirksam*)	❑ Fehlende oder veränderte Kommunikationsfähigkeit (schriftlich, verbal und/oder nonverbal) ❑ Beeinträchtigte Entwicklung ❑ Eingeschränkte Fähigkeit bewußt und überlegte Urteile zu fällen ❑ Wahrnehmungs-/ Denkstörung (vollständiger oder partieller Verlust der grob- und/oder feinmotorischen Fertigkeiten) ❑ Unwirksame individuelle Bewältigungsformen (nicht angemessenes Trauern, seelische Not) ❑ Unwirksame familiäre Bewältigungsformen ❑ Fehlende materielle Ressourcen (Furcht vor Arbeitsverlust)
Gewalttätigkeit, hohes Risiko, gegen sich Der Zustand, bei dem ein Patient Verhaltensweisen erlebt, die eine körperliche Gefahr für ihn selbst	❑ Psychopatische Persönlichkeit ❑ Katatonischer/manischer Erregungszustand ❑ Dementielles Zustandsbild ❑ Panische Zustände, Zornausbrüche

Pflegediagnosen und Definition	Mögliche Ursachen und Risikofaktoren
darstellen. (Die „Verletzung" kann von Vernachlässigung bis zu Mißhandlung oder gar Tod reichen und sowohl psychischer wie physischer Natur sein.)	❑ Organisches Durchgangssyndrom ❑ Suizidales Verhalten ❑ Toxische Reaktionen auf Medikamente (einschließlich Suchtmittel/Alkohol) ❑ Mißhandlung in der Familie ❑ Hirnorganisches Syndrom ❑ Entwicklungsbedingte, negative Vorbilder ❑ Hormonelle Störung (z. B. Postmenopausesyndrom) ❑ postpartale Depression ❑ Stillpsychose ❑ Unfähigkeit, Gefühle in Worte zu fassen ❑ Provokatives Verhalten (streitsüchtig, unzufrieden, übertriebene Reaktionen, überempfindlich) ❑ Furcht vor sich selbst oder anderen ❑ Verletzliches Selbstwertgefühl ❑ Zorn ❑ Wiederholung von Äußerungen (dauernde Klagen, Bitten und Forderungen) ❑ Erhöhter Angstzustand ❑ Depression (aktive, aggressive, suizidale Handlungen)
Gewalttätigkeit, hohes Risiko, gegen andere Der Zustand, bei dem ein Patient Verhaltensweisen erlebt, die eine körperliche Gefahr für andere darstellen. (Die „Verletzung" kann von Vernachlässigung bis zu Mißhandlung oder gar Tod	❑ Psychopatische Persönlichkeit ❑ Katatonischer/manischer Erregungszustand ❑ Dementielles Zustandsbild ❑ Panische Zustände, Zornausbrüche ❑ Organisches Durchgangssyndrom

Pflegediagnosen und Definition	Mögliche Ursachen und Risikofaktoren
reichen und sowohl psychischer wie physischer Natur sein.)	❑ Toxische Reaktionen auf Medikamente (einschließlich Suchtmittel/Alkohol) ❑ Mißhandlung in der Familie ❑ Hirnorganisches Syndrom ❑ Entwicklungsbedingte, negative Vorbilder ❑ Hormonelle Störung (z. B. Postmenopausesyndrom) ❑ postpartale Depression ❑ Stillpsychose ❑ Unfähigkeit, Gefühle in Worte zu fassen ❑ Provokatives Verhalten (streitsüchtig, unzufrieden, übertriebene Reaktionen, überempfindlich) ❑ Furcht vor sich selbst oder anderen ❑ Verletzliches Selbstwertgefühl ❑ Zorn ❑ Wiederholung von Äußerungen (dauernde Klagen, Bitten und Forderungen) ❑ Erhöhter Angstzustand ❑ Depression (aktive, aggressive Handlungen)
Gewebedurchblutung, verändert: zerebrale Kardiopulmonale, renale, gastrointestinale, periphere Der Zustand, bei dem ein Patient eine Abnahme der Nährstoff- und Sauerstoffversorgung auf zellulärer Ebene erlebt, bedingt durch ein Defizit der kapillären Blutversorgung.	❑ Unterbrechung des Blutstroms – arteriell, venös ❑ Stoffwechselaustauschstörungen ❑ Hypervolämie, Hypovolämie

Pflegediagnosen und Definition	Mögliche Ursachen und Risikofaktoren
Gewebeschädigung Der Zustand, bei dem ein Patient eine Schädigung der Schleimhaut, der Hornhaut, der äußersten Haut oder des subkutanen Gewebes erleidet.	❑ Veränderte Durchblutung ❑ Ernährungsdefizit/-überschuß ❑ Flüssigkeitsdefizit/-überschuß ❑ Wissensdefizit ❑ Eingeschränkte körperliche Mobilität ❑ Reizstoffe, chemische Faktoren (einschließlich Körperausscheidungen, Sekrete, Medikamente) ❑ Thermische Faktoren (extreme Temperaturen) ❑ Mechanische Faktoren (Druck, Scherkräfte, Reibung) ❑ Strahlung (einschließlich therapeutischer Bestrahlung) ❑ Infektionen
Halbseitige Vernachlässigung (neglect) Der Zustand eines Patienten, bei dem er einen Körperteil/eine Körperhälfte (sowie den Raum auf der betroffenen Seite) nicht bewußt wahrnimmt und keine Aufmerksamkeit schenkt.	❑ Auswirkungen einer gestörten Wahrnehmungsfähigkeit (Hemianopsie) ❑ Einseitige Blindheit ❑ Neurologische Krankheit oder Trauma ❑ Zerebrale Durchblutungsstörung
Harnverhalten, akut, chronisch Der Zustand, bei dem ein Patient eine unvollständige Entleerung der Blase erlebt.	❑ Hoher urethraler Druck, verursacht durch einen schwachen Detrusormuskel (fehlender Detrusor) ❑ Hemmung des Reflexbogens ❑ Starker Sphinktertonus ❑ Blockaden (gutartige Prostatahypertrophie, perineale Schwellungen) ❑ Sensorische und/oder neuromuskuläre Störungen ❑ Einnahme von Medikamenten, die als

Pflegediagnosen und Definition	Mögliche Ursachen und Risikofaktoren
	Nebenwirkung eine Retention verursachen können (z. B. Atropin, Belladonna, Psychopharmaka, Antihistaminika, Opiate)
Haushaltsführung, ungenügend Unfähigkeit eines Patienten, selbständig für eine sichere, gesundheitserhaltende Umgebung zu sorgen.	❑ Krankheit oder Verletzung des/der Betroffenen oder eines Familienmitgliedes ❑ Unzulängliche Familienorganisation oder -planung ❑ Unzulängliche finanzielle Mittel ❑ Mangelnde Vertrautheit mit nachbarschaftlichen Ressourcen ❑ Beeinträchtigte kognitive oder emotionale Fähigkeiten ❑ Wissensmangel ❑ Fehlendes Vorbild ❑ Unzureichende soziale Unterstützung
Hautdefekt, bestehend Der Zustand, bei dem die Haut eines Patienten beschädigt ist (eine Verletzung der Haut, des größten multifunktionellen Körperorgans).	*Äußere (umweltbedingte) Ursachen* ❑ Hyperthermie oder Hypothermie ❑ Chemische Mittel ❑ Mechanische Faktoren (Scherkräfte, Druck, Zwangsruhigstellung) ❑ Bestrahlung ❑ Körperliche Immobilität ❑ Feuchtigkeit ❑ Exkretionen/Sekretionen ❑ Trauma: Verletzung/Operation *Innere (somatische) Ursachen* ❑ Medikamente

Pflegediagnosen und Definition	Mögliche Ursachen und Risikofaktoren
	❑ Veränderter Ernährungszustand (Adipositas, Kachexie) ❑ Metabolismus; Durchblutung; Sensibilität; Pigmentierung ❑ Knochenvorsprünge ❑ Veränderung des Turgors (Veränderung der Elastizität) ❑ Abwehrschwäche ❑ Psychogene Faktoren ❑ Ödeme
Hautdefekt, hohes Risiko Der Zustand, bei dem die Haut eines Patienten dem Risiko ausgesetzt ist, beschädigt zu werden.	*Äußere (umweltbedingte)* ❑ Hypothermie oder Hyperthermie ❑ Chemische Substanzen ❑ Mechanische Faktoren (Scherkräfte, Druck, Zwangsruhigstellung) ❑ Bestrahlung ❑ Körperliche Immobilität ❑ Exkretionen/Sekretionen ❑ Feuchtigkeit *Innere (somatische)* ❑ Medikamente ❑ Veränderung des Ernährungszustandes bzw. Flüssigkeitshaushaltes (Adipositas, Kachexie), des Stoffwechsels, der Durchblutung, Sensibilität, Pigmentierung ❑ Knochenvorsprünge ❑ Entwicklungsbedingte Faktoren ❑ Veränderung des Hautturgors (Veränderung der Elastizität) ❑ Psychogene Faktoren

Pflegediagnosen und Definition	Mögliche Ursachen und Risikofaktoren
	❑ Immunologische Faktoren (Allergien) ❑ Ödeme
Hoffnungslosigkeit Die Unfähigkeit eines Patienten, persönliche Wahlmöglichkeiten zu erkennen und vorhandene Ressourcen zu nutzen.	❑ Aktivitätseinschränkung, welche zu einer Isolation führt ❑ Sich verschlechternder körperlicher Zustand, körperliches Versagen ❑ Längerfristiger Streß/fühlt sich verlassen ❑ Verlorener Glaube an grundlegende Werte
Inaktivitätssyndrom, hohes Risiko Der Zustand, bei dem ein Patient der Gefahr eines körperlichen Abbaus als Folge auferlegter oder unvermeidbarer muskuloskeletaler Inaktivität ausgesetzt ist. Anmerkung: Die NANDA stellt folgende Komplikationen bei Immobilität fest: Dekubiti, Verstopfung, Stase der Lungensekrete, Thrombose, Harnwegsinfekt/-retention, verminderte Kraft/Ausdauer, Orthostase, verminderte Gelenksbewegung, Desorientierung, Störung des Körperbildes und Machtlosigkeit.	❑ Starker, chronischer Schmerz ❑ Paralyse/Lähmungen ❑ Veränderter Bewußtseinszustand
Infektion, hohes Risiko Der Zustand, bei dem ein Patient einem erhöhten Risiko ausgesetzt ist, von Krankheitserregern befallen zu werden.	❑ Ungenügende primäre Abwehrmechanismen (verletzte Haut, traumatisiertes Gewebe, Verminderung der Flimmerhaarbewegung, Ansammlung der Körperflüssigkeiten, Veränderung des pH-Wertes, veränderte Peristaltik)

Pflegediagnosen und Definition	Mögliche Ursachen und Risikofaktoren
	❑ Ungenügende sekundäre Abwehrmechanismen (z. B. erniedrigtes Hämoglobin, Leukopenie, unterdrückte Entzündungsreaktion) und Immunsuppression. ❑ Ungenügende erworbene Immunität ❑ Intubation ❑ Chronische Erkrankung; Verletzung ❑ Umweltbedingte Gefährdung ❑ Mangelernährung ❑ Pharmazeutische Wirkstoffe ❑ Ruptur der Fruchtblase ❑ Ungenügende Kenntnisse, um sich vor pathogenen Keimen zu schützen.
Inkontinenz, funktionell Unfähigkeit eines Patienten, den Urinabgang zu kontrollieren oder vorherzusehen.	❑ Veränderte Umgebung, z. B. schlechte Beleuchtung oder Unfähigkeit das WC aufzusuchen ❑ Veränderte sensorische, kognitive Defizite (z. B. Nichtbeachten des Harndranges, Sedierung) oder Einschränkung der Mobilität (einschließlich der Schwierigkeit sich auszuziehen) ❑ Hemmungen, Hilfe anzufordern oder die Leibschüssel zu benutzen ❑ Erhöhte Urinproduktion
Inkontinenz, total Der Zustand, bei dem ein Patient einen ständigen und nicht vorhersehbaren Urinverlust erfährt.	❑ Neuropathie, die den Überleitungsreflex verhindert (Reflexbogen) und dadurch die Blasenfüllung nicht anzeigt.

Pflegediagnosen und Definition	Mögliche Ursachen und Risikofaktoren
	❑ Neurologische Störung, die den Reflex zum Urinieren zu unvorhersehbaren Zeiten verursacht (zerebrale Läsionen) ❑ Unwillkürliche Aktivität des Detrusors aufgrund eines chirurgischen Eingriffes ❑ Trauma oder Krankheit der Rückenmarksnerven (Zerstörung der sensorischen oder motorischen Neuronen unterhalb der Rückenmarkshöhe). ❑ Anatomische Veränderungen (Fisteln) ❑ Pathologische Veränderungen (Tumore)
Kindliche Verhaltensorganisation, Möglichkeit zur Verbesserung Ein zufriedenstellendes Verhaltensmuster der Anpassung von physiologischen und verhaltensbezogenen Funktionssystemen eines Neugeborenen.	Bei dieser Pflegediagnose handelt es sich um eine Gesundheitsdiagnose. Mögliche Ursachen sind hier nicht angeführt.
Kindliche Verhaltensorganisation, unausgereift Der Zustand, bei dem ein Neugeborenes eine ungenügende Adaptation an die extrauterinen Verhältnisse (sogenannte Anpassungsstörungen der physiologischen und verhaltensbezogenen Systeme) aufweist.	❑ Schmerzen ❑ Orale/motorische Probleme ❑ Nicht tolerieren von Fütterungsversuchen ❑ Überstimulation durch die Umgebung ❑ Fehlendes Einhüllen und Fehlen von Begrenzungen, Grenzziehung ❑ Frühgeburt (Unreife) ❑ Massive/schmerzhafte Behandlungen

Pflegediagnosen und Definition	Mögliche Ursachen und Risikofaktoren
	❑ Infektionen (prä- oder perinatal) ❑ Hyperbilirubinämie ❑ Hypothermie ❑ Anlagebedingte Störungen ❑ Respiratorische, neurologische, kardiale Dysfunktion ❑ Sucht
Kindliche Verhaltensorganisation, unausgereift, hohes Risiko Das Vorliegen von Risikofaktoren und Risikoindikatoren für eine Veränderung in der Integration und Anpassung der physiologischen und verhaltensbezogenen Systeme eines Neugeborenen.	❑ Schmerzen ❑ Orale/motorische Probleme ❑ Nicht tolerieren von Fütterungsversuchen ❑ Überstimulation durch die Umgebung ❑ Fehlendes Einhüllen und Fehlen von Begrenzungen, Grenzziehung ❑ Frühgeburt (Unreife) ❑ Massive/schmerzhafte Behandlungen ❑ Infektionen (prä- oder perinatal) ❑ Hyperbilirubinämie ❑ Hypothermie ❑ Anlagebedingte Störungen ❑ Respiratorische, neurologische, kardiale Dysfunktion ❑ Sucht
Kommunikation, verbal, beeinträchtigt Ein Zustand, bei dem ein Patient vermindert oder gänzlich unfähig ist, Sprache in der zwischenmenschlichen Kommunikation zu gebrauchen oder zu verstehen.	❑ Verminderte Hirndurchblutung, Hirntumor ❑ Physische Hemmnisse (Tracheotomie, Intubation) ❑ Mißbildungen (Gaumenspalte) ❑ Psychische Hemmnisse (Psychose, fehlende Stimuli) ❑ Kultureller Unterschied

Pflegediagnosen und Definition	Mögliche Ursachen und Risikofaktoren
	❑ Entwicklungs- oder altersbedingt ❑ Medikamenten-/ Drogenkonsum, Stoffwechselstörungen
Kooperationsbereitschaft, fehlend (non-compliance) (im Detail angeben) Fehlende Bereitschaft eines Patienten sich an therapeutische Empfehlungen zu halten. Anmerkung: Das Urteil „fehlende Kooperation" kann für den Patienten/das Personal negative Umstände schaffen, welche die Problemlösung behindern. Da Patienten das Recht haben, die Therapie zu verweigern, müssen wir dies als Situation betrachten, in der es professionelles Erfordernis ist, den Standpunkt des Patienten, sein Verhalten und seine Entscheidung(en) zu akzeptieren und gemeinsam daran zu arbeiten, alternative Lösungen zu finden, um die ursprünglichen und/ oder revidierte Ziele zu erfüllen.	❑ Wertvorstellungen des Patienten: Einstellung zur Gesundheit, kulturelle Einflüsse, Glaubenskonflikte ❑ Beziehung zwischen Patient und Pflegeperson ❑ Furcht/Angst ❑ Verleugnung der Krankheit ❑ Wahrgenommene geringe Behandlungschancen ❑ Wissensdefizit
Körperbild, Störung Ein Zustand, in dem ein Patient eine negative oder gestörte Wahrnehmung des Körpers hat.	❑ Biologisch/physisch (körperliches Trauma/Verstümmelung, Schwangerschaft, körperliche Veränderung aufgrund von biochemischen Substanzen [Medikamente], Abhängigkeit von Apparaten). ❑ Psychosoziale Ursachen ❑ Kulturelle oder spirituelle Gründe

Pflegediagnosen und Definition	Mögliche Ursachen und Risikofaktoren
	❑ Wahrnehmungsstörungen ❑ Entwicklungsbedingte Veränderungen
Körperschädigung, hohes Risiko Erhöhtes Risiko eines Patienten, eine Körperschädigung durch äußere Gewalteinwirkung (z. B. Wunde, Verbrennung, Fraktur) zu erleiden.	❑ Innere (individuelle) Faktoren ❑ Schwächezustand ❑ Sehbehinderung ❑ Gleichgewichtsstörungen ❑ Vermindertes Temperaturempfinden und/oder taktiles Empfindungsvermögen ❑ Verminderte grob- und feinmotorische Koordination, verminderte Hand/Augenkoordination ❑ Fehlende Ausbildung in Sicherheitsbelangen/fehlende Sicherheitsvorkehrungen ❑ Unzureichende finanzielle Mittel, um Sicherheitsausrüstungen zu kaufen oder Reparaturen durchzuführen ❑ Kognitive oder emotionale Schwierigkeiten ❑ Anamnese eines früheren Traumas ❑ Äußere (umweltbedingte) Faktoren (mögliche Faktoren, Liste nicht vollständig) ❑ Rutschige Böden ❑ Schnee oder Eis auf Treppen, Gehsteigen; nicht befestigte Teppiche ❑ Badewanne ohne Handgriff oder Gleitschutz ❑ Gebrauch wackeliger Leitern oder Stühle ❑ Wackelndes oder fehlendes Treppengeländer

Pflegediagnosen und Definition	Mögliche Ursachen und Risikofaktoren
	❑ Unbefestigte elektrische Leitungen ❑ Abfall oder Flüssigkeit am Boden/im Treppenhaus ❑ Kinder, die ohne Schutzgitter oberhalb einer Treppe spielen ❑ Unangepaßte Rufmöglichkeit für bettlägerige Patienten ❑ Sehr heißes Badewasser (z. B. unüberwachtes Baden von kleinen Kindern) ❑ Explosionsgefahr bei Gaslecks ❑ Verspätete Zündung des Gasbrenners oder Ofens ❑ Kinder, die mit Streichhölzern, Kerzen, Zigaretten spielen ❑ Falsche Aufbewahrung brennbarer Stoffe oder Korrosionsmittel (z. B. Streichhölzer, ölige Lappen, Lauge) ❑ Kontakt mit rasch rotierenden Maschinenteilen, Förderbändern oder Rollen ❑ Defekte Stecker, ausgefranste elektrische Kabel oder defekte Haushaltsgeräte ❑ Kontakt mit Säuren oder Basen ❑ Kontakt mit extremer Kälte ❑ Zu lange Exposition in Sonne, Solarium, Radiotherapie ❑ Nicht verschlossen aufbewahrte Waffen oder Munition ❑ Umgang mit gefährlichen Maschinen ❑ Fahren nach Konsum alkoholischer Getränke oder Drogen

Pflegediagnosen und Definition	Mögliche Ursachen und Risikofaktoren
	❑ Fahren mit überhöhter Geschwindigkeit ❑ Fahren ohne notwendige Sehhilfen ❑ Kinder, die ohne geeignete Sicherung auf dem Vordersitz des Autos mitfahren ❑ Kein oder falscher Gebrauch von Sicherheitsgurten (ungesicherte Kleinkinder im Auto) ❑ Gefährliche Straßen oder -Übergänge
Körpertemperatur, erhöht Ein Zustand, bei dem die Körpertemperatur eines Patienten über den normalen Wert erhöht ist.	❑ Einer heißen Umgebung ausgesetzt sein ❑ Übermäßige Aktivität ❑ Medikamente/Narkose ❑ Unpassende Kleidung ❑ Erhöhter Stoffwechsel, Erkrankung, Verletzung ❑ Unfähigkeit oder eingeschränkte Fähigkeit zu schwitzen
Körpertemperatur, erniedrigt Der Zustand, bei dem die Körpertemperatur eines Patienten unter dem normalen Wert liegt.	❑ Aufenthalt in kühler oder kalter/nasser Umgebung (d. h. ihr länger ausgesetzt sein, Liegen in kaltem Wasser, künstliche Hypothermie/kardiopulmonärer Bypass) ❑ Erkrankungen oder Verletzungen ❑ Schädigung des Hypothalamus ❑ Unfähigkeit oder eingeschränkte Fähigkeit zu frösteln ❑ Mangelernährung; verminderter Stoffwechsel; Inaktivität ❑ Ungenügende Kleidung

Pflegediagnosen und Definition	Mögliche Ursachen und Risikofaktoren
	❑ Alkoholkonsum ❑ Medikamente, die eine Vasodilatation bewirken ❑ Wärmeverlust (Verdunstung) in einer kühlen Umgebung ❑ Altersextreme (Pädiatrie, Geriatrie) ❑ Vasodilatation (z. B. bei Sepsis, Medikamentenüberdosierung)
Körpertemperatur, verändert, hohes Risiko Der Zustand, bei dem ein Patient ein hohes Risiko hat, die Temperatur nicht mehr innerhalb normalen Grenzen aufrechtzuerhalten.	❑ Alters-/Gewichtsextreme (Pädiatrie/Geriatrie) ❑ Wechselnde oder extreme Umgebungstemperaturen ❑ Dehydratation ❑ Inaktivität oder extreme Aktivität ❑ Medikamente, die eine Vasokonstriktion/Vasodilatation, Stoffwechselveränderung oder Sedierung bewirken (Gebrauch oder Überdosis gewisser Medikamente oder Folge von Narkosewirkung) ❑ Der Umgebungstemperatur nicht entsprechende Kleidung ❑ Krankheit oder Verletzung, welche die Temperaturregulation beeinflussen ❑ Systemische oder lokalisierte Infektionen ❑ Neoplasien, Tumore, kollagene/vaskuläre Erkrankungen

Pflegediagnosen und Definition	Mögliche Ursachen und Risikofaktoren
Machtlosigkeit Die Wahrnehmung eines Patienten, daß das eigene Handeln keinen wesentlichen Einfluß auf den Ausgang einer Sache haben wird.	❑ Einflüsse durch die Organisation des Gesundheitswesens ❑ Zwischenmenschliche Interaktion ❑ Krankheitsbezogene Therapien ❑ Hilflosigkeit in seiner Lebensweise
Mobilität, körperlich beeinträchtigt Eingeschränkte Fähigkeit eines Patienten sich ohne Hilfe zu bewegen.	❑ Unlust, sich zu bewegen (Aktivitätsintoleranz) ❑ Schmerzen, Mißbehagen ❑ Beeinträchtigte Wahrnehmung und beeinträchtigtes Denken ❑ Neuromuskuläre Schäden (Paresen, Plegien, MS etc.) ❑ Muskuloskeletäre Beeinträchtigungen (Frakturen, Kontrakturen, Muskelatrophie etc.) ❑ Bettruhe, Ruhigstellung einer Extremität ❑ Angst, Niedergeschlagenheit
Müdigkeit Ein anhaltendes, überwältigendes Gefühl der Erschöpfung und eine verminderte Fähigkeit des Patienten, körperliche und geistige Arbeit zu leisten.	❑ Verminderter/erhöhter Stoffwechsel ❑ Überwältigende psychische oder emotionale Anforderungen ❑ Erhöhte Anstrengung bei der Ausführung der Aktivitäten des täglichen Lebens ❑ Übermäßige soziale Anforderungen und/oder Rollenerwartungen ❑ Zustände des Mißbehagens

Pflegediagnosen und Definition	Mögliche Ursachen und Risikofaktoren
	❑ Veränderte chemische Vorgänge im Körper (z. B. Medikamente, Drogenentzug, Chemotherapie)
Mundschleimhaut, verändert Der Zustand, bei dem ein Patient eine pathologische Veränderung der Mundschleimhaut aufweist.	❑ Erkrankungen der Mundhöhle (Entzündungen, Tumore usw.) ❑ Austrocknung (Dehydration) ❑ Traumata: chemisch (saure Nahrungsmittel, Medikamente, Alkohol, schädliche Substanzen), mechanisch (schlecht sitzender Zahnersatz, Sonden), Operation in der Mundhöhle, thermisch, Bestrahlung ❑ Mangelnde Mundhygiene ❑ überwiegend Mundatmung ❑ Ernährungsmangel (Nahrungskarenz) ❑ Soorinfektion ❑ Verminderte oder keine Speichelproduktion ❑ Wirkungen und Nebenwirkungen von Medikamenten
Nahrungsaufnahme des Säuglings, beeinträchtigt Der Zustand, bei dem der Säugling eine eingeschränkte Fähigkeit zu saugen oder eine eingeschränkte Koordinationsfähigkeit für den Saug-Schluck-Vorgang zeigt.	❑ Frühgeburt ❑ Neurologische Störung/bedingte Beeinträchtigung ❑ Orale Überempfindlichkeit ❑ Längerfristige Nahrungskarenz ❑ Anatomische Anomalie

Pflegediagnosen und Definition	Mögliche Ursachen und Risikofaktoren
Nahrungsaufnahme verändert, mehr als der Körperbedarf Der Zustand, bei dem ein Patient mehr Nahrung zuführt, als für den Körperbedarf notwendig.	❑ Übermäßige Zufuhr im Vergleich zum Körperbedarf
Nahrungsaufnahme verändert, weniger als der Körperbedarf Der Zustand, bei dem ein Patient nicht genügend Nahrung zuführt, um den körperlichen Bedarf zu decken und dies zu ungesundem Gewichtsverlust führt.	❑ Unvermögen, Nahrung zu sich zu nehmen, zu verdauen oder Nährstoffe zu resorbieren, aufgrund von biologischen, psychologischen oder ökonomischen Faktoren ❑ Ungenügende Nahrungsmenge, um den körperlichen Bedarf zu decken
Perioperativ positionierte Verletzung, hohes Risiko Zustand, bei dem der Patient aufgrund einer erforderlichen Operation Verletzungen erleiden kann (Verlust von natürlichen, schützenden Reaktionen, bedingt durch die Anästhesie, Lagerung).	❑ Desorientierung ❑ Immobilität; Muskelschwäche ❑ Ödeme; bestehende Hautprobleme; ❑ Beeinträchtigung der Sensibilität und der Wahrnehmung während der Anästhesie. ❑ Erhöhte Verletzbarkeit aufgrund pathophysiologischer Veränderungen durch akute und chronische Erkrankungen (z. B. Diabetes, Thrombosen, Krebs, Infektionen usw.) ❑ Erhöhte Verletzbarkeit aufgrund von bereits vor der Operation vorhandenen Kontrakturen oder physischer Veränderungen (z. B. Polio, rheumatische Arthritis)

Pflegediagnosen und Definition	Mögliche Ursachen und Risikofaktoren
	❑ Erhöhte Verletzbarkeit eines bestehenden Stomas durch die Lagerung. ❑ Operationszeit mehr als 2 Stunden. ❑ Erhöhte Verletzbarkeit durch Implantate (Schrittmacher) oder Prothesen. ❑ Personenbezogene und umgebungsbezogene Risikofaktoren (Schwangerschaft, Altersextreme, Fettleibigkeit, Kachexie, Tabakkonsum, kalter OP).
Periphere neurovaskuläre Störung, hohes Risiko Der Zustand, bei dem ein Patient in hohem Maße gefährdet ist, eine Störung der Zirkulation, Sensibilität oder der Motorik einer Extremität zu erleiden.	❑ Frakturen ❑ Mechanischer Druck (Staubinde, Gipsverband, Stützapparat, Wundverband oder Gurte zur Zwangsfixierung) ❑ Orthopädische Operationen ❑ Verletzung durch äußere Gewalteinwirkung ❑ Bewegungseinschränkung ❑ Verbrennungen ❑ Vaskuläre Obstruktionen
Persönliche Identität, Störung Der Zustand, in dem ein Patient unfähig ist, zwischen sich und der Außenwelt zu unterscheiden.	❑ Psychotische Störungen (schizophrene, depressive Zustände) ❑ Organisches Psychosyndrom ❑ Persönlichkeitsstörungen (Borderlinepersönlichkeiten, bipolare Störungen, Depression) ❑ Schlechte Selbstdifferenzierung, wie bei psychotischem Erleben (Halluzinationen, Depersonalisierung, paranoide Ideen)

Pflegediagnosen und Definition	Mögliche Ursachen und Risikofaktoren
	❑ Angst-, Panikzustände ❑ Biochemische körperliche Veränderungen
Posttraumatische Reaktion Der Zustand, bei dem ein Patient eine anhaltend schmerzhafte Reaktion auf ein unerwartetes, außergewöhnliches Ereignis(se) erlebt.	❑ Katastrophen (z. B. Überschwemmungen, Erdbeben, Wirbelstürme, Flugzeugabstürze), Kampf/Kriege, Epidemien, Vergewaltigung, Überfall, Folter, schwere Krankheit oder Unfall, Geiselnahme
Reflexinkontinenz Der Zustand, bei dem ein Patient einen unwillkürlichen Urinabgang erfährt, der in voraussagbaren Intervallen auftritt, nämlich dann, wenn eine bestimmte Füllung der Blase erreicht ist.	❑ Neurologische Störung (z. B. Rückenmarksverletzung, welche die Reizleitung zum Gehirn oberhalb der Höhe des Reflexbogens stört; cerebrale Verletzungen, Tumore, Infektionen).
Rolle als Laienpflegeperson, Belastung, hohes Risiko Ein Zustand, bei dem für eine Laienpflegeperson das Risiko besteht, Schwierigkeiten mit der Betreuerrolle in der Familie zu erleben.	*Pathophysiologische/ physiologische* ❑ Schwerwiegende Krankheit des Pflegeempfängers ❑ Sucht des Pflegeempfängers oder Co-Abhängigkeit der Laienpflegeperson ❑ Frühgeburt, angeborene Mißbildungen/Fehlfunktionen ❑ Entlassung eines Familienmitgliedes mit einem großen Bedarf an Pflege ❑ Beeinträchtigte Gesundheit der Laienpflegeperson ❑ Unvorhersehbarer Krankheitsverlauf oder instabile Gesundheit

Pflegediagnosen und Definition	Mögliche Ursachen und Risikofaktoren
	entwicklungsbedingte ❑ Die Person ist von der Entwicklung her nicht bereit, die Rolle des Pflegenden zu übernehmen, z. B. jugendlicher Erwachsener, der Eltern mittleren Alters pflegen muß. ❑ Entwicklungsverzögerung oder geistige Behinderung des Pflegeempfängers. *psychosoziale* ❑ Psychosoziale oder kognitive Probleme des Pflegeempfängers ❑ Ungenügende Anpassung der Familie ❑ Ungenügende Bewältigungsformen der Pflegenden ❑ In der Vorgeschichte bereits belastete Beziehung zwischen Laienpflegeperson und Pflegempfänger. ❑ Laienpflegeperson ist Gatte oder Gattin ❑ Pflegeempfänger weist von der Norm abweichendes, eigentümliches Verhalten auf. *situative* ❑ Beschimpfung oder Gewaltanwendung ❑ Situationsbedingte Stressoren, die normalerweise eine Auswirkung auf Familien haben, z. B. große Verluste, Unglück oder Krise, Armut oder wirtschaftliche Unsicherheit, bedeutende Ereignisse im Leben (Geburt, Spitalsaufenthalt, Übersiedlung

Pflegediagnosen und Definition	Mögliche Ursachen und Risikofaktoren
	von/nach zu Hause, Heirat, Scheidung, Berufswechsel, Pension, Tod) ❑ Andauernde Pflege ist erforderlich ❑ Ungeeignetes Umfeld zur Ausübung der Pflege, z. B. Unterkunft, Transportmöglichkeiten, Pflegehilfsmittel und Ausstattung ❑ Isolation der Familie/der Pflegenden ❑ Fehlende Entspannung und Erholung der Pflegenden ❑ Unerfahrenheit in der Pflege ❑ Konkurrenzierende Rollenverpflichtung der Laienpflegeperson ❑ Komplexität/Ausmaß der Pflegeaufgaben
Rolle als Pflegende, Belastung Wahrgenommene Schwierigkeiten der Laienpflegeperson bei der Ausübung der Betreuerrolle in der Familie.	*Pathophysiologische/physiologische* ❑ Schwerwiegende Krankheit des Pflegeempfängers ❑ Sucht des Pflegeempfängers oder Co-Abhängigkeit der Laienpflegeperson ❑ Frühgeburt, angeborene Mißbildungen/Fehlfunktionen ❑ Entlassung eines Familienmitgliedes mit einem großen Bedarf an Pflege ❑ Beeinträchtigte Gesundheit der Laienpflegeperson ❑ Unvorhersehbarer Krankheitsverlauf oder instabile Gesundheit

Pflegediagnosen und Definition	Mögliche Ursachen und Risikofaktoren
	Entwicklungsbedingte ❑ Die Person ist von der Entwicklung her nicht bereit, die Rolle des Pflegenden zu übernehmen, z. B. jugendlicher Erwachsener, der Eltern mittleren Alters pflegen muß. ❑ Entwicklungsverzögerung oder geistige Behinderung des Pflegeempfängers und/oder des Pflegenden. *Psychosoziale* ❑ Psychosoziale oder kognitive Probleme des Pflegeempfängers ❑ Ungenügende Anpassung der Familie ❑ Ungenügende Bewältigungsformen der Pflegenden ❑ In der Vorgeschichte bereits belastete Beziehung zwischen Laienpflegeperson und Pflegeempfänger. ❑ Laienpflegeperson ist Gatte oder Gattin ❑ Pflegeempfänger weist von der Norm abweichendes, eigentümliches Verhalten auf. *situative* ❑ Beschimpfung oder Gewaltanwendung ❑ Situationsbedingte Stressoren, die normalerweise eine Auswirkung auf Familien haben, z. B. große Verluste, Unglück oder Krise, Armut oder wirtschaftliche Unsicherheit, bedeutende Ereignisse im Leben (Geburt, Spitals-

Pflegediagnosen und Definition	Mögliche Ursachen und Risikofaktoren
	aufenthalt, Übersiedlung von/nach zu Hause, Heirat, Scheidung, Berufswechsel, Pension, Tod) ❑ Andauernde Pflege ist erforderlich ❑ Ungeeignetes Umfeld zur Ausübung der Pflege, z. B. Unterkunft, Transportmöglichkeiten, Pflegehilfsmittel und Ausstattung ❑ Isolation der Familie/der Pflegenden ❑ Fehlende Entspannung und Erholung der Pflegenden ❑ Unerfahrenheit in der Pflege ❑ Konkurrenzierende Rollenverpflichtung der Laienpflegeperson ❑ Komplexität/Ausmaß der Pflegeaufgaben
Rollenerfüllung, gestört Beeinträchtigung der Fähigkeit, die gewohnten sozialen, beruflichen oder familiären Rollen zu übernehmen.	❑ Ungenügende Bewältigung (Krisensituation) ❑ Situationsbedingt (z. B. Veränderungen in der Familie oder im Beruf ❑ Fehlende soziale und familiäre Unterstützung) ❑ Kompetenzveränderung (Pensionierung, Todesfall) ❑ Psychiatrische Erkrankungen, chronische Erkrankungen, beeinträchtigte Körperfunktionen ❑ Krankheitsfolgen (geistige und körperliche Beeinträchtigungen)

Pflegediagnosen und Definition	Mögliche Ursachen und Risikofaktoren
Schlafgewohnheiten, gestört Schlafstörungen, die einem Menschen Mißbehagen bereiten oder die erwünschte Lebensweise stören.	❑ Pathophysiologisch ❑ Krankheit (Durchfall, Übelkeit, Inkontinenz, Angina pektoris, Hyperthyreose, Gastritis, Depression, Manie, psychotische Zustände) ❑ Schmerzen ❑ Gesteigerter Stoffwechsel ❑ Behandlungsbedingt ❑ i.v.-Therapie ❑ Nächtliche Störung durch Therapie und Geräusche ❑ Schlafen am Tag als Nebenwirkung von Medikamenten ❑ Persönlich/Umwelt ❑ psychologischer Streß (Angst, Überforderung) ❑ umweltbedingte Veränderungen (einschließlich Schichtarbeit) ❑ Exzessives Schlafen am Tag ❑ Menopause – hormonelle Veränderungen ❑ Inaktivität ❑ Angst vor Dunkelheit (Kinder) ❑ Soziale Umstände (z. B. Verpflichtungen zur Pflege von anderen)
Schlucken, beeinträchtigt Der Zustand eines Patienten, bei dem das willentliche Schlucken von Flüssigkeiten und/oder festen Nahrungsmittel beeinträchtigt ist.	❑ Neuromuskuläre Störung (z. B. verminderter oder fehlender Schluckreflex, verminderte Kraft oder Exkursion der Muskeln des Kauvorganges [und Schluckvorganges], sensorische Störung, verminderte Empfindung in der Mundhöhle [Lokalanästhesien], Facialisparese)

Pflegediagnosen und Definition	Mögliche Ursachen und Risikofaktoren
	❑ Mechanische Obstruktion (z. B. Ödeme, trachealer Tubus, Tumor) ❑ Müdigkeit ❑ Bewußtseinseinschränkung ❑ Schmerzen im Mund- und Rachenbereich ❑ Gerötete, gereizte Mund- und Rachenhöhle
Schmerzen (akut) Ein Zustand, bei dem ein Patient starke Beschwerden durch akute Stimulierung der Schmerzrezeptoren erlebt (Sekunden bis max. 6 Monate).	❑ Verletzende Einflüsse (biologisch, chemisch, physikalisch, psychisch) ❑ Postoperative Schmerzen ❑ Cardiovaskuläre Schmerzen ❑ Muskuloskelettive Scherzen ❑ Entbindungsschmerz ❑ Medikamentöser Schmerz ❑ Schmerzen aufgrund diagnostischer Maßnahmen ❑ Traumatischer Schmerz ❑ Emotionaler Schmerz (psychisch, spirituell)
Schmerzen, chronisch Ein Zustand, bei dem ein Patient seit mehr als 6 aufeinanderfolgenden Monaten Schmerzen verspürt.	❑ Chronische physische/psychische Beeinträchtigung (Behinderung, Krankheit)
Selbstpflegedefizit ❑ Essen ❑ Waschen und Sauberhalten ❑ Kleiden und Pflege der äußeren Erscheinung ❑ Ausscheiden Zustand, in dem ein Patient bei folgenden Aktivitäten teilweise oder völlig beeinträchtigt ist:	❑ Allgemeine Schwäche, verminderte Kraft und Ausdauer ❑ Angst ❑ Fehlende Motivation ❑ Schmerz, Unbehagen ❑ Desorientiertheit ❑ neuromuskuläre und muskuloskelettäre Beeinträchtigung ❑ Unlust

Pflegediagnosen und Definition	Mögliche Ursachen und Risikofaktoren
Essen, sich waschen, auf die Toilette gehen, sich an- und auskleiden, sein Äußeres pflegen. Der Zustand kann vorübergehend, bleibend oder fortschreitend sein. Beachte: die persönliche Pflege kann auch im weiteren Sinne so definiert werden, daß sie gesundheitsfördernde Gewohnheiten, Selbstverantwortung, Lebensanschauung miteinschließt. (Vgl. *PD 6.4.1.1. Haushaltsführung, ungenügend; PD 6.4.2. Gesundheitsverhalten, verändert*)	❑ Wahrgenommene und/oder nicht wahrgenommene Beeinträchtigung ❑ Angeordnete Bettruhe ❑ Postoperative Erschöpfung und Schmerzen
Selbstschutz, verändert Die herabgesetzte Fähigkeit eines Patienten sich vor Krankheiten oder Verletzung zu schützen.	❑ Altersextreme ❑ Ungenügende Ernährung und Flüssigkeitszufuhr ❑ Alkoholmißbrauch ❑ Abnormale Blutwerte (Leukopenie, Thrombozytopenie, Anämie, Gerinnungsstörung) ❑ Medikamentöse Therapien (Chemotherapie, Kortikosteroidtherapie, Immunsuppression, Antikoagulation, Thrombolyse) ❑ Therapien (chirurgische Operationen, Bestrahlung) ❑ Krankheiten (z. B. ein Karzinom oder immunologische Störungen)
Selbstverstümmelung, hohes Risiko Der Zustand, bei dem ein Patient in Gefahr ist, sich (ohne Selbstmordabsicht) absichtlich Schaden	❑ Borderline-Syndrom ❑ Psychotischer Zustand ❑ Emotional gestörte und/oder mißhandelte Kinder

Pflegediagnosen und Definition	Mögliche Ursachen und Risikofaktoren
zuzufügen, der zu direkter Gewebeschädigung und zur Lösung der inneren Anspannung führt.	❑ Geistig behinderte und autistische Kinder ❑ Patienten mit einer sich selbst zugefügten Verletzung in der Vorgeschichte ❑ Körperlicher, seelischer und sexueller Mißbrauch ❑ Unfähigkeit, mit zunehmender seelischer/körperlicher Anspannung auf eine gesunde Weise umzugehen ❑ Depressive Gefühle, Schuld-, Haßgefühle gegen sich selbst, Gefühle der Ablehnung/Trennungsangst/Persönlichkeitsentfremdung ❑ Gefühlslabilität ❑ Halluzinationen ❑ Bedürfnis nach sensorischer Stimulation ❑ Fehlende emotionale Zuwendung der Eltern ❑ Gestörte Familienverhältnisse
Selbstwertgefühl, chronisch tief Lang anhaltende, negative Selbsteinschätzung/negative Gefühle eines Patienten in bezug auf sich selbst oder die eigenen Fähigkeiten.	❑ Verlust eines Körperteiles, einer Körperfunktion ❑ Entstellung durch Trauma, OP, Verletzung ❑ Fixierung auf eine frühere Entwicklungsstufe ❑ Andauernde, negative Einschätzung der eigenen Person/Fähigkeiten während der Kindheit ❑ Persönliche Verletzlichkeit ❑ Lebensentscheidungen, die fortwährend Mißerfolge nach sich ziehen ❑ Gefühl, von der Bezugsperson im Stich gelassen zu werden

Pflegediagnosen und Definition	Mögliche Ursachen und Risikofaktoren
Selbstwertgefühl, situationsbedingt tief Der Zustand, bei dem ein Patient aufgrund einer Veränderung oder eines Verlustes Selbsteinschätzung/negative Gefühle sich selbst oder den eigenen Fähigkeiten gegenüber entwickelt.	❑ Mißerfolg bei wichtigen Ereignissen im Leben (z. B. Arbeitsplatzverlust, finanzielle Verluste, Scheidung, Mißerfolge in der Schule) ❑ Altern ❑ Verlust eines Körperteiles, einer Körperfunktion ❑ Entstellung durch Trauma, OP, Verletzungen ❑ Zu- und Abnahme des Körpergewichtes ❑ Gefühl, von der Bezugsperson im Stich gelassen zu werden
Selbstwertgefühl, Störung Negative Selbsteinschätzung/Gefühle eines Patienten in bezug auf sich selbst oder die eigenen Fähigkeiten, die direkt oder indirekt ausgedrückt werden können.	❑ Unbefriedigende Eltern-Kind Beziehung ❑ Unrealistische Erwartungen (sich selbst oder anderen gegenüber) ❑ Unerfüllte Bedürfnisse in einem Abhängigkeitsverhältnis ❑ Fehlende, unberechenbare oder inkonsequente elterliche Disziplin ❑ Gestörte Familienverhältnisse ❑ Kindesmißhandlung/sexueller Mißbrauch oder Vernachlässigung ❑ Negative Vorbilder ❑ Desorganisiertes oder chaotisches Umfeld ❑ Armut ❑ Fehlendes positives Feedback, wiederholt negatives Feedback ❑ Wahrgenommene/zahlreiche Mißerfolge (erlernte Hilflosigkeit); „Mißlingen" bei wichti-

Pflegediagnosen und Definition	Mögliche Ursachen und Risikofaktoren
	gen Ereignissen im Leben (z. B. Arbeitsplatzverlust, Scheidung, Beziehungsprobleme) ❑ Eingeschränkte Wahrnehmung, die eine negative Selbsteinschätzung fördert ❑ Persönliche Verletzlichkeit ❑ Gefühl, von der Bezugsperson im Stich gelassen zu werden
Sexualverhalten, Veränderung Der Zustand, bei dem ein Patient Besorgnis über seine Sexualität äußert.	❑ Wissens-/Fähigkeitsdefizit, aufgrund gesundheitsbezogener Veränderungen, veränderter Körperfunktionen, Krankheit oder medizinische Behandlung anders zu reagieren. ❑ Mangel an Intimsphäre, sozialer Orientierung ❑ Fehlen von wichtigen Bezugspersonen ❑ Konflikte bezüglich sexueller Orientierung oder variierender Neigungen ❑ Furcht vor Schwangerschaft, Furcht vor ansteckenden Krankheiten ❑ Beeinträchtigte Beziehung mit einem Partner ❑ Mangelnde Aufklärung über Sexualität ❑ Soziale, kulturelle oder religiöse Normen, herabgesetzte soziale Fertigkeiten

Pflegediagnosen und Definition	Mögliche Ursachen und Risikofaktoren
Sexuelle Störung Der Zustand, bei dem ein Patient eine Veränderung der sexuellen Funktion erlebt, die als unbefriedigend, nicht lohnenswert und unangemessen empfunden wird.	❑ Biopsychosoziale Veränderung der Sexualität (Biologische, psychische und soziale Veränderung der Sexualität) ❑ Ineffektive oder fehlende Vorbilder (Fehlen der Fähigkeiten Gefühle auszudrücken oder zu zeigen) ❑ Körperlicher Mißbrauch ❑ Psychosozialer Mißbrauch (schädliche, nachteilige Beziehungen) ❑ Verletzlichkeit ❑ Wertekonflikt – Moralischer Konflikt ❑ Fehlende Intimsphäre ❑ Fehlende Bezugsperson ❑ Veränderte Körperstruktur oder -funktion (Schwangerschaft, Geburt, Medikamente/Suchtmittel, Operationen, Anomalien, Krankheitsprozeß, Verletzung, Bestrahlung, Libidoverlust, Störung der sexuellen Reaktion [z. B. frühzeitige Ejakulation], Dyspareunie [Schmerzen beim Geschlechtsverkehr]) ❑ Fehlinformationen oder Wissensdefizit
Sinneswahrnehmungen, verändert (visuell, akustisch, kinästhetisch, gustatorisch, taktil olfaktorisch) Verminderte oder veränderte Fähigkeit eines Patienten, empfangene sensorische Reize zu interpretieren (begleitet von einer	❑ Behandlungsbedingt (z. B. Isolierung, Intensivpflege, Bettruhe, Extension, behindernde Erkrankungen, Inkubator ...) ❑ Sozial bedingt (z. B. Institutionalisierung, Alter, chronische Krankheiten,

Pflegediagnosen und Definition	Mögliche Ursachen und Risikofaktoren
verminderten, übermäßigen, verzerrten oder beeinträchtigten Reaktion auf diese Reize).	monotone Umgebung, Arbeitsbedingungen, übermäßiger Lärmpegel, Sicht, Temperatur, Entzug von Zuwendung) ❑ Patho-physiologische bedingt, veränderte Reizaufnahme, Reizüberleitung und/oder -verarbeitung (z. B. Neurologische Krankheit, Verletzung oder Defizit, Veränderter Zustand der Sinnesorgane, Unfähigkeit zu kommunizieren, zu verstehen, zu sprechen oder zu reagieren, Schlafmangel, Schmerz) ❑ Chemische Veränderungen: Endogene (Elektrolytverschiebung, erhöhter Harnstoff, Kreatinin, Blutzucker, erhöhtes Ammoniak, Hypoxie), exogene Stimulantien oder Sedativa mit Einfluß auf das Zentralnervensystem (Medikamente usw.), bewußtseinsverändernde Mittel ❑ Psychischer Streß ❑ Eingeschränkte Wahrnehmung aufgrund von Angst
Soziale Interaktion, beeinträchtigt Der Zustand, bei dem ein Patient in ungenügender, übermäßiger oder unwirksamer Art an sozialen Kontakten beteiligt ist.	❑ Wissensdefizit oder beeinträchtigte Fähigkeit, die Möglichkeiten zu nutzen, welche die Anteilnahme an der Gemeinschaft fördern. ❑ Kommunikationsbarrieren (z. B. Kopfverletzung, Schlaganfall, neurologische

Pflegediagnosen und Definition	Mögliche Ursachen und Risikofaktoren
	Zustände, Psychosen, Medikamente, Psychiatrische Veränderungen, Suchtkrankheit) ❑ Störung des Selbstbildes ❑ Fehlen von Bezugspersonen ❑ Eingeschränkte körperliche Mobilität (z. B. neuromuskuläre Krankheit) ❑ Therapeutische Isolation ❑ Soziokulturelle Unterschiede ❑ Umweltbedingte Einschränkungen (Wohnverhältnisse, Verlust des Arbeitsplatzes) ❑ Veränderte Denkprozesse
Soziale Isolation Ein Zustand des Alleinseins, den ein Patient negativ und bedrohlich erlebt.	*Faktoren, die dazu beitragen, daß keine zufriedenstellenden Beziehungen aufrechterhalten werden können:* ❑ Verzögerung beim Vollziehen von Entwicklungsschritten ❑ Mangel an Interesse ❑ Veränderter Zustand des Wohlbefindens ❑ Veränderung im Geisteszustand ❑ Nicht akzeptierte soziale Verhaltensweisen und Wertvorstellungen ❑ Veränderter Gesundheitszustand ❑ Unzureichende persönliche Ressourcen ❑ Veränderungen der äußeren Erscheinung, körperliche Veränderungen (Ileostoma, Verbrennungen, ...) ❑ Traumatische Vorkommnisse oder Ereignisse

Pflegediagnosen und Definition	Mögliche Ursachen und Risikofaktoren
Spontanatmung, ungenügend Ein Zustand, in dem der Patient eine lebenssichernde Atmung durch verminderte Energiereserven nicht aufrechterhalten kann.	❑ Stoffwechselfaktoren ❑ Erschöpfung der Atemmuskulatur
Stillen, erfolgreich (Lernbedarf) Der Zustand, in dem eine Mutter Zufriedenheit mit der Erfahrung des Stillens erlebt und der Säugling genug Nahrung durch den Stillvorgang erhält.	❑ Grundlegende Kenntnisse über das Stillen ❑ Normaler Aufbau der Brust ❑ Normaler Aufbau des Oraltraktes beim Neugeborenen ❑ Gestationsalter des Neugeboren (mehr als 28 Wochen) ❑ Hilfsmöglichkeiten ❑ Zuversicht und Selbstvertrauen der Mutter
Stillen, unterbrochen Der Zustand, bei dem der Stillvorgang aufgrund von Problemen der Mutter oder des Neugeborenen unterbrochen wird.	❑ Krankheit der Mutter oder des Kindes ❑ Frühgeburt ❑ Kontraindikationen des Stillens (z. B. Drogen-/Medikamenten-konsum, Infektionen/AIDS). ❑ Situation, die eine sofortige Entwöhnung des Säuglings erfordert
Stillen, unwirksam Der Zustand, bei dem eine Mutter, ein Neugeborenes oder Kind Unzufriedenheit oder Schwierigkeiten beim Stillvorgang erleben.	❑ Frühgeburt, Anomalie des Säuglings, Anomalien der Mutterbrust ❑ Vorangegangene Brustoperation ❑ Früherer Mißerfolg beim Stillen ❑ Säugling erhält zusätzliche Nahrung mit dem Fläschchen

Pflegediagnosen und Definition	**Mögliche Ursachen und Risikofaktoren**
	❑ Geringer Saugreflex des Säuglings ❑ Fehlende Unterstützung vom Partner/Familie ❑ Wissensdefizit ❑ Unterbrechen des Stillens (durch Krankheit der Mutter oder des Säuglings) ❑ Angst oder Ambivalenz der Mutter ❑ schmerzhafte Brustwarzen/ Schwellung der Brust/ Rhagaden
Streßinkontinenz Der Zustand, bei dem ein Patient einen unkontrollierbaren Urinverlust von weniger als 50 ml bei erhöhtem abdominalem Druck erfährt.	❑ Degenerative Veränderungen der Beckenmuskulatur und des Stützgewebes, die altersbedingt sind ❑ hoher intraabdominaler Druck (z B. bei Adipositas, Schwangerschaft) ❑ insuffizienter Blasenausgang ❑ Überdehnung zwischen den Entleerungen ❑ schwache Beckenmuskulatur und Stützgewebe
Stuhlinkontinenz Ein Zustand, bei dem ein Patient seine Stuhlentleerung nicht kontrollieren kann.	❑ Gastrointestinale Störungen ❑ Neuromuskuläre Störungen ❑ Colostomie ❑ Verlust der Sphinkterkontrolle ❑ Wahrnehmungs- oder Bewußtseinsstörungen
Trauern, nicht angemessen Verlängertes, erfolgloses Trauern eines Patienten auf subjektiv/objektiv wahrnehmbaren oder potentiellen Verlust.	❑ Aktueller oder möglicher Verlust einer Person oder eines Objektes. Dies schließt Menschen, Besitz, einen Arbeitsplatz, Status, Heim,

Pflegediagnosen und Definition	Mögliche Ursachen und Risikofaktoren
	Ideale, Körperteile und -funktionen mit ein. ❑ Nicht vorhandene Unterstützungssysteme ❑ Die nicht erfüllte Erwartung „stark zu sein"
Trauern, vorzeitig Der Zustand eines Patienten, der trauert, bevor ein erwarteter Verlust eintritt.	❑ Der potentielle Verlust: einer Bezugsperson, eines wichtigen Objektes
Überernährung, hohes Risiko Der Zustand, bei dem ein Patient Gefahr läuft, sich mehr Nahrung zuzuführen, als sein Stoffwechsel benötigt.	❑ Beschriebenes/beobachtetes Übergewicht bei einem oder beiden Elternteilen) ❑ Beschleunigtes Wachstum im Verhältnis zu statistischen Daten bei Säuglingen oder Kindern (Adoleszenz) ❑ Aussage über die Einnahme von fester Nahrung als Hauptnahrung vor dem 5. Monat ❑ Beschriebenes/beobachtetes höheres Basisgewicht zu Beginn jeder Schwangerschaft. ❑ Gestörtes Eßverhalten: Gleichzeitiges Essen während anderer Aktivitäten Essen als Reaktion auf innere auslösende Momente außer Hunger (z. B. Angst) Essen als Reaktion auf äußere auslösende Momente (z. B. Tageszeit, soziale Situation) Nahrungszufuhr hauptsächlich am Ende des Tages

Pflegediagnosen und Definition	Mögliche Ursachen und Risikofaktoren
	❑ Beobachtung, daß Essen als Belohnung oder Trost verwendet wird
Urinausscheidung, gestört Der Zustand, bei dem ein Patient eine Störung der Urinausscheidung erfährt.	❑ Sensomotorische Beeinträchtigung ❑ Anatomisches Hindernis ❑ Harnwegsinfekt ❑ Mechanisches Trauma ❑ Chirurgische Urinableitung
Vergewaltigungssyndrom Durch sexuelle Gewalt verursachtes körperliches und emotionales Trauma eines Patienten. Das Syndrom schließt eine akute Desorganisation in der Lebensweise des Opfers und einen längeren Prozeß der Reorganisation ein.	*Akute Phase* ❑ Psychische Reaktionen (Wut, Beschämung, Furcht vor körperlicher Gewalt und Tod, Demütigung, Rachegefühle, Selbstvorwürfe) ❑ Mehrfache körperliche Symptome (gastrointestinale Beschwerden, Mißbehagen im Urogenitalbereich, Muskelverspannung, Störung der Schlafgewohnheiten) *Langzeitphase* ❑ Alle Merkmale aus der akuten Phase können bestehen bleiben ❑ Psychische Reaktionen (Alpträume und Phobien, Angst, Niedergeschlagenheit) ❑ Veränderungen der Lebensweise (Suche nach Hilfe bei der Familie, bei anderen sozialen Einrichtungen, Aufbau von Widerständen)

Pflegediagnosen und Definition	Mögliche Ursachen und Risikofaktoren
Vergewaltigungssyndrom, stille Reaktion Trauma eines Patienten, das sich nach einer Vergewaltigung oder versuchten Vergewaltigung entwickelt, wobei der Patient niemand von der Vergewaltigung erzählt und sein/ihr Gefühl für sich behält.	❑ Berichteter oder bewiesener sexueller Übergriff
Vergewaltigungssyndrom, komplexe Reaktion Trauma eines Patienten, das sich nach einer Vergewaltigung oder versuchten Vergewaltigung entwickelt, bei dem der Patient starke Veränderungen im Verhalten, im seelischen Gleichgewicht und in der Arbeitsfähigkeit aufweist.	❑ Berichteter oder bewiesener sexueller Übergriff
Vergiftung, hohes Risiko Erhöhtes Risiko eines Patienten, Medikamenten oder gefährlichen Substanzen in toxischen Dosen ausgesetzt zu sein oder diese versehentlich einzunehmen.	*Innere (individuelle) Faktoren* ❑ Mangel an Aufsicht bei Kindern ❑ Reduziertes Wahrnehmungsvermögen ❑ Mangelhafte Sicherheitserziehung oder Medikamenten-/Drogenaufklärung ❑ Fehlen von korrekten Vorsichtsmaßnahmen ❑ Unzulängliche finanzielle Mittel ❑ Aussage über fehlende Schutzmaßnahmen am Arbeitsort ❑ Kognitive oder emotionale Schwierigkeiten

Pflegediagnosen und Definition	**Mögliche Ursachen und Risikofaktoren**

Äußere (umweltbedingte) Faktoren

- Größere Mengen von chemischen Substanzen im Haus
- Gefährliche Substanzen, die in Reichweite von Kindern oder verwirrten Personen aufgestellt und aufbewahrt werden, oder in nicht gekennzeichneten Gebinden aufbewahrt werden (z. B. Reinigungsmittel in Limonadenflaschen)
- Abbröckelnde, abblätternde Farbe oder Gips in der Nähe von kleinen Kindern
- Farbe, Lack usw. in schlecht belüfteten Bereichen oder ohne sicheren Schutz
- Medikamente, die in nicht verriegelten Kästen, Kindern oder verwirrten Personen zugänglich sind
- Zugang zu illegalen Drogen, die möglicherweise mit giftigen Zusätzen versetzt sind
- Chemische Verseuchung von Nahrungsmitteln und Wasser
- Ungeschützter Kontakt mit Schwermetallen oder Chemikalien
- Vorhandensein giftiger Pflanzen, Pilze
- Vorhandensein von Luftschadstoffen

Pflegediagnosen und Definition	Mögliche Ursachen und Risikofaktoren
Verlegungsstreß-Syndrom Der Zustand eines Patienten, bei dem physiologische und/oder psychosoziale Störungen infolge der Verlegung von einer Umgebung in eine andere auftreten.	❑ Frühere, gleichzeitig auftretende und vor kurzem erlittene Verluste ❑ Verluste im Zusammenhang mit der Entscheidung umzuziehen ❑ Gefühl der Machtlosigkeit ❑ Fehlen eines angemessenen Unterstützungssystems ❑ Geringfügige oder fehlende Vorbereitung auf bevorstehenden Umzug/Verlegung/Transferierung ❑ Mäßiges oder hohes Ausmaß an Umgebungsveränderung ❑ Erlebnisse mit früheren Verlegungen ❑ Beeinträchtigter psychosozialer Gesundheitszustand ❑ Verminderter körperlicher Gesundheitszustand
Verletzung, hohes Risiko Erhöhtes Risiko eines Patienten, eine Körperschädigung durch Umweltbedingungen und -einflüsse zu erleiden.	*Pathophysiologisch* ❑ Veränderte cerebrale Funktionen, z. B.: Gewebehypoxie, Schwindel, Synkopen ❑ Veränderte Mobilität, z.B.: unsicherer Gang, Amputation, Arthritis, M. Parkinson etc. ❑ Wahrnehmungsstörungen ❑ Ermüdung, Erschöpfung ❑ Orthostase ❑ Anfallsleiden ❑ Gleichgewichtsstörungen *Behandlungsbedingt* ❑ Beeinträchtigung durch Medikamente, z.B.: Sedativa,

Pflegediagnosen und Definition	Mögliche Ursachen und Risikofaktoren
	Diuretika, Antihypertensiva, Vosodilatatoren etc. ❑ Durch Verwendung von Krücken, Rollstuhl etc. ❑ Andauernde Bettruhe *Situationsbedingt* ❑ Beeinträchtigung oder Verlust des Kurzzeitgedächtnisses ❑ Streß, Alkohol ❑ Dehydratation (vorwiegend im Sommer, Patient trinkt zu wenig) ❑ Im Haushalt durch Anordnung der Wohnung, Stiegen, rutschige Böden, ungesicherte elektrische Leitungen, zu wenig Beleuchtung, unaufmerksame Helfer etc. ❑ Unsichere Gehsteige ❑ Unsicheres Schuhwerk ❑ Viele Unfälle in der Vorgeschichte *Entwicklungsbedingt* ❑ Mangel an Aufsicht bei Kindern ❑ Motorische und sensorische Defizite im Alter ❑ Kognitive Defizite im Alter
Verneinung, unwirksam Bewußter oder unbewußter Versuch, das Wissen über eine Erkrankung/Situation oder deren Bedeutung zu verleugnen, um Angst zu verhindern (diese Verneinung schadet der Gesundheit).	❑ Erhöhte persönliche Verletzlichkeit, persönliche Bedürfnisse bleiben unerfüllt ❑ Vorhandensein von überwältigenden angsterzeugenden Gefühlen/Situationen; Tatsachen, die bewußt als unerträglich erlebt werden ❑ Länger durchgeführte Behandlung ohne positive Ergebnisse

Pflegediagnosen und Definition	Mögliche Ursachen und Risikofaktoren
Verstopfung Ein Zustand, bei dem ein Patient eine Veränderung der normalen Stuhlgewohnheiten erfährt, die durch Abnahme der Entleerungshäufigkeit und/oder Ausscheiden von hartem, trockenem Stuhl gekennzeichnet ist.	❑ Neuromuskuläre/muskuloskelettäre Beeinträchtigung ❑ Körperliche Inaktivität ❑ Flüssigkeitsmangel ❑ Schwache Beckenboden-/Bauchmuskulatur ❑ Gastrointestinale obstuktive Veränderung (z. B. stenosierende Prozesse) ❑ Schmerzen beim Stuhlgang ❑ Diagnostische Eingriffe ❑ Schwangerschaft ❑ Medikamentös bedingte Veränderungen der Peristaltik ❑ Stoffwechselerkrankung (z. B. Hypothyäose) ❑ Psychosomatische Erkrankungen
Verstopfung, kolonisch Der Zustand, bei dem die Stuhlgewohnheiten eines Patienten gekennzeichnet sind durch harten, trockenen Stuhl, der aufgrund einer verzögerten Passage von Nahrungsrückständen entsteht.	❑ Ungenügende Flüssigkeitszufuhr ❑ Starker Flüssigkeitsverlust durch Schwitzen (z. B. Fieber), ohne daß der Verlust ersetzt wird. ❑ Überwiegende Zufuhr von Nahrungsmittel, die eher zu Verstopfung führen ❑ Ungenügende körperliche Aktivität; Immobilität ❑ Fehlende Privatsphäre; Störungen des Gefühlslebens; Streß; Veränderung der täglichen Gewohnheiten ❑ Chronischer Gebrauch von Medikamenten und Darmeinläufen und Spülungen ❑ Stoffwechselerkrankungen (z. B. Hypothyreose, Hypokalzämie, Hypokaliämie)

Pflegediagnosen und Definition	Mögliche Ursachen und Risikofaktoren
Verstopfung, subjektiv Der Zustand, bei dem ein Patient bei sich selbst eine Verstopfung diagnostiziert und den täglichen Stuhlgang mit Hilfe von Laxantien, Einläufen und Suppositorien sicherstellt.	❑ Spezielle kultur- und familienbedingte Einstellungen, Ansichten zum Thema Gesundheit ❑ Fehleinschätzung ❑ Veränderte (beeinträchtigte) Denkprozesse ❑ Psychogene Störungen
Verwirrtheit, akut Eine plötzlich einsetzende Häufung von allgemeinen, vorübergehenden Veränderungen und Störungen von Aufmerksamkeit, Wahrnehmung, Auffassung, Gedächtnis, Denken, Bewußtseinszustand und/oder Schlaf-Wach-Rhythmus, sowie Veränderungen der psychomotorischen Aktivitäten.	❑ Alkoholabusus ❑ Drogenmißbrauch, Medikamentenmißbrauch ❑ Entzugserscheinungen ❑ Traumatische und/oder metabolische Störungen des Zentralnervensystems (Zustand nach Schädelhirntrauma, Hyper-/Hypoglykämie usw.) ❑ Cerebro-vaskuläre Störungen ❑ Medikamentennebenwirkungen bzw. Überdosierung ❑ Intoxikationen ❑ Mangelerscheinungen ❑ Exsikkose ❑ Hypotonie
Verwirrtheit, chronisch Ein Zustand, in dem ein Patient eine irreversible, lang andauernde und/oder fortschreitende Verschlechterung von Intellekt und Persönlichkeit erlebt.	❑ Dementielle Prozesse ❑ Cerebrale Schädigung durch Intoxikationen/Hypoxien ❑ Neurologisch-degenerative Erkrankungen ❑ Traumatisch-degenerative Erkrankungen ❑ Traumatische und/oder metabolische Schädigungen des Zentralnervensystems ❑ Hirntumore

Pflegediagnosen und Definition	**Mögliche Ursachen und Risikofaktoren**
	❑ Krankheiten im Endstadium (z. B. Nierenversagen, AIDS, cerebrale Infektionskrankheiten)
Verzweiflung (seelisches Leiden, spirituelle Not) Trennung oder Entfremdung von Lebensgrundsätzen, religiösen Traditionen oder spirituellen Werten.	❑ Trennung von religiösen und/oder kulturellen Bindungen ❑ Infragestellung von Glaubensgrundsätzen und/oder Wertvorstellungen als Folge der moralischen/ethischen Tragweite einer Therapie (z. B. Abtreibungen, Organtransplantationen, Bluttransfusionen, Ernährungsgewohnheiten, Medikamente, Körperreinigungsrituale, medizinische Untersuchungen). ❑ Infragestellung von Glaubensgrundsätzen und/oder Wertvorstellungen als Folge von intensivem Leiden (z. B. Verlust von Körperteilen und Funktionen, Krankheiten im Endstadium, schweres Trauma, heftige Schmerzen, Totgeburt).
Wachstum und Entwicklung, verändert Der Zustand, bei dem ein Patient Abweichungen von den Normen seiner Altersgruppe aufweist.	❑ Unzulängliche Fürsorge (körperliche/seelische Vernachlässigung/Mißbrauch) ❑ Gleichgültigkeit, inkonsequente Reaktionsweise, mehrere Betreuungspersonen ❑ Mehrere Bezugspersonen ❑ Trennung von Bezugspersonen

Pflegediagnosen und Definition	Mögliche Ursachen und Risikofaktoren
	❑ Mangelnde Umgebungsanreize und Anregungen ❑ Unfähigkeit, altersgemäße Selbstpflegeaktivitäten durchzuführen oder Selbstkontrolle zu üben ❑ Auswirkungen körperlicher Behinderung ❑ Abhängigkeitsverhältnis (von betreuenden Personen und Institutionen)
Wärmeregulation, ungenügend Schwankungen der Körpertemperatur durch Störung der Wärmeregulation.	❑ Trauma oder Krankheit (z. B. Hirnödem, zerebral vaskulärer Insult, intrakraniale Operation oder Kopfverletzung) ❑ Frühgeburt, Altern (z. B. Verlust/Fehlen von Fettgewebe) ❑ Schwankende Umgebungstemperatur ❑ Störungen des Hypothalamus ❑ Veränderungen des Thyroxin- und Katecholaminspiegels/-wirkungen ❑ Veränderungen des Stoffwechsels ❑ Chemische Reaktionen bei der Muskelkontraktion
Wissensdefizit Fehlen von Information oder mangelhaftes Verstehen von Informationen oder Unfähigkeit, Handlungen durchzuführen, die für die Gesundheit notwendig sind.	❑ Mangelnde Vertrautheit mit den Informationsquellen ❑ Mangelndes Erinnerungsvermögen ❑ Kein Zugang zu Informationen ❑ Fehlinterpretation von Informationen ❑ Kognitive Einschränkung

Pflegediagnosen und Definition	Mögliche Ursachen und Risikofaktoren
	❑ Fehlendes Interesse am Lernen ❑ Wunsch des Patienten, keine Informationen zu erhalten ❑ Ungenaue/unvollständige Information ❑ Unfähigkeit, Informationsunterlagen und „quellen zu nutzen (kulturelle und/oder sprachliche Probleme)

Literatur

1. Bücher zum Thema Pflegediagnosen

Brobst R.A./Coughlin A.M./Cunningham D.: Der Pflegeprozeß in der klinischen Praxis. Hans Huber: Bern, 1997.

Collier/McCasch/Bertram: Arbeitsbuch Pflegediagnosen. Ullstein-Mosby: Berlin, Wiesbaden (in Vorbereitung).

Doenges M./Moorhouse M.F.: Pflegediagnosen und Maßnahmen. Hans Huber: Bern, 1993.

Gordon M.: Handbuch: Pflegediagnosen und Pflegeprozeß. Ullstein-Mosby: Berlin, Wiesbaden, 1994.

Gordon M.: Pflegediagnosen und Pflegeprozeß. Ullstein-Mosby: Berlin, Wiesbaden (in Vorbereitung).

Höhmann U. (Hg.): Pflegediagnosen – Irrweg oder effektives Instrument professioneller Pflegepraxis? DBFK-Verlag: Eschborn, 1995.

Kim/McFarlane/McFarlane: Pflegediagnosen und Pflegeinterventionen. Ullstein-Mosby: Berlin, Wiesbaden (in Vorbereitung).

Townsend M.C.: Pflegediagnosen und Maßnahmen für die psychiatrische Pflege. Hans Huber: Bern, 1998.

2. Bücher mit Abschnitten zum Thema Pflegediagnosen

Arets J./Obex F./Vaessen J./Wagner F.: Professionelle Pflege. Eicanos Verlag: Bocholt, 1996.

Corr D./Corr M.: Gerontologische Pflege. Hans Huber: Bern, 1992.

Duyfjes J.C.: Heben – Tragen – Mobilisieren (Abschnitt: Pflegediagnosen bei Mobilitätseinschränkungen). Ullstein-Mosby: Berlin, Wiesbaden, 1997.

Evers G.C.M.: Theorien und Prinzipien der Pflegekunde. Ullstein-Mosby: Berlin, Wiesbaden, 1996.

Meundt M.: Pflegegutachten. Ullstein-Mosby: Berlin, Wiesbaden, 1997.

Schädle-Deininger H./Villinger U.: Praktische Psychiatrische Pflege. Psychiatrie Verlag: Bonn, 1996.

3. Zeitschriftenartikel

Böhm E.: Pflegediagnose nach Böhm. Recom: Basel, 1989.

Clift J.: Internationale Klassifikationssysteme. Pflege aktuell 48 (10): 594–595, 1994.

De Gautard A.: Pflegediagnose, die etwas andere Sicht. Krankenpflege Soins Infirmiers; 1992.

Georg J.: Erkennen – Benennen – Beurteilen Pflegediagnosen – Eine Einführung in ein neues Konzept. Pflege aktuell 48 (10): 586–588, 1994.

Georg J.: Wie erstellt man eine Pflegediagnose? In: *Bienstein/Zegelin* (Hrsg.): Pflegekalender. Ullstein-Mosby: Berlin, Wiesbaden, 1994.

Georg J.: Nursing Diagnosis – the first steps Germany. In: *Mortensen R.* (ed.): Proceeding the first European Conference of Nursing Diagnosis – Creating a European Platform. DIHNR Copenhagen, 1995.

Georg J.: Pflegediagnosen als Mittel zur Qualitätssicherung. Hessisches Sozialministerium – Pflegereferat, Wiesbaden, 1996.

Georg J.: Pflegediagnosen – Gegenstand und Einführung eines neuen Konzeptes. Forum Sozialstation 5/1997.

Georg J./Stankowski J.: Pflegediagnosen – Entwicklung – Gegenstand – Bedeutung. Die Schwester/Der Pfleger 34: 128–134, 1995.

Höhmann U.: Der erste deutsche Kongreß für Pflegediagnosen. Pflege aktuell 48 (7/8): 451.

Höhmann U.: Pflegediagnosen – Babylonische Sprachverwirrung. Der Versuch einer Begriffsklärung. Pflege aktuell 48 (10): 582–584, 1994.

Jasinsky S.: Pflegediagnosen – Sinn oder Unsinn? Die Schwester 3: 10–11, 1995.

Kämmer K.: Atemarbeit im Pflegealltag. Pflege aktuell 48 (5): 315–318, 1994.

Käppeli S.: Pflegediagnosen in der Akutpflege. Pflege 8 (2): 113–120, 1995.

Kollak I.: Pflegekompetenz, Pflegediagnostik und Pflegeausbildung. Pflegemanagement (3): 9–16, 1993.

Kollak I./Huber A.: Pflegediagnose kontrovers. Heilberufe 48 (4): 18–21, 1996.

Pape R.: Ein trojanisches Pferd in der Pflege – Pflegediagnosen und ihr theoretisches Umfeld. Pflege 9 (3): 216–220, 1996.

Schmid G.: Einbindung der Pflegediagnosen in den Pflegeprozeß. Die Schwester/Der Pfleger 35 (10): 954–955, 1996.

Schnepp W.: Pflegediagnosen: Voraussetzungen, Entwicklung und Grenzen. Pflege aktuell 48 (12): 730–731, 1994.

Sensmeyer A.: 1. Kongreß Pflegediagnosen in Köln. BALK Informationen, Flensburg 6 (17): 67–69, 1995.

Settelen-Strub C.: Der diagnostische Prozeß bei der Pflege. Pflege 10: 35–42, 1997.

Spindler B.: Erfahrungen mit Pflegediagnosen in den USA. Österreichische Krankenpflegezeitschrift 5: 16–17, 1995.

Vogel R./Kästner B./Bossard S.: Pflegediagnosen bei beatmeten Patienten – Eine Methode pflegerischer Problemlösung. Pflege aktuell 48 (10): 589–592, 1994.

4. Literatur zum Beitrag Organisationsentwicklung

Beckhard R.: Strategien zur Veränderung großer Systeme. In: *Sievers B.* (Hrsg.): Organisationsentwicklung als Problem. Klett-Cotta: Stuttgart, S. 134–169, 1977.

Eberl J.: Unveröffentl. Abschlußarbeit im 1. Universitätslehrgang f. leitendes Krankenpflegepersonal des Instituts für Soziologie der Universität Wien in Zusammenarbeit mit der Akademie für Fort- und Sonderausbildungen am AKH der Stadt Wien: Die Pflegediagnose – eine Chance zur Professionalisierung der Gesundheits- und Krankenpflege: Entwicklung, Bedeutung und Inmplementation der Pflegediagnosen im Bereich des Wiener Krankenanstatenverbundes, 1998.

Beckhard R.: Strategien zur Veränderung großer Systeme. In: *Sievers, B.* (Hrsg.): Organisationsentwicklung als Problem. Klett-Cotta: Stuttgart, 134–151, 1977.

Berthel J.: Personalmanagement. Poeschel-Verlag: Stuttgart, 1979.

Comelli G.: Training als Beitrag zur Organisationsentwicklung. Hauser-Verlag: München, Wien, 1985.

Gebert D.: Organisationsentwicklung. Kohlhammer: Stuttgart, 1984.

Geissler U.: Unveröffentl. Abschlußarbeit im 1. Universitätslehrgang f. leitendes Krankenpflegepersonal des Instituts für Soziologie der Universität Wien in Zusammenarbeit mit der Akademie für Fort- und Sonderausbildungen am AKH der Stadt Wien: Implementierung des NDT-Konzeptes in die neuro-rehabilitative Pflege im NKH-MTS: Ein Weg, über die Steigerung des Spezialwissens die Stellung des gehobenen Dienstes für Gesundheits- und Krankenpflege innerhalb des multidisziplinären Teams neu zu positionieren, 1998.

Grossmann R./Heller A.: Organisationsentwicklung im Krankenhaus: Herausforderung für leitende Pflegekräfte. Pflege Management 1/94: 11–20.

Kahn R.L.: Organisationsentwicklung: Einige Probleme und Vorschläge. In: *Sievers, B.* (Hrsg.): Organisationsentwicklung als Problem. Klett-Cotta: Stuttgart, 281–301, 1977.

Königswieser R./Titscher S.: Entscheidungen in Unternehmen. Zur Theorie und Praxis des Umganges mit Krisen wechselseitiger Abhängigkeit. Signum Verlag: Wien, 1985.

Münker-Kramer E.: Teamentwicklung – eine Herausforderung für Organisationspsychologen. Psychologie in Österreich 15 (3–4): 26–33, 1995.

Neuberger O.: Personalentwicklung. Enke Verlag: Stuttgart, 1991.

Porter M.: Wettbewerbsstrategie. Methoden zur Analyse von Branchen und Konkurrenten. Campus Verlag: Frankfurt, 1984.

Rosenstiel L./Molt W./Rüttinger B.: Organisationspsychologie. 6. Aufl. Kohlhammer: Stuttgart, 1986.

Schlick G.: Projektmanagement – Gruppenprozesse – Teamarbeit: Wege, Hilfen und Mittel zu schnittstellenorientierter Problemlösekompetenz. Expert-Verlag: Renningen, 1996.

Schuler H.: Lehrbuch der Organisationspsychologie. Hans Huber: Bern, Göttingen, Toronto, Seattle, 1995.

Seidl E.: Zur Lage der Pflege und ihrer Akademisierung in Österreich. In: Heller A./Schäffer A./Seidl E. (Hrsg.), Akademisierung von Public Health und Pflege. Ein gesundheitswissenschaftlicher Dialog. Maudrich: Wien 1995.

Wagner E./Corleis C./Kreye U./Asselmeyer H.: Der Mensch im Mittelpunkt: Durch Organisationsentwicklung zum Gesundheitsfördernden Krankenhaus. In.: *Bellabarba J./Schnappauf D.* (Hrsg.), Organisationsentwicklung im Krankenhaus. Verlag für Angewandte Psychologie: Göttingen, Stuttgart, 1996.

Weisbord M.R.: Ein gemischtes Modell für medizinische Zentren: Veränderung von Struktur und Verhalten. In: *Sievers B.* (Hrsg.), Organisationsentwicklung als Problem. Klett-Cotta: Stuttgart, 236–279, 1977.

Weinhold C.: Kommunikation zwischen Patienten und Pflegepersonal. Hans Huber (Reihe Pflegewissenschaft): Bern, 1997.

Index

SpringerZeitschriftProCare

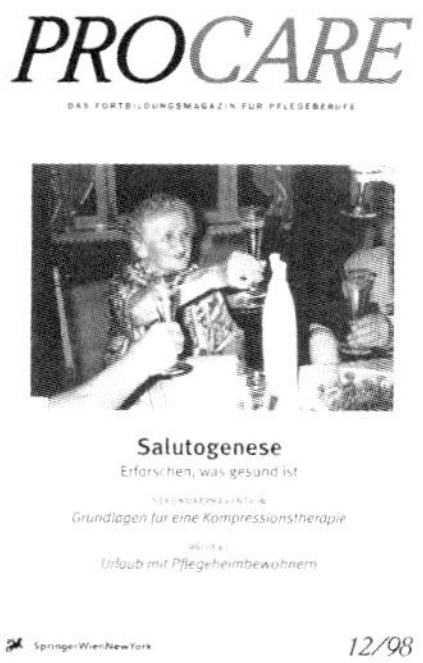

Kompetente Information für kompetente Menschen

- Praxisrelevante Themen für Pflegende
- Beiträge über neue Erkenntnisse in den Bereichen Therapie, Pharmazie, technische Ausrüstung
- Neue Produkte
- Berichte über Angebote und Möglichkeiten für Aus- und Fortbildung
- Stellenmarkt

ProCare ist mit qualifizierter aktueller Fachinformation zu berufspraktischen, organisatorischen und rechtlichen Fragen der Gesundheits- und Krankenpflegeberufe zum wichtigsten Forum für das Pflegepersonal in Österreichs Krankenhäusern avanciert.
Als ein von Interessensgruppen unabhängiges Medium werden einzelne Themen durchaus kontroversiell behandelt, um den notwendigen Dialog innerhalb der Berufsgruppen konstruktiv zu fördern. Mit seinem wissenschaftlichen interdisziplinären Beirat liefert ProCare berufsrelevante Fachkommentare zum Thema Pflegemanagement sowie sachliche Information, die – gut lesbar und optisch ansprechend aufbereitet – dem spezifischen Fachinteresse des Pflegepersonals entspricht und dadurch einen wesentlichen Beitrag zu einem informierten Berufsalltag leistet.

Redaktion:
Dr. Verena Kienast (verantw.)
Dr. Renate Höhl

Wissenschaftlicher Beirat:
Angela Korn, Univ.-Prof. Dr. Reinhard Krepler, Veronika Maier-Wagrandl, Dr. Christiane Meyer-Bornsen, Gerhard Kammerlander, Mag. Marianne Kriegl, Dr. Angelika Rosenberger-Spitzy, Christine Schaubmayer, Sonja Schiff, Karl Schwaiger, Charlotte Staudinger, Josefa Stich, Josef Strobl

Subskription: 1999. Bd. 4 (12 Hefte)
DM 155,– inkl. Versandkosten
öS 784,– inkl. Versandkosten
ISSN 0949-7323

Bei Bezug direkt vom Verlag gilt für KrankenpflegeschülerInnen und Pflegepersonal – bei Lieferung an die Privatadresse – folgender Vorzugspreis: öS 336,– inkl. Versandkosten

Wer jetzt ein Jahres-Abo bestellt, erhält gratis ein ProCare- Kaffeehäferl mit einem Pflege-Comix von Star-Illustrator Ruud Klein.

Inhaltsverzeichnisse und Abstracts finden Sie online unter:
http://www.springer.at/procare

SpringerWienNewYork

Sachsenplatz 4–6, P.O.Box 89, A-1201 Wien, Fax +43-1-330 24 26, e-mail: order@springer.at, Internet: http://www.springer.at
New York, NY 10010, 175 Fifth Avenue • D-14197 Berlin, Heidelberger Platz 3 • Tokyo 113, 3–13, Hongo 3-chome, Bunkyo-ku

Springer-Verlag und Umwelt

ALS INTERNATIONALER WISSENSCHAFTLICHER VERLAG sind wir uns unserer besonderen Verpflichtung der Umwelt gegenüber bewußt und beziehen umweltorientierte Grundsätze in Unternehmensentscheidungen mit ein.

VON UNSEREN GESCHÄFTSPARTNERN (DRUCKEREIEN, Papierfabriken, Verpackungsherstellern usw.) verlangen wir, daß sie sowohl beim Herstellungsprozeß selbst als auch beim Einsatz der zur Verwendung kommenden Materialien ökologische Gesichtspunkte berücksichtigen.

DAS FÜR DIESES BUCH VERWENDETE PAPIER IST AUS chlorfrei hergestelltem Zellstoff gefertigt und im pH-Wert neutral.